K. Schildt-Rudloff, G. Harke

Wirbelsäule

Karla Schildt-Rudloff, Gabriele Harke

Wirbelsäule

Manuelle Untersuchung und Mobilisationsbehandlung für Ärzte und Physiotherapeuten

7. Auflage

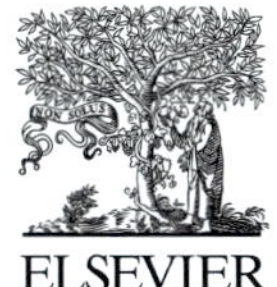

Elsevier GmbH, Bernhard-Wicki-Straße 5, 80636 München, Deutschland
Wir freuen uns über Ihr Feedback und Ihre Anregungen an kundendienst@elsevier.com

ISBN 978-3-437-46993-0
eISBN 978-3-437-05959-9

Wichtiger Hinweis für den Benutzer
Die medizinischen Wissenschaften unterliegen einem sehr schnellen Wissenszuwachs. Der stetige Wandel von Methoden, Wirkstoffen und Erkenntnissen ist allen an diesem Werk Beteiligten bewusst. Sowohl der Verlag als auch die Autorinnen und Autoren und alle, die an der Entstehung dieses Werkes beteiligt waren, haben große Sorgfalt darauf verwandt, dass die Angaben zu Methoden, Anweisungen, Produkten, Anwendungen oder Konzepten dem aktuellen Wissensstand zum Zeitpunkt der Fertigstellung des Werkes entsprechen.
Der Verlag kann jedoch keine Gewähr für Angaben zu Dosierung und Applikationsformen übernehmen. Es sollte stets eine unabhängige und sorgfältige Überprüfung von Diagnosen und Arzneimitteldosierungen sowie möglicher Kontraindikationen erfolgen. Jede Dosierung oder Applikation liegt in der Verantwortung der Anwenderin oder des Anwenders. Die Elsevier GmbH, die Autorinnen und Autoren und alle, die an der Entstehung des Werkes mitgewirkt haben, können keinerlei Haftung in Bezug auf jegliche Verletzung und/oder Schäden an Personen oder Eigentum, im Rahmen von Produkthaftung, Fahrlässigkeit oder anderweitig übernehmen.

Für die Vollständigkeit und Auswahl der aufgeführten Medikamente übernimmt der Verlag keine Gewähr.
Geschützte Warennamen (Warenzeichen) werden in der Regel besonders kenntlich gemacht (®). Aus dem Fehlen eines solchen Hinweises kann jedoch nicht automatisch geschlossen werden, dass es sich um einen freien Warennamen handelt.

Bibliografische Information der Deutschen Nationalbibliothek
Die Deutsche Nationalbibliothek verzeichnet diese Publikation in der Deutschen Nationalbibliografie; detaillierte bibliografische Daten sind im Internet über https://www.dnb.de abrufbar.

22 23 24 25 26 5 4 3 2 1

In ihren Veröffentlichungen verfolgt die Elsevier GmbH das Ziel, genderneutrale Formulierungen für Personengruppen zu verwenden. Um jedoch den Textfluss nicht zu stören sowie die gestalterische Freiheit nicht einzuschränken, wurden bisweilen Kompromisse eingegangen. Selbstverständlich sind **immer alle Geschlechter** gemeint.

Planung: Marko Schweizer, München
Projektmanagement: Annekathrin Sichling, München
Redaktion: Willi Haas, München
Bildredaktion und Rechteklärung: Gabriel Kollböck
Herstellung: publishing support, München
Satz: Thomson Digital, Noida/Indien
Druck und Bindung: Drukarnia Dimograf Sp. z o. o., Bielsko-Biała/Polen
Umschlaggestaltung: SpieszDesign, Neu-Ulm
Titelfotografie: Micha Winkler, Berlin

Aktuelle Informationen finden Sie im Internet unter **www.elsevier.de**

Vorwort

Alles Leben ist Bewegung – damit ist nicht nur die Fortbewegung gemeint. Die Aussage schließt die Dynamik von Denken und Emotionen sowohl der Patienten als auch der Therapeuten mit ein. Zunehmende Behandlungserfolge sind eng verbunden mit der Bereitschaft zu eigener Veränderung. Neue wissenschaftliche Erkenntnisse liefern dazu den Hintergrund für die Wirkungsweisen der Methoden und fördern ihre Akzeptanz und Bedeutung im Kanon der Medizin. Die 7. Auflage der „Wirbelsäule" ist erneut Ausdruck dieses permanenten Wandels ärztlichen und physiotherapeutischen Handelns, gefiltert durch die Tätigkeit des *Lehrerkollegiums der ÄMM* und durch die konstruktiven Diskussionen in diesem Kreis. Allen gilt unser ganz besonderer Dank.

Der ersten Methodensichtung durch unseren verstorbenen Lehrer *Dr. Jochen Sachse* sowie seinem Drängen auf schriftliche und bildliche Festschreibung als Basis der Weiter- und Fortbildung verdanken wir Lehrer der Ärztegesellschaft für Manuelle Medizin (ÄMM) in Einheit mit der Berliner Akademie für Osteopathische Medizin (BAOM) die Freiheit für die Entwicklung unseres praktischen und theoretischen Tuns. Früh erhielten wir außerdem wichtige Impulse durch *Karel Lewit* und *Vladimir Janda,* beide Neurologen und Professoren an der Karls-Universität Prag.

K. Lewit ermutigte uns zur Auseinandersetzung mit osteopathischen Techniken wie den Muscle Energie Techniques (MET). Nach Beschäftigung mit den MET entwickelten wir praktische Variationen dieser Techniken. Die wissenschaftliche Durchdringung der Herangehens- und Wirkweise führte zur Umbenennung der MET in *Mobilisation nach postisometrischer Relaxation.*

V. Janda prägte die starke Auseinandersetzung mit primär muskulären, mit bewegungstypischen und mit reflektorischen muskulären Aspekten in der Funktion des Bewegungssystems und die besondere Offenheit für *myofasziale Techniken* im Lehrprogramm der ÄMM. Wirksamkeitskontrolle in der MM besteht vor allem im Vergleich von Spannungsbefunden einer Region oder des gesamten Körpers vor und nach der Behandlung. Die Befunde aus der Untersuchung durch die Hände, ihre Qualität und ihr Ausmaß geben auch Antwort auf die Frage zum Potenzial der Selbstheilungskräfte der Patienten.

Die Vermittlung von Vorgehensweisen bei der Untersuchung und Behandlung von Funktionsstörungen der Wirbelsäule und ihre Wertung sind Anliegen dieses Buches. Die Beschreibungen können die praktische Schulung unter kompetenter Anleitung nicht ersetzen. Sie können der häuslichen Repetition dienen. Alle dargestellten Vorgehensweisen sind nicht dogmatisch umzusetzen. Immer ist auch ein anderes, individuelles Vorgehen möglich. Klinische Fallbeispiele sollen Anregungen für die Wertung der Befunde und die sich daraus ergebende Leitlinienmedizin geben.

Eine Initiative von *Michael Graf* (Trier) führte Ärzte mit jahrzehntelanger Erfahrung zum Vergleich ihres Tuns zusammen und ließ sie allgemeingültige Gemeinsamkeiten herausarbeiten. Ihm gilt besonderer Dank für die Hartnäckigkeit, mit der er um diese Arbeitsgruppe gekämpft hat. Im Ergebnis sind Mobilisationstechniken, bei denen ein Mobilisationsschritt auch als Probemobilisation (Probeimpuls) geführt und durch eine Impulsmobilisation (Manipulation)abgeschlossen werden kann, wieder in unser Programm aufgenommen. Für diese Techniken mussten neue Fotos gemacht werden. Für ihre Mühe und Geduld dabei danken wir unserem Modellpatienten *Fabian Rudloff* und, für die wieder exzellente fotografische Umsetzung, Herrn *Micha Winkler.*

Neu und unbedingt notwendig erschien uns die abschließende Eingliederung der Manuellen Therapie in eine komplexe Funktionstherapie (➤ Kap. 13).

Wir hoffen auf die Neugier unserer Leser. Diese Neugier kann ein Berufsleben lang anhalten und zur Auseinandersetzung mit immer mehr Techniken in aller Welt führen. Viel Spaß dabei!

Berlin, im Sommer 2021
Dr. Karla Schildt-Rudloff, Dr. Gabriele Harke

Benutzerhinweise

Klinischer Hinweis

Der Leser findet hier Hinweise auf notwendige differenzialdiagnostische Erwägungen und zur Wertung der erhobenen Befunde.

Praktischer Hinweis

Dieser Kasten weist auf die zweckmäßige Reihenfolge der Untersuchungs- und Behandlungstechniken innerhalb eines Patientenkontaktes und auf wichtige Details bei der praktischen Ausführung der beschriebenen Technik hin.

BEWEGUNGSAUFTRAG

In diesem Kasten werden Techniken, bei denen eine bestimmte Reihenfolge der Abläufe obligat ist, in dieser Reihenfolge beschrieben und Angebote für Bewegungsaufträge, einschließlich anzubietender Bildvorstellungen gegeben.

KLINISCHES FALLBEISPIEL

Klinische Fallbeispiele zeigen die praktische Umsetzung der vermittelten Inhalte:
Orientierende umfassende Untersuchung führt zur gezielten Untersuchung; Wertung der Befunde unter Einbeziehung aller differenzialdiagnostischen Erwägungen führt zu einer Arbeits-/Funktionsdiagnose und zur Behandlungsplanung. Die Wirkungskontrolle nach der Behandlung ist vor allem darauf gerichtet, inwieweit die Funktion der behandelten Region und darüber hinaus globale Bewegungsmuster verbessert werden konnten.
Die Dynamik dieses Prozesses erfordert im Verlauf eines Behandlungszyklus folgerichtig weitere Arbeitsdiagnosen.

Zeichenerklärung

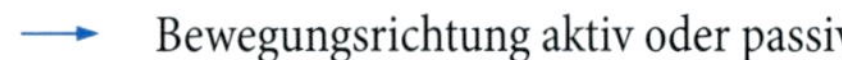

→ Bewegungsrichtung aktiv oder passiv

Richtung des haltenden Gegendrucks oder der isometrischen Anspannung

unbewegter Fixpunkt

Adressen

Dr. Karla Schildt-Rudloff
FÄ für Physiotherapie
Puccinistr. 14
13088 Berlin

Dr. med. Gabriele Harke
Schloßstr. 26
12163 Berlin

Abkürzungen

A/E-Segment	„Aus-Ein"-Segment (Spannung nimmt bei Ausatmung zu)
AF	Anteflexion
AGR	Antigravitationsrelaxation
BL	Bauchlage
BWS	Brustwirbelsäule
C	zervikale Wirbel, Bewegungssegmente und Spinalwurzeln
CTG	Kostotransversalgelenk
DSS	dorsales skapuläres Syndrom
E/A-Segment	„Ein-Aus"-Segment (Spannung nimmt bei Einatmung zu)
EA	Einatmung
FBA	Finger-Boden-Abstand
HM	Hypermobilität
HWS	Halswirbelsäule
ICR	Interkostalraum
L	lumbale Wirbel, Bewegungssegmente und Spinalwurzeln
Lig.	Ligament
LSÜ	lumbosakraler Übergang
LWS	Lendenwirbelsäule
M., Mm.	Musculus, Musculi
O	Okziput
PIR	postisometrische Relaxation
PNF	propriozeptive neuromuskuläre Fazilitation
PSF	propriozeptive sensomotorische Fazilitation
RA	Rheumatoidarthritis
RAK	reflektorisch-algetische Krankheitszeichen
RF	Retroflexion
RL	Rückenlage
RSV	reversibel strukturelle Verkürzung
SIAS	Spina iliaca anterior superior
SIG	Sakroiliakalgelenk
SIPI	Spina iliaca posterior inferior
SIPS	Spina iliaca posterior superior
SMF	sensomotorisches Fazilitieren
SN	Seitneige
SOT	Syndrom der oberen Thoraxapertur
SÜ	Selbstübung
Th	thorakale Wirbel und Bewegungssegmente
TLÜ	thorakolumbaler Übergangsbereich der Wirbelsäule
TrP	myofaszialer Triggerpunkt
V	Verkürzung
VD	Verdachtsdiagnose
VTS	ventrales thorakales Syndrom
WS	Wirbelsäule
ZTÜ (ZTh)	zervikothorakaler Übergangsbereich der Wirbelsäule

Abbildungsnachweis

Der Verweis auf die jeweilige Abbildungsquelle befindet sich bei allen Abbildungen im Werk am Ende des Legendentextes in eckigen Klammern. Alle nicht besonders gekennzeichneten Grafiken und Abbildungen © Elsevier GmbH, München.

K325	Micha Winkler, Berlin
L106	Henriette Rintelen, Velbert
L190	Gerda Raichle, Ulm
L273	Ken Vanderstoep, LaserWorks, Kanada
S000	Sobotta, Atlas der Anatomie des Menschen, Elsevier/Urban & Fischer

Fehler gefunden?

https://else4.de/978-3-437-46993-0

An unsere Inhalte haben wir sehr hohe Ansprüche. Trotz aller Sorgfalt kann es jedoch passieren, dass sich ein Fehler einschleicht oder fachlich-inhaltliche Aktualisierungen notwendig geworden sind. Sobald ein relevanter Fehler entdeckt wird, stellen wir eine Korrektur zur Verfügung. Mit diesem QR-Code gelingt der schnelle Zugriff.

Wir sind dankbar für jeden Hinweis, der uns hilft, dieses Werk zu verbessern. Bitte richten Sie Ihre Anregungen, Lob und Kritik an folgende E-Mail-Adresse: kundendienst@elsevier.com

Inhaltsverzeichnis

I Grundlagen

Die Manuelle Medizin ist eine medizinische Disziplin, in der unter Nutzung der theoretischen Grundlagen, Kenntnisse und Verfahren weiterer medizinischer Gebiete die Befundaufnahme an Bewegungssystem, Kopf, viszeralen und bindegewebigen Strukturen sowie die Behandlung ihrer Funktionsstörungen mit der Hand unter präventiver, kurativer und rehabilitativer Zielsetzung erfolgt. Diagnostik und Therapie beruhen auf biomechanischen und neurophysiologischen Prinzipien (Definition der Deutschen Gesellschaft für Manuelle Medizin).

KAPITEL

1 Funktionspathologie des Bewegungssystems

Mit der *Pathologie des Bewegungssystems* beschäftigen sich viele medizinische Fachgebiete. Orthopädie und Neurologie befassen sich mit der Strukturpathologie auf der konstruktiven Seite und mit der Steuerung des Systems. Rheumatologie, Traumatologie und Physiotherapie (Rehabilitation) widmen sich speziellen Problemen des pathologischen Potenzials. Mit den Beschwerden suchen die Patienten oft auch zuerst den Allgemeinmediziner/Hausarzt auf. Die Beschwerden resultieren häufig aus *struktureller und funktioneller Pathologie des Bewegungssystems,* d. h., sie sind Folge artikulärer und muskulärer Funktionsstörungen. Ohne Kenntnis der Funktionspathologie werden sie nur aus der Strukturpathologie oder psychosomatisch erklärt. Das erschwert die gezielt kausale Behandlung der gestörten Funktion.

Die Entdeckung des Bandscheibenprolapses und seine operative Entfernung lenkte die Aufmerksamkeit auf die *Strukturpathologie* der Wirbelsäule und auf den mechanischen Faktor in der Pathogenese des Schmerzes. Die erfolgreiche Rehabilitation poliomyelitischer Paresen durch Schwester Kenny hatte das Interesse der Medizin an den reflektorisch wirkenden Beeinflussungsmöglichkeiten bei Muskelfunktionsstörungen geweckt und die Krankengymnastik um die propriozeptiven Fazilitationsmethoden erweitert. Sie waren Grundlage für die intensive Beschäftigung mit der Diagnostik und Therapie der Muskelfunktionsstörungen. Die *Funktionsstörungen der Muskulatur* sind sehr verbreitet mit großem Anteil an der Funktionspathologie. Der therapeutische Zugang zur Muskulatur ist meistens schwieriger und langwieriger als der zu den Gelenkfunktionsstörungen.

Die Komplexität von Funktionsstörungen kann nur optimal beschrieben werden, wenn die reflektorischen Wechselbeziehungen zu den Strukturerkrankungen des Bewegungssystems und zu anderen Organen bedacht werden. Beschwerden, die für eine Organerkrankung sprechen, für die aber keine beweisenden klinischen, laborchemischen und apparativ-diagnostischen Parameter erfasst werden, können allein durch parietale, viszerofasziale, neurofasziale Funktionsstörungen verursacht sein. Bei diesen komplexen Beschwerdebildern durch Verkettung sprechen wir von *„Funktionskrankheit"*.

Die Beschäftigung mit den Funktionsstörungen des Bewegungssystems macht die enge *Verkettung artikulärer, myofaszialer, viszerofaszialer und neurofaszialer Funktionsstörungen* deutlich und eine enge Zusammenarbeit mit der Krankengymnastik notwendig. Daraus ergibt sich dann eine Arbeitsteilung, in der die Patienten selbst einen Teil der Sekundärprophylaxe übernehmen können.

Gelenkfunktionsstörungen sind ein Aspekt der vielfältigen Störmöglichkeiten des Bewegungssystems und der Beweglichkeit. Die Behandlung der schmerzhaften Gelenkfunktionsstörungen blieb bis nach dem 2. Weltkrieg überwiegend in Händen von Laienbehandlern verschiedener Schulen. Der Kontakt zwischen deutschen Ärzten und Laienbehandlern wie Chiropraktoren weckte das ärztliche Interesse an diesen mechanischen Behandlungsverfahren, an deren Wirkungsweise und Indikationsbereichen. Auch im übrigen Europa hatten Ärzte diese Methoden kennengelernt, vor allem bei Osteopathen. So begann, zunächst auf die Wirbelsäule beschränkt, eine systematische Beschäftigung mit den Gelenkfunktionsstörungen innerhalb der Medizin. Die Verbindungen zu anderen, vor allem osteopathischen Behandlergruppen, erwiesen sich in Bezug auf Untersuchungs- und Behandlungstechniken insbesondere bezüglich viszerofaszialer Techniken, vereinzelt aber auch für die theoretischen Vorstellungen als fruchtbringend.

So können Medikamente eingespart, das Ergebnis von Operationen durch MM/MT oder Physiotherapie gesichert oder der Eingriff selbst sogar vermieden werden.

1.1 Funktionsstörungen der Wirbelsäule

Bei der Beschäftigung mit den Funktionsstörungen des Bewegungssystems sind für Ärzte drei Fragenkomplexe besonders wesentlich:

- Die *theoretischen Fragen* widmen sich dem Substrat der mechanischen Behandlungsverfahren am Gelenk, dem Wesen und den Folgen der Funktionsstörungen und ihren Beziehungen zum Schmerz.
- Die *klinischen Fragen* richten sich in der praktizierenden Medizin auf die Untersuchungsverfahren zur Erfassung der mechanischen Gelenkfunktionsstörung und auf die Relevanz der Befunde, auf ihre diagnostische und differenzialdiagnostische Zuverlässigkeit. Sie gelten der Indikationsstellung für die mechanischen Behandlungsmethoden bei artikulären Funktionsstörungen, der Pathogenese und dem ätiologischen Hintergrund der Wirbelsäulenstörungen. Zahlreiche Untersucher lieferten die Bausteine unserer heutigen Vorstellungen, die in geschichtlichen Darstellungen nachlesbar sind. Unser Wissen zeigt in vielen Richtungen immer wieder neue offene Fragen.
- *Fragen zur Prävention:* Manuelle Medizin als Funktionsmedizin ist auch auf die physiologischen, psychologischen und sozialen Aspekte von Krankheit und Gesundheit ausgerichtet. Faktoren, die Funktionsstörungen begünstigen wie Fehlverhalten, Fehlbelastungen und Bewegungsmangel, stehen im Mittelpunkt.

Manuelle Medizin forscht danach, wo Funktionen durch Nicht- oder Fehlgebrauch verkümmert sind (Funktionskrankheiten) und ob bei bekannten Strukturkrankheiten Training von Funktionsreserven die Lebensqualität verbessern kann.

Viele der in diesem Buch beschriebenen manualtherapeutischen Techniken sind, die Sicherung der Prolapsdiagnose vorausgesetzt, obligater Bestandteil der konservativen Therapie radikulärer Reiz- und Ausfallssyndrome. Ein wichtiger therapeutischer Ansatz ist dabei die Verminderung von Nozizeption. Artikuläre, fasziale und myofasziale Funktionsstörungen des Körperstamms ohne Strukturschädigungen führen nicht zu radikulären Ausfällen. Sie bestehen aber oft gleichzeitig mit einem Prolaps, beteiligen sich an der Symptomentwicklung und sind nach genauer Indikationsprüfung dann auch therapeutisch bedeutsam. In den Behandlungsprozess zur Schmerzreduktion werden die Hüllen der Nervenleitbahnen als Beispiel für den therapeutischen Ansatz neurofaszialer Funktionsstörungen einbezogen. Spezielle manualmedizinische Techniken entspannen die bindegewebigen Hüllstrukturen des Nervensystems, dienen der Optimierung der Gleitbewegung gegenüber den Nachbarorganen und der Wiederherstellung verlorener Elastizität und Plastizität – Voraussetzung für die Anpassung an Bewegungen. Semantisch missverständlich werden diese neurofaszialen Techniken „Mobilisation des Nervensystems" genannt.

Im Laufe der Entwicklung und auf der Grundlage vieler Untersuchungsergebnisse mussten übernommene Vorstellungen verlassen werden. Als unhaltbar erwies sich die Meinung, die mechanische Einwirkung auf die Wirbelsäule durch den Behandlungsgriff „reponiere" einen Diskusprolaps. Die pathogenetische Bedeutung des Prolapses konnte den Radikulärsyndromen, schweren Krankheitsbildern mit neurologischen Ausfällen der Nervenwurzeln und den ihnen unmittelbar vorausgehenden Symptomen zugeordnet werden. Die Reizung der Hüllenrezeptoren der Dura mater und der Wurzelscheiden verursacht den „Wurzelschmerz". Er ist ein Übertragungsschmerz, der ziemlich genau das geschädigte Segment anzeigt und auf einen Prolaps schließen lässt, auch wenn noch keine neurologischen Ausfallserscheinungen erkennbar sind.

Die Vorstellung, dass eine *Wirbelfehlstellung* (Subluxation, Dislokation) durch die Manuelle Medizin behandelt werde, konnte nicht bestätigt werden. Röntgenologisch nachweisbare Stellungsauffälligkeiten – in der reproduzierbaren Neutralhaltung – haben nur Hinweischarakter. Sie fordern zur Untersuchung von Gelenk- und Muskelfunktion in diesem Bereich auf. Das Repositionsphänomen, d. h. die Korrektur einer Fehlstellung durch die Behandlung, erwies sich als Hinweis auf eine *hypermobile Funktionsstörung* und als prognostisch ungünstiges Zeichen.

Tragfähig ist die Vorstellung, dass die *eingeschränkte Beweglichkeit* (restricted movement, hypomobile artikuläre Dysfunktion) Grundlage der unkomplizierten vertebragenen Schmerzsyndrome ist. In der Beschreibung des Befundes nutzen wir den Begriff der eingeschränkten Beweglichkeit, um sprachlich die Fehlfunktion zu betonen. Das gilt sowohl für die Funktionsbewegung als auch für das segmentale oder artikuläre Gelenkspiel.

1.2 Funktionsbewegung und Gelenkspiel

Die *Funktionsbewegung* (anguläre Gelenkbewegung) geht mit einer Winkeländerung in mindestens einer Raumebene einher. Dabei kommt es im Gelenk in geringem Maße zu rollenden, vorwiegend zu gleitenden (translatorischen) Bewegungen der Kontaktflächen. Die Art der Gleitvorgänge hängt vom Gelenkbau und der Bewegungsrichtung ab. Das Aufgleiten des konkaven Partners auf neue Kontaktstellen des konvexen Partners in der Bewegungsrichtung ist mit dem Lösen des Kontaktes an der Rückseite der Bewegung verbunden. Die Gleitbewegungen lassen sich passiv isoliert nachahmen als millimeterkleine Verschiebungen der Gelenkpartner gegeneinander. Das Lösen des Gelenkflächenkontaktes wird passiv durch Distraktion (Minitraktion) erreicht. Beide Bewegungen, Translation sowie Separation durch Traktion, sind diagnostisch und therapeutisch nutzbar. Sie werden als *Gelenkspiel* (joint play) bezeichnet.

Zur exakten Durchführung des Gelenkspiels müssen die Gelenkpartner gelenkspaltnah gefasst und ohne Winkeländerung parallel verschoben werden. Die translatorischen Verschiebungen sind unabhängiger von bestehenden Muskelspannungen als die angulären Bewegungen. Gelenkspielbewegungen lassen sich deshalb mit geringem Kraftaufwand durchführen. Die eingeschränkte und erschwerte Verschieblichkeit im Gelenkspiel weist eine pathologische Gelenkfunktion aus.

Wiederholungen der Verschiebebewegung sind therapeutisch wirksam (passiv repetitive Gelenkspielmobilisation). Dabei verbessert sich langsam zunehmend das Gleiten als Voraussetzung für die Funktionsbewegungen. Das Gelenkspiel ist bei schmerzhaften angulären Bewegungen oft schmerzlos möglich. Gelenkspielbewegungen können somit in bestimmten Fällen auch dann therapeutisch genutzt werden, wenn passive Funktionsbewegungen kontraindiziert sind.

Die einzelnen Wirbel*gelenke* erlauben keine Gelenkspielverschiebungen.

An der Halswirbelsäule sind *gelenkspielähnliche Bewegungen* der Bewegungs*segmente* möglich, weil die beiden Gelenke nahezu in einer Ebene (gekippte Frontalebene) stehen und die Wirbel von drei Seiten für die Hände zugänglich sind.

Thorakal und lumbal können die Wirbel nur von dorsal an bestimmten Kontaktpunkten gehalten werden. Der Bewegungsimpuls für eine Verschiebebewegung kann hier nicht direkt auf die beiden Partner übertragen werden. Die Untersuchungs- und Behandlungsbewegung muss vielmehr *indirekt über eine Funktionsbewegung an das Segment* geführt werden. Dadurch entsteht immer eine Winkelbewegung zwischen den Partnerwirbeln und keine translatorische Verschiebung.

Durch Terminologiekonsens wurde das passiv geführte Bewegungsende des spinalen Bewegungssegments dem Gelenkspiel als gleichwertig gesetzt. Das entspricht der allgemein akzeptierten diagnostischen Bedeutung der *Endespannung,* die der Untersucher bei segmentaler Bewegungsuntersuchung als *Endgefühl* wahrnimmt.

1.3 Das funktionsgestörte Bewegungssegment

Die Störung der Gleitvorgänge zwischen den Gelenkflächen wird als Grundlage der Gelenkfunktionsstörung mit Bewegungseinschränkung angesehen, die nach Zukschwerdt und Mitarbeitern als *Blockierung* bezeichnet wird. Fachlich zutreffend wird sie als „reversibel hypomobile artikuläre (segmentale) Dysfunktion mit eingeschränktem oder fehlendem Gelenkspiel" umschrieben. Neurophysiologisch kann diese Hypomobilität als Reaktion auf beliebige Nozizeption angesehen werden, die zu einer Aktivierung der tiefen Schichten der autochthonen Rückenmuskulatur führt. Stärke und regionale Ausbreitung werden durch die Summe der Reize und ihre Konvergenz bestimmt.

Das Substrat dieser Störung muss im Gelenk liegen, da die Bewegungseinschränkung auch unter völliger Muskelrelaxation durch Curarisierung nachweisbar bleibt. Für die Störung der Gleitvorgänge im Gelenk könnten Einklemmungen der verbreitet in allen Gelenken nachgewiesenen Gelenkkapselanhänge, Meniskoide genannt, verantwortlich sein. Die plastische Verformbarkeit der Gelenkknorpeloberfläche auch beim Aufdrücken weicher Gewebe hat diese Vorstellung erleichtert. Der derbe Rand des Meniskoids drückt sich in die Gelenkflächen ein, wenn er zwischen ihnen unter Druck gerät. Die Verspannung der Muskulatur presst die Facetten aufeinander und behindert die Reorganisation. Öffnen des Gelenkspaltes, z. B. durch Traktion und Entlastung der Facetten von der erhöhten Muskelspannung oder durch langsam repetitives oder lagerndes Bewegen in die gestörte Richtung, begünstigt die Erholung der Gleitfähigkeit.

Klinischer Hinweis

Die Reversibilität der hypomobilen Funktionsstörungen ist das entscheidende Unterscheidungsmerkmal zur Bewegungseinschränkung durch strukturelle Veränderungen der Wirbelsäule (z. B. Osteochondrosis intervertebralis). Beide können miteinander kombiniert sein.

1.4 Funktionsstörung der Muskulatur in Beziehung zur Wirbelsäule

Bei der Untersuchung einer Gelenkfunktionsstörung finden sich immer *Muskelverspannungen* in der dem Wirbelsegment zugeordneten Muskulatur. Nach dem Verständnis reflektorischer Vorgänge sind nozizeptive Reize aus der Gelenkdysfunktion eine Ursache der Muskelspannungsveränderung. Diese *reflektorisch-algetischen Krankheitszeichen* (RAK) sind obligate Begleiterscheinungen der Gelenkblockierung. Die Schmerzhaftigkeit der Funktionsstörungen ist abhängig von ihrer Intensität. Vorausgesetzt, die diagnostizierte Muskelspannung ist Folge einer Gelenkfunktionsstörung, optimiert sie sich nach der Wiederherstellung der Gelenkspielbewegung. Das zeigt, dass die mobilisierende Gelenkbehandlung neben der mechanischen Wirkung auch eine reflektorische Komponente hat. Die Muskelverspannung bei Gelenkfunktionsstörungen geht in die tastbare Spannung, d. h. den Widerstand am Bewegungsende bei passiver Bewegung, ein.

Alle somatischen und viszeralen Afferenzen können reflektorische Muskelverspannungen hervorrufen. Die Verspannung aus viszeralen Afferenzen hat meist zähe, gummiartige Qualität. Ist die Ausbreitung dann auch noch mehrsegmental, muss viszerale Verursachung vermutet und die Diagnostik in diese Richtung erweitert werden. Eine ganz andere diagnostische Wertigkeit hat ein *schmerzhaft bewegungsgehemmtes Bewegungssegment* (➤ Kap. 2.3.3) *mit muskulärer Abwehrspannung* (défense musculaire).

Die Wahrscheinlichkeit, dass sich vertebragene Schmerzsyndrome im Laufe des Lebens entwickeln und chronisch werden, hängt nicht nur von äußeren Umständen, Traumata und Belastungen ab. Sie hat anscheinend enge Beziehungen zur Qualität der *motorischen Steuerung*, einem stark konstitutionell bedingten diagnostischen Merkmal. Durch bestimmte, leicht reproduzierbare Haltungs- oder Bewegungsleistungen wird ihre Qualität getestet: Gehen (➤ Kap. 7.2.1), Stehen (➤ Kap. 7.2.2), Hüftextension und Armabduktion (➤ Kap. 7.10.6) seien als Beispiele genannt. Die Bewertung der motorischen Steuerung als Annäherung an das Ideal (optimierte Koordination) oder Entfernung von diesem Verhalten (Inkoordination) wird damit zu einem wesentlichen Bestandteil der Diagnostik, der Therapie und der Prävention von Funktionsstörungen des Bewegungssystems. Daraus ergibt sich die unbedingte Notwendigkeit zur engen Zusammenarbeit zwischen den diagnostizierenden und die Therapie indizierenden, manualmedizinisch ausgerichteten Arztpraxen und den physiotherapeutischen Behandlungseinrichtungen, die die Behandlung der motorischen Störungen übernehmen.

KAPITEL

2 Grundlagen und Besonderheiten der Manuellen Medizin der Wirbelsäule

Die Wirbelsäule ist Teil des Bewegungssystems. Durch ihre zentrale Lage im Körper als Bewegungsachse des Rumpfs („Achsenorgan") hat sie eine Reihe anatomischer, physiologischer und pathophysiologischer Besonderheiten. Diese sollen im Folgenden beschrieben werden, soweit sie im Zusammenhang mit den Bewegungsfunktionsstörungen von Interesse sind.

2.1 Stellung der Wirbelsäule im Bewegungssystem

Im Bewegungssystem besteht eine *Funktionseinheit:*

- des steuernden *Nervensystems* mit der
- *Muskulatur* und ihren Hüllen, den
- *Bändern und Faszien* und den
- *Gelenken.*

In diesem Verbund reagiert das Nervensystem als Einheit auf die Informationen aus dem Bewegungssystem. Es aktiviert die Muskeln, deren Anspannung gibt den Gelenken statischen Halt, bewegt sie und schützt sie gegen äußere Einwirkungen. Es ist das besondere Merkmal der Manuellen Medizin, bei Untersuchung und Behandlung diese Einheit immer zu berücksichtigen (➤ Kap. 2.3.2).

Die Funktionseinheit eines Gelenks mit seinen Muskeln und seiner nervösen Steuerung wird als *Arthron* bezeichnet. Der Begriff stellt das Gelenk in den Mittelpunkt. Für das Bewegungssegment der Wirbelsäule heißt der analoge Begriff *Vertebron.* Er wird jedoch selten benutzt. Die physiologische Funktion der ganzen Wirbelsäule sieht Panjabi als spinales stabilisierendes System und unterteilt sie in drei Funktionsbereiche – *passives, aktives und neurales Subsystem* – und diskutiert die Bedeutung der drei Bereiche und ihr Zusammenwirken im ganzen System in Bezug auf die intervertebrale Stabilität oder Instabilität.

Die gegliederte Beweglichkeit der Wirbelsäule ermöglicht die Stabilität des Rumpfs im Schwerefeld und die freie Beweglichkeit während verschiedener Haltungen im Bewegungsraum. Dieser zentralen Bedeutung für den Körperstamm entspricht der Begriff „Achsenorgan". Dabei ist die propriozeptive Afferenz aus den Bewegungssegmenten und der Muskulatur die Basis für die motorische Steuerung und Gleichgewichtserhaltung. Das gilt besonders für die Kopfgelenksregion. Pathologische Afferenzmuster, z. B. bei segmentalen Blockierungen, führen zwangsläufig zu verminderter Qualität der Koordinationsmuster.

Das *Bewegungssegment* vertritt an der Wirbelsäule die Stelle des Gelenks. Es besteht aus allen inerten (passiven) Weichteilen, die zwei Nachbarwirbel miteinander verbinden: Diskus – Gelenke – Bänder (➤ Abb. 7.2).

Der *Diskus,* die *Bandscheibe,* liegt als distanzierendes Polster zwischen den Wirbelkörpern. Die *Tragefunktion* der Wirbelsäule wird von der Wirbelkörperreihe wahrgenommen; die Bandscheiben tragen jeweils den darüberliegenden Wirbelsäulenabschnitt. Die beiden ersten Bewegungssegmente der Wirbelsäule haben keine Bandscheiben. Die tragenden Strukturen sind hier die seitlich liegenden *Wirbelgelenke.* Bei Hyperlordosen mit Kippung des Bewegungssegments nach vorn können die Gelenkflächen der unteren Halswirbel und der unteren Lendenwirbel zur Tragefunktion gezwungen sein. Die Folge ist eine adaptive Verdichtung der Gelenkfacetten, die im Röntgenbild als Sklerosierung erscheint.

Durch die Bandscheiben erhält der Gliederstab der Wirbelkörper eine allgemeine, nicht gerichtete *Beweglichkeit.* Im einzelnen Segment ist diese Beweglichkeit umso größer, je höher sich das Bandscheibenpolster (der Intervertebralraum) darstellt. Die symmetrischen *Gelenkpaare der Wirbelsäule,* auch Wirbelbogengelenke oder „kleine" Wirbelgelenke genannt, schienen und führen die Bewegungen des Bewegungssegments, wodurch Vorzugsrichtungen der Beweglichkeit und Beschränkungen entstehen. Daraus ergibt sich das für die einzelnen Abschnitte typische Verhalten der Beweglichkeit.

Trage- und *Bewegungsfunktion* des Bewegungssegments sind in mancher Beziehung gegensätzlich: Eine konstitutionell wenig bewegliche Wirbelsäule ermöglicht leichter die im heutigen Alltag überwiegend geforderten Halteleistungen und ist damit ein Faktor, der die Belastbarkeit verbessert. Dagegen braucht ein stark beweglicher Wirbelsäulenabschnitt für statische Trageleistungen eine besonders gute Koordination der stabilisierenden Muskulatur.

Die *Bänder* als dritter Bestandteil des Bewegungssegments spannen sich zwischen den Wirbelbögen und Dornfortsätzen aus. Sie überspannen vorn und hinten am Wirbelkörper die Disci und sind, wie an den Gelenken, Sicherungsstrukturen, die im Notfall Extrembewegungen bremsen (z. B. bei fehlender aktiver Führung). Die dorsalen Bänder hemmen die Anteflexion. Interspinal sind sie eng mit den interspinalen Muskelfasern verbunden. Die dorsalen Bänder haben zusammen mit den Bögen und Dornen eine schützende Abdeckfunktion für den Inhalt des Wirbelkanals. Zwischen den Bogenwurzeln zweier Nachbarwirbel liegen die Foramina intervertebralia. Sie sind mit lockerem Bindegewebe und Fett verschlossen, durch das Spinalnerven und versorgende Blutgefäße hindurchtreten.

Die Beweglichkeit, die bei passiver segmentaler Bewegungsuntersuchung erfasst wird, resultiert aus allen Anteilen des *Bewegungssegments.* Welche Struktur im Einzelfall eine Restriktion verursacht, muss durch gezielte Untersuchungen ermittelt werden.

Die Beendigung der aktiven und passiven Bewegungen ist eine Muskelfunktion und ein sinnvoller Schutz der passiven Strukturen. Die physiologische Spannungszunahme der *Muskulatur* am Ende einer passiv geführten Bewegung wird als *„weicher", langsam zunehmender Widerstand* tastend wahrgenommen.

Verspannte Muskulatur kann das Bewegungsausmaß eines Bewegungssegments aktuell deutlich einschränken und eine Gelenkfunktionsstörung verdeutlichen oder auch vortäuschen. Das Bewegungsende wird *plötzlich* erreicht und als *„harter Anschlag"* gefühlt. Die Situation des muskulär bewegungsgehemmten Segments muss differenzialdiagnostisch gegenüber dem artikulär funktionsgestörten Bewegungssegment (➤ Kap. 2.3.1) erkannt werden, wenn keine therapeutischen Fehler entstehen sollen.

Bei aktiven Bewegungen sind die Bewegungssegmente der Wirbelsäule nicht isoliert beweglich. An den intendierten wie den automatisierten Bewegungen beteiligen sich alle Segmente des betreffenden Wirbelsäulenabschnitts je nach ihrer Beweglichkeit. Bei den meisten motorischen Leistungen werden die benachbarten Wirbelsäulenabschnitte in die Bewegung des Hauptleistungsbereichs einbezogen. Oft geht eine Funktionsänderung an einem Wirbelsäulenende mit Funktionsanpassungen am anderen Ende einher und bezieht die ganze Rumpfmuskulatur ein.

Die anatomisch unterscheidbaren Wirbelsäulenabschnitte sind jeweils auch durch Besonderheiten ihrer Funktionsfähigkeit ausgezeichnet. Das Funktionsverhalten benachbarter Abschnitte äußert sich bei passiver Untersuchung als Änderung des Bewegungsverhaltens zwischen dem einen und dem anderen Abschnitt. Der abrupte Wechsel im thorakolumbalen Übergang ist besonders gut palpierbar (➤ Kap. 6.2). Unabhängig von dieser unterschiedlichen Bewegungsfähigkeit werden die Regionen in die harmonische Gesamtbewegung integriert (von Singer und Giles mittels Computertomografie ermittelt und von Lewit durch Röntgen-Funktionsaufnahmen bestätigt).

Im zervikothorakalen Übergang wechselt die Strukturcharakteristik weit überlappend in den Nachbarabschnitt hinein. Entsprechend setzt sich die Kopfdrehung bei aufgerichteter Wirbelsäule über mehrere Segmente aus der Hals- in die Brustwirbelsäule fort.

In diesen Beispielen zeigt sich die Funktionseinheit von Muskeln, Bindegewebsstrukturen, Gelenken und dem steuernden Nervensystem.

Entsprechend den Besonderheiten der Funktionsfähigkeit der jeweiligen Wirbelsäulenregion unterscheidet sich die funktionelle Pathologie. Das erfordert jeweils spezifische Untersuchungsverfahren. Deshalb wurde der methodische Teil nach der Funktionszusammengehörigkeit gegliedert.

Die Sakroiliakalgelenke (SIG) und die Kiefergelenke (Temporomandibulargelenke) sind in ihrer Symptomatologie und ihren reflektorischen Verkettungen so eng mit der Wirbelsäule verbunden, dass sie ebenfalls besprochen werden. Die einzelnen Störungsmuster und deren Verkettungen mit anderen Funktionsstörungen und anderen Regionen verdienen bei jedem Patienten Beachtung. Ihre Kenntnis erleichtert die klinische Arbeit.

2.2 Bewegungsuntersuchung der Wirbelsäule und Gelenkspiel

An jeder aktiven Bewegung eines Wirbelsäulenabschnitts sind alle Bewegungssegmente in einem bestimmten Verhältnis beteiligt. Der zentrale Bewegungsentwurf, die motorische Programmierung, strebt immer das allgemeine Bewegungsziel an. Segmentale Bewegungsdefizite werden in der Nachbarschaft durch Hypermobilität kompensiert. Dadurch ist die Untersuchung von Bewegungsstörungen der Wirbelsäule von vornherein umfangreicher und stärker von individuellen Gegebenheiten abhängig als an den Extremitätengelenken. Sie beginnt immer mit der *orientierenden Untersuchung des Bewegungssystems* (umfassende orientierende Untersuchung ➤ Kap. 7). Daraus ergeben sich Hinweise auf den Abschnitt, auf den sich die weitere Untersuchung konzentriert (regionale orientierende Untersuchung, ➤ Kap. 8, ➤ Kap. 9, ➤ Kap. 10). Die *gezielte, segmentale Untersuchung* klärt dann die Funktionsstörung des Bewegungssegments.

Funktionsbewegung und *Gelenkspiel* (➤ Kap. 1) lassen sich bei der Untersuchung der Extremitätengelenke besonders gut differenziert bewerten. So klare funktionsdiagnostische Verhältnisse sind an den Bewegungssegmenten der Wirbelsäule nicht zu erwarten. Das gilt sowohl für aktive als auch für passive Bewegungen.

Die *Gelenkpartner* eines Bewegungssegments, zwei einzelne Wirbel, lassen sich nicht isoliert festhalten. Sie können deshalb nicht isoliert passiv bewegt werden. Es bedarf gewisser Tricks der Bewegungsführung, damit eine Funktionsbewegung vorwiegend in einem *bestimmten* Segment abläuft und sich dann dessen Funktionszustand ertasten lässt. *Gelenkspielähnliche Verschiebebewegungen* sind nur an Segmenten der Halswirbelsäule durchführbar und zu tasten.

Praktischer Hinweis

Auch an der Halswirbelsäule (HWS) können die *Partnerwirbel* nicht völlig umgriffen werden. Die beteiligten Wirbel werden über Weichteilpolster tastend gehalten. Über diesen Kontakt wird der bewegende Druck auf die bestimmten Wirbelpunkte schmerzlos weich übertragen, bis eine zarte *Vorspannung* erreicht ist. Dann wird ein Wirbel gegen den anderen einmal verschoben. Nach Loslassen gleiten sie in die Ausgangsstellung zurück.

Der Reihenfolgevergleich ermöglicht die Wertung.

Die segmentale Funktionsuntersuchung der übrigen Wirbelsäule besteht in *Funktionsbewegungen mit den Hauptrichtungen Retroflexion, Anteflexion, Rotation und Seitneige.* Die jeweilige segmentale Bewegungsgröße wird abgeschätzt und mit den Nachbarsegmenten oder innerhalb des Segments zwischen den Seiten verglichen. Am segmentalen Bewegungsende ist eine zunehmende Gewebespannung tastbar. Erwartet wird ein langsamer Spannungsanstieg mit weichem Ende. Im pathologischen Fall entsteht die Gewebespannung abrupt, wie ein „Anschlag". Die Unterschiede müssen palpatorisch erkannt werden und lassen sich dann diagnostisch bewerten.

Wichtig ist die Wahl der *Ausgangsstellung* des Patienten. Überwiegend werden Sitz und Seitlage benutzt. Ein prinzipieller Nachteil des Sitzens liegt in der höheren *posturalen Muskelspannung.* Sie ist im Stehen noch größer, weshalb passive und segmentale Bewegungsuntersuchungen im Stehen wenig aussagekräftig sind. Im Liegen ist die Ruhespannung der Muskulatur immer geringer, der Bewegungsausschlag wird weicher und oft messbar größer als im Sitzen. Weil die Ausführung einiger Funktionsbewegungen im Liegen erschwert ist, gibt es für manche Untersuchungs- und Behandlungsrichtungen Empfehlungen sowohl im Liegen als auch im Sitzen.

2.3 Funktionsgestörte Wirbelsäule, Blockierung

2.3.1 Artikuläre Funktionsstörung des spinalen Bewegungssegments

Die *reversibel hypomobile artikuläre Funktionsstörung*, in den passiven Strukturen des Bewegungssegments gelegen, wird im deutschen Sprachraum meistens als *Blockierung* bezeichnet (➤ Kap. 1.3). Vergleichbar ist der Begriff „restricted movement", soweit er auf einer Gelenkfunktionsuntersuchung beruht. Bei gleichen oder ähnlichen Behandlungsverfahren stellen die verschiedenen ärztlichen und nichtärztlichen „Schulen" andere Aspekte der Dysfunktion in den Mittelpunkt ihrer Interpretation des Behandlungssubstrates. Die deutschsprachigen ärztlichen Schulen haben sich auf den Konsens einer „reversibel hypomobilen artikulären (segmentalen) Dysfunktion mit eingeschränktem oder fehlendem Gelenkspiel" geeinigt. In der Diagnostik betonen sie stärker unterschiedliche Phänomene dieser Funktionsstörung.

Die Blockierung ist das Substrat für die mobilisierenden Gelenkbehandlungen. Ihre zuverlässige Diagnose ist damit Voraussetzung für die Indikationsstellung der Behandlung und für den voraussagbaren Behandlungserfolg am Gelenk. *Um Täuschungen durch andersartige Bewegungseinschränkungen zu vermeiden, muss der Blockierungsbefund durch passive Bewegungsuntersuchung schmerzfrei und abwehrspannungsfrei erhoben worden sein.*

2.3.2 Regeln der Untersuchung und Dokumentation

Die *Inspektion des gehenden und stehenden Patienten* gibt eine Fülle von Informationen, die die nachfolgende Bewegungsuntersuchung schon in bestimmte Richtungen lenken können. Zusammen mit Palpationsbefunden führt diese orientierende Untersuchung in die Region, die zunächst vorrangig untersucht wird (➤ Kap. 7.1, ➤ Kap. 7.2, ➤ Kap. 7.3). Schmerz, regionale Spannungszeichen und Einschränkungen der Beweglichkeit führen zur Eingrenzung auf die Wirbelsegmente, die gezielt untersucht werden (➤ Kap. 8.2, ➤ Kap. 8.3, ➤ Kap. 8.4, ➤ Kap. 8.5, ➤ Kap. 9.2, ➤ Kap. 10.2). Je mehr Erfahrungen (Erinnerungen) der Untersuchende gesammelt hat, umso zuverlässiger kann er sich von der Inspektion zur gezielten Untersuchung leiten lassen.

Bei der *Dokumentation eines Blockierungsbefunds* werden die gestörte Richtung und das gestörte Segment genannt, z. B. „Linksrotationsblockierung C2/3" oder „Retroflexionsstörung Th6/7" oder es wird in der LWS eine „Retroflexionsstörung L5/S1 links" beschrieben.

Die *Nummerierung der Bewegungssegmente* der Brust- und Lendenwirbelsäule (BWS bzw. LWS) entspricht dem hier austretenden Spinalnerv. Dieser richtet sich nach dem darüber liegenden Wirbel. Der Spinalnerv und das Bewegungssegment L5 liegen also zwischen den Wirbeln L5 und S1. In der Halswirbelsäule ist die Beziehung zwischen Spinalnerv und gleichnamigem Wirbel anders: Es gibt sieben Halswirbel, aber acht zervikale Spinalnerven und Bewegungssegmente. Die Nerven treten hier oberhalb des gleichnamigen Wirbels aus. Der erste also zwischen Okziput und Atlas als C1, der Spinalnerv C8 liegt zwischen den Wirbeln C7 und Th1. Deshalb ist es dringend zu empfehlen, *in der Halswirbelsäule grundsätzlich das Segment durch beide Nachbarwirbel zu kennzeichnen* als C7/Th1, C2/3 und das erste Segment als Occ/C1 oder einfacher als O/C1.

Einzige regelmäßig nachweisbare Wirkung der mobilisierenden Behandlungsmethoden der Manuellen Medizin ist die Wiederherstellung vorher eingeschränkter Beweglichkeit. Deshalb sehen wir in der *Bewegungsfunktionsstörung (Blockierung) des Gelenks und des Wirbelsäulensegments das Substrat für die mobilisierende Behandlung. Zitat Krämer (1999): Die Rückführung zur normalen Funktion durch manuelle Therapie stellt eine kausale Schmerztherapie dar.*

2.3.3 Das muskulär gehemmte Bewegungssegment

Gelenkfunktionsstörungen gehen immer mit reflektorischen Muskelverspannungen einher. Bei Blockierungen der Facettengelenke liegen sie vor allem in der wirbelsäulennahen Muskulatur, die über die Rami dorsales segmental zugeordnet ist. Diese *Spannungserhöhung vor dem Schmerz* ist palpatorisch erfassbar (➤ Kap. 1.3, ➤ Kap. 1.4).

Klinischer Hinweis

- Die reflektorische Spannungserhöhung einer Gelenkfunktionsstörung ist palpatorisch *vor dem Schmerz* erfassbar.
- Zur diagnostischen Einordnung bedarf es deshalb nicht unbedingt der zusätzlichen Schmerzprovokation.
- Provozierbare Schmerzen am Bewegungsende können aus Afferenzen von anderen metameren Strukturen (Viszerotom, Dermatom, Neurotom) unterhalten werden.

Schmerz als sehr variables, subjektives Phänomen korreliert in erster Linie mit den reflektorisch-algetischen Krankheitszeichen, insbesondere der Muskelverspannung, weniger mit der artikulären Funktionsstörung. Häufig sind die Muskeln primär mechanisch in ihre schmerzhafte Verspannung gekommen, z. B. durch Haltungsüberlastung.

Ist die eingeschränkte Beweglichkeit eines Bewegungssegments oder gar eines Wirbelsäulenabschnitts in einer oder mehreren Richtungen mit Schmerz verbunden und besteht eine *Abwehrspannung*, ist differenzialdiagnostische Klärung erforderlich. Beispielsweise kann ein steifer Halswirbelsäulenabschnitt durch eine *antalgische*

Muskelverspannung als Schutz bei mechanischer Bedrängung einer Zervikalwurzel oder einer Vertebralisdissektion bedingt sein. Die Muskelspannung stellt dann eine relativ schmerzarme Neutralhaltung ein und verhindert Bewegungen und Haltungen in schädigender Position. Dies gilt auch für die klinisch harmlosere antalgische Muskelverspannung mit schmerzhafter Retroflexionseinschränkung der unteren Lendenwirbelsäule bei schmerzhaftem Interspinalraum (Morbus Baastrup). In allen Fällen ist die Behandlung der Ursache der entscheidende Therapieschritt.

Die größte Herausforderung für die artikuläre Funktionsdiagnostik ist die sichere Differenzierung der Blockierung gegenüber *muskulären Fixierungen* des Bewegungssegments. Dieses Problem besteht nicht bei antalgischen Zwangshaltungen mit Fixierungen eines ganzen Abschnitts, wie beim steifen Hals. Sie sind schon äußerlich sichtbar und durch orientierende Abschnittsuntersuchungen zu erkennen. *Segmentale Bewegungsbehinderungen durch Muskelverspannung*, mit oder ohne Schmerzabwehr, sind schwierig von Blockierungen zu unterscheiden. Die Abwehrspannung muss ertastet werden. Da nicht jeder Patient sich spontan zur Schmerzhaftigkeit äußert, muss bei palpierter Abwehrspannung auch nach der Schmerzhaftigkeit gefragt werden.

Die palpatorische Kontrolle des Bewegungsablaufs am Segment deckt die muskuläre Fixation auf, wenn vor dem Ende der Bewegung Muskelspannung um das Bewegungssegment herum entsteht. Je ausgeprägter diese Abwehrspannung ist, umso eher kann man mit der Schmerzhaftigkeit des Bewegungssegments bei aktiven und passiven Bewegungen in dieser Richtung rechnen.

Klinischer Hinweis

Das schmerzhaft gehemmte Bewegungssegment ist eine Kontraindikation hinsichtlich einer mobilisierenden Behandlung (Mobilisation und Manipulation).

Vereinzelt zeigen Bewegungssegmente am Bewegungsende einen abrupten Spannungsanstieg wie bei der Blockierung, und der Befund erweist sich dennoch als muskulär verursacht. Dieser Befund einer muskulären Bewegungshemmung ist in einigen Segmenten und Richtungen häufiger. Beispiele dafür sind die Anteflexionshemmung von O/C1 durch Verspannung in den tiefen subokzipitalen oder orofazialen Muskeln oder ein hartes Bewegungsende in Retroflexionsrichtung an den Segmenten der mittleren Brustwirbelsäule bei konstitutionell hypermobilen Patienten mit Flachrücken. Zur Prüfung auf Blockierungskriterien sind dann besonders sorgfältige, langsame Bewegungsführung oder sogar kurzes Einhalten an der beginnenden Spannung vor dem Weiterführen zur Endespannung geboten.

2.3.4 Blockierungskriterien

Das genaue Einhalten der nachfolgend aufgelisteten Kriterien für die Befunderhebung der hypomobilen artikulären Dysfunktion kann verhindern, dass artikulär nicht gestörte Gelenke mobilisierend behandelt werden.

- Am häufigsten wird die am Ende der *angulären Segmentbewegung* (Funktionsbewegung) an den Strukturen des Bewegungssegments tastbar auftretende *Spannung* gewertet. Sie entsteht im blockierten Segment auf einer kürzeren Bewegungsstrecke als in den Nachbarsegmenten, oft abrupt, und die Endespannung ist deutlich anders als im Nachbarsegment. Die Wahrnehmung dieser Phänomene – Spannungsänderung im Zeitablauf der Bewegung und Endgefühl – setzt eine speziell geschulte Palpationstechnik voraus.
- In manchen Segmenten oder Richtungen wird nur ein federndes Nachgeben getastet. Das gilt z. B. für die Seitneigung im Segment O/C1 bei rotiertem Kopf, die Lateralverschiebung der unteren Halswirbelsäule, das lumbale Rotationsgelenkspiel und das Sakroiliakalgelenk. Bei Blockierung wird die Federung härter oder sie kommt gar nicht mehr zustande.
- Eine dritte Möglichkeit zur Erfassung einer Blockierung ist der *Bewegungsumfang* des Segments. Dazu wird der Ausschlag seiner Funktionsbewegungen mit der Gegenseite und mit den Nachbarsegmenten verglichen. Beispiel hierfür ist die Rotationsuntersuchung der oberen und mittleren Halswirbelsäule. Allein genommen ist es das am wenigsten zuverlässige Kriterium, da hier die Muskulatur noch stärkeren Einfluss hat. Aus der Kenntnis der normalen Beweglichkeitsverteilung der Wirbelsäule und aus der Bewertung des patienteneigenen Bewegungstyps während der orientierenden Untersuchung hat der Untersucher vorher bereits eine Normerwartung, mit der der erhobene Befund verglichen und so zuverlässiger bewertet wird.

Bei den beschriebenen Formen der *segmentalen Untersuchung* wird das Bewegungssegment als Ganzes geprüft und als normal oder gestört beweglich erkannt, ohne dabei das rechte oder linke Gelenk differenzieren zu können. An LWS und HWS ist die Differenzierung möglich durch Vergleich von zwei Bewegungsrichtungen: in der LWS von Flexion/Extension mit der gestörten Seitneige (➤ Kap. 8), in den Segmenten der HWS wird bei erkannter Seitneigestörung vergleichend die Endespannung der Seitneige in Anteflexion und Retroflexion eingestellt (➤ Kap. 10). An der BWS ist das nicht zuverlässig möglich. Seitenangaben können sich dort lediglich auf die *gestörte Richtung* beziehen.

Zusammenfassung

- Langsame, passive Führung der Bewegung an das Bewegungsende.
- Der entspannte Patient empfindet dabei keinerlei Schmerz.
- Am Bewegungsende entsteht die tastbare, segmentale Spannung schnell (Endespannung); sie wird als „hart“ empfunden (Endgefühl).
- Das Bewegungsausmaß bis zum Auftreten der Endespannung kann im Vergleich zur Gegenseite oder zum kranialen und kaudalen Nachbarsegment eingeschränkt sein.
- Am harten Bewegungsende empfindet der Patient keinen Schmerz.
- Abwarten am Bewegungsende führt weder zur Minderung der Härte noch zur Vergrößerung des Bewegungsraums.

2.4 Ursachen der Blockierung an der Wirbelsäule

Lewit benennt als Blockierungsursachen Traumata, Fehlbelastungen, strukturelle Veränderungen der Gelenke und reflektorische Vorgänge.

Traumatisierung

Das *Wirbelsäulentrauma* mit Gewebeläsionen an Knochen und Weichteilen hat in der Regel Funktionsstörungen zur Folge. Diese können erst in der Rehabilitationsphase erkannt werden und müssen dann behandelt werden. Das gilt besonders für die Halswirbelsäule nach Beschleunigungs- und Schädeltrauma. Klinische Untersuchungen müssen indirekt nach Hinweisen auf solche Läsionen fahnden. Bestehen Hinweise, sind Funktionsstörungen von untergeordneter Bedeutung und die Klärung und Behandlung der *Strukturpathologie* steht im Vordergrund des medizinischen Interesses.

Die Erfahrung, dass nach Einwirkung geringfügiger Traumakräfte, z. B. bei sportlicher Betätigung, nachfolgend Funktionsstörungen ohne röntgenologisch oder klinisch fassbare Gewebeläsionen bestehen können, stützt die Vermutung, dass es direkt traumatisch entstandene reine Gelenkfunktionsstörungen gibt. Von derartigen Störungen muss man erwarten, dass sie nach einmaliger Behandlung rezidivfrei bleiben.

Die Anamnese eines aktuellen Traumas der Wirbelsäule fordert eine besonders sorgfältige Untersuchung und auch bei fehlenden Zeichen einer Gewebeläsion schonendste Behandlungstechniken. Halswirbelsäulenverletzungen in der Vorgeschichte können vor allem für manipulative Behandlungen ein Faktor erhöhten Risikos sein.

Missverhältnis von Belastung und Belastbarkeit

Rezidivierende Blockierungen (ohne Trauma) zeigen immer einen fortwirkenden Ursachenfaktor an. Sie bedürfen einer Klärung der pathogenetischen Kette. An erster Stelle in der Kette stehen *Muskelfunktionsstörungen:* Die Belastung des Bewegungssegments ist von der Balance und Koordination der Rumpfmuskulatur abhängig. Die Bewegungen des Rumpfs werden als überwiegend automatisierte Bewegungen und Haltungen zentral programmiert und gesteuert. Das Zentralnervensystem (ZNS) koordiniert anhand der aus dem Bewegungssystem einlaufenden Afferenzen die vorhandenen oder neu erworbenen Programme für Haltung und Bewegung. Diese Programme werden nach wiederholter Ausführung ökonomischer und zunehmend automatisiert. Sie bleiben immer von der Afferenz abhängig. Sie sind individuell ausgeprägt und werden in Anlehnung an die Handlungsverkettungen der Pawlow-Physiologie als *dynamisch-motorische Stereotype* aufgefasst. Eine phänomenologische Bezeichnung nennt sie „Bewegungsmuster" (motor pattern). Die optimal koordinierte Aktivierung der Muskeln in solchen Bewegungsmustern ermöglicht eine ökonomische Belastung des Bewegungssystems, ist aber bei Patienten selten zu beobachten. Abweichungen vom Ideal führen zu unökonomisch-inkoordiniertem Kraftaufwand mit ungünstiger Neutralhaltung und unnötigen Gelenkbelastungen. Sie sind auch unter Gesunden verbreitet und bedeuten zunächst nur verminderte Belastbarkeit. Erst bei höheren Belastungen und vor allem bei lang andauernden statischen Leistungsforderungen können sie in Funktionsstörungen der Segmente dekompensieren. Hyperlordosen der Hals- und Lendenwirbelsäule und verstärkte Kyphosen der Brustwirbelsäule weisen bei der Inspektionsuntersuchung auf ungünstige Muskelkräfte hin.

Skoliotische Krümmungen der Wirbelsäule, gleichgültig welcher Pathogenese, sind als Fehlbelastung der Bewegungssegmente ebenfalls eine mögliche Ursache von Blockierungsrezidiven. Die Funktionsstörungen liegen bevorzugt in den Übergangsregionen: Kopfgelenke, thorakolumbaler Übergang, untere LWS. Die statisch entstandenen Skoliosen fordern sorgfältige Analyse der motorischen Verhältnisse, um Ursachen und Folgen trennen zu können.

Besondere Aufmerksamkeit wurde den Bewegungseinschränkungen der Brustwirbelsäule bei *Kindern mit beginnenden Skoliosen* gewidmet. Mehrsegmentale Bereiche mit eingeschränkter Anteflexion wurden als Skoliosekeime bezeichnet und sorgfältig behandelt. Auch im Erwachsenenalter ist bei Blockierungsrezidiven an skoliotischen Wirbelsäulen die thorakale Anteflexionsstörung häufig beteiligt.

Reflektorische Reaktionen

Alle nozizeptiven Reize auf den Körper erregen auch sympathische Fasern. Die Änderungen der autonomen Efferenz führen zu lokalisierten autonomen Phänomenen wie Verstärkung von Dermografismus, Piloarrektorenreflexen, Hauttemperatur, Hautfeuchte u. a. (➤ Kap. 12.1.3). Sie können wie die palpierbaren Veränderungen der motorischen Efferenz zur Lokalisation (Segmentzuordnung) der ursächlichen Krankheit beitragen.

Die *reflektorische Beeinflussung* der Wirbelsäule durch innere Organkrankheiten ist lange bekannt (➤ Kap. 12.3). Hansen und Schliack haben die reflektorischen Befunde und Segmentbeziehungen ausführlich beschrieben. Die vom kranken inneren Organ ausgehenden nozizeptiven Signale bringen in den zugeordneten Segmenten über die motorische Efferenz die Muskulatur der Wirbelsäule in Verspannung, hemmen so die Beweglichkeit, verändern die Ruhehaltung und hinterlassen nach einiger Dauer (chronischer Verlauf) als Regel Blockierungen dieser Segmente. Die Brust- und Bauchorgane haben überwiegend Beziehungen zu thorakalen Segmenten, die deshalb von dieser Entstehungsursache betroffen sind.

Strukturelle Gelenkerkrankungen

Die mechanisch verursachten strukturellen Veränderungen der Wirbelsäule im Bandscheibenbereich (Chondrosis bzw. Osteochondrosis intervertebralis) und an den Gelenkfacetten (Spondylarthrosis) beeinträchtigen bei starker Ausprägung die Segmentbeweglichkeit erheblich und strukturell irreversibel. Sie können mit reversiblen Bewegungsstörungen kombiniert sein. Deren Behandlung ist mit langsam und weich einwirkenden Mobilisationskräften möglich. Die strukturell bedingte Begrenzung des Bewegungsumfangs lässt sich nicht beeinflussen, es sei denn, die Strukturveränderung als solche wäre reversibel.

2.5 Auswirkungen der Blockierung an der Wirbelsäule

2.5.1 Mechanische Wirkungen

Die Blockierung eines Bewegungssegments wird bei segmentaler Untersuchung als Bewegungsbehinderung erkannt. Aktive und passiv orientierende Gesamtbewegungen des Abschnitts können normale Bewegungsausschläge haben. Das beruht auf einem Ausgleich des Bewegungsdefizits durch eine „kompensatorische Hypermobilität" in der nächsten Nachbarschaft des Bewegungsdefizits. Meistens wird der Ausgleich vom kranial benachbarten Bewegungssegment geschaffen. In der Halswirbelsäule scheinen Rotationsstörungen im Segment C1/2 vor allem vom beweglichsten Segment der HWS, C5/6, mit Hypermobilität beantwortet zu werden. Der Bandscheibenraum des aktuell hypermobilen Segments unterliegt durch die Bewegungen verstärkter mechanischer Gewebebelastung. Das ist die Voraussetzung für die Gewebezermürbung im Intervertebralraum und damit nach Jirout „ein ganz geläufiges Glied in der Pathogenese der deformierenden Spondylose". An der Entstehung der kompensatorischen Hypermobilität ist neben dem mechanischen Faktor auch ein reflektorischer Faktor wirksam: In bestimmten Fällen kann die kompensatorische Hypermobilität unmittelbar nach Normalisierung der ursächlichen Blockierung verschwinden.

2.5.2 Klinische Symptomatik

Ein Leitsymptom für die Funktionsstörungen des Bewegungssystems ist der *Schmerz.* Er entsteht durch Gewebespannung mit Rezeptorenreiz. Bei genügender Intensität führt der nozizeptive Reiz über die reflektorische Verarbeitung im Rückenmark zu *Spannungsveränderungen* in der segmental zugeordneten Muskulatur und zu Erregungsänderungen in der autonomen Efferenz und damit zu tastbaren Gewebeveränderungen (➤ Kap. 12.1). An bestimmten Punkten der Körperdecke, der Muskulatur und der Knochenoberfläche entstehen empfindliche Zonen. Druck löst hier lokalen oder ausstrahlenden Schmerz aus, der bis in entfernte Regionen übertragen werden kann. Der Schmerz kann auch spontan in den Übertragungsarealen oder über den „Maximalpunkten" oder „Triggerpunkten" empfunden werden.

Der Ort des ursächlichen Schädigungsreizes bei segmentalem Schmerz ist klinisch nur dann ohne aufwendige Untersuchungen mit genügender Zuverlässigkeit zu erkennen, wenn gleichzeitig *segmentale neurologische Ausfälle* nachweisbar sind (Eigenreflexabschwächungen, Paresen, Hypalgesie). Dann ist eine Schädigung der Spinalwurzel, meistens durch Kompression, wahrscheinlich. Die Bezeichnung *Radikulärsyndrom* ist dann berechtigt. Der dabei meistens bestehende und oft sehr intensive Schmerz lässt sich durch die mechanische Beeinträchtigung der stark mit Rezeptoren versorgten Rückenmarkshäute erklären, die mechanisch gereizt werden. Dazu scheint der von Brügger geprägte Begriff „Pseudoradikulärsyndrom" trotz seiner sprachlichen Nachteile zum Sachverhalt zu passen. Er bezeichnet eine *segmentale Nozireaktion.*

Fehlen die neurologischen Ausfälle, kann selbst ein exakt segmentaler Schmerz nicht auf die Wurzel bezogen werden. Bezeichnungen wie „Wurzelreizsyndrom" sollten vermieden werden, die Nervenwurzel selbst hat keine Rezeptoren. Bei mechanischer Schädigung resultieren nicht Schmerz, sondern Ausfälle in der Funktion, auch die Schmerzleitung kann unterbrochen sein. Radikulärsyndrome ohne Schmerz kommen öfter vor, als erkannt wird.

Bei der Untersuchung *myofaszialer Triggerpunkte* lassen sich Schmerzübertragungen beobachten, die offenbar nicht der segmentalen Vermittlung folgen. Sie wurden von Travell und Simons beschrieben und in ihrem Handbuch ausführlich dargestellt. In der Alltagspraxis treten vielfältige Schmerzmuster ohne diesen scheinbar segmentalen Charakter auf. Um die Zusammenstellung der typischen Funktionsstörungsmuster und ihre Definition als Manualmedizinische Syndrome hat sich eine Gruppe von Manualmedizinern der Ärztevereinigung für Manuelle Medizin e. V., Ärzteseminar Berlin, um J. Buchmann verdient gemacht. Obgleich sie eine ausführliche differenzialdiagnostische Diskussion zu diesen Syndromen führen, birgt die Definition der Syndrome über den Schmerz trotzdem die Gefahr der Überbewertung von Symptomen und der Vernachlässigung der Suche nach dem verursachenden Verkettungsmuster.

Die aktuelle S2k-Leitlinie „Spezifischer Kreuzschmerz" der AWMF mit Stand vom Dezember 2017 unterscheidet in der Ursachensuche morphologische, funktionelle und psychosoziale Entitäten. Unter den funktionellen Entitäten sind myofasziale Dysfunktion und die hypomobile segmentale Dysfunktion der LWS (Blockierung) als spezifische Ursache von Kreuzschmerzen differenziert.

Die Ausprägung der reflektorisch-algetischen Krankheitszeichen erlaubt Rückschlüsse auf die Intensität der Schmerzempfindung. Hier liegt ein weiterer Vorteil der reflektorisch-algetischen Krankheitszeichen. Durch Vergleich der Nozireaktion mit der Ausprägung der Funktionsstörung an der Wirbelsäule lässt sich auf die Reagibilität des Nervensystems schließen.

Starke *Reagibilität des Nervensystems* wurde in der Neurologie früher „Neurasthenie" genannt. Heute werden Bezeichnungen wie „vegetative (autonome) Labilität" oder Stabilität bevorzugt. Unabhängig von der Bezeichnung ist zu bedenken, dass am klinischen Erscheinungsbild die motorische Efferenz (Verspannung) genauso stark beteiligt ist wie die autonome. Bei Patienten mit starker Reagibilität ist die artikuläre Dysfunktion oft leichter ausgeprägt, als nach Beschwerden und Stärke der reflektorischen Krankheitszeichen erwartet. Andererseits können bei Patienten mit geringer nervöser Reagibilität harte Blockierungsbefunde mit geringen reflektorischen Gewebebefunden auftreten (➤ Tab. 12.1). Diese Patienten klagen eher über Bewegungseinschränkungen (z. B. des Kopfes) als über Schmerz.

Kommt die Nozizeption nicht aus dem Bewegungssystem, sondern z. B. aus einem schmerzhaft *erkrankten inneren Organ,* kann die Wirbelsäulenfunktionsstörung als Bestandteil der reflektorisch-algetischen Krankheitszeichen sekundär entstehen. Diese diagnostisch wichtige Kombination der inneren Organerkrankung mit den reflektorisch-algetischen Krankheitszeichen und Funktionsstörungen der Wirbelsäulensegmente wird als *Verkettungssyndrom* bezeichnet. Die Schmerzsymptome der inneren Krankheit und die der Funktionsstörung in den zugeordneten thorakalen Segmenten ähneln sich wegen der gemeinsamen Segmente. Nach chronischem Verlauf einer inneren Erkrankung bleiben die Funktionsstörungen der Wirbelsäule als Regel bestehen. Sie unterhalten die Nozireaktion – meistens in geringerer Ausprägung, aber gleicher Verteilung – und damit öfter auch die Beschwerden. Im Bewegungssystem setzen sie systemeigene Folgeerscheinungen in Gang, auf die im folgenden Abschnitt eingegangen wird.

2.5.3 Fernwirkungen im Bewegungssystem

Störungen im Bewegungssystem mit Veränderungen der Funktion und Nozireaktion bleiben nicht lokal. Vor allem zwischen den Segmenten der Wirbelsäule bestehen gegenseitige Beeinflussungen in der normalen und funktionsgestörten dynamischen und statischen Regulation. Vermittler der Beeinflussung ist wahrscheinlich die veränderte Muskelspannung (Statik!) und ihre zentrale Steuerung.

Wenn eine akute Blockierung der Wirbelsäule Beschwerden hervorruft, die den Patienten zum Arzt führen, sind an der Entstehung der Beschwerden meist klinisch latente Funktionsstörungen in anderen Regionen beteiligt. Die gegenseitige Beeinflussung ist nicht willkürlich. Bestimmte Regionen sind bevorzugt betroffen: Es handelt sich in erster Linie um den *zervikokranialen* und den *lumbopelvinen Übergang* und an zweiter Stelle um den *zervikothorakalen* und *thorakolumbalen Übergang*. Diese Verhältnisse wurden in klinischen Untersuchungen und durch elektromyografische Studien überprüft.

Sowohl für die Klärung des einzelnen Krankheitsfalls als auch für das Verständnis der normalen und pathophysiologischen Funktionsbeziehungen im Bewegungssystem spielen die genannten Regionen eine Schlüsselrolle. Sie werden deshalb als *Schlüsselregionen* bezeichnet.

Klinischer Hinweis

- Schlüsselregionen reagieren auf Funktionsstörungen anderer Regionen des Bewegungssystems mit eigenen Störungen der Funktion, die schnell klinisch manifest werden können.
- Funktionsstörungen in den Schlüsselregionen beeinflussen ihrerseits die übrige Wirbelsäule besonders intensiv (Verkettung).
- Krankheitserscheinungen manifestieren sich in den Schlüsselregionen besonders häufig und intensiv.
- Als Verursacher aktueller Beschwerden fordern Störungen der Schlüsselregionen deshalb besonders häufig manualmedizinische Behandlung.

Eine Sonderstellung nimmt die zervikokraniale Übergangsregion ein. Sie ist ein propriozeptives Rezeptorenfeld, das zusammen mit dem vestibulären und dem optischen System die entscheidenden Zuflüsse für die Gleichgewichtsregulation und damit für die Statik liefert. Deshalb können Veränderungen der Propriozeption aus dieser Region bei Funktionsstörungen der Bewegungssegmente und der Muskeln zu Störungen der Gleichgewichtsregulation und zu subjektivem Schwindel führen. Funktionspathologien der Region können sich auch durch Wechselwirkungen mit anderen sensorischen Systemen manifestieren.

KAPITEL

3 Untersuchungsprinzipien für die funktionsgestörte Wirbelsäule

In diesem Kapitel wird das Konzept der manualmedizinischen/manualtherapeutischen Befunderhebung an der Wirbelsäule, auf der die Funktionsdiagnose beruht, dargestellt.

Aus einer *Funktionsdiagnose* ergibt sich die *Indikation zur manualmedizinischen/manualtherapeutischen Behandlung.* Die diagnostische Beurteilung beruht auf einer großen Zahl zu erhebender *Befunde.* Häufig müssen spezifische Untersuchungsmöglichkeiten *anderer Fachgebiete der Medizin* zur Beurteilung herangezogen werden, da die funktionelle Pathologie der Wirbelsäule stark mit der Pathologie anderer Organe verflochten ist.

3.1 Spezifische manualmedizinische Anamnese

Um spezifisch interessante Daten zu erfahren, die dem Bewegungssystem zuzuordnen und hinweisend auf Funktionsstörungen sind, wird die Anamnese um manualmedizinische Gesichtspunkte erweitert. Folgende mögliche Fakten sollten vorrangig abgefragt werden:

- *Funktionsbelastungen* (frühere und aktuelle)
- Erlittene *Traumata*
- *Lokalisation des aktuellen Schmerzes*
- *Entwicklung des Schmerzes über die Zeit:*
  - Wann und wo erster Schmerz
  - Häufigkeit und Abstand von Rezidiven
- *Entwicklung des Schmerzes im Tagesverlauf:*
  - Auftreten zu welcher Tageszeit
  - Im Laufe des Tages gleichbleibend oder in der Intensität wechselnd
  - Beschwerdefreie Zeiten
- *Abhängigkeit* (von Haltung und Bewegungen)
- *Was lindert die Beschwerden?*

Aufmerksam muss bei diesen Fragen darauf geachtet werden, ob Klagen darunter sind, die nicht durch Funktionsstörungen erklärbar sind. Es bleibt immer dringend, die Beschwerden zu erfassen, die Ausdruck einer pathomorphologischen Erkrankung sind und sofortiger weiterer Strukturdiagnostik bedürfen. Gleichermaßen ist es aber auch wichtig, auf die *Gestimmtheit des Patienten* zu achten. Hinter körperlichen Klagen und Schmerz kann sich unerkannt eine depressive Grundstimmung verstecken.

3.2 Untersuchung durch Inspektion

Die *orientierende Ganzkörperuntersuchung* (➤ Kap. 7) ist zuerst eine Inspektion. Sie liefert Informationen, die bereits auf den aktuellen pathogenetischen Befund hinlenken können und so den weiteren Untersuchungsgang bestimmen. Wichtig ist auch, wie die Bewegungsfunktion des Körpers unter den Störungsbedingungen realisiert wird.

Die Betrachtung von Gehen (➤ Kap. 7.2.1) und Stehen (➤ Kap. 7.2.2) liefert erste Hinweise: Beim Gehen wird darauf geachtet, ob das Gangbild einen „harmonischen" Eindruck macht, d. h., ob alle Körperteile sich geschmeidig an der Vorwärtsbewegung beteiligen. Diese Harmonie ist wesentlich abhängig von der Symmetrie beim Ausschreiten, vom Vorhandensein der Rotationssynkinesen und von symmetrisch frei schwingenden Armen. Steif gehaltene oder besonders stark bewegungsbelastete Abschnitte interessieren vor der Wirbelsäulenuntersuchung am meisten.

Kriterien der Betrachtung des stehenden Patienten sind die Symmetrie im Körperbau, die statischen Symmetrieverhältnisse, ein symmetrisches Oberflächenrelief oder Auffälligkeiten, z. B. des Muskelpolsters in Form und Funktionszustand, die Wirbelsäulenkrümmungen, das Lotverhalten der Körperabschnitte in der frontalen und sagittalen Ebene sowie die Gleichgewichtseinstellung.

Bei der regionalen Betrachtung eines Wirbelsäulenabschnitts werden Ausweichbewegungen und Bewegungseinschränkungen beurteilt. Die Einschränkung der aktiven und passiven *Gesamtbeweglichkeit eines Wirbelsäulenabschnitts* spricht primär für eine Spannungserhöhung in Muskulatur und Bindegewebe. Diese reicht von der Verspannung eines Muskelfaserbündels bis hin zur völligen muskulären Fixation in einer Zwangshaltung, die dann nicht einmal mehr die Neutralhaltung des Wirbelsäulenabschnitts erlaubt. Die Bewegungseinschränkung kann auch auf einer strukturell reversiblen Verkürzung von Muskeln beruhen.

3.3 Untersuchung durch Palpation

3.3.1 Besonderheiten der Palpation im Bewegungssystem

Die Palpation begleitet alle Untersuchungen und Behandlungen von Funktionsstörungen des Bewegungssystems. Tastgefühl, räumliche Abschätzung von Körperstrukturen, vor allem aber die palpatorische

Beurteilung von Gewebewiderstand (Gewebespannung) sind die wichtigsten Sinneseindrücke, die mittels der Palpation am Bewegungssystem gewonnen werden.

Klinischer Hinweis

Die Palpation prüft räumlich vergleichend oder in der zeitlichen Veränderung drei Phänomene der Gewebespannung bzw. des Gewebewiderstandes:

- Reflektorisch-algetische Krankheitszeichen (RAK) in den Schichten der Körperdecke und der Muskulatur
- Gewebespannungsänderung am Gelenk bzw. am Bewegungssegment während der passiven Bewegung
- Gewebespannungsänderung segmentnaher Muskeln während der Atemphasen, wenn das Segment in Seitneige eingestellt ist

Demgegenüber spielt die palpatorische Abschätzung der Form und der Größe von Strukturen des Körpers für die Funktionsdiagnostik fast keine Rolle. Bei unterschiedlich dicken und dichten Gewebslagen über der untersuchten Struktur führt sie leicht zu palpatorischen Irrtümern. Die Stellungsdiagnose, die in diese Palpationskategorie gehört, begegnet uns noch als orientierende Untersuchung, z. B. am Becken, und wird dort kritisch besprochen.

Umschriebene RAK-Areale – meistens erhöhter Spannung – können im Vergleich mit benachbarten Gewebeanteilen untersucht und erkannt werden. Sie werden *mit bewegter Hand* palpiert.

3.3.2 Orientierende Palpationsuntersuchung

Die Palpation beginnt sofort nach der Inspektion am stehenden Patienten mit der seitenvergleichenden orientierenden Streichung über die Haut zur Prüfung des Unterhautgewebes. Beide Hände gleiten rechts und links gleichzeitig, gleichmäßig und langsam nacheinander über Nacken, Schultern und Oberarme. Die Weiterführung der Palpation verläuft von der hinteren Achselfalte über den lateralen Skapularand, die Skapulaspitze, Taille und den Beckenkamm zum Sakrum (➤ Kap. 7.3). Das Spannungsverhalten der Körperdecke wird wahrgenommen und Auffälligkeiten werden registriert.

Als weiterer Baustein zur Entscheidungsfindung werden myofasziale Spannungsphänomene von den Füßen bis hin zum Kopf seitenvergleichend palpiert (➤ Kap. 7.7), um Hinweise auf die aktuelle Spannungsorganisation zu erhalten. Die Zusammenschau dieser Untersuchungsdaten führt in der Regel in die pathogenetisch aktuelle Region.

In der *orientierenden regionalen Untersuchung* werden zum einen begrenzende Spannungen bei aktiven und passiven typischen Bewegungen der Region – soweit sie nicht im Untersuchungsgang der globalen orientierenden Untersuchung schon integriert waren – inspiziert, vorrangig aber als Endespannung palpiert. Dazu kommt die Untersuchung regionsspezifischer Spannungsphänomene (➤ Kap. 8, ➤ Kap. 9, ➤ Kap. 10, ➤ Kap. 11).

3.3.3 Gezielte Palpationsuntersuchung

Die gezielte Palpationsuntersuchung erfolgt erst nach der orientierenden Bewegungsuntersuchung und wendet sich den Körperstellen zu, die vom Patienten als schmerzhaft angezeigt werden. Nur bei akuten, hochschmerzhaften Krankheitsbildern, wenn der Schmerz an jeder Bewegung hindert, wird die gezielte Palpation die erste und meist einzige mögliche gezielte Funktionsuntersuchung sein. Unterhaut, Muskeln, Knochen- und Gelenkoberflächen werden mit der jeweils spezifischen Technik getastet, Schicht um Schicht in die Tiefe vordringend. Die Palpation benutzt immer den geringsten möglichen Druck, um zunächst keinen Schmerz zu provozieren. In Kenntnis der Übertragungsschmerzmuster werden die für die erwähnten Schmerzen möglicherweise verantwortlichen Muskeln auf aktive Triggerpunkte, d. h., auf verspannte Muskelbündel überprüft. Travell und Simons empfehlen dann kräftigen Druck auf den Triggerpunkt zur Auslösung des Übertragungsschmerzmusters, um den Zusammenhang mit dem Spontanschmerz zu sichern. Sie betonen aber, dass das zu einer mehrtägigen Schmerzverstärkung führen könne und deshalb nur direkt vor der Behandlung erfolgen sollte.

Praktischer Hinweis

- Orientierende Bewegungsuntersuchung vor gezielter Palpationsuntersuchung.
- Gezielte Palpationsuntersuchung vor Bewegungsuntersuchung nur, wenn der Schmerz die Bewegung behindert.
- Palpation ohne Schmerzprovokation.
- Bei Verdacht auf latente Triggerpunkte erhöhter Palpationsdruck zur evtl. Auslösung des Schmerzmusters.
- Der Vergleich der Palpationsbefunde vor und nach einer Behandlung gibt Auskunft über die Wirksamkeit der angewandten Therapieform oder über die Notwendigkeit weiterer Therapieplanung (➤ Kap. 3.7).

Gewebeveränderungen und Schmerzmaximalpunkte werden im Funktionsbefund dokumentiert. Besondere Bedeutung haben sie in der Befundkontrolle. Die Behandlung der Wirbelsäulenfunktionsstörungen würde sie auflösen, wären sie Bestandteil der reflektorischen Nozireaktion dieser lokalen Störung. Ihre Persistenz spricht für mindestens eine weitere pathogenetische Kette.

Palpation mit ruhiger und bewegter Hand

Während der Bewegungsuntersuchung und der mobilisierenden Behandlung hat eine Hand immer eine palpierende Funktion (➤ Kap. 6). Sie nimmt die Spannungsänderung der Gewebe um das Bewegungssegment wahr, die im zeitlichen Ablauf der passiven Bewegung und am Bewegungsende auftreten und bei kleinen, passiven Impulsen am Ende oder Anfang der Bewegung.

Die Bewegungsführung bei der Untersuchung erfordert – genauso bei der mobilisierenden Behandlung – eine ruhig liegende Palpationshand. Sie ist die entscheidende Hand für das diagnostische Urteil. Sie erhebt nicht nur den Befund, sie steuert auch die Bewegungen der Hand, die die Bewegung führt.

Bei der Mobilisation sichert die Palpation das schonende und wirksame Vorgehen. Schonungs- und Wirkkomponente werden verstärkt, wenn bei eingestellter Endespannung unter Palpationskontrolle die beste Balancesituation für die Gewebe (➤ Kap. 6.5) eingestellt wird. Das hat besonders große Bedeutung bei Manipulationen.

Die Palpationswahrnehmung ist unterschiedlich gerichtet. Folgende Qualitäten ergeben sich je nach Fragestellung:

- *Spannungsänderung im zeitlichen Ablauf mit oder ohne Schmerz* während passiver Bewegung
- *Endespannung,* Spannung bei erreichtem Bewegungsende
- *Endfederung,* Anpassung der Gewebe an einen weichen Verstärkungsimpuls an der Barriere
- *Anfangsspannung,* Gewebereaktion auf einen initialen passiven Bewegungsimpuls
- *Mehrdimensionale Balancesituation* der Gewebe bei Ausgangsstellungen für mobilisierende Techniken

Palpation von Spannungsänderungen im Zeitverlauf

Atmungssynchrone Spannungsänderungen können mit ruhig liegender Hand in verschiedenen Muskeln palpiert werden. Eine Spannungszunahme kann sowohl in der Inspiration (häufiger) als auch in Exspiration vorkommen. In den tiefen kurzen Rückenmuskeln werden sie besonders häufig untersucht (➤ Kap. 6.3). An den tief liegenden kurzen Bündeln des M. erector spinae werden sie bei eingestellter segmentaler Seitneige palpiert. Atemsynchrone Spannungsänderungen haben für Mobilisationsverfahren in Seitneige therapeutische Bedeutung.

Dieser Spannungswechsel mit den Atemphasen ist bei manchen Patienten auch in großen Muskeln tastbar, z. B. dem M. trapezius.

3.4 Isometrische Anspannung gegen Widerstand

Bei dieser Untersuchung legt der Untersucher die Hände mit mäßigem Widerstandsdruck gegen die zu prüfende Richtung an und fordert den Patienten auf, dagegenzuhalten, ohne den Widerstand der haltenden Hände zu überwinden. Es wird mäßige Kraft entfaltet, die dem Untersuchenden zuverlässig das unbewegte Halten des Wirbelsäulenabschnitts gestattet.

Der Krafteinsatz steigt langsam an. Es folgt die Frage nach einem möglichen Schmerz. Danach lösen Patient und Untersucher synchron die Anspannung.

Die Muskelanspannung mit Schmerzprovokation ohne äußerlich sichtbare Gelenkbewegung kann auf eine Ursache in Muskel, Sehne oder Muskelansatzstelle, einschließlich einer Fraktur an dieser Stelle, hinweisen. Hierin liegt der größte Wert dieser Untersuchung insbesondere nach Unfällen und lenkt die weitere Untersuchung in diese Richtung.

Der Schmerz, der den Patienten zwingt, die Anspannung aufzugeben oder nur sehr vorsichtige Kräfte einzusetzen, und die *Richtung der schmerzhaften Anspannung* geben dem Untersucher den *Hinweis auf die beteiligten Muskeln.* Manchmal sind mehrere oder sogar alle Richtungen bei der isometrischen Anspannungsprüfung schmerzhaft. Dann kann der Schmerz auch aus dem Bewegungssegment stammen. Die Muskelanspannung setzt das Bewegungssegment mit der Bandscheibe unter Druck. *Sind alle Richtungen schmerzhaft, besteht Verdacht auf eine segmentale Strukturläsion.*

Klinischer Hinweis

Isometrische Anspannung provoziert im pathologischen Fall Schmerz:

- aus dem Muskel,
- aus dem Muskelansatz und der Sehne,
- aus Frakturstellen, die der Muskelzug bewegt,
- aus der Druckerhöhung im Diskus und der daraus resultierenden Reizung der Umgebungsstrukturen.

Eine Schmerzursache im Gelenk ist bei isometrischer Prüfung (ohne sichtbare Winkelbewegung) unwahrscheinlich.

An der Halswirbelsäule wird diese Untersuchung besonders häufig erforderlich. Zur sorgfältigen Diagnostik nach jedem Trauma, unabhängig von Ablauf und scheinbarer Schwere oder Harmlosigkeit (Beschleunigungstrauma!) und auch wenn es schon länger zurückliegt, ist die Befundaufnahme der isometrischen Anspannung Pflicht.

Die Indikation für die isometrische Anspannung gegen Widerstand ergibt sich auch aus groben Auffälligkeiten der Neutralhaltung und den aktiven Bewegungen. Sie lassen sich beim Entkleiden, Hinlegen und Drehen im Liegen, beim Kopfheben aus Rückenlage und anderen Spontanbewegungen beobachten. Die Ursachensuche gilt dann den Strukturkrankheiten des Bewegungssystems, wobei traumatische, entzündliche und destruktive Wirbel- und Weichteilerkrankungen im Vordergrund stehen.

In allen Fällen eines isometrischen Anspannungsschmerzes muss bis zum Nachweis einer anderen Ursache eine strukturelle Weichteil- oder Knochenläsion diagnostisch angenommen werden, auch wenn die Läsion selbst noch nicht bildgebend nachgewiesen wurde. Das bedeutet den Verzicht auf belastende passive Bewegungsuntersuchung und mobilisierende Behandlung. Stattdessen sind je nach dem Ergebnis der weiteren Diagnostik Ruhigstellung und lokale Relaxations- und Schmerzbehandlung möglich.

Praktischer Hinweis

Schmerzprüfung durch isometrische Anspannung ist Pflicht vor allen passiven Untersuchungen:

- bei Traumapatienten und
- bei heftigen Schmerzzuständen.

3.5 Orientierende passive Bewegungsuntersuchung der Wirbelsäulenabschnitte

Praktischer Hinweis

Folgende Faktoren sind bei der Befunderhebung für die Diagnosefindung interessant:
- Schmerzprovokation durch die Bewegung?
- Besteht symmetrische Anfangsspannung in vergleichbaren Körperregionen?
- Abwehrspannung in der benachbarten Muskulatur?
- Wird die Bewegung schmerzfrei oder durch Schmerz gestört beendet?
- Tritt bei schmerzlosem Bewegungsende der Endwiderstand (Endespannung) langsam (weich) oder abrupt (und damit als hart empfunden) auf?
- Ist der Bewegungsausschlag bis zu einem gleichgroßen Endwiderstand symmetrisch?

Die passive Prüfung der *Anfangsspannung* ist nicht direkt auf die Bewegung der Wirbelsäule oder der Extremitätengelenke gerichtet. Als diagnostisches Verfahren erfasst es *gestörte Resonanz aller Gewebe auf passive Bewegung.*

Klinischer Hinweis

Störungsbefunde sind Manifestationen von erhöhter Resistenz und verminderter Anpassungsfähigkeit. Diese Störungen haben nicht nur Auswirkungen auf die Bewegungsfunktion, sondern auch auf die Zirkulation, auf viszerale Funktionen und auf autonome Regelvorgänge.

Passiv geführte Bewegungen bis zum Bewegungsende werden benutzt, um:
- die *Wirbelsäulenbeweglichkeit* oder
- die *Verlängerungsfähigkeit (Dehnbarkeit) der entgegengesetzt wirkenden Muskulatur* zu prüfen.

Die Bewegung ist beendet, wenn Widerstand auftritt oder wenn der Patient Unbehagen äußert. Eine weiterführende Bewegung ist funktionsdiagnostisch irrelevant. Außerdem kann die Abwehr Zeichen einer destruktiven Erkrankung sein.

Klinischer Hinweis

Schmerz warnt den Untersucher und den Behandler. Er ist daher immer zu respektieren!

In manchen Fällen, z. B. für eine Verlaufsdokumentation, interessiert der Bewegungsausschlag in Winkelgraden von der Neutralstellung bis zum Bewegungsende am gleichgroßen Endwiderstand, gemessen oder geschätzt.

In den technischen Kapiteln haben wir jeweils am Ende der orientierenden Untersuchungsverfahren die wichtigsten Befunde genannt, die auftreten können, und Hinweise auf die weiterführenden diagnostischen Möglichkeiten angefügt.

Tab. 3.1 Formen der segmentalen Untersuchung an der Wirbelsäule

Mögliche Formen der segmentalen Bewegungsuntersuchung an der Wirbelsäule
• *Sequenzuntersuchung* – Von einem Segment zum nächsten – Untersuchung durch passive Winkelbewegung einer Bewegungsrichtung – Vergleich mindestens dreier benachbarter Segmente • *Seitenvergleich:* Beweglichkeit innerhalb eines Segments bei passiver Winkelbewegung • *Lateralverschiebung an der HWS* (im Sinne des joint play) • *Endfederung an der Extensionsbarriere an der LWS* • *Dorsalverschiebung* zum Einstellen der Barriere • *Vergleich der Endfederung am SIG mit der Gegenseite*

3.6 Gezielte passive Bewegungsuntersuchung der Bewegungssegmente

Die bei der orientierenden Untersuchung erkannten Abweichungen von der Normerwartung sind vieldeutig. Sie geben nur die Richtung der weiteren Untersuchung an. Anschließend müssen die in Betracht kommenden Gelenke, Bewegungssegmente und Muskeln durch gezielte Untersuchungen geprüft werden.

Bei der gezielten passiven Bewegungsuntersuchung wird immer ein Partnerwirbel gehalten, der andere wird an die Bewegungsgrenze herangeführt. Selbst wenn schwere Körperteile zu diesem Zweck bewegt werden, muss die Bewegung am Segment selbst zart und ohne Krafteinwirkung ankommen (zu technischen Besonderheiten der Bewegungsführung ➤ Kap. 4.2).

Bei guter Führung durch die bewegende Hand muss die tastend haltende Hand selten fixieren. Fast an der ganzen Wirbelsäule sind über polsternde Weichteile die Wurzeln der Dornfortsätze (nie die Dornfortsatzspitzen) zum Gegenhalt erreichbar.

Die bewegende Hand überträgt die Bewegung aus dem Körper oder dem Arm des Untersuchers. Dadurch ist die Untersuchungsbewegung besonders gut steuerbar und weich.

Im Ablauf der gezielten segmentalen Untersuchung folgt meistens die Prüfung einer Bewegungsrichtung von einem Segment zum nächsten aufeinander (Sequenzuntersuchung, ➤ Tab. 3.1). Der jeweilige Palpationsbefund des darüber- und darunterliegenden Segments dient als Normvergleich für das Erkennen einer Funktionsabweichung. In anderen Fällen wird die untersuchte Bewegungsrichtung mit der Gegenseite im selben Segment verglichen (z. B. Rotation C1/2) oder es werden die Gelenke der anderen Körperseite (z. B. SIG) als individuelle Norm untersucht. An der Halswirbelsäule ist die Kontaktnahme für eine Untersuchung durch Lateralverschiebung (joint-play-ähnlich und damit am aussagestärksten) möglich (➤ Kap. 10.5.2).

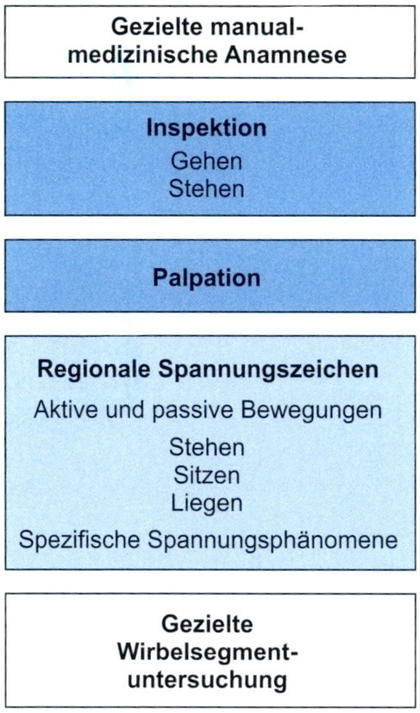

Gezielte manual-medizinische Anamnese

Inspektion
Gehen
Stehen

Palpation

Regionale Spannungszeichen
Aktive und passive Bewegungen
Stehen
Sitzen
Liegen
Spezifische Spannungsphänomene

Gezielte Wirbelsegment-untersuchung

Abb. 3.1 Reihenfolge der manualmedizinischen Untersuchungsschritte bis zur Blockierungsdiagnose von Wirbelsäulensegmenten. [L106]

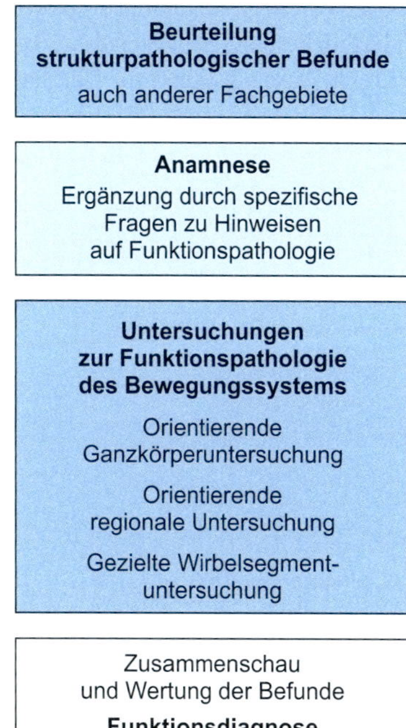

Abb. 3.2 Reihenfolge des Vorgehens auf dem Weg zur aktuellen Pathogenitätsdiagnose. [L106]

3.7 Zusammenschau und Wertung der Befunde – aktuelle Pathogenitätsdiagnose

Die Wertung der Befunde aus den orientierenden Untersuchungen (➤ Abb. 3.1) führt zu der Entscheidung, welche Segmente und welche myofaszialen Strukturen *gezielt untersucht* werden sollen (➤ Kap. 8, ➤ Kap. 9, ➤ Kap. 10, ➤ Kap. 11).

Bei der Wertung muss bedacht werden, dass ein symmetrisch und normal beweglicher Wirbelsäulenabschnitt nicht in jedem Fall bedeutet, alle seine Bewegungssegmente seien ungestört beweglich. Schmerzlose Blockierungen haben wenig reaktive Muskelverspannung und lassen sich manchmal nicht durch die orientierenden Prüfungen fassen. Deshalb gilt die Regel, dass Wirbelsäulenabschnitte, die in der Vorgeschichte schmerzhaft waren, auch dann segmental untersucht werden sollen, wenn die orientierende Untersuchung unauffällig ist.

Durch die Wertung aller Befunde kann eine aktuelle Pathogenitätsdiagnose erstellt und entschieden werden, wie in der Manuellen Therapie vorgegangen werden soll (➤ Abb. 3.2).

Nach der Behandlung wird die Reaktion der Gewebe und des Körpers getestet. Je nachdem, ob Informationen zur segmentalen, regionalen oder globalen Reaktion gewünscht sind, werden die entsprechenden Untersuchungstechniken wiederholt.

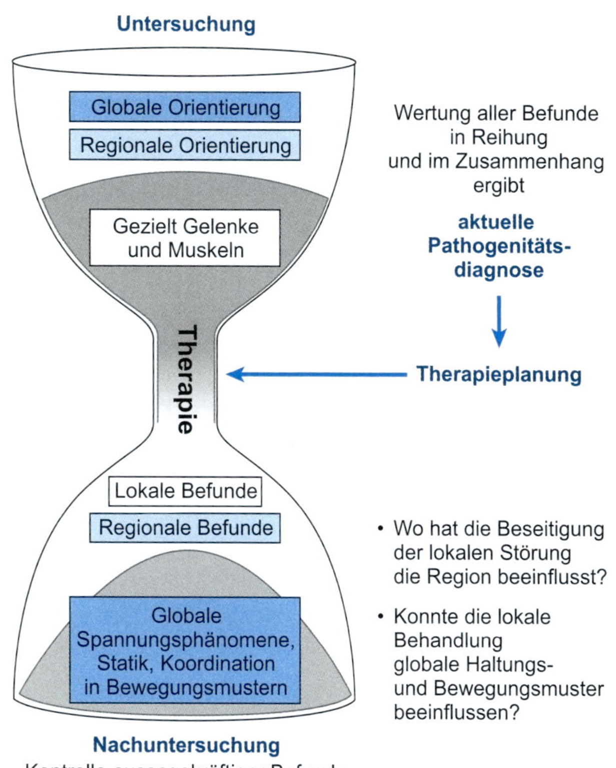

Abb. 3.3 Das „Sanduhrprinzip": Funktionsdiagnose und Behandlungsplanung als ständiger dynamischer Prozess zwischen Untersuchung und Nachuntersuchung. [L106]

Das „Sanduhrprinzip"

Der Gesamtvorgang von Untersuchung, Diagnose, Behandlungsentscheidung, Behandlung und Befundkontrolle gleicht dem Prinzip einer Sanduhr (➤ Abb. 3.3). Ergibt die Befundkontrolle das erwartete

Ergebnis, werden die Überlegungen, die zur aktuellen Funktionsdiagnose geführt haben, bestätigt. Andernfalls ist das Befundmuster der Nachuntersuchung Ausgangspunkt für Überlegungen zu einer neuen Arbeitsfunktionsdiagnose und Entscheidung für einen veränderten Therapieansatz; die Sanduhr wird gedreht und läuft erneut.

KAPITEL

4 Technische Regeln bei der Untersuchung und Behandlung von Funktionsstörungen

In diesem Kapitel werden Regeln zusammengefasst, die bei der Bewegungsuntersuchung, der mobilisierenden Behandlung sowie der vorbereitenden Muskelrelaxation immer wieder zur Anwendung kommen. Sie lassen sich deshalb zusammenfassend darstellen. Besonderheiten an den einzelnen Wirbelsäulenabschnitten und Abweichungen von der Regel lassen sich dadurch besser erkennen. Gemeinsamkeiten mit und Unterschiede zu anderen manualmedizinischen Schulen werden so deutlicher.

4.1 Ausgangssituation von Patient und Untersucher/Behandler (Therapeut)

4.1.1 Ausgangsstellung des Patienten

Die Ausgangsstellung sollte dem Therapeuten kräftesparende Führung der Bewegung und dem Patienten völlige Entspannung ermöglichen. Deshalb wird der Patient meistens liegen und nur für einzelne Untersuchungen und Behandlungen sitzen. Er muss für den Therapeuten gut erreichbar sein, z. B. am Bankrand liegen oder am Bankende sitzen. Günstig ist, wenn die Bank in der Höhe einfach verstellbar ist. So kann sie je nach Körpergröße des Therapeuten bzw. auf die zu untersuchende Körperregion des Patienten angepasst werden. Sitzt der Patient, muss er sich am Therapeuten gut anlehnen und abstützen können.

4.1.2 Ausgangsstellung des Therapeuten

Für die kräftesparende Leichtigkeit der Bewegungsführung braucht der Therapeut eine schonende und bequeme Ausgangsstellung, die den Bewegungsablauf vorausberechnet. Bei liegenden Patienten haben viele Therapeuten Probleme mit der vorgebeugten Oberkörperhaltung. Wenn die Bankhöhe nicht verstellbar ist, kann das Aufstützen eines Beins auf der Bank hilfreich sein.

Die fixierende Hand oder der Arm sollten ruhen. Meist sind sie bis zum Ellbogen an der Bank, am eigenen Körper, notfalls auch am Patienten aufgelegt.

4.1.3 Kontakt am Bewegungssegment

Handkontakt am Bewegungssegment, d. h. an den beiden Partnerwirbeln des Segments, erfolgt immer über ein ausreichendes Weichteilpolster, nie mit der Vorstellung, den Knochen direkt zu fassen. Die jeweilige Hand schiebt die Weichteile auf die Kontaktstellen zu, bis sie unter diesem Polster „Knochengefühl" erreicht. Kontaktstellen sind: Dornfortsätze, Gelenkfortsätze und bei C1 die Dorsalfläche des Querfortsatzes. An der Halswirbelsäule kann man den Wirbel sogar um den ganzen Bogen, von einem Gelenkfortsatz zum anderen umfassen. Im Thorakalbereich ist der Kontakt am Angulus costae, unmittelbar neben dem Lateralrand der langen Rückenstrecker, brauchbar.

Der Kontakt an einem oder an beiden Partnerwirbeln des Bewegungssegments ermöglicht, die Bewegungsführung palpatorisch zu steuern und über Spannungsverlauf und Endespannung die gestörte Beweglichkeit zu erkennen.

Manchmal ist es nötig, einen Partnerwirbels „palpierend zu halten" (Gegenhalt). Der Halt darf jedoch nicht so stark sein, dass er die bewegende Hand am Gelenkpartner zu verstärktem Krafteinsatz verführt (➤ Kap. 6.2).

Praktischer Hinweis

- Kontaktnahme am Bewegungssegment immer über ausreichendes Weichteilpolster („Knochengefühl")!
- Dornkontakt ohne Weichteilpolster erreicht nur die Dornfortsatzspitze. Weiches, palpierendes Halten ist an der Spitze nicht möglich.

Bei den Lateralverschiebungen an der Halswirbelsäule lässt sich das Ausweichen in anguläre Mitbewegungen (Seitneige, Rotation) durch gute Kontaktnahme der Behandlerhände geringhalten (➤ Kap. 10.5.1, ➤ Kap. 10.6.1).

4.1.4 Einstellung des Bewegungssegments

Die Halswirbelsäule ist für Direktkontakt an beiden Partnerwirbeln gut zugänglich. Das ermöglicht Verschiebebewegungen gegeneinander in lateraler und dorsaler Richtung. Durch Verschieben des kranialen Partners wird die Spannung im Segment aufgebaut.

In allen übrigen Wirbelsäulenabschnitten und Richtungen wird die *Untersuchungs- und Mobilisationsbewegung* indirekt über die langen Hebel des Schulter- und Beckengürtels an das jeweilige Segment herangeführt (➤ Kap. 6.2). Die Bewegung durchläuft die angrenzenden Wirbelsäulenabschnitte. Um sie nicht zu überlasten, werden sie durch *Verriegelung* stabilisiert. Die Verriegelung ermöglicht die segmentale Untersuchung und Behandlung mit zarten Bewegungskräften, die von Afferenzen aus den tastenden Fingern gesteuert werden. Die Bewegung wird empfindsam und langsam geführt, damit die palpierenden Finger den *Spannungsverlauf* und die *Endespannung* erkennen.

Jeder Wirbelsäulenabschnitt hat typische *Kombinationen von Rotation und Seitneige,* fest gekoppelt in der Halswirbelsäule oder wechselnd in Abhängigkeit von der Haltung in der sagittalen Ebene in der Lendenwirbelsäule. Die Verriegelung wirkt diesen *Synkinesen* entgegen. So wird z. B. in der Halswirbelsäule durch Linksdrehung bei Rechtsneigung verriegelt, denn unterhalb von C2 sind Rotation und Seitneige in derselben Richtung miteinander verbunden – bei Rechtsneigung weichen die Wirbel in Rechtsrotation aus.

Für die Anteflexions- und Retroflexionseinstellungen gibt es kein Ausweichen und keine Verriegelungen, obwohl auch hier über lange Hebel gearbeitet werden muss. Die Bewegungen werden durch Band- und Muskelspannungen an das Segment übertragen.

Praktischer Hinweis

- Kontakt an beiden Partnerwirbeln ermöglicht:
  - Verschiebebewegungen an der HWS
  - Anteflexions- und Retroflexionseinstellungen an der gesamten WS durch Bewegungsführung unter segmentaler Palpationskontrolle
  - Rotationsfederung nach Verriegelung der Nachbarregionen.
- Bewegungsführung aus dem Kontakt an den Partnerwirbeln macht Verriegelung überflüssig.
- Bei Rotationseinstellungen sind Verriegelungseinstellungen vorteilhaft.

4.2 Bewegungsführung bei der Untersuchung

4.2.1 Technische Besonderheiten der Untersuchungsbewegung

Damit der Untersucher die Bewegungsführung mit Minimalkräften durchführen kann, muss er alle Möglichkeiten zur Erleichterung der Bewegung kennen und nutzen:

- *Gutes Abstützen* mit voller Entspannung des Patienten, vor allem bei sitzendem Patienten.
- *Sichere Führung* des bewegten Körperabschnitts mit einem Arm, manchmal mit dem Bein.
- Die *unbewegt gehaltene, palpierende Hand* nimmt am Segment den resultierenden Spannungsaufbau wahr und steuert dadurch den weiteren Bewegungsablauf. Diese Palpationsfähigkeit muss speziell geschult werden (➤ Kap. 6.2).
- *Vermeiden jeder Schmerzprovokation,* sowohl durch Körperkontakt als auch durch die Bewegungsführung. Das schließt das Erkennen und Vermeiden von *Abwehrspannungen* ein.
- Abrupte und hastige Bewegungen werden grundsätzlich vermieden.

4.2.2 Bewegungsführung an und in das Einzelsegment

Die gezielte Funktionsuntersuchung der Wirbelsäule beruht auf der *qualitativen Bewegungsbeurteilung* von Einzelsegmenten (➤ Kap. 3.3.3, ➤ Kap. 3.6, ➤ Tab. 3.1). Aus der orientierenden Untersuchung der Wirbelsäulenabschnitte ergibt sich die Indikation zur gezielten Untersuchung (➤ Kap. 3.5). Dazu wird die Bewegung des Rumpfes so geführt, dass sie in der Sequenzuntersuchung (Reihenfolgevergleich) ein Segment nach dem anderen in die Bewegung einbezieht (➤ Kap. 3.6). Die palpierende Hand nimmt gleichzeitig den Bewegungs- und Spannungsablauf am Segment wahr. Der Untersucher beurteilt beides in Bezug auf Abweichungen von der Normerwartung.

Der Ablauf der Bewegung am Segment lässt sich didaktisch in *drei Phasen* gliedern:

1. *Vorbereitung:* Die haltend-tastende Hand nimmt, wie unter ➤ Kap. 4.1.3 beschrieben, Kontakt auf. Die bewegende Hand führt die Bewegung des Wirbelsäulenabschnitts in die gewünschte Richtung. Die Bewegung wird verlangsamt, wenn sich der bewegungsseitige Partnerwirbel zu bewegen beginnt. In diese Phase fällt Stoddards „taking up the slack", wie beim Anziehen eines durchhängenden Taus; d. h., die erste Spannung hat das zu untersuchende Bewegungssegment erreicht.
2. *Bewegung eines Partnerwirbels im Segment:* Die langsame Bewegung wird fortgeführt. Nun *bewegt sich der eine Partnerwirbel gegen den anderen.* Die Bewegung endet, wenn im Segment selbst Spannung entsteht. Bei translatorischen Bewegungen ist diese Phase kaum mehr als ein weiches Nachgeben auf kleiner Strecke. In einigen Segmenten mit großen Winkelausschlägen (Rotation C1/2) ist sie messbar.
3. Palpation des Bewegungsendes und der Endespannung: Das Bewegungsende im Segment ist die diagnostisch und therapeutisch *entscheidende Phase mit dem Charakteristikum der Endespannung.* Es wird an der Verlangsamung der Bewegung, an der Wahrnehmung von zunehmender Spannung zwischen den Strukturen der beiden Partnerwirbel und schließlich am Mitbewegen des anderen Partners erkennbar. Diese Vorgänge werden palpatorisch genau verfolgt. Je nach Beweglichkeit des untersuchten Wirbelsäulenabschnitts und der eingestellten Richtung nimmt die Spannung mehr oder weniger schnell zu, bevor sie den nächsten Wirbel mitzieht (➤ Kap. 6.2).

Praktischer Hinweis

Drei Phasen der Spannungseinstellung unter Palpationsführung:

1. Heranführen der Bewegung an die Spannung des bewegten Partnerwirbels
2. Weiterführen der Bewegung an die Spannung des Segments (Spannung erreicht den gehaltenen Partnerwirbel)
3. Palpation der Endespannung, wo möglich, diagnostische Endfederung

Als Grundlage für die *Wertungen* „frei beweglich“ oder „hypomobil funktionsgestört“ dient der Reihenfolgevergleich mit den Nachbarsegmenten (individuelle Norm). Spannungszunahme und Endespannung sind weich bei freier Funktion. Fehlt die elastische Weichheitskomponente – „harte“ Spannungszunahme und Endespannung –, spricht das für eine hypomobil gestörte Funktion (➤ Kap. 4.2.3).

Vor allem im englischsprachigen Schrifttum wird das Bewegungsende auch als „Barriere“ beschrieben. So hat Kimberly das Ende der aktiven Bewegung „physiologische Barriere“ genannt. Als „anatomische Barriere“ bezeichnet er die Zerreißgrenze des Bandapparates. Die „physiologische Barriere“ entsteht durch die Anspannung der Muskulatur. Solange die Muskulatur normal funktionsfähig ist, wird die Zerreißgrenze des Gelenks oder Bewegungssegments nicht erreicht, es sei denn durch grobe, traumatisierende Krafteinwirkungen. Wenn wir die oben beschriebenen Bewegungsphasen in diese Nomenklatur einordnen wollen, dann liegt die „physiologische Barriere“ am Beginn der Endespannung des Segments.

4.2.3 Die Endespannung des Segments als diagnostisches Kriterium

Die Befunde der dritten Phase der Bewegungsuntersuchung – Bewegungsraum und Endespannung (➤ Kap. 4.2.2) – werden als Ausdruck des *Gelenkspiels* eines Bewegungssegments gewertet. Zumindest von der diagnostischen Bedeutung her ist diese Begriffsübertragung berechtigt. Dass die Tastbefunde zwar weitgehend, aber doch nicht eindeutig auf artikuläre Störungen zu beziehen sind, wurde bereits erwähnt (➤ Kap. 2.3.3).

Wenn normale Verhältnisse vorliegen, steigt die Spannung über einen gewissen Bewegungsraum tastbar zunehmend bis zum Bewegungsende an und behält auch am Ende weichen Spannungscharakter. Dieser Spannungsverlauf passt zum Spannungsverhalten der kranialen und kaudalen Nachbarsegmente. In funktionsgestörten Segmenten entsteht die Spannung abrupt und wird als hart empfunden. Die Härte wird durch kurzes, zartes Drücken gegen die Endespannung nach Beenden der Bewegung – *Endfederung* – besonders deutlich. *Fehlende Endfederung ist das charakteristische Zeichen von Blockierungen.* Im Reihenfolgevergleich passt sich das Spannungsverhalten nicht in das der Nachbarsegmente ein.

Ist die Bewertung des Befunds nach Durchlaufen der Bewegungsphasen noch unklar, wird die Bewegung in die Ausgangsstellung des Segments zurückgenommen und wiederholt. Ungeeignet für die Untersuchung ist ein wiederholtes Drücken, Wackeln oder „Federn“ um die Endstellung.

4.3 Bewegungsführung bei der mobilisierenden Gelenkbehandlung

Zur mobilisierenden Funktionswiederherstellung eines reversibel hypomobilen (blockierten) Bewegungssegments stehen zwei qualitativ unterschiedene Möglichkeiten zur Verfügung: *die Mobilisation im engeren Sinne* (➤ Kap. 4.3.1) und *die Manipulation im engeren Sinne* (➤ Kap. 4.3.2).

Der Oberbegriff der *mobilisierenden Gelenkbehandlung* umfasst alle Verfahren, die die eingeschränkte Beweglichkeit eines Gelenks oder Wirbelsäulensegments wiederherstellen oder erhalten können. Im Englischen wird im gleichen Sinne als Oberbegriff *manipulative therapy* oder einfach *manipulation* verwendet. In deutschen Veröffentlichungen trifft man den Begriff Manipulation auch vereinzelt im englischen Bedeutungsgehalt, womit Missverständnisse vorprogrammiert sind. Im Allgemeinen wird unter *Manipulation* im deutschen Sprachgebrauch eine spezielle Behandlungstechnik verstanden, die den Widerstand am Bewegungsende der funktionsgestörten Richtung mit einem schnellen, kraftlosen und sehr kleinen Stoß („Impuls“) überwindet und dabei das Gelenk befreit, respektive die Gelenkbeweglichkeit wiederherstellt. Die schützende Muskelspannung wird durch die hohe Geschwindigkeit gewissermaßen überrumpelt. Diese Techniken werden im Englischen als „high velocity low amplitude manipulation“ oder „manipulation by thrust“ bezeichnet. Deutsche Begriffe wie „Mobilisation mit (schnellem) Impuls“ oder „Stoßmanipulation“ versuchen dem zu entsprechen und den Unterschied zur *Mobilisation* eindeutig zu kennzeichnen.

4

4.3.1 Mobilisation im engeren Sinne

Für viele mobilisierende Behandlungsformen an der Wirbelsäule ist der Ausgangspunkt der Mobilisation die Einstellung des Segments an der Endespannung. Bewegungen und Lagerungen werden langsam bis an die Spannung des Bewegungsendes herangeführt und überschreiten diese Spannungsgrenze nicht. Sie weiten sie langsam mit fortschreitender Mobilisationswirkung aus. Diesen Mobilisationen ist die vorwiegend mechanische Wirkung am Gelenk (Bewegungssegment) gemeinsam. Reflektorische Fernwirkungen vom mechanischen Reiz her auf das Gelenk stehen dagegen im Hintergrund. Nach Mobilisationsbehandlungen werden „Katerreaktionen“ (Schmerz am folgenden Tag) selten beobachtet.

Passive repetitive Mobilisation

Als einfachste Form der Mobilisation kann die wiederholte Durchführung der Untersuchungsbewegung gelten.

- *Passiv repetitive, anguläre Mobilisationsbewegungen* (ohne vorbereitende oder erleichternde Maßnahmen) beseitigen in der Regel die Funktionsstörung nicht völlig.
- *Passiv repetitive Gelenkspielbewegungen* (gelenkflächenseparierende, translatorische Bewegungen) sind mobilisierend sehr wirksam. Am Bewegungssegment der Wirbelsäule durchläuft die Mobilisationseinstellung die beschriebenen drei Phasen der Spannungseinstellung (➤ Kap. 4.2.2) mehrmals hin- und rückläufig. Die Muskelspannung hat auf die Gleitbewegungen weniger Einfluss, und die Gelenkspielbewegung provoziert weniger Abwehrspannung als die Funktionsbewegung.
- *Passiv repetitive Endespannungsfederung:* Die Funktionsbewegungen werden bis an die Endespannung herangeführt. Dann wird *die Spannung repetitiv langsam gesteigert und wieder nachgelassen.* Die Hand am unbewegten Segmentpartner führt den

Bewegungsablauf durch Halten und Spannungswahrnehmung und verhindert dadurch auch Abwehrspannung in der umgebenden Muskulatur.
- *Aktiv repetitive Endespannungsfederung:* In Einzelfällen kann die repetitive Mobilisationsspannung durch *Muskelanspannung des Patienten* gegen Widerstand erzeugt werden. Der direkte Muskelzug mobilisiert das Gelenk (z. B. Skalenuszug an ersten Rippe).
- *Repetitives Aufgeben der Spannung* – Rückschnelltechniken: An Gelenken mit wenig Winkelbewegungsfreiheit, z. B am Sakroiliakalgelenk, haben wiederholte Einstellung der Gelenkbarriere und schnelles Aufgeben der Spannung mehr mobilisierenden Effekt als repetitive Spannungserhöhung in Richtung Barriere. Hierin – im Weggehen von der Endespannung („von der Barriere weg") – liegt möglicherweise ein anderes, auch sonst gültiges Mobilisationsprinzip. Es hat sich bei den Lateralverschiebungen an der Halswirbelsäule ebenfalls bewährt.

Mobilisationsverfahren unter Ausnutzung von Fazilitationstechniken und Muskelinhibitionen

Diese Verfahren nutzen Muskelrelaxationen und Fazilitationsmethoden, also zarte, körpereigene (physiologische) Kräfte des Patienten, zur Mobilisationsvorbereitung (➤ Kap. 4.4).

Zu ihnen gehören:
- Blickwendung
- Minimalkraftrelaxation
- Atmung
- Einstellung mehrdimensionaler Gewebeentspannung an einer Barriere

4.3.2 Manipulation im engeren Sinne

Die Manipulation läuft in ihrer Einstellungsphase genauso ab wie die Mobilisation: In der gestörten und zu behandelnden Richtung wird die beginnende Endespannung des Segments aufgesucht und als *„Vorspannung"* gehalten.
- *Phase 1:* Die Einstellung der beginnenden Endespannung ist ein Fokussieren aller Kräfte auf einen Punkt. Dabei wird die beste Balance für alle Gewebe durch gezielte Einengung aller Bewegungskomponenten und Kraftrichtungen eingestellt (➤ Kap. 6.5). Bischoff spricht deshalb zu Recht von der „sanften Manipulation". Nur die Richtung, in die der Impuls ausgeführt wird, wird weiter geführt als die anderen. Meist ist das eine Traktion oder die Bewegungsrichtung, die dem betreffenden Segment am wenigsten möglich ist.
- *Phase 2: Gegen die Vorspannung des Segments wird probeweise in der geplanten Behandlungsrichtung gedrückt* oder gezogen – diagnostische Probemobilisation, diagnostischer Probeimpuls. Dabei zeigt sich die Bereitschaft des Segments zum Nachgeben oder im Gegenteil eine Abwehr gegen die Spannungserhöhung. Letzteres Verhalten bei der diagnostischen Probemobilisation würde die Durchführung der Manipulation verbieten, quasi als technische Kontraindikation.
- *Phase 3:* Gibt das Segment aus der Vorspannung nach und kommt der Patient zur Entspannung, wird während einer Ausatmung ein sehr schneller, auf eine sehr kurze Strecke bemessener und kraftloser Zug oder Stoß („Impuls") ausgeführt. Die Bewegung entspricht genau der Richtung der Mobilisationsvorbereitung und des Probeimpulses. Die der Vorspannung entsprechende Muskelspannung wird durch Überraschung (deshalb sehr schnell!) überwunden. Die Gelenkfacetten werden dabei zum Klaffen gebracht oder in der entsprechenden Richtung verschoben. Die einwirkenden Kräfte sollen so klein wie möglich sein.

Wir müssen davon ausgehen, dass die mechanische Einwirkung der Manipulation immer einen intensiven Reiz auf die Propriozeptoren des Bewegungssystems ausübt. In aller Regel lassen sich danach deutliche reflektorische Wirkungen beobachten, die nicht auf das Bewegungssystem beschränkt sind. Das auffälligste Ergebnis der Manipulation ist sofort nach dem gelungenen Handgriff tastbar: eine ausgeprägte Hypotonie (Eigenreflexhemmung) der segmentalen Muskulatur, die einige Minuten anhält. Damit fehlt der Schutz durch die Muskelführung am Segment. Deshalb ist Nachruhe zu empfehlen; besser noch sind leichte fazilitierende Bewegungen zur muskulären Reintegration! Die Gelenkbeweglichkeit ist nach gelungener Manipulation in der behandelten Richtung frei. Das entspricht dem Ziel der Behandlung.

Durch die genannten Reflexwirkungen kann eine Manipulation muskuläre Spannungen und Schmerzmaximalpunkte auch dann beeinflussen, wenn deren Ursache nicht im Bewegungssystem lag oder liegt. Die Manipulation ist dann reine Reflextherapie oder symptomatische Schmerzbehandlung. Intensive reflektorische Reize wie die der Manipulation bei – noch nicht erkannten – aktuellen, z. B. inneren Krankheiten, können Verschlechterungen auslösen. Wegen dieser nur angedeuteten Probleme, die der starke mechanische und reflektorische Reiz der Manipulation bedingt, ist sie an eine Reihe von *Voraussetzungen* gebunden. Diese müssen vor jeder Behandlung erneut abgeklärt sein:
- Die Blockierung ist nur leichten Grades.
- Der Blockierungsbefund muss zur Diagnose und damit zum Gegenstand der Kausalbehandlung geworden sein, d. h.:
  - Es besteht keine aktuelle Krankheit an einem inneren Organ.
  - Es bestehen keine Kontraindikationen aus einer bekannten pathomorphologischen Krankheit am Bewegungssystem.
  - Es bestehen keine Hinweise auf eine Stabilitätsminderung des betroffenen Wirbelsäulenabschnitts (z. B. bei Destruktionen, Spondylitiden, lokaler Hypermobilität, manchen Fehlbildungen).
- Für die Halswirbelsäule gilt: Es ist in den vorausgegangenen zwei Wochen keine Manipulation erfolgt. Die Vorspannung am Segment ist völlig schmerzfrei erreichbar. Es besteht keinerlei Abwehr, auch nicht bei der Probemobilisation.

Aus diesen Gründen ist nach deutscher Rechtslage die Manipulation der (spezialisierten) Arztsprechstunde vorbehalten! Sie kann nicht an Physiotherapeuten delegiert werden.

In den methodischen Kapiteln dieses Leitfadens, der sich gleichermaßen an Ärzte und Physiotherapeuten wendet, werden Manipulationen deshalb nicht dargestellt.

4.4 Mobilisationsvorbereitung und Mobilisationserleichterung, Beeinflussung der Muskelspannung

Die Mobilisationsvorbereitung dient der größtmöglichen Entspannung im Segment, bevor die Gelenkbewegung an die neue Endespannung oder zur weiteren Bewegungsfreiheit geführt wird. Immer gilt, dass erst nach vollständig abgelaufener Entspannung in die neue Bewegungsfreiheit geführt wird.

Praktischer Hinweis

Die erfahrungsgemäß *günstige Dauer der jeweiligen Anspannungsphasen:*

- Vorbereitung durch postisometrische Relaxation *(PIR): fünf bis sieben Sekunden* isometrische Anspannung (➤ Kap. 4.4.1).
- Muskelaktivierung durch *Blickrichtungsauftrag:* Blickrichtung zuerst vorgeben, *erreichte Blickrichtung drei Sekunden halten;* danach Blick zurück zur Mittelstellung. Weiterführung der Bewegung erst, wenn am Segment die Entspannung tastbar ist (➤ Kap. 4.4.2).
- Vorbereitung durch Verstärkung der Anspannung bei *Einatmung:* Sofort nach dem *Anspannungsauftrag (1)* folgt der Hinweis auf die *vertiefte Einatmung (2).* Auf der Höhe der Einatmung wird der *Entspannungsauftrag (3)* gegeben und die *Ausatmung (4)* folgt. Keine Zeitvorgabe, aber Reihenfolge unbedingt einhalten (➤ Kap. 4.4.3)!
- *Aktive Anspannung, Blick und Einatmung* können kombiniert werden: Auftrag zur Anspannung immer in oben genannter Reihenfolge und in fließender Zeit ohne Zeitvorgabe. Der Entspannungsauftrag beginnt immer mit dem Auftrag zum Nachlassen der aktiven Anspannung, dann Blickrückführung. Die Ausatmung folgt meist automatisch.
- *„Ein-Aus-Segmente"* (➤ Kap. 4.4.3): Blick und Atemphasen lassen sich kombinieren. Dann bestimmt die ruhige Auftragsreihenfolge die Zeit: *hochschauen und einatmen – herunterschauen und ausatmen.* Auch hier diese Reihenfolge unbedingt einhalten!
- *„Aus-Ein-Segmente"* (➤ Kap. 4.4.3): Die Kombination mit dem Blick ist unvorteilhaft. Die Verlängerung der Spannungsphase geschieht folgendermaßen: Während der Ausatmungsphase wird auf vertiefte Ausatmung hingewiesen und der Auftrag zur Ausatmung über fünf bis sieben Sekunden wiederholt.

Solange die Palpationsfähigkeit des Behandlers noch nicht vollendet ausgebildet ist, empfehlen sich *eigene Zeitvorgaben für die Dauer der Abläufe.* Sie sind, *angepasst an die individuellen Spannungsabläufe von Patient und Behandler,* zu variieren.

4.4.1 Mobilisationsvorbereitung durch postisometrische Muskelrelaxation

Der Begriff *postisometrische Relaxation* (PIR) beschreibt die Muskelrelaxation, die der aktiven Anspannung eines Muskels folgt. Die Anspannung kann mit minimalen bis maximalen Kräften erfolgen. In der Therapie werden meistens nur aktive Anspannungen *mit geringer Kraft* über eine definierte Zeit als postisometrische Relaxation bezeichnet. Unter dem Sammelbegriff „muscle energy techniques" wurden sie zur Wiederherstellung eingeschränkter Beweglichkeit entwickelt und zur Mobilisation artikulärer Funktionsstörungen angepasst. Sie wurden dann für die Löschung des reinen myofaszialen (Triggerpunkt-)Schmerzes als geeignet erkannt.

Technik: Der Patient spannt mit angepasster Kraft gegen den Führungsdruck des Behandlers, ohne ihn wegzudrücken (isometrisch). Am Muskel, der relaxiert werden soll, entsteht eine tastbare, minimale Anspannung, die immer zuerst die verspannten Muskelbündel betrifft.

Soll die Relaxation der *Mobilisationsvorbereitung* dienen, drückt der Patient mit geringer Kraft entgegengesetzt zur Richtung der artikulären Funktionsstörung: Bei gestörter Rechtsrotation spannt er also in die Linksrotationsrichtung. Nach fünf bis sieben Sekunden Anspannung folgt die bewusste Entspannung. Erst wenn der Behandler die Entspannung fühlt, führt er das gestörte Bewegungssegment – meistens passiv – weiter bis an die neue Endespannung und wartet ein weiteres Nachgeben der Spannung ab. Die so erreichte Stellung wird für die nächste Anspannung des Patienten beibehalten. Der Patient muss anfangs über Anspannungsrichtung und Minimalkraft unterwiesen werden.

Praktischer Hinweis

Erfahrungsgemäß günstige Dauer der jeweiligen isometrischen Anspannungsphasen bei Vorbereitung durch PIR: fünf bis sieben Sekunden.

Ist das Ziel die *Maximalpunktlöschung im Muskel,* werden Spannung und Entspannung wechselnd wiederholt: Der Anspannungsphase mit fünf bis sieben Sekunden Haltezeit folgt eine *Entspannungsphase von etwa doppelter Zeitdauer.*

Eine besondere Form der postisometrischen Relaxation ist die *Antigravitationsrelaxation* (AGR). Sie ist einfacher dosierbar, weil die Schwerkraft als Gegenhalt bei der Anspannung immer den gleichen Widerstand leistet. Das macht den Patienten vom Therapeuten unabhängig und ist deshalb besonders für Selbstübungen der Muskelrelaxation geeignet.

4.4.2 Mobilisationsvorbereitung und Mobilisationsfazilitation durch Blickbewegungen

Für manche Behandlungsrichtungen – Anteflexion, Retroflexion und Rotation – können Blickbewegungen ausgenutzt werden. Die isometrische Anspannung gegen den Behandlerwiderstand läuft dann über ein automatisiertes Muster: *Jeder Blickbewegung folgen*

Kopf und Rumpf automatisch nach. Wenn der Patient diesen Reflex bewusst unterdrückt, erkennt der Behandler die aktive Hemmung der Kopfbewegung an der zervikalen Muskelanspannung.

1. *Mobilisationsvorbereitung:* Die Blickbewegung erfolgt entgegengesetzt zur Richtung der artikulären Funktionsstörung. Wird die Folgebewegung von Kopf und Rumpf vom Behandler durch Gegenhalt verhindert, entsteht automatisch eine gleichmäßige, durch Führung des Blicks gut dosierbare, isometrische Anspannung. Über drei bis max. fünf Sekunden gehalten, entspricht das der Anspannungsphase bei postisometrischer Muskelrelaxation. Die Muskulatur bleibt dabei gleichmäßig gespannt. Dies ist ein Vorzug der automatisch entstandenen Spannung. Willküranspannung des Patienten kann diesen Vorteil zunichtemachen. Das verhindert der Behandler, indem er den Blick führt. Die Entspannung entsteht durch Zurückführen des Blicks zum Geradeausblick.
2. *Mobilisationsfazilitation:* Nach der Mobilisationsvorbereitung wird der Blick in die Mobilisationsrichtung, d. h., in die blockierte Richtung geführt – *Blickwendung.* Für die vorher relaxierten Muskeln bedeutet diese Bewegung eine antagonistische Muskelrelaxation und damit eine Verstärkung der Hemmung. Gleichzeitig stellt diese *Blickwendung* aktiv die Vorspannung in Mobilisationsrichtung ein. Sie erleichtert („fazilitiert“) und automatisiert die Mobilisation zusätzlich. Der Behandler führt den Blick des Patienten so weit, dass am gestörten Segment gerade die beginnende Endespannung tastbar wird. Nach einigen Sekunden lässt diese Spannung nach. Dann kann der Blick bis zur neuen Endespannung weitergeführt werden. Dieser Vorgang kann sich mehrere Male wiederholen.

Praktischer Hinweis

Günstiger Ablauf der Mobilisationsfazilitation durch Blickbewegungen:

- Blickrichtung zuerst vorgeben
- Erreichte Blickrichtung drei Sekunden halten
- Danach Blick zurück zur Mittelstellung
- Weiterführung der Bewegung erst, wenn am Segment die Entspannung tastbar ist
- Die Endespannung reduziert sich in mehreren Phasen; Entspannungsgewinn wird durch Blickführung jedes Mal in Bewegungsgewinn umgesetzt

Ein Beispiel: Ein Patient mit einer Rechtsrotationsblockierung eines HWS-Segments lehnt sich zur Vorbereitung entspannt mit dem Kopf gegen die palpierende Hand des Behandlers, die dorsal am zu mobilisierenden Segment liegt – und schaut zur linken Seite. Mit der freien Hand verhindert der Behandler eine Mitbewegung des Kopfes nach links durch Fingerhalt am Kinn. Am Ende der Anspannungsphase richtet der Patient seinen Blick wieder geradeaus. Sobald vollkommene Ruhespannung am Segment palpierbar ist, fordert der Behandler den Patienten auf, in die Mobilisationsrichtung nach rechts zu schauen. Mit einem Finger gibt er den Blick in die Weite vor und führt ihn so weit nach rechts in die gestörte Richtung, bis am gehaltenen Segment Spannungsbeginn tastbar wird (➤ Abb. 10.22). Die Blickbewegungen zur Relaxationsvorbereitung und zur Mobilisationserleichterung können einzeln und in Kombination mit anderen Methoden eingesetzt werden. Beispielsweise lassen sich geeignete Muskeln damit isoliert relaxieren oder eine postisometrische Relaxation kann mit einer Blickwendungsmobilisation kombiniert werden.

4.4.3 Mobilisationsvorbereitung und Mobilisationsfazilitation durch die Ventilationsphasen

Die *Ganzkörper-Muskelspannung* schwankt mit den Ventilationsphasen Einatmung – Spannungserhöhung – und Ausatmung – Spannungsverminderung – und erfolgt in allen Lebenslagen. Stärke und Ablauf des Spannungswechsels sind dabei sehr individuell. Am Oberrand des M. trapezius ist diese Spannungsänderung bei vielen Menschen als Spannungszunahme während der Einatmung zu tasten, manchmal als Hochziehen der Schultern sogar zu sehen.

Stellt man beim sitzenden Patienten eine *segmentale Seitneigung in der Hals- oder Brustwirbelsäule* ein und palpiert im Segment auf der Konkavseite von lateral, zeigen sich zwei Typen der *segmentalen Muskelspannungswechsel* in den Ventilationsphasen:

- Die Muskelspannung wird während der Einatmung deutlicher und lässt während der Ausatmung nach. Der Untersucher hat den Eindruck, das Segment versteife sich während der Einatmung und sinke während der Ausatmung ab. Dies kann man als „Ein-Aus-Verhalten“ und die Segmente als *„Ein-Aus-Segmente“* bezeichnen.
- Andere Segmente, die oft alternierend zwischen den vorher genannten liegen, lassen ein gegensätzliches Verhalten erkennen. Die Spannung steigt am Ende der Ausatmung und lässt während lockerer Einatmung wieder nach. Der Spannungswechsel dieser *„Aus-Ein-Segmente“* ist häufig viel weniger deutlich, manchmal kaum oder nur unter verlängerter Ausatmung erkennbar.
- Es scheint so zu sein, dass Regionen mit einer Gruppe funktionsgestörter Segmente in allen Segmenten die Aus-Ein-Charakteristik repräsentieren. Dann lässt sich auch für den palpationsunerfahrenen Untersucher dieses Spannungsverhalten gut tasten. Wenn der palpationserfahrene Untersucher bei ruhiger Atmung keinen Wechsel tasten kann, darf er das Segment für die Therapie mit genügender Zuverlässigkeit den „Aus-Ein-Segmenten“ zuordnen. Die Bestätigung oder Korrektur erhält er beim ersten Behandlungsversuch durch die Palpationskontrolle.

Gaymans beschrieb diesen Wechsel zwischen Spannungszunahme bei Einatmung (Occ, C2, C4, C6) und Spannungszunahme bei Ausatmung als ein *Phänomen der alternierenden Fixation und Lockerung* benachbarter Wirbelsäulensegmente. Bei C5/6 findet man meistens die Spannungszunahme bei Ausatmung besonders ausgeprägt.

Praktischer Hinweis

- Das alternierende Phänomen des Spannungsverhaltens der Segmente bei Atmung darf nicht entsprechend einer Zählung vorausgesetzt werden. Die segmentale Charakteristik muss für jedes Segment durch Untersuchung erkannt werden.

- Untersuchung: Es begegnen individuelle Spannungsmuster mit unregelmäßigem Wechsel und langstreckig Segmente mit „Aus-Ein-Verhalten".
- Behandlung: Die Phase mit der Spannungszunahme wird im Sinne der isometrischen Anspannung verlängert.
- Die Kombination mit der Blickführung ist nur bei „Ein-Aus-Segmenten" sinnvoll.
- Das segmentspezifische Spannungsverhalten muss vom Spannungsverhalten der oberflächlichen, langen Muskelschichten (Ganzkörper-Muskelspannung) unterschieden werden.

Die Kenntnis über diese Spannungswechsel bei Ein- und Ausatmung ermöglicht einen schonenden Einstieg in die segmentale Behandlung. Vorteil des atmungsabhängigen Spannungsverhaltens ist die gleichmäßige Muskelspannung. Die Atemphase, in der die Spannung erhöht ist, wird zur Verlängerung der Anspannungsphase genutzt. Die Spannung steigt für den Patienten meistens unmerklich und sinkt in der Gegenphase ebenso automatisch ab (Relaxation), was die Kombination mit der Schwerkraftwirkung in der Relaxationsphase ermöglicht. Die Atemführung muss langsam und ruhig bleiben, ohne Pressen und Atemanhalten.

4.4.4 Mobilisationsvorbereitung durch Positionierung

Wie bei den anderen Vorbereitungstechniken (➤ Kap. 4.4.1, ➤ Kap. 4.4.2) wird das Gelenk an die Barriere der gestörten Bewegungsrichtung geführt. An dieser Barriere wird dann die Einstellung gewählt, in der die geringste Gewebespannung besteht. Damit wird die Barriere näher an die aktuelle Neutralposition des Segments herangeführt.

An der Wirbelsäule wird in der Regel eine Rotationsbarriere eingestellt. Um diese Einstellung herum wird durch *Flektieren, Extendieren, dorsal und ventral Verschieben* die Einstellung der geringsten Spannung gesucht und gehalten. Dann wird diese Entspannung auch in den anderen Bewegungsrichtungen gesucht *durch Seitneigen und lateral Verschieben* nach beiden Seiten, durch *Traktion und entlastende Annäherung*. Wichtig ist auch das Erkennen des Atemverhaltens des Segments (➤ Kap. 4.4.3). Die Atemphase, in der die Spannung abnimmt, wird verlängert. Nach drei bis fünf Sekunden soll der Patient entspannt weiteratmen und die Einstellung durch den Behandler wird aufgegeben. Die Wirkungskontrolle nach der Entspannung zeigt meist die hohe Effektivität dieser sog. „funktionellen Technik".

4.4.5 Die mobilisierenden Kräfte

Der auffallendste Unterschied zwischen den rein passiven repetitiven Mobilisationen und denen nach Vorbereitung durch Muskelrelaxation sind die für die Mobilisationswirkung erforderlichen Kräfte.

Mobilisationen, die von der beginnenden Vorspannung der (angulären) Funktionsbewegung ausgehen und repetitiv ohne Vorbereitung zur Erweiterung des Bewegungsraums federn, brauchen am meisten mobilisierende Kraft. Diese Techniken werden dem Patienten nach einiger Zeit lästig und die völlige Bewegungsfreiheit wird selten erreicht. Sie werden von uns kaum noch empfohlen und eingesetzt.

Wesentlich kleinere Kräfte werden bei *Gelenkspielmobilisationen* durch translatorische Bewegungen oder Traktionen an den Extremitätengelenken erforderlich. An der Wirbelsäule sind nur die Mobilisationen im Lateralschub und Dorsalschub der HWS und die Federungsmobilisationen des Sakroiliakalgelenks einem Gelenkspiel vergleichbar. Sie ermöglichen auch ohne Vorbereitung die Lösung der artikulären Funktionsstörung mit geringem Krafteinsatz an der Vorspannung.

Noch geringer wird die Spannungsbelastung des Gelenks/Bewegungssegments, wenn die Bewegung *passiv bis an die Vorspannung („Barriere") herangeführt und mobilisierend sehr schnell aufgegeben wird* und dieser Vorgang mehrfach wiederholt wird. Beispiel dafür sind die Behandlungen des Sakroiliakalgelenks in Seitlage (➤ Kap. 8.10). Hierbei werden das Gelenk und seine Muskulatur nicht mehr in volle Endespannung gebracht.

Viel geringer sind die am Bewegungssegment wirkenden Kräfte, wenn die Verschiebung der Endespannungsgrenze durch Relaxation der zugeordneten Muskulatur erfolgt. Sobald die Muskelspannung nachgelassen hat (➤ Kap. 4.4.1) und unter ständiger palpatorischer Kontrolle wird das Segment immer wieder an die aktuelle Endespannung herangeführt (gelagert). Das ist sogar durch *aktive körpereigene, also physiologische Kräfte* wie *Blickfolgebewegungen und Atmung* möglich (➤ Kap. 4.4.2, ➤ Kap. 4.4.3).

4.4.6 Isolierte Muskelrelaxation

Die muskelrelaxierenden Techniken, vor allem die *postisometrische Relaxation mit Minimalkraft* (➤ Kap. 4.4.1), werden zur Behandlung isoliert verspannter Muskeln oder Muskelbündel eingesetzt (➤ Tab. 4.1). Dabei werden zwei Ziele der Relaxation unterschieden:

- Die Spannungsminderung des gestörten Muskelbündels.
- Die Verlängerung des vorher vermindert verlängerbaren Muskels mit Weggewinn („release"). Die Einzelheiten der Technik sind in entsprechenden Veröffentlichungen nachzulesen.

Verhindert der Schmerz aus *Triggerpunkten* (TrP) des Muskels die Einstellung des Gelenks zur Mobilisation, muss zuvor die Triggerspannung behandelt werden. Unter Palpationskontrolle am Triggerpunkt wird sowohl die Ausgangsstellung als auch die Kraft der Anspannung – wir sprechen hier von *„Minimalkraft"* – auf diesen Punkt fokussiert. Die Anspannungsphase, die eine effektive Relaxation zur Folge hat, muss auch hierbei nicht länger als sieben Sekunden sein. Bei hohem Schmerzpotenzial von TrP wird eine angenäherte Ausgangsstellung gewählt. Das Ergebnis ist dem von Positionierungs- und Counterstraintechniken vergleichbar.

Die Relaxation, die auf den *in Gänze verspannten Muskel* gerichtet ist, wird immer mit einer Anspannung vorbereitet, die den ganzen Muskel erfassen soll, weshalb die abgeforderte Anspannung etwas größere Kraft entfalten muss. Zur Unterscheidung sprechen wir hierbei von *„mittlerer Kraft"*. Die Steuerung dieser Kraft wird durch die palpierend haltenden Hände an Ursprung und Ansatz des Muskels erreicht und durch den *Auftrag zur Vorstellung von Bewegung*. So

Tab. 4.1 Einzelne Muskel- und Gelenkbefunde und ihre Beeinflussung durch Muskelrelaxationsbehandlungen (nach Schildt-Rudloff 1994).

Befundform der Muskelverspannung	Angewendete PIR-Form	Therapieziel
Aktive Triggerpunkte und starke Irritierbarkeit (Tastempfindlichkeit)	• Einstellung in Annäherung (Positionierung) • Minimalkraftanspannung • 5–7 s Anspannungsphase • Doppelt so lange Entspannungsphase • 2–3 Wiederholungen	• Triggerpunktlöschung • Keine Verlängerung anstreben
Latente Triggerpunkte	• Einstellung in aktueller Ruhelänge • Minimalkraftanspannung • 7–5 s Anspannungsphase, (bei Wiederholungen verkürzen 5–3 s) • Doppelt so lange Entspannungsphase	• Triggerpunktlöschung • Muskelverlängerung zulassen
Muskelverspannung ist Teil der Nozireaktion auf eine Gelenkfunktionsstörung	• Muskelverlängerung planen • Einstellung in Verlängerung (aktuelle Endespannung des Muskels) • Anspannung mit mittlerer Kraft (am betroffenen Gelenk gerade tastbar) • 5 s Anspannungsphase • Völlige Entspannung abwarten!	• Verbesserung der Propriozeption • Längenzuwachs am Muskel durch Entspannung • In Winkelzuwachs am Gelenk umsetzen
Häufige Rezidive der Muskel- und Gelenkbefunde	Antigravitationsrelaxation (AGR): Anspannung gegen die Schwerkraft (entsprechende Ausgangsstellung wählen)	• Längenzuwachs am Muskel durch Entspannung • Winkelzuwachs am Gelenk über die Schwerkraftwirkung
AGR ist zur Selbstbehandlung und Rezidivprophylaxe geeignet.		

wird nur selten eine Winkelbewegung initiiert, und der Behandler muss nicht zu stark gegenhalten. Ziel solcher PIR-Techniken ist nicht nur die Schmerzlöschung, sondern auch die Wiederherstellung einer physiologischen Ruhespannung und Verlängerungsfähigkeit. Die PIR zur Mobilisationsvorbereitung entspricht dieser Relaxationstechnik.

Differenzierung der Muskelspannungsform durch das Ergebnis nach Relaxation

Vor allem, wenn der ganze Muskel schmerzhaft verspannt ist, wird die Anspannungsphase nicht aus der Vorspannungseinstellung begonnen (wie bei der Mobilisation), sondern aus einer entspannten Mittelstellung (Positionierung). Bei weniger schmerzhaftem Muskel kann die Behandlung mit einer Einstellung an der Endespannung begonnen werden. Nach Lösen der Anspannungsphase erlaubt der relaxierte Muskel die Verlängerung ohne Zunahme seiner Spannung. Der Behandler erkennt einen Weggewinn bis zum Erreichen der vergleichbaren Endespannung. Auch dabei wird der lokale Schmerz im Muskel gelindert. Deshalb kann die Relaxation von Einzelmuskeln sogar der Gelenkbehandlung vorgeschaltet werden. Sie erleichtert den Zugang zur mobilisierenden Gelenkbehandlung durch Linderung des Schmerzes an den Kontaktstellen der Wirbelsäule (➤ Tab. 4.1). Diese Muskelbehandlung ist auch dann *keine Mobilisation,* wenn sie eine Vergrößerung der Beweglichkeit bewirkt.

Reagiert ein Muskel auf die PIR mit Minimalkraft nur bedingt, also verbleibt nach der Relaxation (mit evtl. anfänglichem Weggewinn) die Verkürzung mit harter Endespannung, kann es sich um eine *strukturell reversible Verkürzung inerter Fasern (Faszien)* handeln (➤ Tab. 4.2). Dieser Befund bedarf dann der passiven Behandlung, d. h. der passiven Dehnung. Dehnung und Relaxation sind zwei wesensverschiedene Behandlungsmethoden und unterscheiden sich in der Kraftausübung. So werden vor einer passiven Dehnung strukturell reversibel verkürzter Muskeln zwar ebenfalls isometrische Anspannungen des Muskels eingesetzt, dann jedoch mit erschöpfender Maximalkraft. In der nachfolgenden, sehr kurzen postaktivatorischen Hemmungsphase (silent period) wird schnell die optimale Verlängerung vorgenommen und in dieser Stellung das bindegewebige Release abgewartet (> 30 s).

Tab. 4.2 Differenzierungsmöglichkeiten zwischen funktioneller (reflektorischer) Verkürzung und reversibel struktureller Verkürzung des Muskels durch das Behandlungsergebnis nach PIR mit Minimalkraft (nach Schildt-Rudloff 1994).

Relaxationsergebnis	Wertung
Längenzuwachs ermöglicht Gelenkendstellung Endespannung wechselt von fest-elastisch zu weich-elastisch	Verspannung
Längenzuwachs ohne Erreichen der Gelenkendstellung Endespannung bleibt fest elastisch	Kombination von Verspannung und Verkürzung
Kein Längenzuwachs Endespannung bleibt fest-elastisch	Strukturelle Verkürzung, (kann reversibel sein, RSV)

KAPITEL

5 Indikationen für die mobilisierende Behandlung an der Wirbelsäule

Die mobilisierende Gelenkbehandlung zielt auf die reversibel hypomobile, artikuläre Dysfunktion (Blockierung) eines Bewegungssegments der Wirbelsäule oder eines Extremitätengelenks.

Die mobilisierende Behandlung von Synovialgelenken ergibt sich nicht aus einer Schmerzhaftigkeit, die bei der Untersuchung festgestellt wird, oder aufgrund eines subjektiv empfundenen Schmerzes; sie ist primär *keine Schmerzbehandlung.* Die Indikation lässt sich auch nicht aus einem herkömmlichen Diagnosenregister der Strukturkrankheiten ableiten.

Zwei hauptsächliche therapeutische Zielvorstellungen zur mobilisierenden Gelenkbehandlung sind zu unterscheiden:

- Als *Kausaltherapie* bei Gelenkfunktionsstörungen, die für ein klinisches Krankheitsbild als die entscheidende und obligate Störung verantwortlich sind. *Hier ist die Blockierung zur Krankheitsdiagnose geworden.*
- Als *symptomatische Mobilisationsbehandlung,* wenn z. B. bei einer chronischen Strukturkrankheit die begleitenden Blockierungsbefunde als Teil der reflektorisch-algetische Krankheitszeichen (RAK) aufzufassen sind (➤ Kap. 12). Vorrangig wird die Grundkrankheit behandelt. Die symptomatische Behandlung begleitender Funktionsstörungen vermindert die Beschwerden (z. B. bei chronischer Viszeralerkrankung) oder erleichtert rehabilitative Maßnahmen (z. B. bei kindlichen Bewegungsstörungen).

Die Übergänge zwischen beiden Indikationsformen sind fließend.

Vor allem im Kindesalter kann neben den therapeutischen Zielstellungen eine *sekundär prophylaktische Indikationsstellung* für die mobilisierende Gelenkbehandlung bestehen.

5.1 Vom Schmerz zur Behandlungsindikation

Der *Schmerz als Leitsymptom* der reversibel hypomobilen artikulären Funktionsstörung (Blockierung) bringt den Patienten zum Arzt. Der Charakter und die Ausbreitung des Schmerzes führen zur Einordnung in eine lokalisatorische Krankheitsbezeichnung wie „Zervikobrachialsyndrom" oder „Lumbago". Die Untersuchung des Patienten und seines Bewegungssystems kann die Ursache des Schmerzmusters aufdecken (Strukturkrankheit oder/und Funktionsstörung des Bewegungssystems unter Einschluss der Einflüsse aus dem viszerofaszialen und neurofaszialen System) und führt zur Diagnose. *Zuverlässig diagnostizierte Blockierungsbefunde sind Indikation für die Mobilisation,* wenn sie als entscheidend oder wesentlich für das klinische Bild angesehen werden. Der Blockierungsbefund als Teil der RAK bei einer aktuellen inneren Erkrankung (➤ Kap. 12.3) oder einer Strukturkrankheit des Bewegungssystems ergibt keine Indikation für die kausale Therapie. Seine symptomatische Behandlung ist aber unter bestimmten Voraussetzungen möglich.

Jeder Blockierungsbefund an der Wirbelsäule hat zwei Seiten, die *artikuläre* Gleithemmung und die *muskuläre* Bewegungsbehinderung (➤ Kap. 1.3, ➤ Kap. 1.4):

- Der *Gelenkfaktor der Blockierung* besteht in einer Störung der Gleitvorgänge zwischen den Gelenkfacetten. Diese Störung ist das eigentliche Substrat für die mobilisierende Behandlung. Das gilt für alle gezielten manualtherapeutischen Techniken.
- Die zusätzliche Bewegungsbehinderung durch *Muskelverspannung* ist bei symptomlosen, latenten Blockierungen gering und kaum wahrnehmbar. Bei schmerzhaften Blockierungen kann sie aber im Vordergrund der Bewegungseinschränkung stehen. Mobilisationsverfahren mit vorausgehender oder gleichzeitiger Muskelinhibition sind dann die Methoden der ersten Wahl. Bei chronischen Beschwerdebildern steht oft sogar die Behandlung von bewegungsbehindernden Bindegewebsstrukturen am Beginn der Behandlung.

5.2 Der Gelenkbefund als Basis für die Indikationsstellung aktiver und passiver Behandlungstechniken

Zur Dokumentation der bei der Beweglichkeitsprüfung erhobenen Befunde empfahl Stoddard die Einteilung in fünf *Beweglichkeitsgrade* (➤ Tab. 5.1). Diese Einteilung hat Vorteile für die Dokumentation und für die Informationsübermittlung.

Für *rein passiv mobilisierende Gelenkbehandlungen* bestehen erhebliche Indikationsunterschiede bei Funktionsstörungen in den Graden 1 und 2.

Wenn die Gelenkstörung deutlich von Muskelverspannung überlagert wird, ist eine unmittelbar der Gelenkbehandlung vorausgehende Hemmung und Entspannung der behindernden Muskeln durch massageähnliche „Weichteiltechniken" oder besser durch Relaxation dringend empfohlen. Dadurch wird der Kraftaufwand zur Gelenkmobilisation minimiert. Oft reicht anschließend die Lagerung an der beginnenden Endespannung oder eine Blickfolgebewegung zur Lösung der Gelenkstörung. Daher sind diese

Tab. 5.1 Die Beweglichkeitsgrade nach Stoddard in ihrer Bedeutung für die Manualmedizin

Grad	Definition	Anwendbare Verfahren
0	Versteifung (knöcherne Unbeweglichkeit)	Keine
1	• Spur von Bewegung • Manualmedizinische Nomenklatur: schwere Blockierung	Bevorzugt aktive Verfahren nach Muskelrelaxation
2	• Eingeschränkte Bewegung • Manualmedizinische Nomenklatur: leichte Blockierung	• Mobilisation und Manipulation • Bevorzugt Techniken mit Muskelrelaxation und Mobilisation
3	Normaler Bewegungsausschlag	Keine Therapieindikation
4	• Gesteigerter Bewegungsausschlag • Manualmedizinische Nomenklatur: lokale (segmentale) Hypermobilität	• Indikation für stabilisierende (aktive) Techniken • *Kontraindikation:* jede Maßnahme, die die Beweglichkeit vergrößert

Technikkombinationen besonders bei Gelenkstörungen von Grad 1 indiziert und einsetzbar.

5.3 Indikation für Selbstübungen

Manche Blockierungsbefunde *rezidivieren* nach der Behandlung in kürzeren oder längeren Abständen. Störungsfreie Intervalle von einem Jahr und mehr erfordern keine therapeutischen Überlegungen. Wenn Rezidive in kürzeren Abständen aufgrund bekannter Strukturkrankheiten (z. B. Arthrose, chron. innere Erkrankung) oder unbeeinflussbarer motorischer oder statischer Bedingungen entstehen, können sich die Patienten ihre Beweglichkeit durch Selbstmobilisationen erhalten. Da die Patienten die Gelenkeinstellung selten so gezielt wie ein Behandler einstellen können, bevorzugen wir die Bezeichnung *Selbstübungen* (Abschnitt III). Deshalb sind dafür die schonendsten Techniken besonders geeignet. Die Indikation zu ihrer Vermittlung ergibt sich aus der Rezidiverwartung nach der erfolgreichen Behandlung der Blockierung. Ziel ist eine möglichst anhaltende *Erhaltung der erreichten freien Beweglichkeit.* Voraussetzung ist auf Seite der Patienten die Bereitschaft zur Mitarbeit.

5.4 Indikation zur Behandlung der Gelenkdysfunktion in der Aufgabenteilung zwischen Ärzten und Physiotherapeuten

Die Mobilisationsbehandlungen nach Muskelrelaxation haben in der Art der aktiven und passiven Kraftwirkungen viele Parallelen zu krankengymnastischen Übungsbehandlungen. Das gilt auch für ihre strenge Befundbezogenheit. Auf die gezielte *Verordnung* des manualmedizinisch geschulten Arztes, der damit auch die Verantwortung für die Indikationsstellung übernimmt, können *spezialisierte Physiotherapeuten die verordneten Mobilisationsübungen übernehmen,* Patientenunterweisungen für häusliche Selbstübungen durchführen und die Wirkung und den Verlauf beobachten. Sie verantworten die technisch korrekte Durchführung.

Die *Aufgabe des Arztes* ist die Untersuchung, Diagnostik, Indikationsstellung und die Probebehandlung zur Reaktionsermittlung. Er wird auch die weitere Gelenkbehandlung mit der Verlaufsbeobachtung in der Regel selbst übernehmen. In bestimmten Fällen verordnet er eine manualtherapeutische krankengymnastische Betreuung mit Hinweisen auf die zu behandelnde gestörte Funktion und auf mögliche Besonderheiten, z. B. in der Reaktionsweise der Patienten.

Die *Physiotherapeuten* führen vor und nach jeder Behandlung eine therapiebezogene Befunderhebung an den gestörten Segmenten durch und erfassen vergleichend den Behandlungsfortschritt – oder auch ihren Fehlschlag. Danach richten sie ihr weiteres Vorgehen. Sie betreuen die Patienten mit dem Ziel, die Störung rezidivfrei zu beseitigen. Danach schicken sie sie zum Arzt zurück. Das soll mit entsprechender Information sofort geschehen, wenn der Verlauf eine unerwartete Wendung nimmt oder eine Progredienz der Befunde oder wiederholte Rezidive auftreten.

5.5 Kontraindikationen für mobilisierende Gelenkbehandlungen

Wie bei den Indikationen mechanischer Gelenkbehandlungen gibt es auch für die Kontraindikationen *keine Krankheits- oder Diagnoseliste, die Kontraindikationen für die manualmedizinische Behandlung schlechthin* erfassen könnte. Versuche in dieser Richtung führen eher zu einer Liste möglicher Fehldiagnosen, die der Diagnostiker natürlich beachten soll. Kein Arzt wird jedoch eine zum Behandlungszeitpunkt bekannte destruktive Spondylitis, eine frische Fraktur oder andersartige stabilitätsmindernde Zustände der Wirbelsäule oder aktuell progrediente Krankheitsprozesse als Mobilisationsindikation ansehen. *Zwei Problemsituationen* erschweren die Indikationsstellung in der manualmedizinischen Praxis:

- Erkennen einer noch *maskierten Strukturkrankheit:* Es gibt im Verlauf einer Krankheit immer einen gewissen Zeitraum, bevor das Erkennen einer Strukturerkrankung möglich ist. Bei schleichendem Beginn einer solchen können die von der Grundkrankheit als RAK ausgelösten Funktionsstörungen des Bewegungssystems lange Zeit die einzigen Krankheitszeichen sein (➤ Kap. 5.5.1).
- Erfassen des Zeitpunkts, zu dem die Behandlung funktionsgestörter Gelenke und Wirbelsäulensegmente bei bekannter Strukturkrankheit Vorteile für die Rehabilitation oder auch für die Beschwerden der Patienten erbringt (➤ Kap. 5.5.2).

5.5.1 Hinweise auf eine noch nicht diagnostizierte Strukturkrankheit

Die Frühstadien nahezu aller destruktiven Krankheitsprozesse, inneren Krankheiten und Tumoren des kraniospinalen Raums haben eine mehr oder weniger lange Phase, in der sie sich der instrumentellen Grunddiagnostik noch entziehen. Wenn die bereits bestehenden RAK Schmerzen hervorrufen, werden die Patienten Hilfe suchen. Weil im Rahmen der RAK häufig Wirbelsäulensegmente funktionsgestört sind, können auch Mobilisationsbehandlungen als indiziert angesehen und durchgeführt werden. Die Behandlung kann sogar zunächst mehr oder minder deutliche Schmerzlinderung bringen.

Je deutlicher und anhaltender die Besserung durch solche Funktionsbehandlung gelingt, umso größer ist die Gefahr der *Täuschung des behandelnden Arztes.* Deshalb ist es wichtig, bei allen neu auftretenden Beschwerden bekannter Patienten und bei allen neuen Patienten den Verlauf nach der Behandlung über längere Zeit hinweg zu verfolgen (½ Jahr), auch bei Beschwerdefreiheit unter Beachtung der *Rezidivneigung.* Blockierungen, die nach eindeutiger Lösung ohne äußere Ursache in Wochen oder gar Tagen rezidivieren, müssen eine Ursache haben, die es zu klären gilt. *Progredienz* der Beschwerden und Auftreten neuer Symptome warnen noch nachdrücklicher.

Langsam progrediente Verläufe (z. B. Spinaltumoren) haben den Nachteil, die Aufmerksamkeit einzuschläfern. Bei schnell progredienten Verläufen ist zielbewusstes, schnelles diagnostisches Handeln nötig. Hier kann auch das schnelle Reagieren der betreuenden Physiotherapeuten wichtig werden. Wenn bisher wirksame Behandlungsverfahren Abwehrspannung hervorrufen oder sogar schmerzhaft werden (und so die Kontraindikation anzeigen), müssen sie eine umgehende Arztkonsultation veranlassen.

Klinischer Hinweis

- Manuelle Therapie von Blockierungen der Wirbelsäule ohne bekannten strukturpathologischen Hintergrund sollte lang anhaltende Besserung ergeben.
- Deshalb ist dabei ebenso intensive Nachkontrolle notwendig wie bei symptomatischer Mitbehandlung bekannter Strukturkrankheiten.
- Für eine unerkannte Strukturkrankheit spricht die Rezidivneigung innerhalb weniger Tage oder Wochen.
- Rezidivneigung und Progredienz der Beschwerden mit Auftreten neuer Symptome erfordern immer erneute Strukturdiagnostik.

5.5.2 Manuelle Therapie bei bekannter Strukturkrankheit

Bei bekannter Strukturkrankheit ist der Zeitpunkt zu bestimmen, zu dem mit funktionswiederherstellenden Behandlungsverfahren begonnen werden kann. Er liegt am Übergang vom kurativen in das rehabilitative Stadium der Behandlung. Zum Beispiel erlaubt der abklingende Schub (Stadium decrementi) einer ankylosierenden Spondylarthritis oder einer Rheumatoidarthritis neben aktiven zunehmend auch passive Bewegungsbehandlungen, ebenso die belastungsstabil gewordene Wirbelsäulenfraktur.

Zu frühe Belastung kann zur Provokation der Grundkrankheit führen. Es treten wieder Zeichen der Entzündung auf; bei der Spondylarthritis Temperaturerhöhungen, bei der Rheumatoidarthritis Schwellung und Rötung. Sie zeigen den *absolut zu frühen Zeitpunkt* für Mobilisationsverfahren an. Führt die Probebehandlung im Übergangsstadium nur zur Provokation von Muskelverspannungen und autonomen Reaktionen, evtl. auch Schmerz, deutet das auf die *für diesen Zeitpunkt zu starke Dosierung* hin („Katerreaktion"). Eine Wiederholung mit milderer Einwirkung ist möglich. Die Meinungen, wie viel an Reaktion toleriert werden kann, sind sehr unterschiedlich. Im Interesse der Erhaltung von Beweglichkeit wird eine Schmerzverstärkung von zwei bis drei Stunden für tolerierbar gehalten. Wir raten zu möglichst milden Übungen und Mobilisationen. Sie sollten lieber öfter wiederholt werden, an Extremitätengelenken auch mehrmals täglich, z. B. als Selbstübung.

Zu später Beginn der Übungsbehandlung hat den Nachteil, dass die Funktionswiederherstellung schwieriger oder unmöglich wird. Die an der anfänglichen Kompensation beteiligten Bindegewebsstrukturen erfahren Umbaureaktionen, die die Funktionseinschränkung zunehmend mitbestimmen. Ein typisches Beispiel dafür sind reversibel strukturell verkürzte Muskeln, die nicht trainierbar sind, bevor der bindegewebige Anteil nicht gedehnt wurde.

Die Beurteilung des richtigen Zeitpunktes ist ein spezifisch ärztliches Problem, für das es keine allgemeingültigen Richtlinien geben kann.

5.5.3 Schmerz und Abwehrspannung

Das Symptom Schmerz ist in der Anamnese Leitsymptom für den Untersuchungsgang. Bei der Bewegungsuntersuchung, Diagnosefindung und der Indikationsstellung für mobilisierende Gelenkbehandlungen ist er ein wichtiger, warnender Faktor. Schmerzprovokation bei passiver Bewegung und in Gelenkendstellung ist oft ein wichtiger Hinweis auf Kontraindikationen. Abgesehen von Provokationstests gilt deshalb für Untersuchung und Behandlung gleichermaßen, dass sie keine Schmerzen auslösen sollen. Beispielsweise bei der Untersuchung von Spannungsphänomenen (Patrick/Kubis-Zeichen, gebeugte Adduktion der Hüfte u. a.) führt der Untersucher die Bewegung so gut, dass wenig propriozeptive Reize entstehen. Er nimmt dadurch die nozireaktive Spannung, die vor der Schmerzempfindung auftritt, besser wahr. *Der Informationsgehalt von Spannungsreaktionen ist größer und eindeutiger als der von Schmerz.*

Bei der gezielten Untersuchung und Behandlung von Funktionsstörungen der Gelenke und Wirbelsäulensegmente ist Schmerzlosigkeit oberstes Gebot! Eine *schmerzauslösende Richtung* oder Spannungseinstellung der Wirbelsäule darf nicht für die Mobilisation und schon gar nicht für die Manipulation (high velocity manipulation) benutzt werden. Hier ist nicht die psychische Schonung empfindlicher Patienten gemeint, sondern die Beachtung pathophysiologischer Vorgänge und der schützenden Défense. Die palpierbare Spannung am normalen oder gestörten Bewegungsende beschränkt sich jeweils auf das eingestellte Segment. Bei potenziell schädigenden Bewegungsrichtungen lässt sich die Abwehrspannung der Muskulatur im ganzen Wirbelsäulenabschnitt tasten. Sie wird schon wahrnehmbar, bevor der Patient Schmerz empfindet und ist ein objektiver Hinweis auf eine Kontraindikation.

Praktischer Hinweis

- Der *Informationsgehalt der nozireaktiven Spannung* ist größer und eindeutiger als der des Schmerzes. Deshalb sollte die passive Bewegung zur Untersuchung von Spannungsphänomenen so langsam und schonend geführt werden, dass wenig Spannung aus der Propriozeption resultiert.
- Es darf nur diejenige Richtung mobilisierend behandelt werden, die sich abwehrspannungsfrei einstellen lässt.
- Abwehr gegen eine Segmenteinstellung in allen Richtungen zeigt eine Kontraindikation der Mobilisationsbehandlung an und ist eine Aufforderung zur Klärung der Ursache.
- Die Sorgfaltspflicht in Bezug auf diese technische Kontraindikation gilt für jeden, der die Behandlung vornimmt, egal ob Arzt oder Physiotherapeut.

5.5.4 Muskuläre Fixierungen und Zwangshaltungen

5

Ein diagnostisches Problem zwischen Indikation und Kontraindikation sind die *muskulären Fixierungen* eines Wirbelsäulenabschnitts, die vor allem zervikal und lumbal auftreten. Steifer Hals und Hexenschuss sind häufige Patientenklagen. Sie schränken die Beweglichkeit auch für die Patienten erkennbar ein, erlauben aber meistens die neutrale Ruhehaltung. Manchmal kann die Verspannung so ausgeprägt sein, dass die Neutralhaltung nicht mehr eingenommen werden kann. Dann spricht man von *Zwangshaltungen.* Hinter ihnen kann sich sowohl eine harmlose Wirbelsäulenfunktionsstörung verbergen – bei erheblicher Reagibilität des Patienten – als auch eine mehr oder weniger ernste pathomorphologische Krankheit. Raumbeengungen im Foramen intervertebrale (HWS) oder im Spinalkanal (LWS) sind besonders häufige Ursachen. *Zwangshaltungen fordern daher immer zu sorgfältiger Strukturdiagnostik auf,* bevor die Bewegungsfunktion behandelt wird.

Ein *akuter Schiefhals* in Zusammenhang mit einem allgemeinen respiratorischen Infekt (auch schon in der Inkubationsphase) reagiert selbst bei erkennbarer segmentaler Blockierung auf deren Behandlung meistens ungünstig, oft mit vorübergehender Schmerzprovokation. In der Infektsaison ist deshalb Vorsicht mit solchen Muskelfixierungen angezeigt. *Der steife Hals nach eitriger Tonsillitis,* vor allem bei Kindern, birgt größere Gefahren. Dabei kann eine Durchwanderungsarthritis des C1/2-Segments mit Atlasquerbandlockerung (Grisel-Syndrom) bestehen. Schon die Untersuchung muss sehr schonend erfolgen, um den Kranken nicht zu sehr zu belasten. Das Gleiche gilt nach Beschleunigungstraumen. Bei Abwehr gegen die Segmenteinstellung besteht die Kontraindikation auch gegenüber weiteren passiven Untersuchungsbewegungen bis zur Endespannung, die die Abwehrspannung nur verstärken.

Abwehrspannung und Schmerzprovokation im *Traktionstest* weisen wie die *Schmerzprovokation durch isometrische Anspannung gegen Widerstand* (➤ Kap. 3.4) auf die Indikation zur weiteren Suche nach einer strukturellen Krankheit hin.

5.5.5 Manuelle Therapie als symptomatische Behandlung

Die Indikationsstellung zur Manuellen Therapie bringt die *Funktionsdiagnose.* Sie beschreibt den *Komplex der Funktionsstörungen ohne pathomorphologischen Hintergrund* als Diagnose. In einem solchen Fall ist die Manuelle Therapie eine kausale Behandlung. Bei bekannter Strukturkrankheit kann die *symptomatische Behandlung der Funktionsstörungen* für den Patienten Schmerzerleichterung bringen und sogar die Therapie und Rehabilitation der Grundkrankheit erleichtern.

Bei *chronischen Verläufen innerer Krankheiten,* z. B. bei chronisch ischämischer Herzkrankheit, chronischer Cholelithiasis, chronischer Urolithiasis, sind die dem erkrankten Organ zugeordneten Segmente im Rahmen der RAK funktionsgestört (➤ Kap. 12.3). Bei gleichzeitiger adäquater Behandlung der chronischen Grundkrankheit kann die Mobilisation der Blockierungen manchen Patienten erhebliche Erleichterung bringen. Dann sollte diese symptomatische Behandlung auch eingesetzt werden.

Die *mechanische Spinalwurzelbedrängung* bei zervikalen Forameneinengungen oder bei lumbalen Diskushernien zeichnet sich neben den neurologischen segmentalen Ausfällen durch Kompression der Nervenfasern auch durch eine Vielzahl von Funktionsstörungen in verschiedenen Etagen der Wirbelsäule sowie an der betroffenen Extremität aus. Da diese für den Schmerz mitverantwortlich sind, führt ihre Behandlung zur Schmerzlinderung und ist deshalb indiziert. Bewegungssegmente mit Abwehrspannung müssen in solchen Fällen besonders zuverlässig geschont werden. Sie dürfen auch bei der Behandlung in der Nachbarschaft nicht in ungewollte Spannung versetzt werden. Das gilt vor allem für das Segment der strukturell geschädigten Bandscheibe.

Während somit die Stadien mit etablierten neurologischen Ausfällen keine Kontraindikation gegen die sachgerechte Behandlung von Funktionsstörungen der Wirbelsäule darstellen, fordert das *vorausgehende Stadium, in dem der Kreuzschmerz zwar schon kompressionsbedingt, die Spinalwurzel aber noch nicht geschädigt ist,* äußerste Zurückhaltung. Das Problem liegt hier in der großen Wahrscheinlichkeit, dass in der nächsten Zeit, in Stunden bis Tagen, *im Spontanverlauf die neurologischen Ausfälle des Radikulärsyndroms zu erwarten sind.* Wehe, wenn das in *zeitlichem Zusammenhang* mit manualtherapeutischen Maßnahmen geschieht! Der Untersucher wird bei derartigem Kreuzschmerz von den Zeichen der Durabedrängung, stark pathologisches Lasègue-Zeichen (unter 45°), lumbale Zwangshaltung, painful arc bei der Vorbeuge oder bei der Lasègue-Probe, gewarnt und sollte sogar bei der Untersuchung vorsichtig sein. Die gleiche Gefahr besteht bei zervikalen Zwangshaltungen mit dem auf die Wurzelbedrängung hinweisenden Schmerzpunkt in der Gegend des Angulus costae der zweiten bis vierten Rippe.

Die Kontraindikation ergibt sich in diesen Fällen aus einem *Frühstadium der Strukturkrankheit, in dem sie diagnostisch noch schwer zu erfassen ist.* Die Beachtung der abwehrfreien Bewegung allein schützt deshalb nicht zuverlässig, wenn der zeitliche Zusammenhang von Behandlung und Auftreten der neurologischen Ausfälle als Kausalzusammenhang interpretiert werden könnte.

➤ Tab. 5.2 zeigt noch einmal zusammenfassend Kontraindikationen für mobilisierende Gelenkbehandlungen an der Wirbelsäule.

Tab. 5.2 Kontraindikationen für mobilisierende Wirbelsäulen-Gelenk-Behandlungen
Akutstadien bekannter Strukturkrankheiten
Abwehrspannung und Schmerz in einer Wirbelsäulenregion bei der Untersuchung
Schmerz bei isometrischer Spannungsprüfung in allen Bewegungsrichtungen
Abwehrspannung und Schmerz bei Segmenteinstellung
Zwangshaltungen, insbesondere akuter Schiefhals, akuter Hexenschuss (Entwicklung über drei Tage beobachten oder sofortige Strukturdiagnostik)
Hinweise auf noch nicht erkannte Strukturkrankheit durch Persistenz der nozireaktiven Verspannung trotz Mobilisation; Rezidivneigung innerhalb weniger Tage oder Wochen
Lokale pathologische Hypermobilität
Bei Infekt keine Kopfgelenk-/HWS-Behandlung, Zurückhaltung an den anderen WS-Regionen

Klinischer Hinweis

Heftiger Nackenschmerz oder heftiger Kreuzschmerz mit Zeichen ausgeprägter Muskelabwehrspannung, Zwangshaltungen, Durabedrängung und stark pathologischem Lasègue mahnen zur Vorsicht vor gezielten manualmedizinischen Eingriffen!

5.5.6 Hypermobilität und Manuelle Therapie

Eine weitere Kontraindikation gegenüber mobilisierenden Behandlungen besteht bei *segmentaler Hypermobilität* (HM). Die Problematik dieser lokalen pathologischen HM liegt in ihrer häufig unmittelbaren Nachbarschaft zu blockierten Bewegungssegmenten (kompensatorische HM) und damit in der ungewollt möglichen Mitbehandlung.

Wenn die hypermobilen Segmente manifest oder latent schmerzhaft sind, werden sie durch Muskelspannung ruhiggestellt, und bei der Untersuchung zeigt sich Schmerzabwehr oder nur Bewegungseinschränkung. Letztere kann als Blockierungsbefund missdeutet werden. Diese Gefahr besteht vor allem bei schneller Bewegungsführung während der Untersuchung. Kurzes Abwarten bei erreichter Spannung am Ende und langsames Weiterführen deckt dann den großen Bewegungsausschlag auf. Derartige Befunde kommen besonders häufig bei sehr mobilen jungen Frauen mit interskapulärem Rückenschmerz in der mittleren BWS in Retroflexionrichtung vor. Die Behandlung benachbarter Blockierungen fordert hierbei besondere Sorgfalt.

Die *konstitutionelle Hypermobilität* als generalisiert (oder sehr ausgedehnt) vergrößerte Beweglichkeit ist dagegen keine absolute Kontraindikation. Auch ein hypermobiles Bewegungssystem kann segmentale Blockierungsbefunde aufweisen. Mit schonenden Behandlungstechniken können sie behandelt werden. Allerdings ist die Neigung zur Entwicklung lokaler pathologischer HM vorhanden. Die Chronifizierung der damit verbundenen Schmerzzustände kann schon nach der ersten, meist schon in der Kindheit auftretenden Schmerzattacke, beginnen. Durch Untersuchung der motorischen Steuerung und ggf. therapeutische Beeinflussung muss entgegengesteuert werden.

5.6 Dokumentation in der Manuellen Medizin

Für Manualmediziner/Chirotherapeuten gelten die *Regeln der Diagnostik und Differenzialdiagnostik wie für alle anderen medizinischen Disziplinen auch.* Der Arzt hat diesen mit Sorgfalt nachzukommen.

Darunter ist zuerst eine sorgfältige *Anamneseerhebung* zu verstehen. Vorangehen werden auch eine *klinische Untersuchung* – vorrangig die orthopädische und die peripher neurologische – und für die Indikation zu viszerofaszialen Techniken eine allgemein internistische Grunduntersuchung sowie eine *dem Standard entsprechende radiologische Untersuchung.* Aus den Befunden der klinischen Untersuchung sollte die Indikation zur funktionsverbessernden Behandlung mit Manueller Therapie hervorgehen. Die Datenerhebung aus *weiterführender Diagnostik* erfolgt bei *Verdacht auf pathologische Strukturbefunde,* die möglicherweise Kontraindikationen bedeuten können (➤ Kap. 5.5).

Schnelle Wiederholungsintervalle und additive Behandlungsstrategien spiegeln oft eine unzureichende Diagnosestellung wider.

Für die Dokumentation hat die Deutsche Gesellschaft für Orthopädie und Orthopädische Chirurgie *Richtlinien* aufgestellt. Nachfolgende Angaben sollen der Dokumentation zu entnehmen sein:

- Wesentliche anamnestische Daten
- Pathologische Befunde an den Bewegungsorganen
- Extrakt der Ergebnisse bildgebender Verfahren
- Befunde der manualmedizinischen Diagnostik
- Ärztliche Risikoaufklärung
- Bei geplanter Manipulation: diagnostischer Probeimpuls (Probemobilisation) in Richtung der geplanten Manipulation
- Art der durchgeführten Manuellen Therapie
  - Mobilisation oder Manipulation
  - Merkmal der Barrierenbalance (Ärztevereinigung für Manuelle Medizin e. V. – Seminar Berlin), z. B. entlastende Annäherung oder Traktion, Ein- oder Ausatmung (➤ Kap. 6.5)
  - „Freie Richtung" (Gesellschaft der Ärzte für Manuelle Wirbelsäulen- und Extremitätentherapie e. V. – Dr.-Karl-Sell-Ärzteseminar Neutrauchburg)

In der Dokumentation müssen Aufzeichnungen des Arztes über die Behandlung und solche über die Aufklärung strikt zu unterscheiden sein. Die Dokumentation muss zeitnah, ausreichend und nachvollziehbar bezüglich einzelner Vorgänge sowie für andere Ärzte verständlich sein.

5

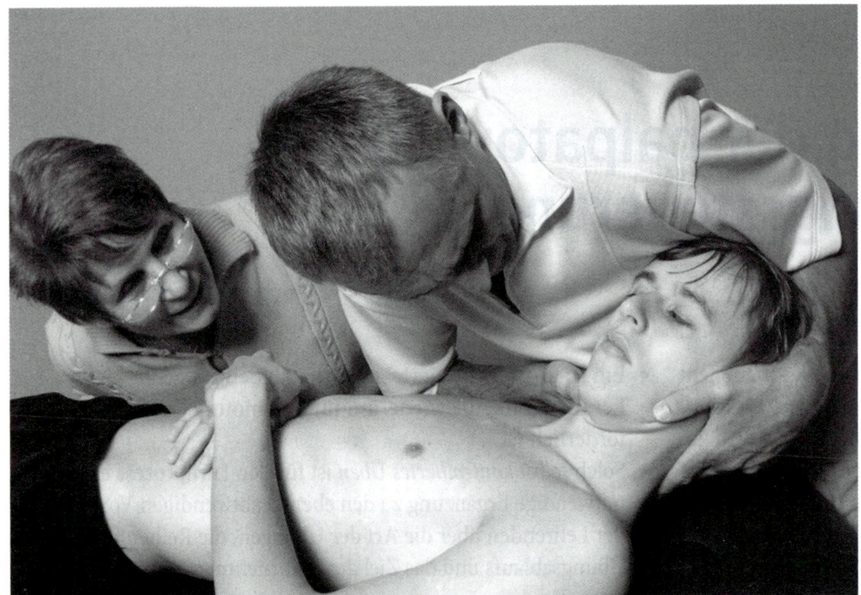

Abb. 6.1 Die Kombination von physischem Üben und Beobachtung, in diesem Falle Zuschauen, führt zu besseren Lernergebnissen als rein physisches Üben. [K325]

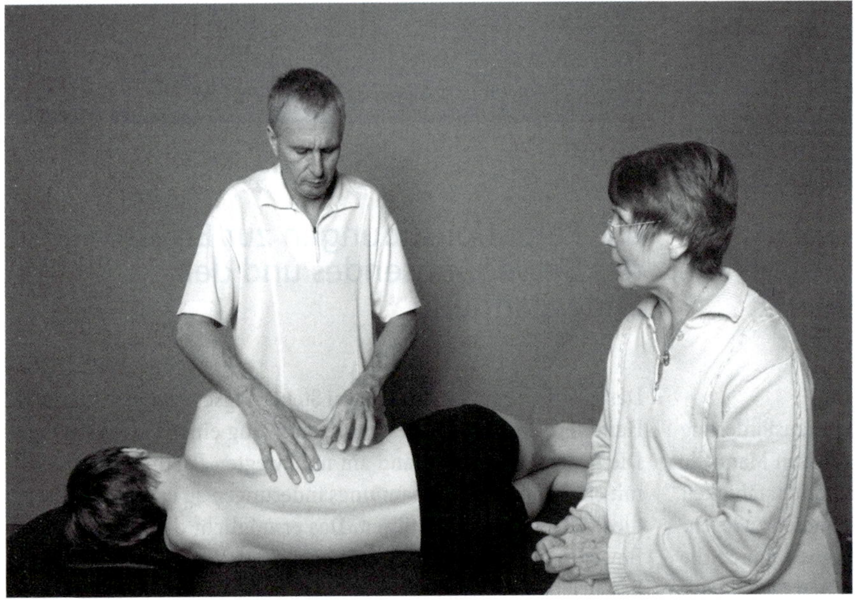

Abb. 6.2 In kleinen Übungspausen besteht die Möglichkeit zum Austausch von Bewegungserfahrungen und Palpationsempfindungen und zu Tipps für die weitere Ausführung. [K325]

Übungsschritte

Bewegende Hand: weiche passive Führung des Patientenkörpers, schiebend und haltend zugleich.

Palpierende Hand am Segment erkennt:

- Spannungsänderung durch aktive Bewegungen des Patienten
- Spannungszunahme bei passiver Führung in die Rotation
- Merkmale der Endespannung:
  - Bewegungsraum des Segments ist erschöpft, der gehaltene Partner zeigt Bewegungstendenz = Verriegelungsspannung
  - Qualität der Endespannung im Moment vor der Mitlauftendenz des Segmentpartners = eigentliche Barrierespannung
  - Elastizität der Strukturen bei Endfederung
- Einstellen der Endespannung von Segment zu Segment als Übung zum Wiedererkennen von Endespannung
- Einstellen der Endespannung von Segment zu Segment als Übung zur Wahrnehmung der Unterschiede in der segmentalen Beweglichkeit

6.2.1 Erkennen des interspinalen Spannungsverlaufs bei segmentaler Rotationseinstellung von kranial her

Übungsschritte

➤ Abb. 6.3: Der Modellpatient legt sich auf die linke Seite, ein Polster unter dem Kopf, beide Beine aufeinanderliegend gebeugt, der rechte

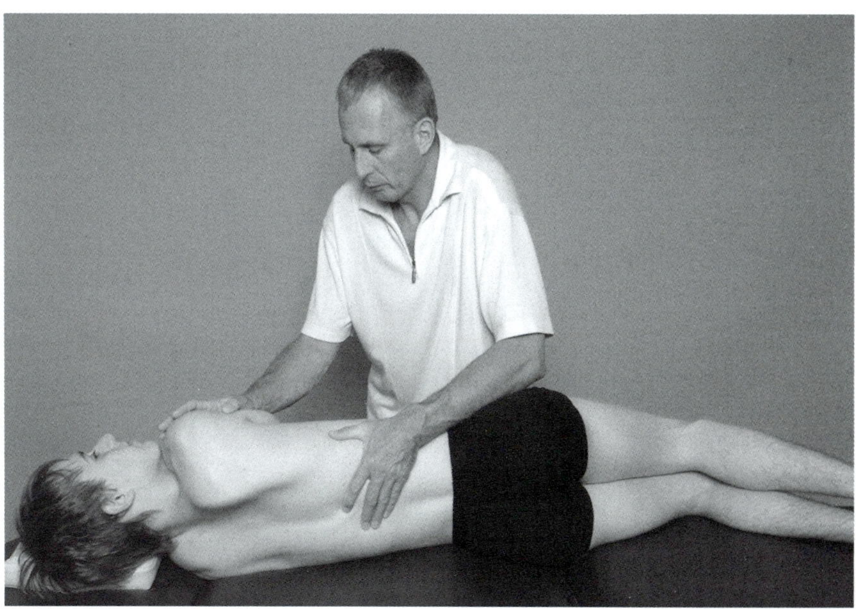

Abb. 6.3 Bewegungsführung der thorakalen und lumbalen Bewegungssegmente in Rotation des Rumpfs von der Schulter her mit Palpationsübung der dabei am Segment ablaufenden Spannungsänderungen. [K325]

gebeugte Arm auf dem Körper abgelegt. Der Übende steht vor ihm. Seine rechte Hand greift von vorn an die rechte Schulter und Thoraxwand, um die Bewegung zu führen. Die andere (linke) Hand soll tasten. Dazu liegt sie unbewegt auf der unteren BWS und palpiert mit der Beere des Zeige- oder Mittelfingers zwischen zwei Dornfortsätzen unterhalb von Th8 die dort erkennbare Gewebespannung und ihre Veränderung sowie die gegenseitige Stellung und Bewegung der benachbarten Dorne.

1. Palpationsmerkmal: segmentaler Spannungsverlauf bis zur Endespannung.

- Zuerst dreht der Modellpatient langsam den Kopf und schaut zur Decke. Die palpierende Hand registriert die *Spannungsänderung.*
- Dann schiebt die führende Hand des Übenden gleichmäßig langsam den Rumpf am oberen Thorax zurück und rotiert dadurch die BWS. Er konzentriert sich auf die Spannung unter dem tastenden Finger. Erst ändert sich nichts, dann beginnt eine Bewegung am kranialen Partnerdorn. Er weicht zur unten liegenden Seite hin aus. Im umliegenden Gewebe, vor allem interspinal, wird eine zunehmende Spannung tastbar. Die Dornbewegung wird schließlich langsamer, das *Spannungsmaximum* wird erreicht. Gleichzeitig hört die Bewegung im untersuchten Segment auf und beginnt im nächsttieferen. Der kaudale Dorn beginnt, sich unter dem Finger zu bewegen.
- Für die Übung ist die Phase am Bewegungsende die entscheidende. Deshalb soll sie mehrfach wiederholt werden. Dazu wird die Bewegung ein Stück zurückgenommen und erneut langsam ans *Bewegungsende des Segments* geführt. Anfänger tasten das Weggehen von der Spannung meist besser als die Spannungszunahme bei der Segmenteinstellung. Schließlich soll der palpierende Finger lernen, die *Mitbewegung des kaudalen Dorns zu verhindern.* Bei Segmenten mit geringer Beweglichkeit ist der Weg bis zur Endespannung sehr kurz und für weniger Geübte schwer erkennbar. Dann wird bei den Wiederholungen von Zurücknahme der Spannung und Führung ans Bewegungsende zusätzlich die Wegwahrnehmung betont.

2. Palpationsmerkmal: Unterschiede der Spannungsentwicklung an den Segmenten bis zur Endespannung im Sequenzvergleich und zwischen Neutralstellung und Anteflexion.

- Der tastende Finger rückt einen Interspinalraum weiter nach kaudal und nimmt hier den gleichen Bewegungs- und Spannungsablauf wahr.
- Die Ausschläge werden von Segment zu Segment bis Th12 allmählich größer, erkennbar an der Wegstrecke, die die bewegende Hand mit der Schulter je Segment zurücklegt. Beim Übergang in die LWS (meistens Th12/L1) ist dann abrupt nur noch ein sehr kleiner Bewegungsausschlag erkennbar. Interspinal nimmt der Untersucher nur die Spannungszunahme wahr, die sich sofort von einem Segment zum nächsten überträgt. Der Rumpf muss jetzt sehr langsam weiterbewegt werden. Die Bewegungsstrecke, die bei Palpation an der gesamten LWS durchlaufen wird, entspricht ungefähr der bei Rotation des letzten thorakalen Segments. In leichter Anteflexion (bei angebeugten Beinen) ist die Beweglichkeit größer, die Spannungsentwicklung langsamer, „weicher", und dadurch für den Lernenden besser zu erkennen.

Die Palpationsübung wird mit vertauschter Handfunktion auch auf der anderen Seite geübt.

6.2.2 Erkennen des interspinalen Spannungsverlaufs bei segmentaler Rotationseinstellung von kaudal her

Übungsschritte

➤ Abb. 6.4: Der Patient liegt auf der linken Seite, ein Polster unter dem Kopf, die Beine leicht gebeugt aufeinander. Der Übende führt das oben liegende Bein mit seiner fußwärts weisenden (linken) Hand in die rechtwinklige Hüftbeugung, der Fuß bleibt auf dem unteren Bein liegen. Das Knie wird von vorne unten gefasst und getragen, der Oberschenkel horizontal gehalten. Der andere Untersucherarm stützt mit dem Ellbogen den Thorax von dorsal, die Hand liegt auf

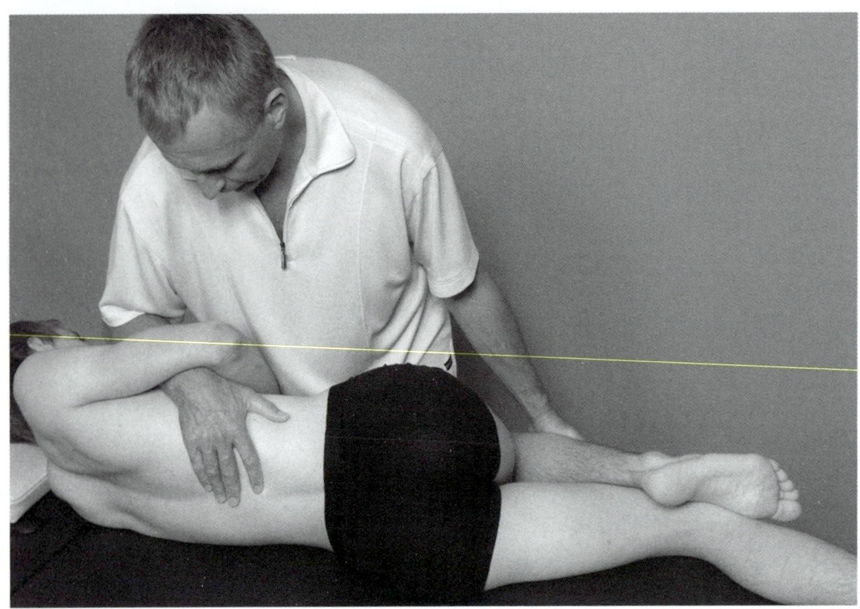

Abb. 6.4 Bewegungsführung in Rotation des Rumpfes vom Becken her mit Palpationsübung für die dabei an den lumbalen Segmenten ablaufenden Spannungsänderungen. [K325]

der oberen LWS, die Zeigefingerbeere liegt tastend in der Grube des Interspinalraums L5/S1.

1. Palpationsmerkmal: Unterschiede der Spannungsentwicklung an den Segmenten bis zur Endespannung bei Einstellung der Rotationsendespannung zwischen BWS und LWS.

- Die linke Hand senkt langsam das Knie ab, führt den Oberschenkel in die Innenrotation im Hüftgelenk, bis das Becken der Bewegung nach vorn folgt.
- Sofort mit Beginn der Beckenbewegung entsteht im untersten lumbalen Interspinalraum Spannung, meistens ohne vorher tastbare Bewegung. Unter sehr kleinen Bewegungsschritten läuft sie von Segment zu Segment nach kranial weiter und erreicht schnell den thorakolumbalen Übergang. Die Bewegung muss daher besonders langsam geführt werden. Wieder sollte sich der Übende durch Vor- und Zurückbewegen von seiner Palpationssicherheit überzeugen. Er muss sich dabei bewusst machen, dass durch die sehr geringe Rotationsfähigkeit der LWS-Segmente die Endespannung von Segment zu Segment fast ohne einen merkbaren Spannungsweg erreicht wird.

Auch hier wird zur beidseitigen Schulung des Tastempfindens auf die Gegenseite umgelagert und dieselbe Übung mit vertauschter Handfunktion durchgeführt.

6.3 Übungen zum segmentalen Spannungsverhalten bei Atmung

Übungsziel

Erkennen von Spannungswechseln während der Atemphasen an der Seitneigebarriere von HWS- und BWS-Segmenten.

Wahrnehmung: Es gibt Segmente, deren Spannung bei Inspiration steigt („Ein-Aus-Segmente") und Segmente, deren Spannung bei Exspiration steigt („Aus-Ein-Segmente").

Das segmentale Spannungsverhalten der tiefen, kurzen Muskeln bei der Atmung ist nicht identisch mit dem Verhalten der oberflächlichen, langen Muskelschichten, bei denen die Spannung bei Einatmung zu- und bei Ausatmung abnimmt. Dieser Unterschied muss zuerst erkannt werden.

Bei den Übungen fühlt der Modellpatient diesen Spannungswechsel oft besser und schneller als der übende Behandler.

Da angenommen wird, dass diese segmentalen Spannungswechsel eine posturale Funktion repräsentieren (➤ Kap. 4.4.3) und deutlicher palpabel sind, wird im Sitzen geübt. Spätere Anwendung des segmentalen Atemverhaltens zur Mobilisationserleichterung erfolgt ebenfalls in sitzender Haltung.

Übungsschritte

➤ Abb. 6.5: *Spannungspalpation an der HWS.* Der Patient sitzt aufrecht, die Fußsohlen müssen Bodenkontakt haben. Der Übende steht abstützend hinter ihm. Für die Rechtsseitneigung schient der rechte Zeigefinger den unteren Partnerwirbel am Bogen von dorsolateral rechts, in den Kopfgelenken beginnend. Die linke Hand umfasst großflächig den Kopf von links seitlich und legt Kopf und HWS über die tastend haltende Hand in die Seitneige bis an die beginnende Spannung. In dieser Stellung atmet der Patient langsam, ruhig und nicht forciert. Während der Ventilationsphasen spürt der rechte Zeigefinger die Spannungswechsel der segmentalen Muskulatur.

Bei Einstellung von Segment zu Segment schult der Übende zunehmend seine Wahrnehmung für die beschriebenen Spannungswechsel.

➤ Abb. 6.6: *Spannungspalpation an der BWS.* Der Patient sitzt im Reitsitz am Bankende, die Arme hängen entspannt oder mit verschränkten Unterarmen. Der Übende steht hinter ihm. Seine rechte Hand stützt die Rippen in Höhe eines Segments von der rechten Seite her und schiebt, am Körper abgestützt, etwas nach links. Die linke Hand schiebt in gleichem Maße an der linken Schulter von der Seite her nach rechts. Über den Daumen der haltenden rechten Hand sinkt das Segment weich in die Neigung. In dieser Stellung atmet der Patient langsam und tief. Der Daumen palpiert neben dem Dorn und nimmt den Wechsel der Spannung bei Ein- und Ausatmung wahr. Daraus ergibt sich die Zuordnung zu „Ein-Aus-" oder

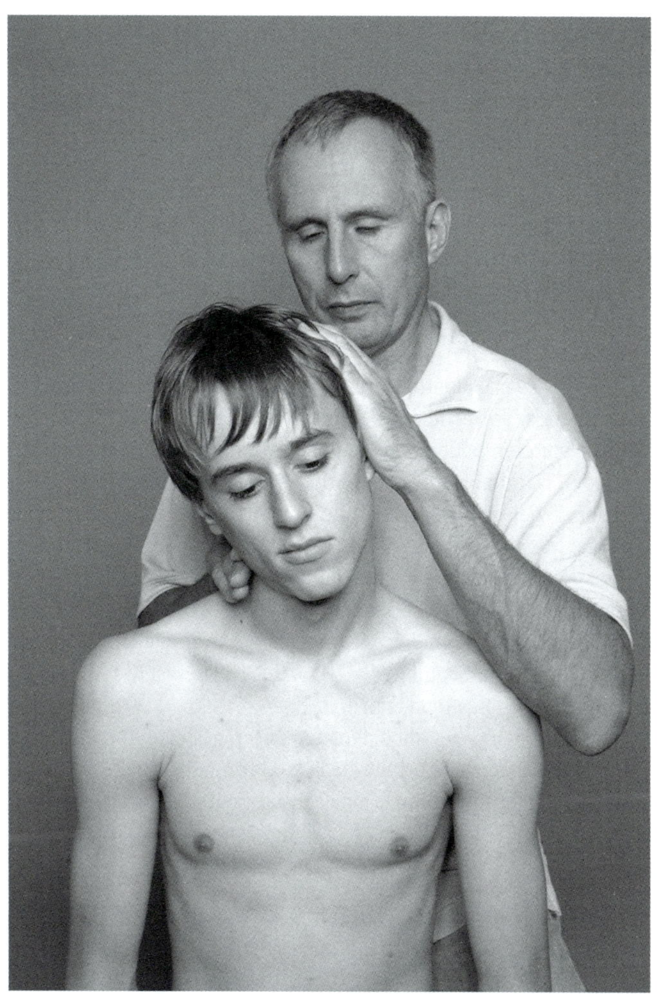

Abb. 6.5 Palpation der Spannungswechsel während der Atemphasen – HWS. [K325]

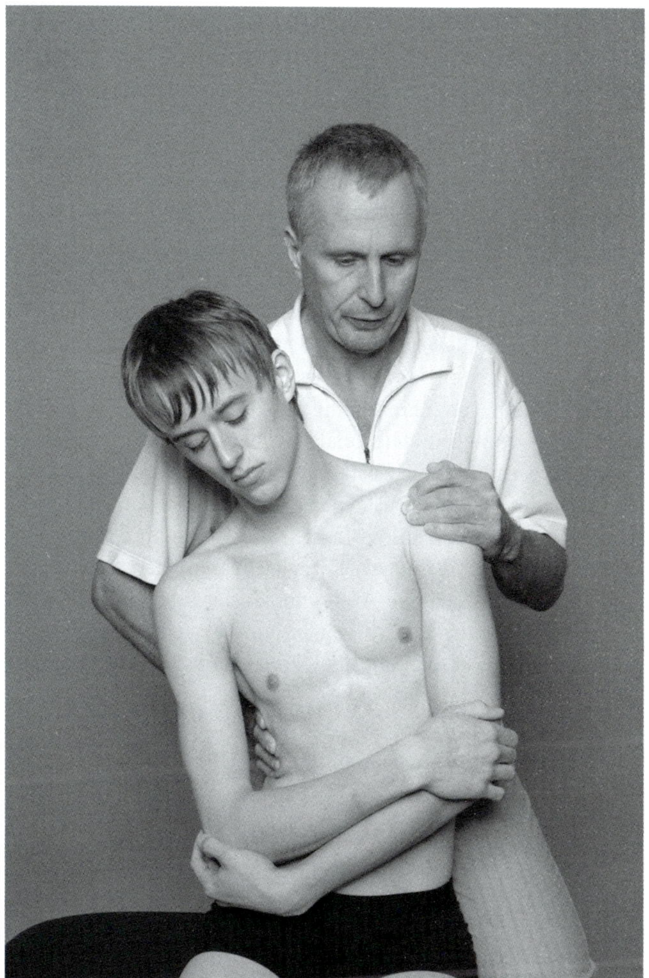

Abb. 6.6 Palpation der Spannungswechsel während der Atemphasen – BWS. [K325]

„Aus-Ein-Segmenten". Zur Übung der Palpationsempfindung wird die Seitneigeeinstellung von Segment zu Segment und mit wechselnder Seitneigerichtung eingestellt.

6.4 Übungen zum Erkennen der Qualität von Anfangsspannung

Übungsziel

Wahrnehmung des Spannungsmerkmals Anfangsspannung an Extremitäten und Rumpf.

Als Untersuchung soll die Prüfung der Anfangsspannung die aktuellen myofaszialen Spannungsverhältnisse unter Ausschaltung der dynamischen und posturalen Aktivität aufzeigen. Untersucht wird mit *physiologisch kleinen, passiven Bewegungsimpulsen.* Der Impuls soll so gering sein, dass keine Bewegung entsteht, d. h., er ist äußerlich nicht sichtbar. Der Fokus der *Palpationswahrnehmung ist auf die Anfangsspannung gerichtet,* nicht auf die Endespannung. Erwartet wird eine Symmetrie der Anfangsspannung (➤ Kap. 7.7).

Übungsschritte

Der Modellpatient liegt auf der Untersuchungsliege, nur die Fersen überragen das Bankende. Der Behandler steht neben der Liege. Er legt seine Hände großflächig von außen an korrespondierende Körperregionen. Nacheinander erst an der einen, dann an der anderen Seite gibt er einen weichen Anfangsimpuls unter der Vorstellung einer Innenrotation dieses Körperteils.

Als Antwort der Gewebe auf diesen Reiz wird ein ganz kurzer Moment der Gegenspannung wahrgenommen, sofort abgelöst durch angeschmiegtes Mitgehen mit der untersuchenden Hand. Fehlt dieses Anschmiegen, spricht das für erhöhte Geweberesistenz der Region, deren Einzelkomponenten im fortlaufenden Gang der Untersuchung aufgedeckt werden.

6

6.5 Übungen zum Erfassen der aktuellen Gewebebalance bei Einstellung an einer Rotationsbarriere

Kombiniert man die Einstellung an der Barriere einer Bewegungsrichtung mit der Einstellung der größten Gewebebalance in allen weiteren Winkelrichtungen und zugehörigen Verschiebungen in der Bewegungsebene, lässt sich die Barriere näher an die aktuelle Neutralposition des Segments heranführen.

Unter Beibehaltung einer eingestellten Barrierespannung wird geübt, wie kleine Bewegungen in Seitneige und Lateralverschiebung, Flexion, Extension, a. p. Verschiebung, Traktion und entlastende Annäherung, Einatmung und Ausatmung die Spannung verändern. Die mehrdimensionale Einstellung mit der geringsten Spannung vermittelt den Zustand der besten Balance im Zusammenspiel aller Gewebe. Es ist eine Einstellung, in der alle Möglichkeiten genutzt werden, die geringste Nozizeption für das Segment zu erreichen. Sie ist in ihrem Ziel vergleichbar mit der „freien Richtung", die im Dr.-Karl-Sell-Ärzteseminar der MWE (Gesellschaft der Ärzte für Manuelle Wirbelsäulen- und Extremitätentherapie) zur Bestimmung der Richtung des Manipulationsimpulses gefordert wird.

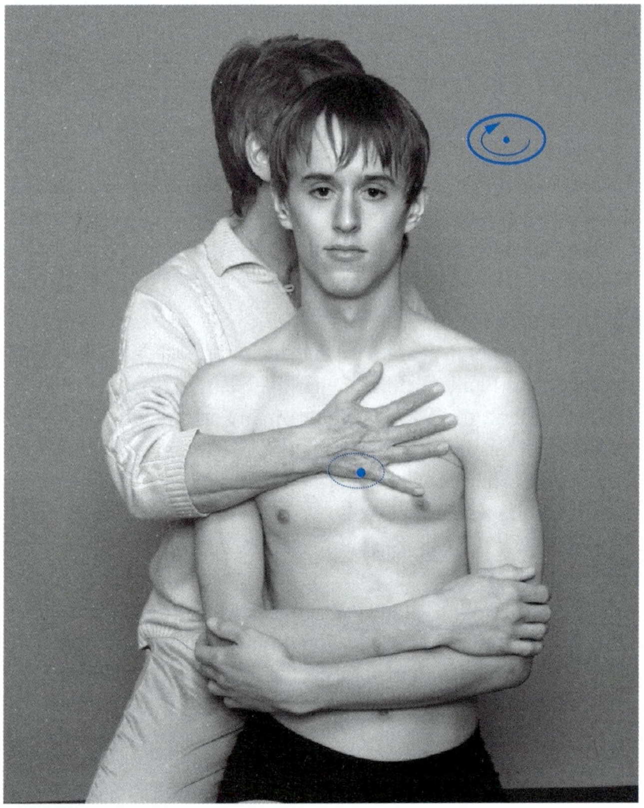

Abb. 6.7 Einstellung eines BWS-Segments an der Rotationsendespannung (Rotationsbarriere), im Bild Th4/5, nach rechts. Unter Beibehaltung dieser eingestellten Endespannung soll geübt werden, wie kleine Bewegungen in Seitneige, Flexion, Extension, Traktion oder Kompression, Einatmung oder Ausatmung die Spannung verändern und wie man den Zustand der besten Balance im Zusammenspiel aller Gewebe palpieren kann. [K325]

Diese Palpationsübung setzt voraus, dass gelernt wurde, die Endespannung zu erkennen und einzustellen und die Bewegungsführung bereits gut beherrscht wird.

Übungsziel

Differenzierte Wahrnehmung der Gewebebalance am Segment, das in Behandlungsrichtung an der Endespannung eingestellt ist. *Beispielhaft werden die Palpationsübungen für Traktion und entlastende Annäherung und zum segmentalen Atemverhalten beschrieben.*

Übungsschritte

➤ Abb. 6.7: Zur Palpationsübung an der Brustwirbelsäule sitzt der Modellpatient aufrecht, angelehnt an die Übende. Er legt seine Unterarme vor dem Bauch übereinander. Mit dem Daumen der linken tastenden Hand nimmt die Übende von links am Dorn des unteren Partnerwirbels Kontakt, die Daumenspitze nimmt die Spannung am Interspinalraum wahr. Sie umgreift mit dem rechten Arm den Rumpf des Modellpatienten, die Hand nimmt großflächig Kontakt am Thorax. Danach führt sie über den Kontakt am vorderen Thorax und Rumpf die Rotation um die Wirbelsäulenachse des Patienten bis zur Endespannung im Segment (➤ Kap. 9.3.4). Dies ist die Ausgangsstellung für die folgenden Schritte:

- ➤ Abb. 6.8 und ➤ Abb 6.9: Ohne die eingestellte Rotationsbarriere aufzugeben, bringt die Übende das eingestellte Segment nacheinander in minimale axiale Traktion und entlastende

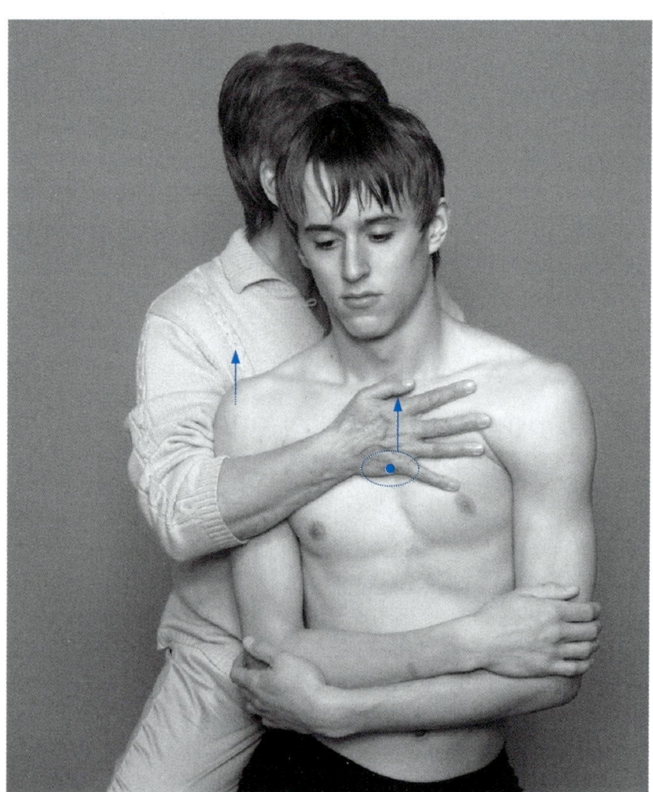

Abb. 6.8 Im Segment Th4/5, das in Rechtsrotationsendespannung eingestellt ist, wird die Balancesituation zwischen Traktion und Annäherung palpiert. Im Bild die Darstellung der Traktionsphase. [K325]

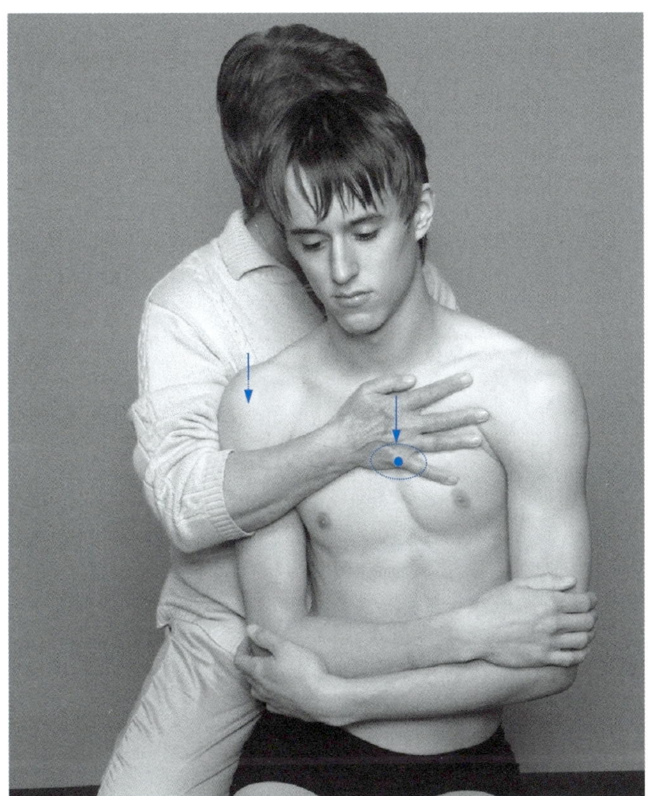

Abb. 6.9 Im Segment Th4, das in Rechtsrotationsendespannung eingestellt ist, wird die Balancesituation zwischen Traktion und Annäherung palpiert. Das Bild zeigt die Phase der entlastenden Annäherung. [K325]

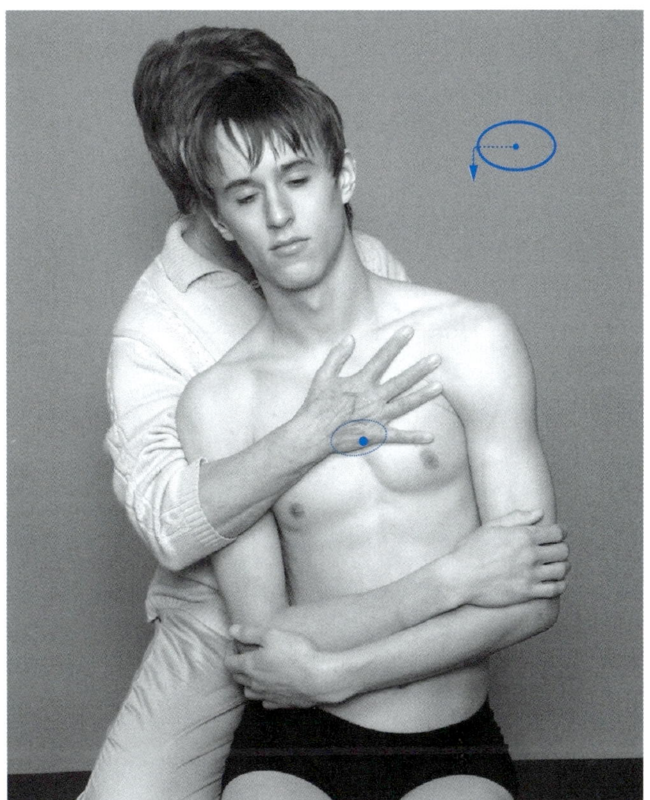

Abb. 6.10 Im Segment Th4/5, das in Rechtsrotationsendespannung eingestellt ist, wird die Balancesituation zwischen Rechts- und Linksseitneige palpiert. Im Bild eine Rechtsseitneige. [K325]

Annäherung. Die palpierende Hand am Segment zeigt auf, welche der Komponenten für die Behandlungseinstellung am günstigsten ist.

- ➤ Abb. 6.10: In der eingestellten Rotationsbarriere bewegt die Übende das Segment in Rechts- und Linksseitneige; nur sehr kleine Seitauslenkungen sind möglich. An der Rotations-Seitneige-Barriere palpiert sie die Spannungsänderung bei Ein- und Ausatmung und legt fest, ob es sich um ein „Ein-Aus-Segment" oder ein „Aus-Ein-Segment" handelt (➤ Kap. 6.3).

Die Palpationsfähigkeit, die in diesen Übungen erworben wird, ist besonders wichtige Voraussetzung für die Einstellung zur Manipulation, die zur Impulsgebung vorher in automatischer, mehrdimensionaler Kombination die balancierte Barriereeinstellung aufsucht. Sperrt sich eine der Richtungen, d. h., die Balance kann nicht erreicht werden, spricht das für Nozizeption, die der Manipulation entgegensteht.

Zu effektiver Mobilisation wird die mehrdimensionale Einstellung nicht als Summenfaktor wie bei der Manipulation, sondern in Reihenfolge hintereinander vorgenommen. Die Atemphase, in der das Segment die geringste Spannung hat, wird drei bis fünf Sekunden verlängert. Die Kontrolle nach der Entspannung zeigt meist die hohe Effektivität dieser sog. „funktionellen Technik".

6.6 Vorbemerkungen zum technischen Teil

Die nachfolgenden Technikbeschreibungen wenden sich gleichermaßen an Ärzte und Physiotherapeuten.

Kriterien für die Auswahl der *Behandlungstechniken* waren einerseits die zuverlässige Wirksamkeit der Methoden für die Normalisierung der möglichen Blockierungsbefunde und andererseits die schonend weiche Einwirkung auf Gelenk und Weichteile unter Bevorzugung physiologischer Kräfte durch aktive Bewegungen. Alle dargestellten Behandlungstechniken sind auch für die Anwendung in der krankengymnastischen Behandlung geeignet. Ausschließlich ärztliche Behandlungstechniken werden nicht besprochen.

In der Rollenverteilung von Arzt und Physiotherapeut bei der Betreuung von Funktionsstörungen des Bewegungssystems liegt das Schwergewicht der *ärztlichen Tätigkeit in der Diagnostik, Differenzialdiagnostik, Indikationsstellung für den Behandlungsweg und in der Probebehandlung als Reaktionsdiagnostik.* Die *physiotherapeutische Tätigkeit umfasst die Behandlung der Funktionsstörungen,* nachdem die Indikation (➤ Kap. 12) dafür gestellt wurde. Die Behandlungstaktik in *Aufbau und Intensität (Dosierbarkeit) der Behandlung und die Wirksamkeitsüberprüfung anhand der Befundkontrolle* sind ihre spezielle Aufgabe. Die spezifisch krankengymnastische *Korrektur unökonomischer Motorik* ist Teil der Rezidivprophylaxe.

Es gibt zahlreiche Darstellungen der manualmedizinischen Untersuchungs- und Behandlungstechniken. *Wir stellen die Techniken vor, die dem Weiterbildungsprogramm des Seminars Berlin (ÄMM – Ärztevereinigung für Manuelle Medizin) in der Deutschen Gesellschaft für Manuelle Medizin e. V. in den Kursen mit vorwiegender Wirbelsäulenthematik für Ärzte und für Physiotherapeuten entsprechen.* Die vorgestellte Auswahl folgte den eigenen Erfahrungen der Autoren in ihren Sprechstunden in Abstimmung mit den im Seminar Berlin unterrichtenden Ärzten und Physiotherapeuten.

Vorteilhafte Weiterentwicklungen von Untersuchungs- und Behandlungstechniken setzen sich meistens anonym durch. Nur vereinzelt werden sie schriftlich veröffentlicht. Die meisten werden mündlich in Kursen weitergegeben. Da wir außerdem Prioritätsfragen in technischen Details für unbegründet halten, werden bei den Technikbeschreibungen keine Namen genannt.

Umfassende orientierende Untersuchung des Bewegungssystems

In diesem Abschnitt werden Untersuchungstechniken beschrieben, aus denen die *globale myofasziale Spannungsverteilung* eines Patienten und ihre Zeichen in den Stereotypen „Gehen" und „Stehen" erkannt werden können. Hinweise auf die aktuelle Pathogenität einer Region führen zur Untersuchung regionaler Spannungsphänomene. In der Alltagssprechstunde sind *regionale Spannungsphänomene* mit starkem Hinweischarakter Teil der umfassenden orientierenden Untersuchung. Zusammengefasst ist dieser Ablauf in ➤ Kap. 7.9.

Aus der Anamnese und der umfassenden orientierenden Untersuchung ergibt sich oft der Verdacht, das Schmerzsyndrom werde aus *Störungen der Stereotype* unterhalten, die Stabilität und Dynamik von Wirbelsäule und Gelenken sichern. Dann sind orientierende Untersuchungen, wie in ➤ Kap. 7.10 beschrieben, angezeigt.

KAPITEL

7 Global orientierende Untersuchung des Körperstamms

7.1 Vorbemerkungen zur funktionellen Anatomie der Wirbelsäule

Die funktionelle Anatomie weist auf Gegebenheiten hin, die für die spezifische Funktion eines Körperabschnitts Bedeutung haben und damit auch für die *Funktionspathologie.* Hier werden die gemeinsamen anatomischen Funktionsmerkmale der Wirbelsäule dargestellt. Die Besonderheiten der einzelnen Wirbelsäulenabschnitte werden vor den entsprechenden Kapiteln besprochen (➤ Kap. 8, ➤ Kap. 9, ➤ Kap. 10).

Brustwirbelsäule, Thorax, Lendenwirbelsäule und Becken bilden einen äußerlich einheitlich wirkenden Körperabschnitt. Davon setzt sich die Halsregion als stark bewegliche Verbindung zwischen Rumpf und Kopf deutlich ab.

In ihrer Form unterscheiden sich die Wirbel der Wirbelsäulenabschnitte HWS, BWS und LWS (➤ Abb. 7.1). Davon sind die Besonderheiten ihrer Funktion abhängig.

Kreuzbein und Steißbein sind ohne aktive Beweglichkeit in das Becken eingepasst. Die Brustwirbelsäule ist mit dem Thorax zu einer Bewegungseinheit verbunden. Nur im Zusammenhang mit Thorax und Becken lassen sich Funktion und Funktionsstörungen von Brust- und Lendenwirbelsäule untersuchen, behandeln und verstehen.

Der *Einzelwirbel* besteht aus dem vorn liegenden Wirbelkörper und dem hinten angesetzten Wirbelbogen mit seinen Fortsätzen. Links und rechts dorsal am Wirbelköper liegen die Bogenwurzeln, die beide Teile – Wirbelkörper und Wirbelbogen – miteinander verbinden. Die wichtigsten Fortsätze sind der *Dornfortsatz,* zwei *Querfortsätze* und je zwei obere und untere *Gelenkfortsätze.* Oberer und unterer Gelenkfortsatz einer Seite sind mehr oder weniger direkt und massiv miteinander verbunden. Am oberen Gelenkfortsatz schaut die *Gelenkfläche (Facette)* nach dorsal, am unteren nach ventral (➤ Abb. 7.2). Jede Wirbelsäulenregion hat andere, *charakteristische Stellungen der Gelenkfortsätze* und der Gelenkspalte. *Dem entsprechen spezifische Bewegungsfreiheiten* des jeweiligen Abschnitts. Die Wirbelkörper zweier Nachbarwirbel werden durch das Polster des *Discus intervertebralis* (Bandscheibe) miteinander verbunden und gleichzeitig in Distanz gehalten. Die Wirbelbögen und Dornfortsätze sind durch Bandzüge miteinander verbunden. Der obere Gelenkfortsatz des unteren Partnerwirbels und der dahinterliegende untere Gelenkfortsatz des oberen Partners jeder Seite bilden das *Wirbelgelenk.* Vor dem Gelenk und zwischen beiden Bogenwurzeln liegt unmittelbar hinter dem Wirbelkörper und dem intervertebralen Diskus das Foramen intervertebrale.

Sämtliche verbindenden Strukturen zweier Nachbarwirbel – Bänder, Discus intervertebralis, Gelenke und Foramen intervertebrale – werden nach Junghanns als Bewegungssegment (➤ Abb. 7.2) bezeichnet.

Aufgaben der Wirbelsäule

Die Wirbelsäule ist die zentrale Stütz- und Bewegungsachse des Körperstamms. Ihr werden *drei Aufgaben* zugeschrieben, die nachfolgend genauer beleuchtet werden:

- Tragen
- Bewegen
- Schützen

Tragen

Die Tragefunktion wird von der Wirbelkörperreihe wahrgenommen. Der Wirbelkörper gibt die Last über die Bandscheibe auf den nächsttieferen Wirbelkörper und schließlich auf das Sakrum weiter. Das Sakrum überträgt sie über die Sakroiliakalgelenke auf die Hüftbeine und damit auf das Hüftgelenk.

Die Grenzfläche zwischen spongiösem Wirbel und weichem Diskus ist eine Knochenknorpelplatte, die gegen den Nucleus pulposus abdichtet und ihn als bewegliches Polster zwischen den Partnerwirbeln erhält. Die mechanische Pathologie dieser Abdichtung beschrieb Luschka als Erster und Schmorl dann ausführlich.

Eine Sonderstellung nehmen die ersten beiden Bewegungssegmente der Halswirbelsäule ein: Sie haben keine Bandscheiben. Die Lastübertragung erfolgt hier durch je ein Gelenkpaar.

Bei Hyperlordose der unteren zervikalen oder lumbalen Bewegungssegmente mit verstärkter Kippung der Wirbel tragen auch diese Gelenke. Ihre Gelenkflächen adaptieren sich durch Knochenumbau, röntgenologisch als Verstärkung der Kortikalis erkennbar.

Eine weitere Tragefunktion für die Körperlast kommt der ventralen Kette von Thorax bis Beckenschaufel zu. Diese Lastübertragung entlastet die Wirbelsäule und die Sakroiliakalgelenke. Bei normal funktionierender *Bauchwandmuskulatur* ruht der Thorax mit der Zwerchfellkuppel auf dem nicht komprimierbaren Inhalt der Bauchhöhle, der auf den Beckenschaufeln liegt. Die Bauchpresse erhöht den Anteil dieser Tragefunktion. Er wird begrenzt, wenn der intraabdominale Druck den arteriellen Blutdruck erreicht. Eine gut koordinierte Funktion von Bauchwand, Zwerchfell und Rückenmuskulatur bedeutet Schutz für die Wirbelsäule. Die Aufrichtung der Lordose mit Spannungszunahme der lumbodorsalen Faszie entlastet die Rückenmuskulatur zusätzlich.

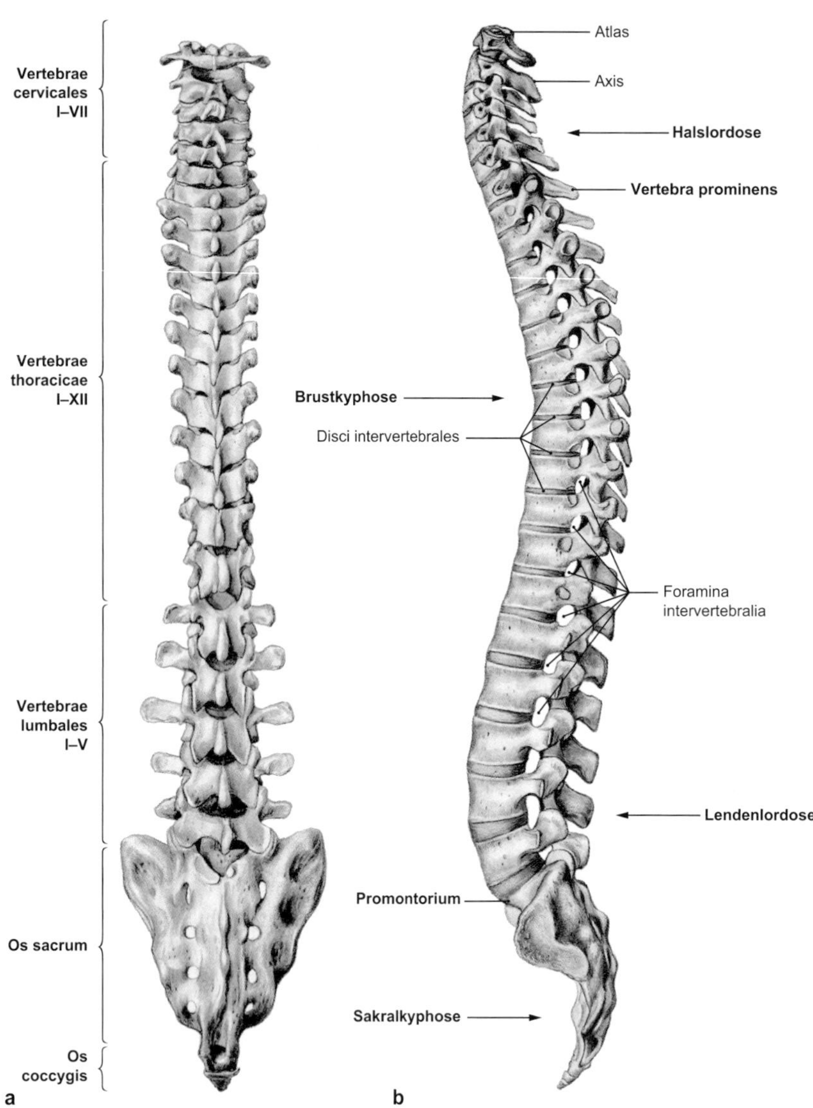

Abb. 7.1 Die Wirbelsäule ohne Brustkorb; a) Ansicht von hinten, b) Ansicht von der Seite. [S000]

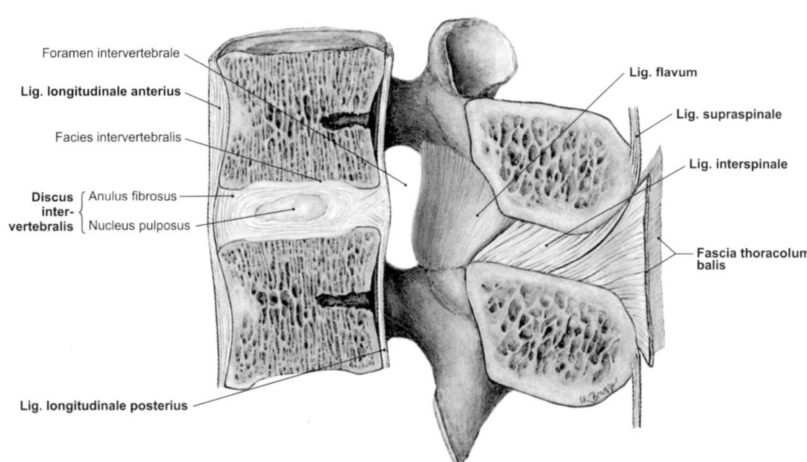

Abb. 7.2 Das Bewegungssegment (nach Junghanns): Bänder, Discus intervertebralis, Gelenke, Foramen intervertebrale. Im Bild ein lumbales Bewegungssegment von der Seite betrachtet. [S000]

Bewegen

Die Höhe der Bandscheiben ist ein orientierendes Maß für die Beweglichkeit der Bewegungssegmente. In Beziehung gesetzt zur Höhe der Wirbelkörper ergeben sich folgende Verhältnisse:

- Für die Lendenwirbelsäule 1 : 3
- Für die Brustwirbelsäule 1 : 5
- Für die Halswirbelsäule 1 : 2,5

Das bedeutet, die Halswirbelsäule mit den relativ höchsten Bandscheiben hat die größte Beweglichkeit. Am Einzelsegment lässt sich aus der Höhe des Bandscheibenraums im Röntgenbild auf das strukturell gegebene Bewegungsvermögen schließen. Im Vergleich zu den Nachbarsegmenten gibt sie einen Anhalt für die relative Beweglichkeit des Segments.

Die Gelenke schienen die Bewegungen. Sie begünstigen bestimmte Richtungen und begrenzen andere. Je steiler die Gelenke stehen, umso weniger Scherkräfte treten an der Bandscheibe bei Vor- und Rückbeuge auf. Die Besonderheiten der Gelenkstellung in den einzelnen Abschnitten werden am Anfang der jeweiligen Kapitel besprochen (➤ Kap. 8, ➤ Kap. 9, ➤ Kap. 10).

Die Muskulatur, vor allem die Gruppe der Rückenstrecker, hat ihre Ansätze an den Bögen und Fortsätzen, die dabei als Hebel wirken. Die Knochenstrukturen sind dementsprechend biegungsfest konstruiert. Sie bilden auch in dieser Beziehung einen deutlichen Gegensatz zu den spongiösen Wirbelkörpern, die vor allem flächigen Druckkräften ausgesetzt sind.

Schützen

Als zentrale Bewegungsachse macht die Wirbelsäule bei allen Rumpfbewegungen die kleinsten Ausschläge. Sie ist deshalb zum Schutz des Rückenmarks im Spinalkanal/Foramen intervertebrale vorzüglich geeignet. Der Spinalkanal liegt unmittelbar hinter den Wirbelkörpern und wird dorsal durch die knöchernen Spangen der Wirbelbögen und die dazwischenliegenden Bänder geschützt. Paarweise treten die Spinalwurzeln zwischen den Bogenwurzeln aus. Die räumlichen Beziehungen machen es verständlich, warum Wirbelsäule und Spinalwurzeln (bzw. Rückenmark) sich gegenseitig pathogenetisch beeinflussen können. Der in den Spinalkanal vordringende lumbale Diskusprolaps, die Bildungsanomalie des engen Wirbelkanals und das Neurinom der Spinalwurzel im Foramen intervertebrale sind Beispiele dafür, wie Raumenge zum Funktionsausfall von neuralen Strukturen führen kann. Werden dabei Rezeptoren gereizt (z. B. an den Hirnhäuten), kann auch Schmerz auftreten und die Beweglichkeit eingeschränkt werden.

7.2 Orientierende Untersuchung durch Inspektion

Bei jeder Erstvorstellung und jeder Neuerkrankung sollte sich der Untersucher eine orientierende Übersicht über das ganze Bewegungssystem durch sorgfältige Inspektion des Patienten verschaffen und die Beobachtungen dokumentieren. Es ist vorteilhaft, dabei immer in der gleichen Reihenfolge vorzugehen.

7.2.1 Inspektion des gehenden Patienten

Bei der Betrachtung des gehenden Patienten wird zunächst darauf geachtet, ob das Gangbild einen „harmonischen“ Eindruck macht, d. h., ob alle Körperteile sich geschmeidig (synkinetisch) an der Vorwärtsbewegung beteiligen. Diese Harmonie ist wesentlich abhängig von der Symmetrie beim Ausschreiten, vom Vorhandensein der Rotationssynkinesen und von symmetrisch frei schwingenden Armen. Es ist vorteilhaft, auf das Auftrittsgeräusch zu hören und den Gang des Patienten von vorn und von hinten zu beobachten, um alle Auffälligkeiten zu erfassen. Steif gehaltene oder besonders stark bewegungsbelastete Abschnitte interessieren vor der Wirbelsäulenuntersuchung am meisten.

Bewertet wird die *Symmetrie oder Asymmetrie* folgender Faktoren:

- Auftrittsgeräusch und Schrittlänge
- Rotationsbewegung Becken
- Seitneigebewegung Becken
- Armpendelbewegung, evtl. Schultergürtelmitbewegung
- Höhe der Rotationsebene in der BWS

Auftrittsgeräusch und *Schrittlänge* stehen für die Ökonomie des Ablaufs der Standphase des Gangs. Als gezielte Untersuchung dieses Systems könnte nach Behandlung der einfachen und verketteten Funktionsstörungen zur weiteren Behandlungsplanung der Stereotyptest Hüftextension nötig werden.

Die *Beckenrotationsbewegung* ist abhängig von der thorakolumbalen Rotationsfähigkeit und der dreidimensionalen Stabilisierung des Beckenrings über den Beinen. Im günstigsten Fall ist die Beckenmitbewegung nach Behandlung thorakolumbaler und lumbosakraler Funktionsstörungen wieder frei.

Bei guter Stabilisierung von Becken und Rumpf in der Frontalebene ist keine *Beckenseitneigebewegung* zu erwarten. Ein- oder beidseitige Hinweise auf absinkendes Becken machen spätere gezielte Stereotypuntersuchungen der frontalen Stabilisierung des Beckens über den Beinen (Hüftabduktion als Test) wahrscheinlich.

Die freie thorakolumbale Mitrotation bei jedem Schritt bewirkt symmetrisch *mitschwingende Arme.* Schwingen die Arme nicht symmetrisch, sind die Hinweise vielschichtig zu interpretieren. Unter „Klinischer Hinweis“ sind einige Beispiele aufgezeigt.

Klinischer Hinweis

- Bei *segmentaler thorakolumbaler Blockierung mit Rotationsstörung* fehlt der Schwungimpuls für den Arm; die Mobilisation löscht das Defizit sofort.
- Eine *Muskeldysbalance* mit *Abschwächung des M. gluteus maximus* bewirkt beim Gehen verminderte Hüftstreckung. Die fehlende Streckung wird durch vermehrte LWS-Lordosierung bei jedem Schritt ausgeglichen, die thorakolumbalen Rückenstrecker werden überlastet. In der Folge blockiert der thorakolumbale Übergang und die Rotationsbewegung verlagert sich in die mittlere BWS mit kompensatorischer Hypermobilität bei Th6/7.
- Das sog. *Etagensyndrom nach Janda* kann sich aus dieser Dysbalance, beidseitig und über längere Zeit bestehend,

entwickeln und zu schweren chronischen Verschleiß- und Schmerzsyndromen führen. Bei solchem Verdacht werden Hüftextension (in Bauchlage) und Hüftabduktion (in Seitlage) untersucht (Janda). Eine frühzeitige dynamische Aktivierung der stabilisierenden Rumpfmuskulatur im Aktivierungsmuster ist der Beweis für die Inkoordination.

- *Defizite in der koordinierten Funktion der Bauchwand mit dem Zwerchfell und der Rückenmuskulatur* (➤ Kap. 7.1) sind klinisch schwerwiegend. Fehlende Balance in diesem Funktionssystem führt zu Veränderungen in statischen und dynamischen Funktionsketten. Rezidivierende Blockierungsmuster betreffen dann alle Wirbelsäulenregionen und greifen auf die Extremitäten über. Durch Vorziehen des Kopfs und über Protraktion der Schultern schiebt sich solch ein Patient Schritt für Schritt vorwärts. Die Mitrotation beim Gehen ist in das Segment Th4/5 verlagert; Blockierungen rezidivieren innerhalb kürzester Zeit mit großer lokaler Schmerzhaftigkeit. Bei solchem orientierenden Befund ist sicher, dass zur Diagnosefindung eine umfangreiche Untersuchung der Motorik nötig wird (➤ Kap. 7.10)

Die Befunde aus der orientierenden Untersuchung des Gehens zeigen die Zusammenhänge, die zur Entstehung klinischer Beschwerdebilder führen, besonders deutlich auf. Der Umfang ihrer Ausprägung lässt Rückschlüsse auf den Grad der Chronifizierung zu.

7.2.2 Inspektion des stehenden Patienten

Bei der Erstuntersuchung eines Patienten geht es vor allem darum, schnell den optimalen Therapieeinstieg zu finden. Gleichzeitig erwartet der Untersuchende aus der aktuellen statischen und dynamischen Organisation des Bewegungssystems Hinweise zur prognostische Einschätzung. Für diese umfassende Information bieten sich ausgewählte Spannungszeichen, typisch für jeweils eine Region und bei aufrechter Haltung geprüft, an.

Auch hierbei sollte der Untersucher immer in der gleichen Reihenfolge vorgehen.

Die Betrachtung des stehenden Patienten erfolgt:

- von der Seite (1),
- von hinten (2),
- von vorn (3).

Dabei wird vor allem auf Folgendes geachtet:

- Symmetrie im Körperbau
- Statische Symmetrieverhältnisse der einzelnen Abschnitte
- Oberflächenrelief in Bezug auf Symmetrie oder Auffälligkeiten, z. B. des Muskelpolsters in Form und Funktionszustand
- Wirbelsäulenkrümmungen
- Lotverhalten der Körperabschnitte in der frontalen und sagittalen Ebene
- Gleichgewichtseinstellung und Gewichtsverteilung über den Füßen

Statik in Seitenansicht

Die Verhältnisse sind am sichersten in *statischen Röntgenbildern* ablesbar. Die Betrachtung der Lotverhältnisse von der Seite (➤ Abb. 7.3) gibt Hinweise auf ausgewogene oder gestörte Aktivität der Muskulatur. Der äußere Gehörgang lässt sich als Kopfschwerpunktmarkierung benutzen. Das von dort gefällte Lot trifft bei ausgeglichener Muskelaktivität etwa auf das Os naviculare als Basis. *Kopf- und Basissenkrechte* fallen dann zusammen. Abweichungen des Kopflotes nach vorn oder hinten gegenüber dem Os naviculare hängen mit der Pathologie der Hüft- und Sakroiliakalgelenke oder mit Schmerzzuständen und der Mobilität der LWS zusammen.

Bewertung – Teilstatik der Abschnitte

Die Inspektion verfolgt den Verlauf des Kopflotes über den zervikothorakalen und dorsolumbalen Übergang zum Hüftgelenk.

Bei ausgeglichenen Verhältnissen verläuft die Schwerelinie zervikal vom äußeren Gehörgang durch den Wirbelkörper C7. Als äußerliche Entsprechung dient dem Betrachter der hintere Ansatz des M. sternocleidomastoideus am Schlüsselbein. Die typische Störung ist die Kopfvorhaltung. Inaktive tiefe Halsbeuger und überlastete oder sogar verkürzte Nackenstrecker formen die Hyperlordose des zervikokranialen

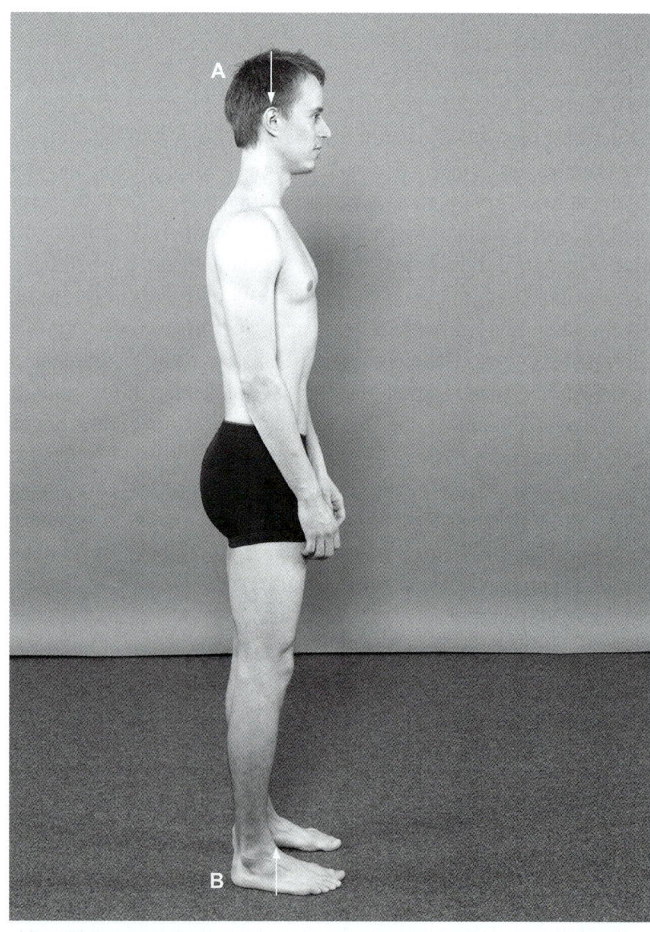

Abb. 7.3 Inspektion des stehenden Patienten von der Seite. Dabei werden die Lotverhältnisse des Rumpfes und seiner Abschnitte beachtet. A = Kopflot, B = Basissenkrechte. [K325]

Übergangs mit artikulären Funktionsstörungen und die Aufrichtung oder Kyphosierung der unteren HWS. Die Ursache der veränderten HWS-Statik ist primär eine motorische Steuerungsstörung.

Im Beckenbereich verläuft die Kopfschwerelinie durch den Wirbelkörper L5 und den Hinterrand des Hüftgelenks mit der Trochanterspitze als äußerliche Entsprechung.

Wenn der Trochanter deutlich vor der Kopf-Basis-Schwerelinie liegt, spricht Lewit von einer *Beckenanteposition*. Dieser Befund beruht auf einer Muskeldysbalance mit inaktiven Bauchwand- und Glutealmuskeln und verstärkt aktivierten lumbalen Rückenstreckern. Die Lumballordose ist nach kranial verlängert und oft auch verstärkt.

Im statischen Röntgenbild liegt normalerweise der Wirbel Th12 über L5 um eine Wirbelkörpertiefe nach hinten versetzt, bei Beckenanteposition noch mehr. Bei Betrachtung des Patienten von der Seite ist die Dornfortsatzreihe nicht erkennbar. Von schräg hinten lassen sich die Verhältnisse jedoch orientierend abschätzen.

Klinischer Hinweis

Körpervorhaltung mit Aufrichtung von LWS und Becken ist eine schmerzbedingte Zwangshaltung. Die Haltung ist peripher reflektorisch erzwungen. Sie kann durch einen Prolaps des Nucleus pulposus verursacht sein.

Statik in Rückenansicht

In Rückenansicht wird die symmetrische Ordnung der Körperabschnitte zur *Schwerelinie des Kopfs und zur Basis* geprüft (➤ Abb. 7.4): Fällt das Lot von der Hinterhauptmitte in die Mitte zwischen die Füße (Kopflot gleich Basissenkrechte)? Läuft es durch die Mitte zwischen den Schultern und durch die Analfalte?

Bewertung

Das Abweichen der Schwerelinie zu einer Seite ist Ausdruck der Mehrbelastung des gleichseitigen Beins.

Klinischer Hinweis

Seitabweichungen im Bereich des Beckens oder der Schultern bei sich deckendem Kopflot mit der Basissenkrechte weisen auf Schiefebenen (Beinverkürzung) oder auf Skoliose hin.

Isolierte *Kopfschiefhaltungen* oder *Abweichungen des Beckens* gegenüber der Basis zur einen und des Oberkörpers zur anderen Seite können Zwangshaltungen durch Schmerz sein. Sie sind selten Folge reiner Funktionsstörungen.

Symmetrieverhältnisse

Korrespondierende Punkte der Oberfläche sollen gleichweit von der Mitte entfernt und auf einer Horizontalen liegen. Das Oberflächenrelief soll gleiche Form und Größenverhältnisse zeigen. Bei der Betrachtung der statischen Organisation können Asymmetrien an erkennbaren *Skelettpunkten* und im *Muskelrelief auffallen*.

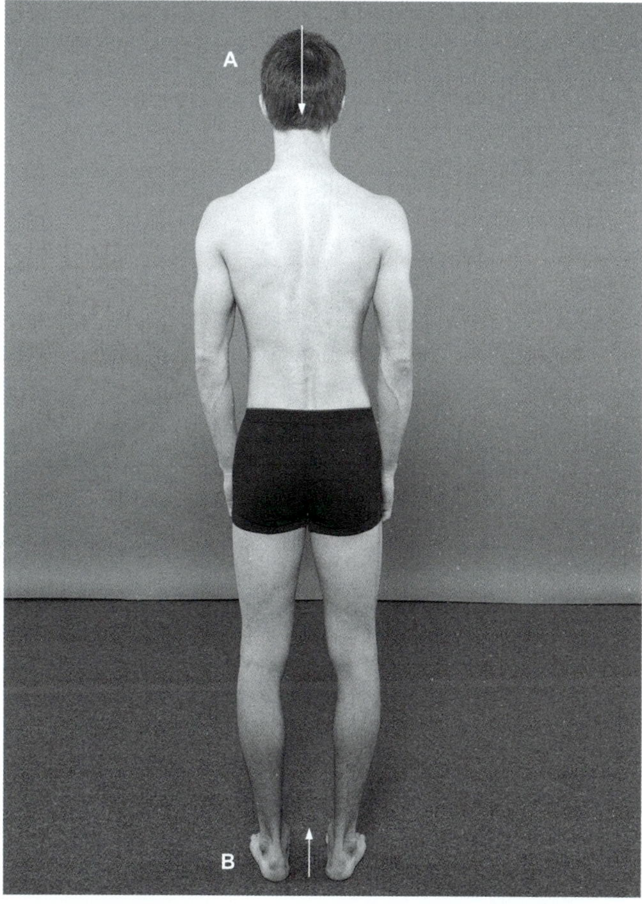

Abb. 7.4 Inspektion des stehenden Patienten von hinten. Der Betrachter vergleicht an Schultern und Rumpf die Symmetrie des Oberflächenreliefs und den Abstand korrespondierender Körperpunkte zum Kopflot (A) und zur Basissenkrechten (B). [K325]

7

Zur schnellen Verlaufskontrolle eignet sich die tabellarische Niederschrift, wie in ➤ Tab. 7.1 vorgeschlagen.

Klinischer Hinweis

Die meisten Symmetrie- und Lotabweichungen werden durch Störungen der motorischen Steuerung verursacht, die ihrerseits Wirbelsäulenfunktionsstörungen hervorrufen können. Bei groben Auffälligkeiten besteht der Verdacht auf eine komplexe motorische Funktionskrankheit (➤ Kap. 7.10).

7.3 Orientierende Untersuchung durch Palpation im Stehen (Sitzen)

General Listening (Synonym: Ecouté, *frz.*)

➤ Abb. 7.5: General Listening (palpierend „Hören") dient zur Erstorientierung bei den myofaszialen Untersuchungstechniken mit Hinweis auf den aktuellen Balancezustand der myofaszialen Spannung des Patienten zwischen ventral und dorsal, rechts und

Tab. 7.1 Orientierende Inspektion im Stehen – Symmetrieverhältnisse. Schema zur Dokumentation

Inspektion von dorsal	Symmetrisch	Asymmetrisch Abweichung beschreiben	Inspektion von ventral	Symmetrisch	Asymmetrisch Abweichung beschreiben
Fersen			Füße: Zehen und Streckersehnen		
Waden			M. tibialis anterior		
Kniekehlen			Kniescheibe		
Medialer Oberschenkelrand (Adduktorenrelief)			M. quadriceps femoris		
Gesäßfalte, Gesäßform			Seitliche Hüftmuskulatur und Tractus iliotibialis		
Michaelis-Raute			Nabel, Bauchwandmuskulatur		
Lumbale Rückenstrecker			Unterer Brustkorbrand		
Untere Rippen			M. pectoralis major		
Taillenform			Schulterstellung, Klavikulaverlauf		
Schultern und Schulterblätter mit ihrer Muskulatur			Schulter-Hals-Linie		
Nackenrelief			M. sternocleidomastoideus		
			Supraklavikuläres Dreieck		

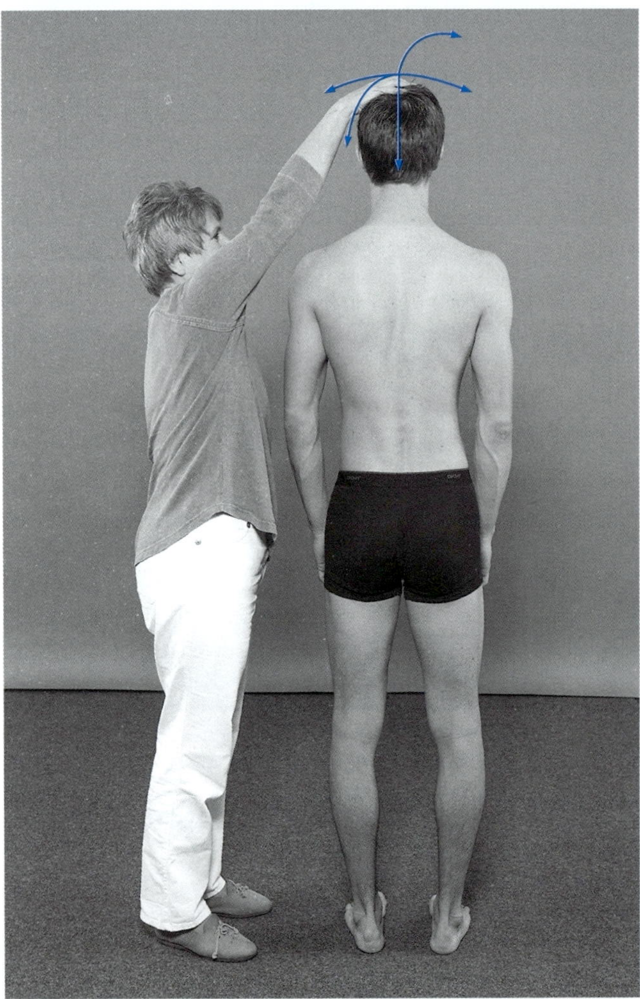

Abb. 7.5 Erstorientierung über den aktuellen myofaszialen Spannungszustand in aufrechter Haltung („general listening"). Mögliche Spannungsrichtungen: nach vorn/nach hinten, nach links/nach rechts und Kombination von a.p. und seitlicher Richtung oder fußwärts. [K325]

links, proximal und distal. Für diese Untersuchung muss die Untersuchende entspannt sein und sich auf die Wahrnehmung möglicher, kleiner Spannungsänderungen unter ihrer Hand konzentrieren.

Der Patient steht dazu aufrecht, die Untersucherin hinter oder neben ihm und legt ihre Hand gewichtslos auf den Scheitel (Bregma) des Patienten. Die Reaktion auf die minimale Änderung der „Umweltbedingungen" ist bei guter Symmetrie-Balance nicht merkbar. Spürt die aufgelegte Hand Zug in eine Richtung, ist von faszialer Desorganisation in der Zugrichtung auszugehen. Zug nach ventral kann dabei auf vermehrter Spannung der viszeralen Bindegewebsstrukturen hinweisen, Zug in die anderen Richtungen ist eher ein Hinweis auf Spannungen aus dem Bewegungssystem.

Oberflächenpalpation

In einem *ersten Tastzug* streicht die hinter dem Patienten stehende Untersucherin beidseits gleichzeitig, ruhig und zügig über die Haut des stehenden Patienten:

- von der Unterkiefergegend zum Nacken
- weiter über die Schultern zum Oberarm außen (➤ Abb. 7.6a).

In einem *zweiten Tastzug* gleiten die Hände:

- von der hinteren Achselfalte über das Schulterblatt
- zur Flanke und zum Becken (➤ Abb. 7.6b).

Die streichende Handfläche nimmt den *Tasteindruck* auf. In spannungsauffälligen Bereichen wird eine Haut-Unterhaut-Falte abgehoben. Lokale Verdickungen und Spannungsvermehrungen der Haut, ihre verminderte Verschieblichkeit und Abhebbarkeit und asymmetrische Befunde werden dokumentiert. Auffälligkeiten werden registriert, evtl. durch sofortiges Abheben der Kibler-Falte nachgeprüft. An den zweiten Tastzug schließt unmittelbar die Beckenpunktpalpation an (➤ Kap. 7.4.1)

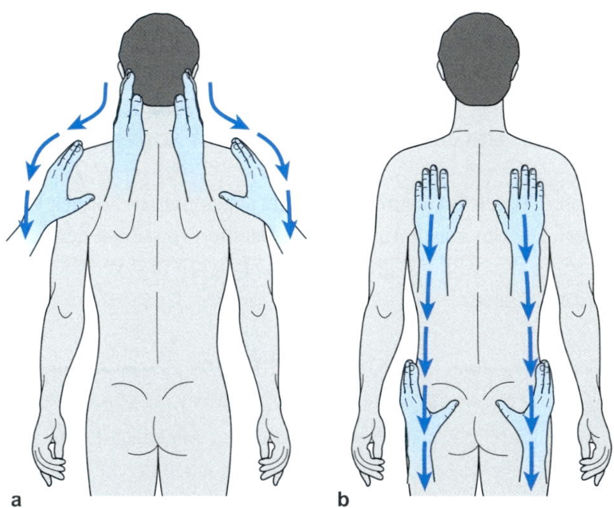

Abb. 7.6 Orientierende Palpation der oberflächlichen Gewebsschichten am stehenden Patienten zum Erfassen von Spannungsauffälligkeiten in Haut, Unterhaut und oberflächlichen Muskeln.
a) Vom Gesicht über die Halsseite zu Schultern und Oberarmen.
b) Fortgesetzt von den Schulterblättern über die Rumpfseiten zum Becken. [L106]

Praktischer Hinweis

Die Übersichtspalpation kann, je nach den Inspektionsbefunden, beliebig erweitert werden. Die Befunde vermitteln einen Überblick über auffällig gestörte Körperregionen und über die allgemeine *Reagibilität der nervalen Steuerung* des Patienten (➤ Kap. 12).

Auffallende Änderungen der Muskelspannung werden später gezielt untersucht. *Die Palpation der Muskulatur* auf Verspannungen eines Muskels oder einzelner Muskelfaserbündel und auf mögliche Palpationsempfindlichkeiten *erfolgt nicht in der orientierenden Untersuchung.*

7.4 Orientierende Untersuchung von Becken und Wirbelsäule im Stehen auf hinweisende Spannungszeichen bei Bewegung

In der Alltagssprechstunde folgen nach der Oberflächenpalpation alle weiteren Untersuchungen in aufrechter Haltung deren Aussage hinweisenden Charakter für die mögliche Störung einer Region haben (regionale Spannungsphänomene). In dieses Kapitel wurden die Untersuchungstechniken aufgenommen, die Teil eines *Mindestprogramms der orientierenden Untersuchung* sind. Wenn einer dieser Tests positiv ausfällt, muss die jeweilige Region unbedingt genauer untersucht werden.

7.4.1 Palpation der Beckenpunkte im Stehen und bei Vorbeuge

Bei der Palpation der Beckenpunktpaare werden in definierter Untersuchungsstellung korrespondierende Punkte des Beckens mit der Horizontalen verglichen. Dabei wird indirekt die innere anatomische Symmetrie des Beckens beurteilt. Asymmetrische Nozireaktionen, d. h. Verspannung, Verquellung und Verdickung des Gewebes, können über den Knochenpunkten palpiert werden und scheinbare Schiefstände vortäuschen. Vor Missdeutung solcher Befunde als echter Schiefstand schützt der Vergleich der vorderen und hinteren Spinahöhe und das Verhalten dieser Beckenpunkte bei aktiver Rumpfvorbeuge, die im Ablauf der Untersuchung sofort angeschlossen wird. Hierbei können Spannungen verdeutlicht werden und zeigen sich dann in kurzzeitigem Vorlaufen der palpierten Beckenpunkte oder kurzzeitiger scheinbarer Beinverlängerung.

Praktischer Hinweis

Diese Befunde gehören zu den Spannungszeichen aus der orientierenden Untersuchung, die zusammen mit entsprechenden Befunden aus der Untersuchung der myofaszialen 10-Schritt-Untersuchung (➤ Kap. 7.4) die regionale orientierende Untersuchung von Becken und LWS verlangen.

Um beim stehenden Patienten über die anatomischen und statischen Verhältnisse Aufschluss zu erhalten, sollten *mindestens drei Punktepaare* verglichen werden:

- Beckenkämme seitlich und hinten (➤ Abb. 7.7)
- Hintere Darmbeinstachel (Spina iliaca posterior superior, SIPS, ➤ Abb. 7.8a).
- Vordere Darmbeinstachel (Spina iliaca anterior superior, SIAS, ➤ Abb. 7.8b)

Der Vergleich der SIAS mit *einem* hinteren Punktepaar erlaubt erste diagnostische Annahmen.

Zusätzlich und vor allem bei diskrepanter Abweichung der Punktepaare von der Horizontalen wird das Verhalten der SIPS am Beginn der Vorbeuge und in der Position der maximalen Vorbeuge geprüft.

Ausgangsstellung

Bei der Untersuchung im Stehen sollen die Fersen genau unter den Hüftköpfen stehen. Das ist der Fall, wenn zwischen den Fersen etwa 15 cm freier Platz bleibt (Abstand der Hüftkopfmitten beim Erwachsenen ca. 18–25 cm). Stehen die Füße geschlossen, sinkt bei Seitenverschiebung des Beckens (Gewichtsverlagerung zu dieser Seite) die herausgeschobene Seite ab. Bei stärker gegrätschten Beinen steigt sie an. Nur bei Einstellung der Fersen unter den Hüftköpfen verhalten sich die Beine mit dem Becken wie ein Parallelogramm, das horizontale Becken bleibt auch bei Standbeinwechsel horizontal.

Zum Vergleich zeitlich getrennter Untersuchungen ist es wichtig, immer die gleiche Ausgangsstellung einzunehmen. Deshalb wird in der Alltagspraxis folgendes Vorgehen empfohlen: Der Patient stellt

7

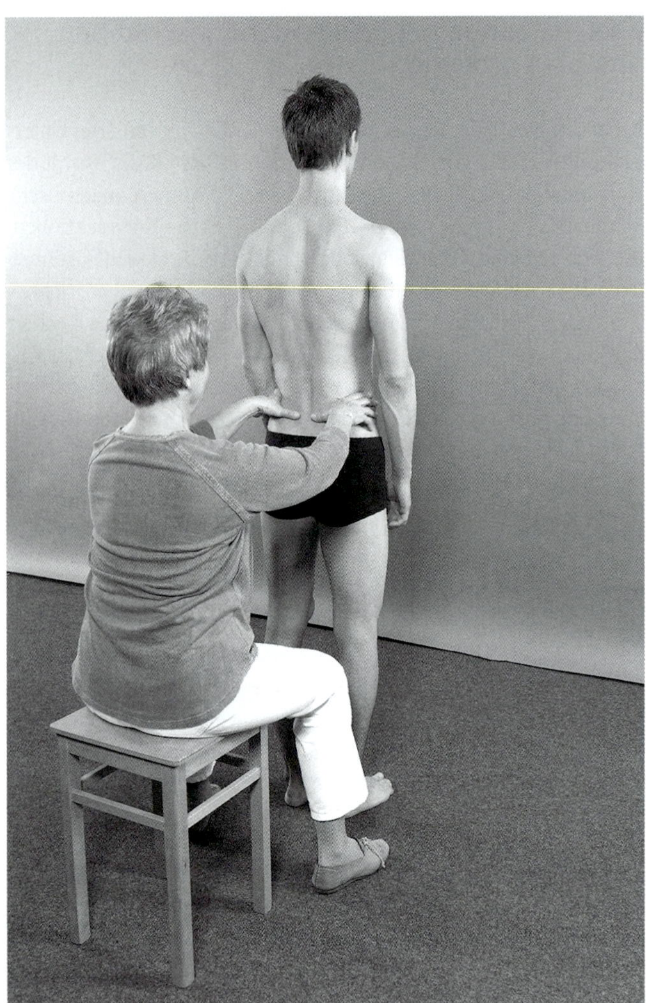

Abb. 7.7 Palpation des Beckenkamms bei aufrechtem Stand. [K325]

seine Füße rechts und links neben einen Fuß der Untersucherin/des Untersuchers. Damit wird in etwa die Vorbedingung für bewertbare Beckenstellung erfüllt und die Ausgangsstellung ist bei gleichen Untersuchern immer reproduzierbar. Die Beckenpunktpalpation ist auch in Rücken- und Bauchlage möglich, kann aber andere Resultate ergeben, da der – oft korrigierende – Einfluss der horizontalen Standfläche wegfällt und muskuläre Asymmetrien deutlicher sichtbar die Stellung beeinflussen.

Die Reihenfolge der Beckenpunktpalpation ist beliebig.

Palpation des Beckenkamms seitlich und dorsal

Der Beckenkamm kann seitlich palpiert und nach hinten medial in seinem Verlauf verfolgt werden. Zur Palpation der Beckenkämme sitzt (hockt) der Untersucher hinter dem Patienten. Er hat die Augen in Beckenhöhe, hält die Hände horizontal und tastet sich mit der Radialkante der Zeigefinger von der Taille her von oben auf die Beckenkämme. Die Hände werden beidseits in gleicher Höhe auf die Haut gelegt, gelangen von oben her auf den Beckenkamm und üben beidseits gleichen Druck aus. Die korrespondierenden Kontaktstellen werden mit der Horizontalen verglichen (➤ Abb. 7.7).

Palpation der Spina iliaca posterior superior (SIPS)

➤ Abb. 7.8a: Die SIPS wird an ihrer gut akzentuierten unteren Kante palpiert. Die Untersucherin führt die Daumen von unten her an den Unterrand der SIPS mit gleichem Druck heran und vergleicht mit der Horizontalen.

Praktischer Hinweis

Die am stärksten prominente Stelle der SIPS liegt weiter kranial, durch die seitlichen Grübchen der Michaelis-Raute markiert. An diesem Bezugspunkt ist die seitengleiche Anlage der Palpationsfinger nicht sicher gegeben!

Palpation der Spina iliaca anterior superior (SIAS)

➤ Abb. 7.8b: Zur Palpation der SIAS sitzt (hockt) die Untersucherin vor dem Patienten, die Augen in Beckenhöhe und legt die Daumen an die SIAS. Die Daumen werden an die laterale Begrenzung der SIAS von unten herangeführt (➤ Abb. 7.8b). Bei seitengleichem Kontaktgefühl wird mit der Horizontalen verglichen. Die Palpation der SIAS ist selbst bei adipösen Patienten (unter der Fettschürze) meistens möglich.

Praktischer Hinweis

- Der linke Daumen palpiert die rechte SIAS, der rechte die linke!
- Die Palpation der SIAS ist nicht obligater Bestandteil der umfassenden orientierenden Untersuchung. Die Diskrepanz der Beckenpunkte gehört aber zum Komplex der Spannungszeichen bei Beckenverwringung.
- Deshalb werden die SIAS immer palpiert, wenn eine dorsale Asymmetrie der Beckenpunkte mit einem Vorlaufphänomen kombiniert ist.

Verhalten der hinteren Darmbeinstachel am Beginn der Vorbeuge – „Spinavorlauf"

Nach der Palpation der beiden SIPS bei symmetrischem, aufrechtem Stand bleiben die Daumen an den Tastpunkten, während sich der Patient langsam vorbeugt. Die Palpation achtet darauf, ob beide SIPS gleichzeitig der Bewegung folgen oder ob eine Spina früher aufwärts wandert.

Das frühere Mitlaufen (Vorlaufen) der SIPS einer Seite am Anfang der Beckenbewegung (➤ Abb. 7.9) wird *Vorlauf* genannt. Zur Bezeichnung als Vorlauf gehört, dass die Vorlaufstellung in maximaler Vorbeuge bestehen bleibt. Die Konstanz weist auf eine hypomobile Funktionsstörung sakroiliakal hin.

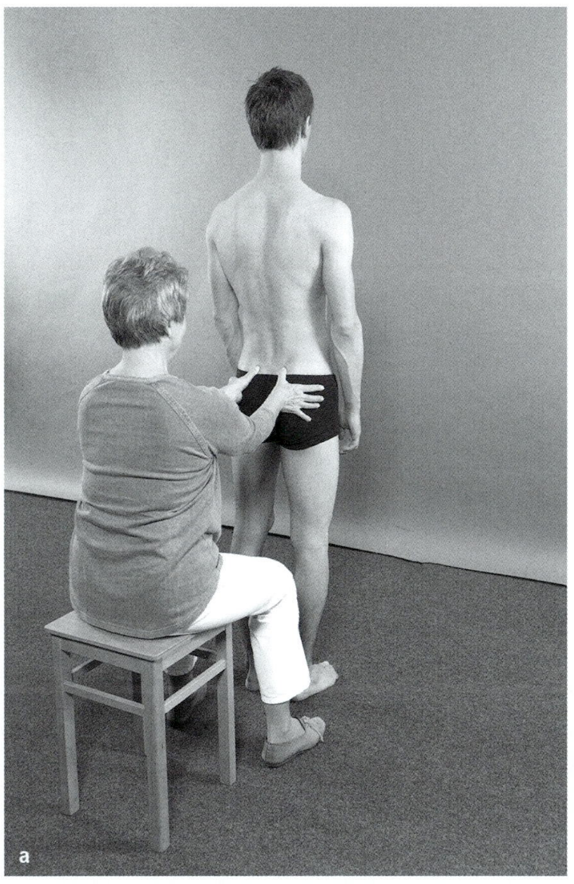
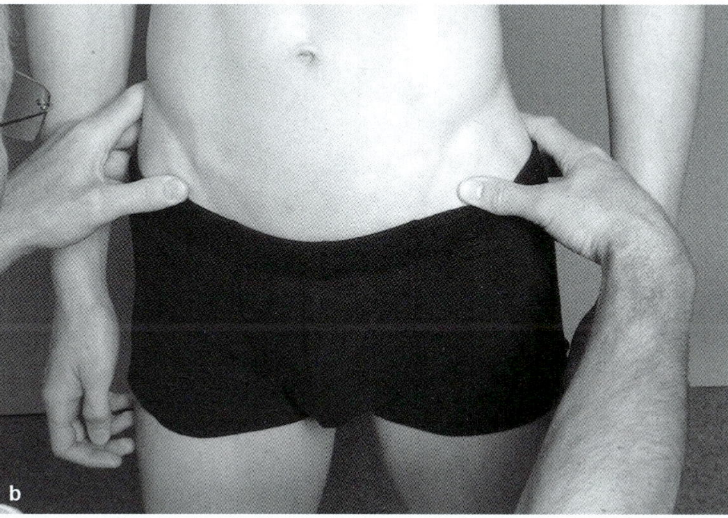

Abb. 7.8 a) Palpation der SIPS bei aufrechtem Stand; b) Palpation der SIAS bei aufrechtem Stand. [K325]

Praktischer Hinweis

Der Vergleich der Untersuchungsergebnisse im Stehen und im Sitzen kann wichtige Hinweise auf den Verlauf der Spannungskette geben.

Die Untersuchung des Vorlaufs ist im Sitzen einfacher, weil das Becken auf der Unterlage aufliegt und nicht in Wackelbewegungen ausweichen kann.

Klinischer Hinweis

Der Vorlauf einer SIPS ist Hinweis auf:

- muskuläre Verspannung (auf Vorlaufphänomen prüfen) oder
- Blockierung des Sakroiliakalgelenks dieser Seite (SIG-Federungsprüfung anschließen).

Verhalten der hinteren Darmbeinstachel in der Position der maximalen Vorbeuge – „Vorlaufphänomen"

Vorausgehend wurden die SIPS bei hüftbreitem Stand und seitengleich belasteten Füßen palpiert. Die Daumen werden von den SIPS gelöst, die übrigen Fingerspitzen vermeiden jeglichen Fazilitationsreiz: Abstand von der Haut in Briefmarkenstärke (➤ Abb. 7.10). Der Patient beugt sich zügig nach vorn in die Endstellung bei gestreckt gehaltenen Beinen. Sofort werden die beiden SIPS wieder aufgesucht. Sie liegen jetzt unter einer vorher weiter kaudal gelegenen Hautstelle.

Mögliche Befunde

- Normalverhalten: vorher horizontal liegende SIPS bleiben symmetrisch zur Körpermittellinie.
- Spinavorlauf: nach der Vorbeugung steht eine SIPS weiter kranial als die gegenseitige; sie ist in Bezug auf die Medianebene „vorgelaufen". Diese Stellung bleibt bestehen, solange der Patient in der Vorbeuge verharrt (➤ Abb. 7.9).
- *Vorlaufphänomen:* Sofort nach der vollen Vorbeugung steht eine SIPS beim Blick von oben auf den Rücken weiter kranial als die gegenseitige. Sie ist in Bezug auf die Sagittalebene „vorgelaufen". Diese Stellung bleibt nur kurze Zeit bestehen, innerhalb von fünf bis zehn Sekunden läuft die SIPS wieder zurück. Das Becken zeigt dann in der vollen Vorbeuge die gleichen Relationen der Beckenpunkte wie im aufrechten Stehen. Da dieser Befund mit dem Ende der Vorbeugebewegung verbunden ist, wird er auch als *Endvorlauf* bezeichnet.

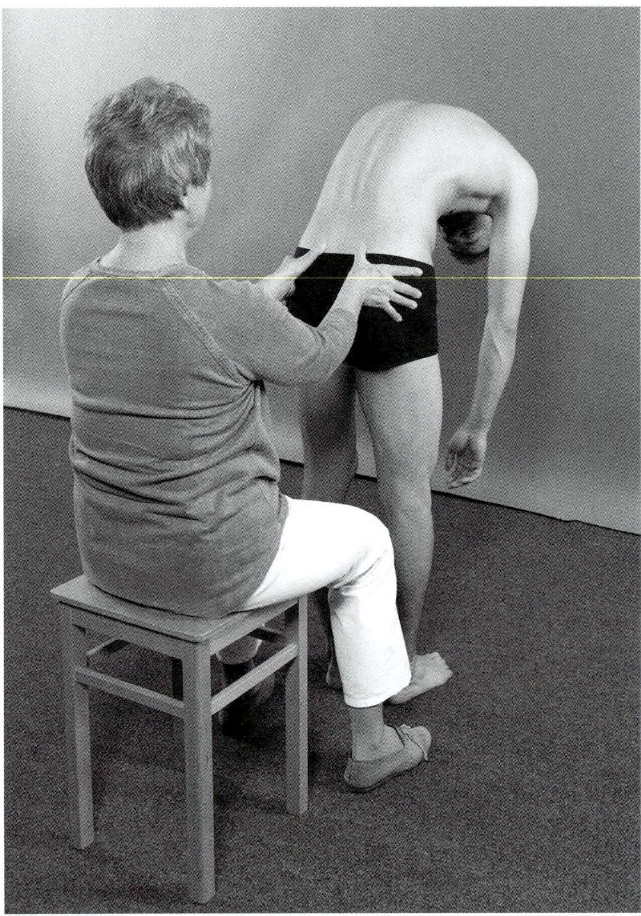

Abb. 7.9 Palpation der SIPS im Moment der beginnenden Beckenmitbewegung bei Vorbeuge. Die frühere Mitbewegung einer Beckenseite wird registriert und verglichen mit der Stellung der SIPS zueinander bei maximaler Vorbeuge (➤ Abb. 7.10). [K325]

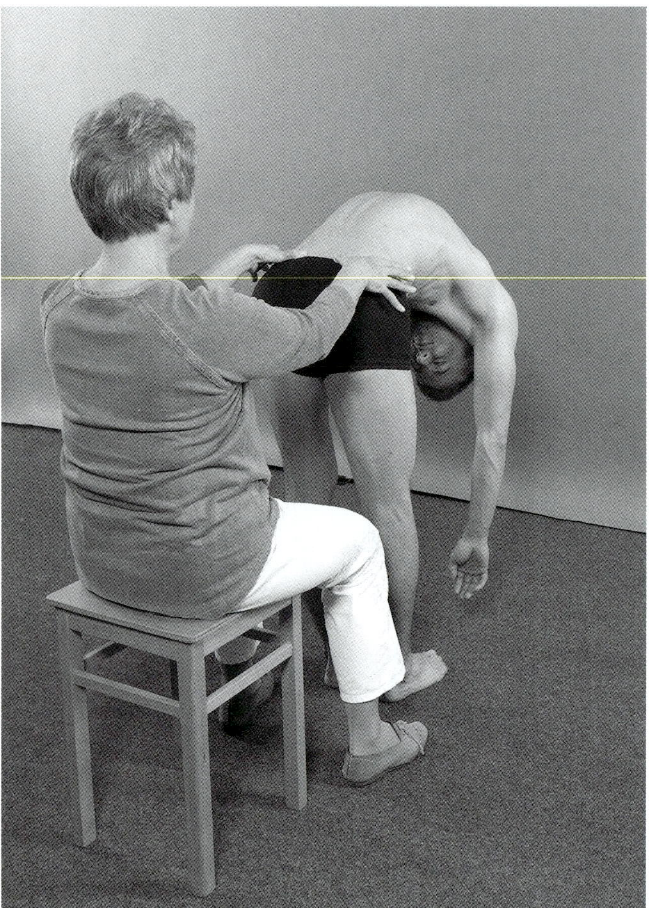

Abb. 7.10 Palpation der SIPS am Ende der Vorbeuge zum Erkennen des „Vorlaufphänomens" (Endvorlauf). Es ist Ausdruck mehrdimensionaler dynamischer Spannungen im Beckenring, die nur erkennbar sind, wenn die Vorbeugebewegung nicht durch die Hände der Untersucherin fazilitiert wird. Sie ist nach wenigen Sekunden nicht mehr nachweisbar. Deshalb Kontakt zu den SIPS erst bei Erreichen der vollen Vorbeuge, dann aber sofort. Das Bild zeigt den Moment kurz vor der Kontaktnahme. [K325]

Klinischer Hinweis

- Das Vorlaufphänomen ist ein typisches Zeichen der Beckenverwringung und kein eindeutiger Hinweis auf eine hypomobile artikuläre Funktionsstörung des Sakroiliakalgelenks. Es wird vor allem bei Kindern und jüngeren (sehr beweglichen) Erwachsenen beobachtet.
- Wenn die Rückbewegung der Spina in Vorbeuge ausbleibt, handelt es sich nicht um dieses Phänomen.
- Die Beckenverwringung kann als Spannungskompensation bei Störungen aller Rumpfregionen, der Hals- und Kopfregion und aus Verkettungsreaktionen bei viszerofaszialen und Extremitätenstörungen aufgefasst werden.

Praktischer Hinweis

- Die *Diskrepanz der Beckenpunkte* unterscheidet die Beckenverwringung vom Beckenschiefstand: Der hintere Darmbeinstachel (SIPS) steht häufiger links tiefer. Auf dieser hinten tieferen Seite steht der vordere Darmbeinstachel (SIAS) höher als der gegenseitige. Der Positionsbefund sieht „verwrungen" aus, als sei eine Beckenhälfte nach vorn und die andere nach hinten verdreht.
- Diskrepanzen der Beckenpunktpaare bei der orientierenden Untersuchung im Stehen erfordern eine orientierende regionale Untersuchung der Beckenregion, ggf. auch der Wirbelsäulenschlüsselregionen und der Beinketten (➤ Kap. 8.4).

7.4.2 Inspektion der aktiven Seitneige

Der Patient steht aufrecht mit symmetrischer Belastung der Beine, die während der gesamten Untersuchung unverändert stehen bleiben. Er neigt sich erst zur einen und dann zur anderen Seite (➤ Abb. 7.11).

Die Untersuchende inspiziert und beobachtet jeweils *im Seitenvergleich:*

- den *Bewegungsablauf*
- die *Endstellung* und
- wertet den *Bewegungsausschlag.*

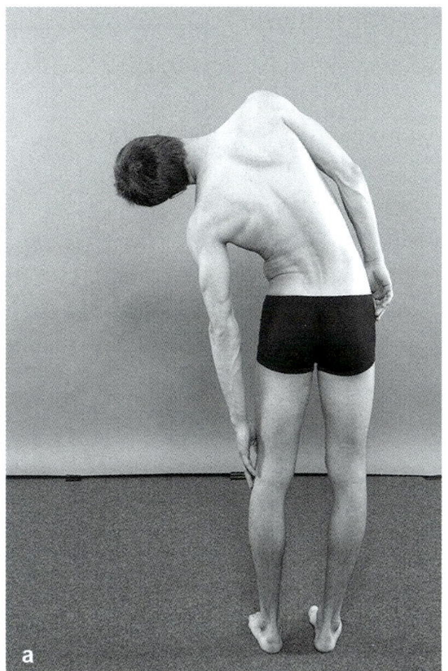
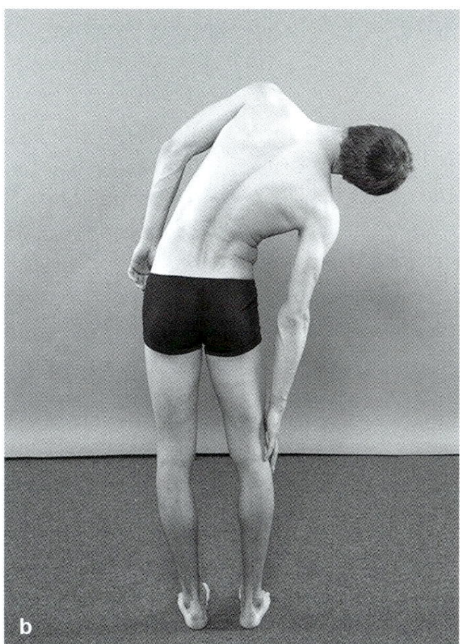

Abb. 7.11 Inspektion der aktiven Seitneige. Der Patient neigt sich so weit zur Seite, wie es bei festem Bodenkontakt möglich ist. a) Linksseitneige und b) Rechtsseitneige werden verglichen. [K325]

Inspektion des Bewegungsablaufs

Die Seitneigebewegung geht vom Kopf und den Schultern aus. Mit zunehmender Neigung wird das Becken zur Gegenseite geschoben. Gleich zu Anfang bewegt sich das Becken auf der Neigungsseite ein wenig nach vorn (*Spannungsphänomen „Anfangssynkinese"*). Bei weiterer Neigung kann sich die Beckendrehung etwas vermindern. Am Bewegungsende verstärkt sich die Vordrehung auf der Neigungsseite erneut (*Spannungsphänomen „Endsynkinese"*). Bei sehr mobilen Patienten ist die Bewegung stärker als bei steifen Patienten, bei denen diese Beckenrotation sogar fehlen kann.

Die Seitneige nach rechts und links und die Qualität der Beckenmitbewegung werden verglichen. Normalerweise ist das Verhalten symmetrisch.

Die beobachtete Beckenmitbewegung ist Ausdruck einer Spannung aus der synkinetischen Rotation der LWS bei Seitneige (➤ Kap. 8.2). Bleibt die Rotation aus oder ist sogar gegensinnig, weist das auf Funktionsstörungen insbesondere der thorakolumbalen und lumbosakralen Übergangsregion hin und erfordert weiterführende Untersuchung.

Klinischer Hinweis

- *Asymmetrie der Anfangssynkinese* fordert die gezielte Untersuchung des thorakolumbalen Überganges.
- *Asymmetrie der Endsynkinese* weist auf Funktionsstörungen der lumbosakralen Übergangsregion oder des Sakroiliakalgelenks auf der Neigungsseite hin.
- *Schmerzhaftigkeit* dieser Regionen unterdrückt die Mitbewegung und zeigt die Tendenz zum Ausweichen des Oberkörpers nach vorn und damit zur Beckenrotation zur Neigungsseite (z. B. bei Wurzelbedrängung).
- Eine Seitneigung entsteht auch, wenn der Patient ein Bein entlastet, das nicht belastete Knie vorschiebt und die Beckenseite entspannt sinken lässt (*Hip Drop*). Diese Art des Herangehens ist vorteilhaft, wenn Schmerz die aktive Seitneige hemmt. Hinweise auf Bewegungsstörungen der Region ergeben sich auch aus dieser Untersuchungsform.

7.4.3 Palpation zur orientierenden Untersuchung des Atemstereotyps

➤ Abb. 7.12: Am stehenden (auch am sitzenden) Patienten legt die Untersucherin vom lateralen Rand des M. quadratus lumborum her beidseits die Daumen an die untere freie Rippe. Die Finger liegen mit minimalem Hautkontakt am hinteren unteren Thoraxrand. Die Atembewegung soll die Hände mittragen. Erwartet wird bei Einatmung eine harmonische Hebung der unteren Rippen nach oben und außen und Symmetrie der Bewegung beider Thoraxhälften. Werden die palpierenden Daumen in Einatmung nur nach lateral getragen, ist der Atemstereotyp vergleichbar dem eines Neugeborenen. Beim Erwachsenen ergibt sich daraus die dringende Notwendigkeit, schon bei der Erstuntersuchung orientierend auf die Organisation der Rumpfstabilisierung an sich und bei Extremitätenbewegungen zu achten (➤ Kap. 7.10).

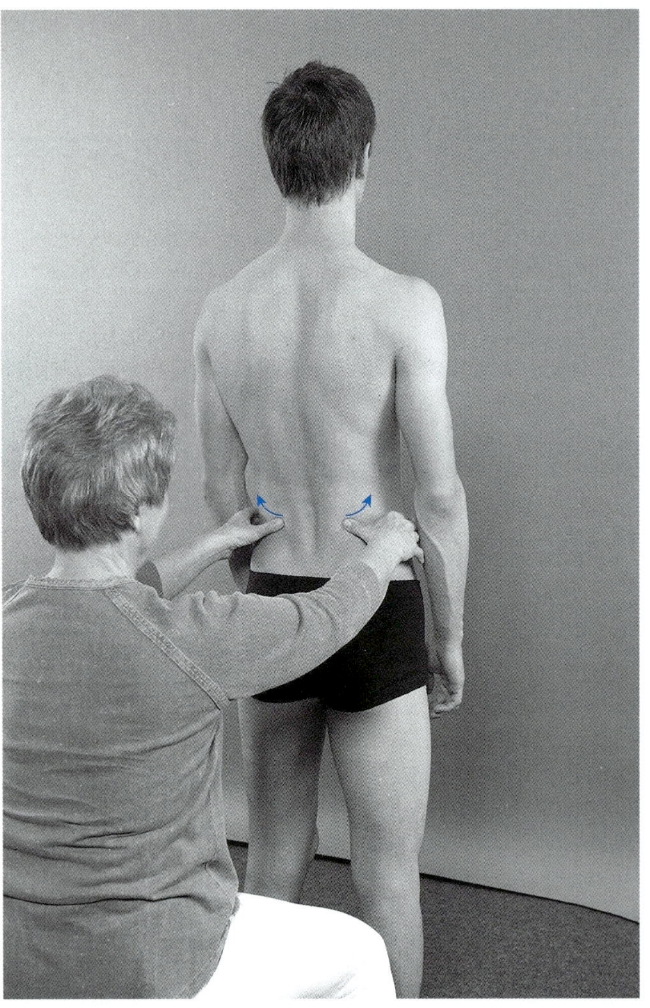

Abb. 7.12 Palpation der Bewegung der unteren Rippen bei Atmung. Die unteren Rippen sollen die angelegten leichten Daumen nach kraniolateral tragen. [K325]

Klinischer Hinweis

Heben sich *unteren Rippen asymmetrisch*, kann das hinweisen auf:

- Wirbelsäulenfunktionsstörungen der unteren BWS/thorakolumbal,
- Rippenfunktionsstörungen der unteren Rippen oder
- der ersten Rippe der gestörten Seite oder
- einseitige Zwerchfellverspannung (oft viszeral verursacht).

Bewegen sich die *unteren Rippen bei Einatmung vorwiegend nach lateral*, kann dies hinweisen auf:

- Zwerchfellverspannung, häufiger auch
- Ausdruck einer Stereotypstörung der Atembewegung und/oder
- der Inkoordination des Synergismus der Tiefenstabilisatoren im System der posturalen Funktion der Atmung.

Parallel dazu finden sich meist auch Hinweiszeichen in der orientierenden Untersuchung der zervikothorakalen Region und des orofazialen Systems (➤ Kap. 7.5.3, ➤ Kap. 7.5.4).

7.5 Orientierende Untersuchung auf hinweisende Spannungszeichen im Sitzen

7.5.1 Inspektion der aktiven Rumpfrotation im Sitzen

Die Rotation des Rumpfs ist vor allem eine Funktion der unteren BWS (➤ Kap. 9.1).

Zur orientierenden Untersuchung sitzt der Patient aufrecht, die Füße sind aufgesetzt, die Hände liegen im Nacken, die Ellbogen sind vorn in Schulterhöhe geschlossen. Der Patient bewegt seine Ellbogen unter Mitnahme des Rumpfs langsam erst zur einen, dann zur anderen Seite (➤ Abb. 7.13). Die Untersucherin betrachtet den Bewegungsablauf und schätzt, beide Seiten vergleichend, die endgradigen Rotationswinkel.

Bewertung

Wir erwarten die größte Rotationsfähigkeit in der thorakolumbalen Region und nach beiden Seiten gleiches Ausmaß der Bewegung, d. h., der geschätzte Bewegungswinkel nach rechts entspricht dem nach links. Die Bewegung, sichtbar an der Bewegung der Dorne, soll von kranial nach kaudal harmonisch durchlaufen. Bei Rechtsrotation verschiebt sich die Dornreihe nach links, bei Linksrotation nach rechts. Im Segment der stärksten Rotation entsteht auf der Rotationsseite eine Hautfalte im Rippenverlauf. Auffällige Befunde verlangen weitere regionale Untersuchung (➤ Kap. 9.2).

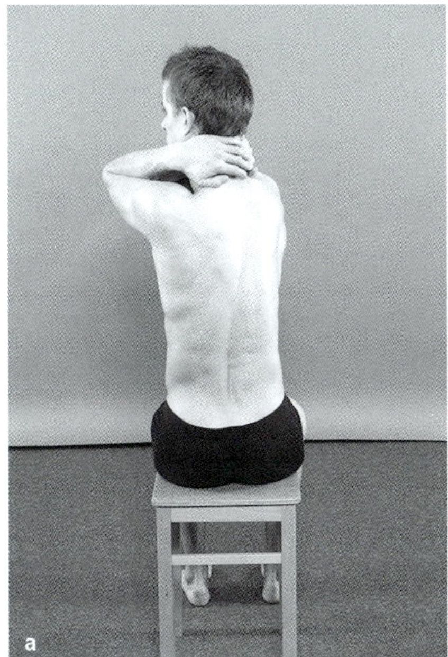

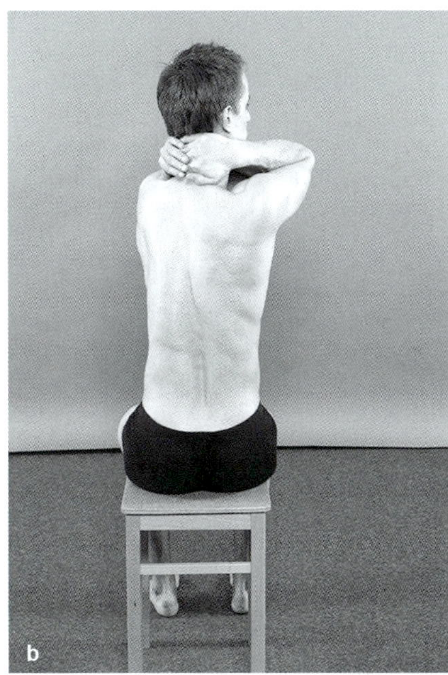

Abb. 7.13 Seitenvergleichende Inspektion der aktiven Rotation; a) nach links, b) nach rechts. Beim Patienten im Bild ist die thorakolumbale Rotation nach rechts gestört. [K325]

Klinischer Hinweis

Rotationsasymmetrie deutet auf segmentale Funktionsstörungen mit Rotations-Seitneige-Einschränkung hin.

Verschiebung der Rotationsebene nach kranial (Th6/7) weist hin auf:

- Rotationsstörung thorakolumbal (➤ Abb. 7.13b, ➤ Abb. 7.14)
- Zwerchfellverspannung
- Stereotypstörung (Stehen und Gehen) mit muskulärer Dysbalance (Psoas-/Zwerchfell-/Bauch-/Gesäßmuskeln)

Verschiebung der Rotationsebene zu Th3/4 weist hin auf:

- Koordinationsstörung der Rumpfstatik und Gangdynamik mit Dekompensation der posturalen Funktion der Atmung
- Unteres gekreuztes Syndrom
- Verlagerung der Hüftextension in die mittlere BWS
- Koordinationsstörung der HWS-Statik und der Schultergürteldynamik
- Oberes gekreuztes Syndrom
- Dekompensation der zervikalen Hyperlordose
- Stereotypstörung Schulter-/Armbewegungen (➤ Kap. 7.10.6)

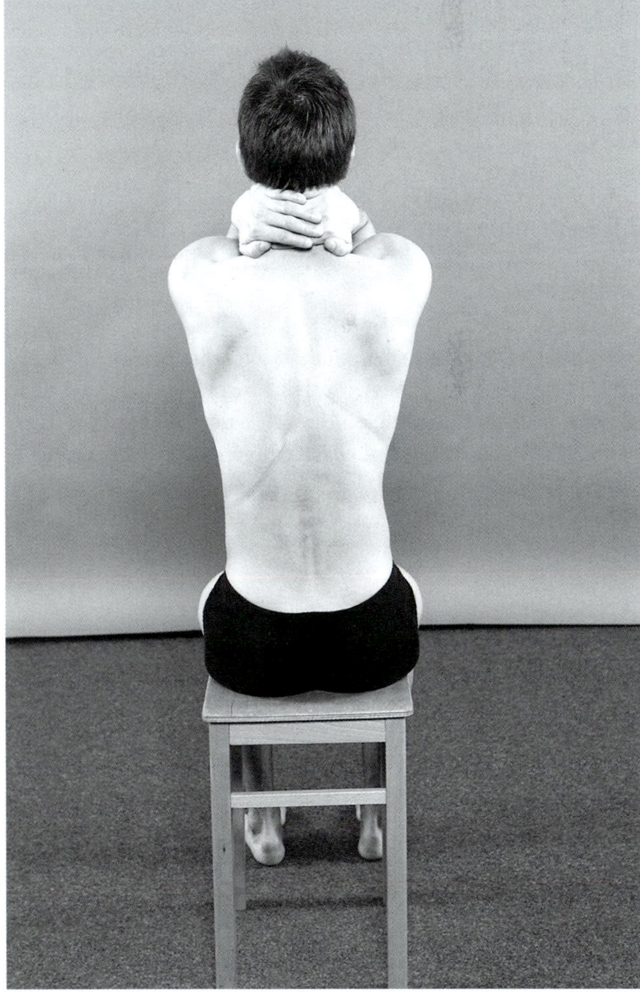

Abb. 7.14 Bei der aktiven seitenvergleichenden Rotationsuntersuchung wurde in der jeweiligen Endstellung durch einen Strich das Segment markiert, bis zu dem die Rotation von kranial her durchlief (nach links regelrecht bis Th11/12, nach rechts bis Th6/7 mit Hinweis auf thorakolumbale Rotationsstörung). [K325]

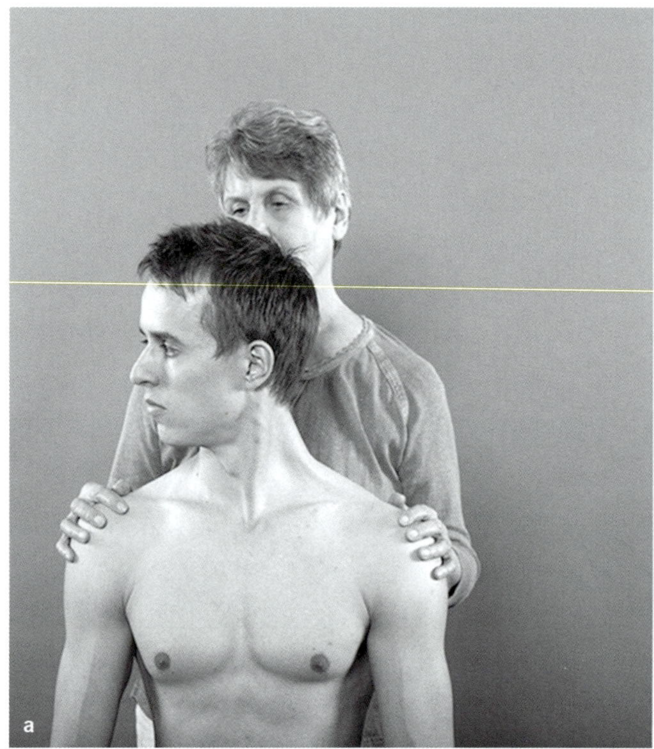

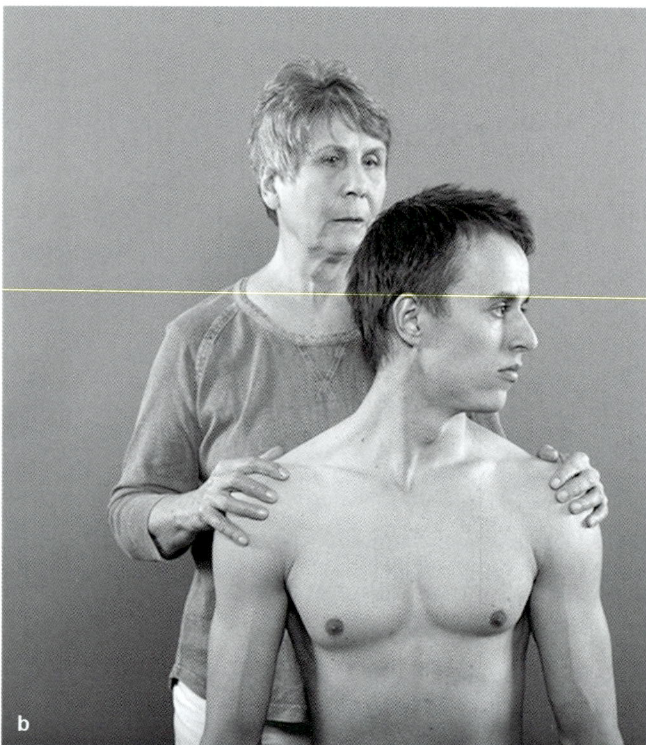

Abb. 7.15 HWS-Rotation im Seitenvergleich nach rechts (a) und nach links (b). Bei Linksrotation weist die geringe Seitneige auf eine Rotationseinschränkung hin. [K325]

7.5.2 Orientierende Untersuchung der HWS – Rotation mit aufrechter Kopfhaltung aktiv und passiv

➤ Abb. 7.15: Der Patient sitzt, seine Fußsohlen haben Bodenkontakt. Die Untersucherin steht hinter ihm. Der Patient dreht den Kopf nacheinander nach rechts und links. Abweichen des Kopfs aus der Achse während der Bewegung wird beachtet und am Ende der erreichte Rotationswinkel geschätzt.

Zur Beurteilung dienen die Bewegungsausschläge im Seitenvergleich. Der Kopf darf nicht nach hinten ausweichen!

Klinischer Hinweis

Rotationsasymmetrie weist hin auf:
- Funktionsstörungen in der HWS
- Muskelverspannung

Grobe Einschränkungen weisen eher auf die obere HWS hin.

7.5.3 Hinweisende Spannungsphänomene aus den HWS-Etagen

Zum Überblick über die Spannungsverteilung in der Region zwischen Okziput und oberer Brustwirbelsäule kann die Untersucherin die nachfolgend beschriebenen Spannungsphänomene nutzen. Ausmaß, Endespannung und Symmetrie bzw. Asymmetrie werden im Seitenvergleich beurteilt.

- *Obere Etage:* Retroflexion durch Seitneige bei rotiertem Kopf („gedrehte Seitneige", ➤ Abb. 7.16)
- *Mittlere Etage:* passive Seitneige eines mittleren Segments (➤ Abb. 7.17)
- *Untere Etage:* Kombination von Vor- und Seitneige bei gedrehtem Kopf, „schräge Vorneige" (➤ Abb. 7.18)
- *Myofasziale, vorrangig orofaziale Spannung* in der gesamten HWS-Region: durch Rückneige bei gedrehtem Kopf („schräge Rückneige", ➤ Abb. 11.14)

Zur Untersuchung der Spannungsphänomene der HWS sitzt der Patient entspannt und lehnt sich an die dahinterstehende Untersucherin. Seine Fußsohlen haben Bodenkontakt.

„Gedrehte Seitneige" – Spannungsphänomen der Kopfgelenkregion

Mit dieser Untersuchung wird die myofasziale Organisation der Kopfgelenkregion in ihrer funktionellen Einheit mit dem orofazialen System orientierend erfasst. Durch Kopfdrehung wird die HWS-Rotation von C1/2 abwärts gesperrt (*„gedreht"*). Über die subokzipital angelegte Untersucherhand wird der Kopf in Richtung Patientenschulter geneigt (*„Seitneige"*).

➤ Abb. 7.16: Die Untersucherin legt ihre rechte Hand mit der Daumen-Zeigefinger-Kante rechts an den Hinterkopf und rutscht herunter, bis die Zeigefingerkante tastend in der Grube unter dem Okziput liegt. Die linke Hand führt den Kopf von der linken Stirnseite her bis zur Spannung am rechten Zeigefinger in Linksrotation. Aus

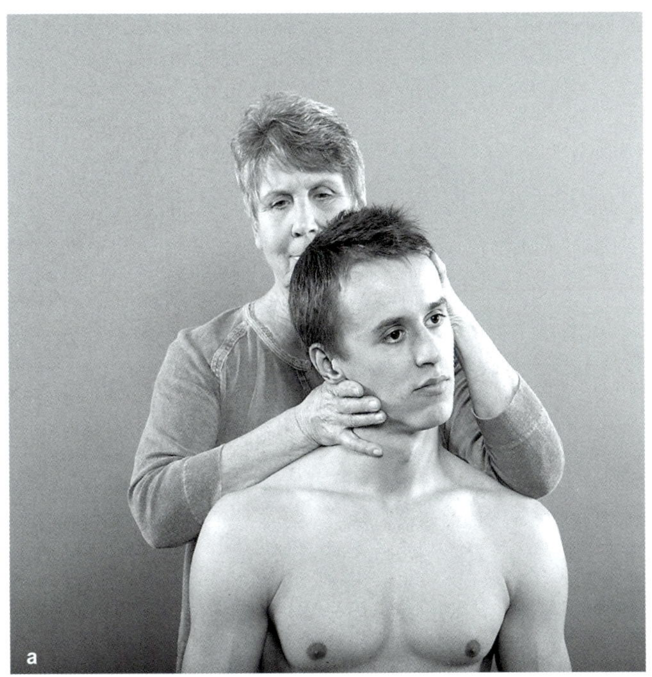

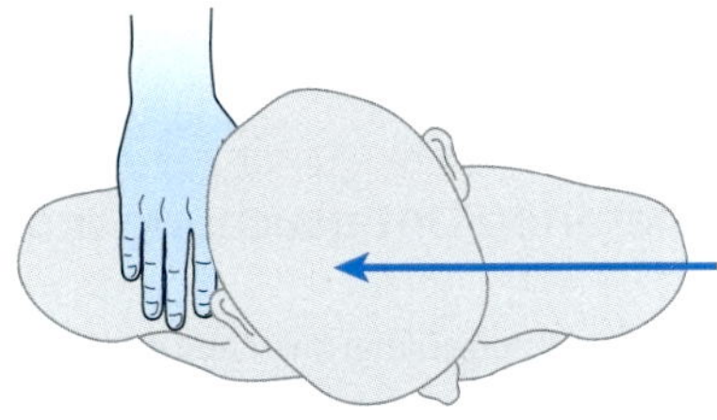

Abb. 7.16 Orientierende Untersuchung der Spannung in der Kopfgelenkregion durch Seitneige bei rotierter HWS. [K325, L106]

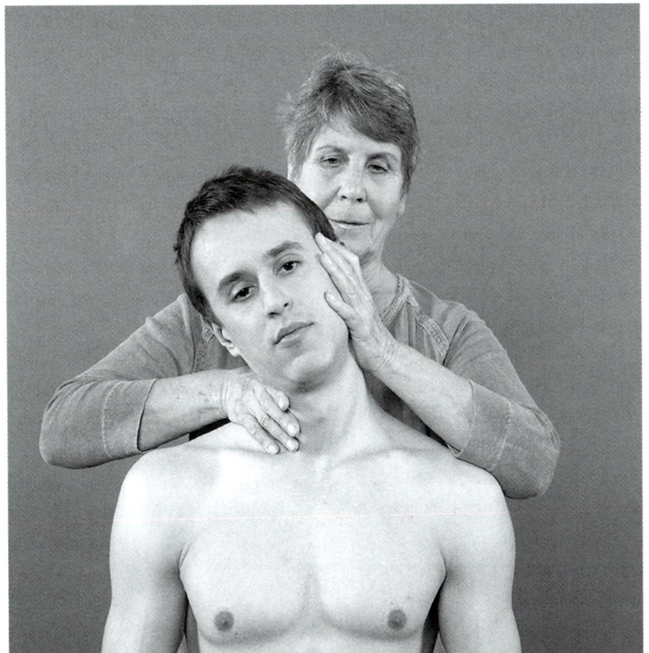

Abb. 7.17 Orientierende Untersuchung der Spannung in der mittleren HWS durch passive Seitneige eines mittleren Segments nach rechts. [K325]

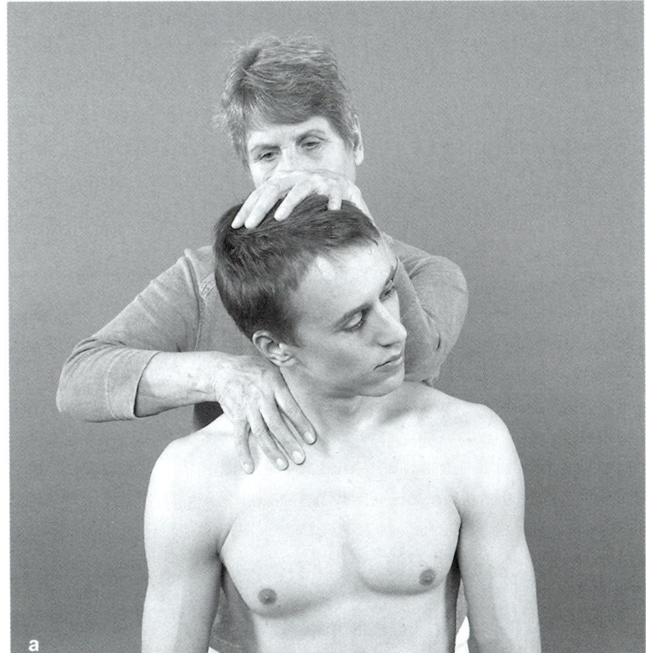

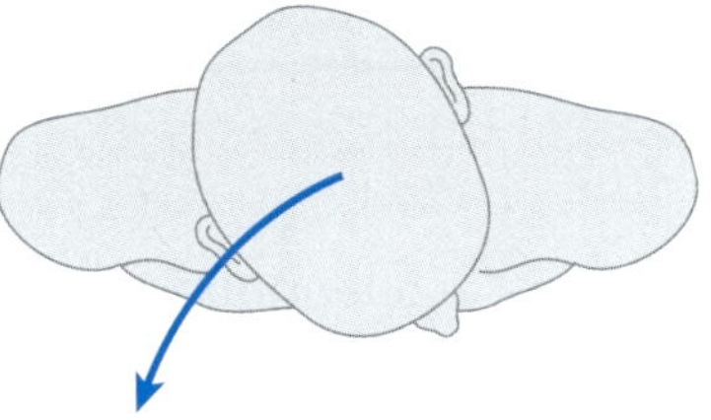

Abb. 7.18 Orientierende Untersuchung der oberen Thoraxapertur rechts durch schräges Herüberlegen des linksgedrehten Kopfes nach rechts. Die Schemazeichnung zeigt Kopfdrehstellung und Bewegungsführung des Scheitels im Blick von oben. [K325, L106]

dieser Stellung schiebt sie den Kopf zart translatorisch nach rechts. Zum Seitenvergleich werden die Hände gewechselt.

Ein Nachgeben als kleine weiche Absinkbewegung über dem Zeigefinger ist tastbar. Steifigkeit, die die tastende Hand beiseitezuschieben scheint, weist auf eine Funktionsstörung hin.

Praktischer Hinweis

- Die stützende Hand muss weich anliegen; zu großer Krafteinsatz erzeugt Abwehrspannung.
- Der Grad der Voreinstellung in Rotation wird von der Anfangsspannung, nicht von der Barrierespannung bestimmt.

Klinischer Hinweis

Erhöhte Spannung bei „gedrehter Seitneige“ weist auf Funktionsstörungen der Kopfgelenke und/oder orofazialer Strukturen sowie der Kiefergelenke hin.

7

„Passive Seitneige" – Spannungsphänomen der mittleren HWS-Etage

➤ Abb. 7.17: Zur Spannungsprüfung in der mittleren HWS legt die Untersucherin die Zeigefingerkante einer Hand von dorsolateral haltend an die Halsmitte. Der Daumen zeigt Richtung Dornfortsätze. Der Daumenballen der anderen Hand nimmt auf der Gegenseite von laterodorsal Kontakt an der oberen HWS. Diese Hand schiebt die obere HWS translatorisch über die haltende Hand. Weiches Absinken über der haltenden Hand wird erwartet (wie beim Beginn eines zusammenklappenden Taschenmessers). Zum Seitenvergleich werden die Hände gewechselt.

Steifigkeit und Schmerz sprechen für die Funktionsstörung der untersuchten Etage. Schmerz der höheren Etage hemmt die Seitneige darunter. Deshalb muss die führende Hand mit dem Daumenballen die Segmente der oberen HWS schienen.

Praktischer Hinweis

- Weicher Translationsschub der bewegenden Hand bewirkt eine schonende Seitneige.
- Die bewegende Hand muss die Segmente schienen, die kranial der bewegten Etage liegen.

„Schräge Vorneige" – Spannungsphänomen in der Region oberer Thoraxeingang

7

➤ Abb. 7.18: Zur orientierenden Untersuchung der Region oberer Thoraxeingang von rechts legt die Untersucherin die rechte Hand auf die rechte Schulter, der Daumen zeigt zum Dorn C7. Die andere Hand fasst den Kopf und dreht ihn nach links, bis am Dorn C7 ein Bewegungsbeginn erkennbar wird. Die HWS ist jetzt durch Linksrotation für die Rechtsseitneige verriegelt. Wird dann der Kopf weich nach schräg rechts vorn gelegt, zeigt die Neigungsbewegung das Nachgeben des zervikothorakalen Bereichs an. Zum Seitenvergleich werden die Hände gewechselt.

Zu erwarten ist Symmetrie des Bewegungsausschlags und weiches Herüberlegen der Halsseite auf die haltende Hand.

Klinischer Hinweis

Asymmetrie und Widerstand gegen die Bewegung weisen hin auf:

- Verspannung der seitlichen und dorsalen Halsmuskulatur auf der Neigungsgegenseite (Mm. scaleni, M. levator scapulae, M. serratus posterior superior)
- Funktionsstörung der ersten Rippe auf der Neigungsseite
- Gestörte Beweglichkeit der zervikothorakalen Segmente

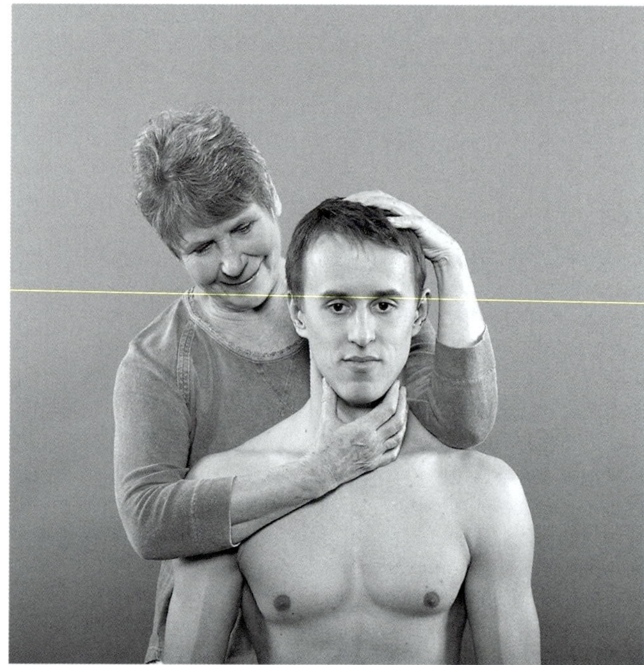

Abb. 7.19 Orientierung über Symmetrie bzw. Asymmetrie der Spannung am Hyoid. [K325]

7.5.4 Orientierende Untersuchung am Hyoid

Das Hyoid ist schwebend aufgehängt zwischen den rechten und linken suprahyoidalen Muskeln. Bei harmonischer Spannung dieser Muskeln gibt es einem weichen Verschiebeimpuls nach lateral oder kaudal und kranial fließend nach.

➤ Abb. 7.19: Zur *Untersuchung im Sitzen* steht die Untersucherin hinter dem Patienten. Sie greift z. B. mit ihrem rechten Arm über die rechte Schulter des Patienten. Die Zeigefinger-Daumen-Gabel legt sie auf die Mandibula und gleitet von dort über den Mundboden, bis die Gabel das Hyoid erreicht. Sie bleibt weit gespreizt und umgreift das Hyoid. Zeigefinger und Daumenspitze liegen beidseits lateral an. Sie geben die Verschiebeimpulse: zuerst der Zeigefinger, dann der Daumen nach rechts und links sowie nach oben und unten.

Steht die Untersucherin vor dem Patienten, legt sie zunächst die Zeigefingerspitzen beidseits in die Grube zwischen Okziput und Kieferwinkel. Von dort gleiten die Finger nach medial vorn, bis sie lateral am Hyoid Halt finden. Die Verschiebeimpulse geben die Zeigefinger nacheinander in der beschriebenen Weise.

Klinischer Hinweis

Einseitiger Widerstand bei lateralem Verschiebungsimpuls am Hyoid spricht für ein gestörtes Gleichgewicht im orofazialen System.

7.6 „Atemwelle" – orientierende Inspektion der Bewegung von LWS und BWS in Bauchlage

➤ Abb. 7.20: Die Inspektion der „Atemwelle" eignet sich besonders für die Orientierung über die Wirbelsäulen- und Rippenbewegung.

Der Patient liegt entspannt auf dem Bauch, die Untersucherin sitzt oder hockt zur Beobachtung der Wirbelsäulenbewegung seitlich neben ihm.

Die „Atemwelle" läuft von Segment zu Segment vom Becken kranialwärts und zurück. In der Einatmung krümmt sich die BWS im Sinne der Anteflexion, die Rippen heben sich. Die damit einhergehende Erweiterung des Thorax nach hinten wird in Bauchlage besonders deutlich. In der Ausatmung flacht sich die Wirbelsäule im Sinne der Retroflexion ab, die Rippen senken sich.

Bewertung

Bei Beobachtung von der Seite ist die Wirbelsäulenbewegung besser zu beurteilen. Die Untersucherin hat die Augen in Höhe der Rückenkontur (➤ Abb. 7.20). Dorne, die von der Bewegungswelle nicht aufgespreizt werden, weisen auf bewegungsgestörte Bereiche hin. Da es sich um eine aktive Bewegung handelt, kann dies artikuläre wie muskuläre Ursachen haben.

Klinischer Hinweis

Unharmonische Entfaltung der LWS/BWS-Dorne bei der „Atemwelle" und Asymmetrie der Thoraxform sind Hinweis auf:

- Wirbelsäulenfunktionsstörung bzw. Rippenfunktionsstörung
- Muskelverspannung
- Reflektorische Schmerzhemmung bei Erkrankung innerer Organe

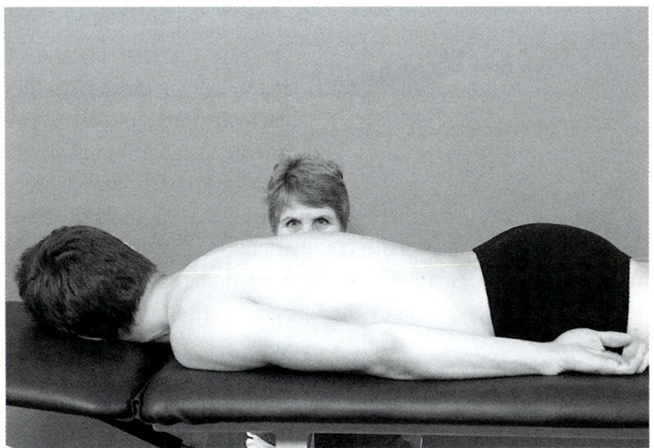

Abb. 7.20 Beobachtung der WS-Bewegung in Bauchlage, während die „Atemwelle" über den Rücken läuft. Der Blick geht tangential über den Rücken. [K325]

7.7 Orientierende myofasziale Spannungsprüfung im Liegen (globale Information)

Diese Untersuchung soll die aktuellen myofaszialen Spannungsverhältnisse unter *Ausschaltung der dynamischen und posturalen Aktivität* aufzeigen. In zehn Untersuchungsschritten werden alle Körperregionen einschließlich der Extremitäten untersucht. Das ergibt eine hinweisende Charakteristik der Gewebe- und Mobilitätsverhältnisse sowohl der untersuchten Regionen als auch der Organisation dieser Verhältnisse im Gesamtsystem.

Als diagnostisches Verfahren erfasst es *gestörte Gewebe-Compliance und gestörte Resonanz aller Gewebe auf passive Bewegung.* Störungsbefunde sind Manifestationen von erhöhter Resistenz und verminderter Compliance. Diese Störungen haben nicht nur Auswirkungen auf die Bewegungsfunktion, sondern auch auf die Zirkulation, auf viszerale Funktionen und auf autonome Regelvorgänge.

Untersucht wird mit *physiologisch kleinen passiven Bewegungen,* bei denen der Fokus der *Palpationswahrnehmung auf die Anfangsspannung gerichtet* ist, nicht wie bei den meisten anderen Untersuchungen auf die Endespannung.

Erwartet wird eine Symmetrie der Anfangsspannung. Asymmetriebefunde werden dokumentiert, und aus dem Verhältnis des Spannungsverlaufs von Region zu Region können kompensierte oder dekompensierte Muster vermutet werden.

Myofasziale Spannungstests im 10-Schritte-Programm („Zehnertest", ➤ Abb. 7.21)

Für alle Untersuchungen liegt der Patient auf dem Rücken. Die Fersen liegen nicht auf der Liege, damit die Neutral-Null-Stellung der Knie ermöglicht wird. Da die Vernetzung der Ruhespannung des Körpers erfasst werden soll, wird *nicht passiv entspannend* gelagert; nur bei Patienten mit fixierter Brustkyphose wird die Hyperlordosierung der HWS durch Lagerung abgemildert.

Damit keine *Artefakte* aus zufällig schiefer Lage in die Untersuchung einfließen, stellt der liegende Patient vor Beginn der Spannungstests noch einmal kurz seine Beine auf, hebt sein Becken an und streckt danach seine Beine. Der Untersucher wechselt seine Stellung nach den Anforderungen zur Untersuchung.

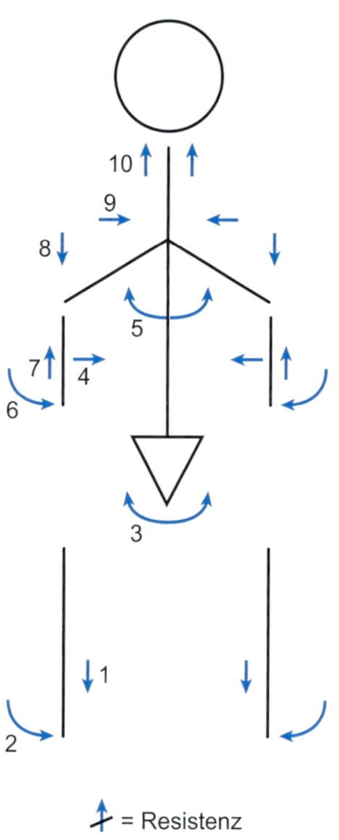

10	Traktion am Okziput
9	HWS-Translation
8	Schulterdepression
7	Traktion der Arme in maximaler Schulterflexion
6	Unterarm in Richtung Pronation
5	Kompression oberer Thorax
4	Translation unterer Thorax
3	Spinaschaukel
2	Beine in Richtung Innenrotation
1	Traktion der Beine

Abb. 7.21 Myofaszialer Zehnertest. [L106]

0) Spannungstest nach Gaymans: Vorfußspannungsvergleich zwischen Eversion und Inversion

Im Praxisalltag beginnt der myofaszial orientierende Untersuchungsblock meist mit der regionalen Spannungsuntersuchung des Fußes Die Notwendigkeit ergibt sich aus der großen relativen Häufigkeit von Fußstörungen als Ursache oder Teil komplexer myofaszialer Verkettungsmuster. Damit werden aus den 10 Einzelschritten 11. Um die historisch gewachsene Zählung nicht zu verändern, benennen wir den Spannungstest nach Gaymans gern als Test Null (0).

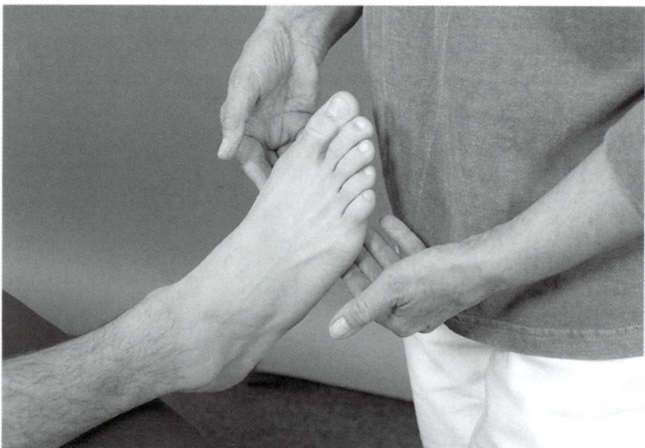

Abb. 7.22 Vergleich der Gewebecompliance der Fußstrukturen bei minimalem Bewegungsimpuls am Vorfuß von plantar medial und lateral und im Vergleich mit dem anderen Fuß (Test nach Gaymans). [K325]

➤ Abb. 7.22: Der Untersucher steht am Fußende. Die Finger seiner Hände legen sich von plantar beidseits lateral an den Vorfuß. Nacheinander geben sie einen weichen Impuls nach dorsal. Die Impulswelle soll sich vom Vorfuß über den Mittelfuß bis zum Talus fortsetzen. Der Vorfuß wird nicht bewegt!

Klinischer Hinweis

Abbrechende Impulswellen sprechen für Funktionsstörungen des Fußskeletts und/oder seiner myofaszialen Strukturen. Sie müssen weiteren Verlauf kontrolliert und gezielt untersucht werden.

1) Spannungstest: Traktion der Beine

➤ Abb. 7.23: Der Untersucher steht am Fußende. Er umgreift beide Unterschenkel von außen, direkt über dem Sprunggelenk, und hebt die Beine nur so weit an, dass sie keine Reibung mehr mit der Unterlage haben. Zuerst rechts, dann links zieht er sanft das Bein in die Traktion und registriert die Anfangsspannung. Erwartet wird, dass der Traktionsimpuls sich weich ausbreitet und unmerklich „versandet". Bei Störung läuft auch der kleinste Impuls bis zum unteren Thorax.

Klinischer Hinweis

Ein positiver Test weist auf Störungen in den LWS-Becken-Bein-Ketten hin. Das führt zur weiteren Suche unter dem Verdacht auf ein komplexes Verkettungsmuster. Weitere regionale Spannungszeichen erleichtern die Planung der Folgediagnostik.

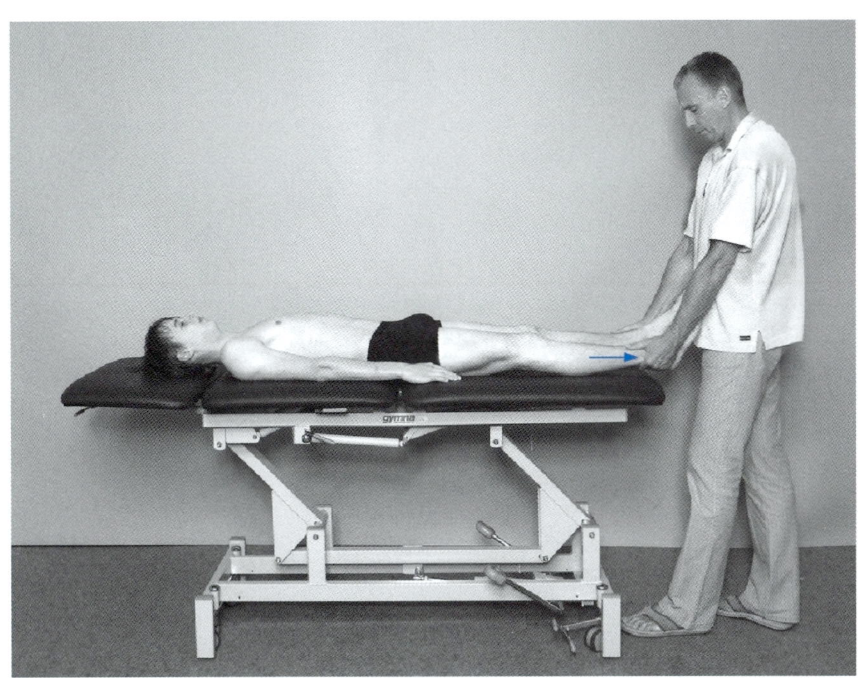

Abb. 7.23 Spannungstest: Traktion an den Beinen. Zuerst am einen, dann am anderen Bein zieht der Behandler sanft in die Traktion und registriert die Anfangsspannung. [K325]

2) Spannungstest: Beine in Richtung Innenrotation

➤ Abb. 7.24: Der Untersucher steht am Fußende und umgreift beide Unterschenkel von außen, direkt über dem Sprunggelenk. Zuerst rechts, dann links (oder auch umgekehrt) gibt er einen weichen Impuls Richtung Innenrotation, ohne zu bewegen. Erwartet wird, dass die Gewebe dem Impuls weich nachgebend antworten. Asymmetrie der Spannungsantwort wird für die spätere Wertung registriert.

Praktischer Hinweis

Besteht im Zusammenhang mit anderen Befunden aus der orientierenden Untersuchung Verdacht auf Störungen der Beinkette, schließen sich die regionalen Spannungstests für den Fuß, das Knie, die Hüfte und das Becken an.

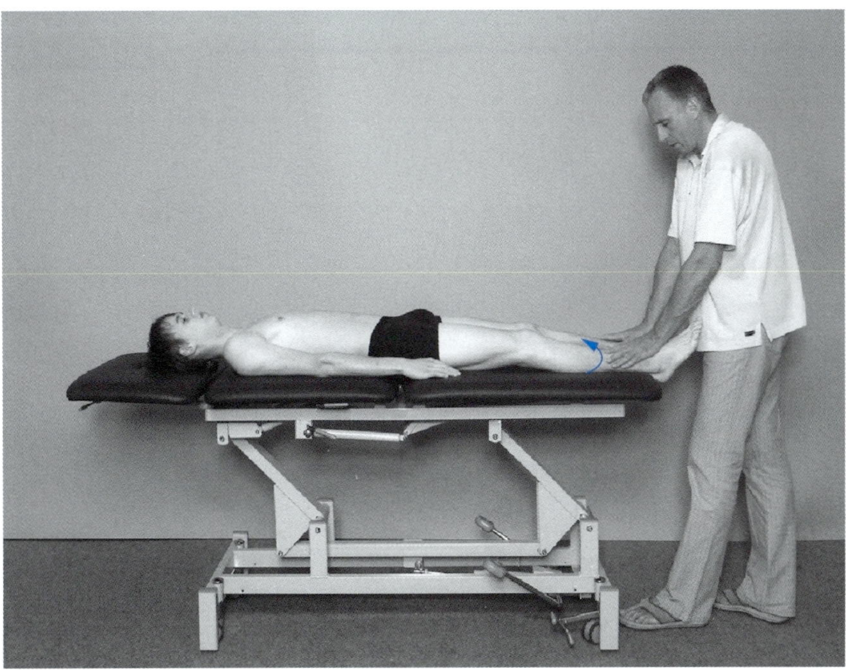

Abb. 7.24 Spannungstest der Beine in Richtung Innenrotation. Registriert wird die Anfangsspannung der außenrotatorischen Kräfte. [K325]

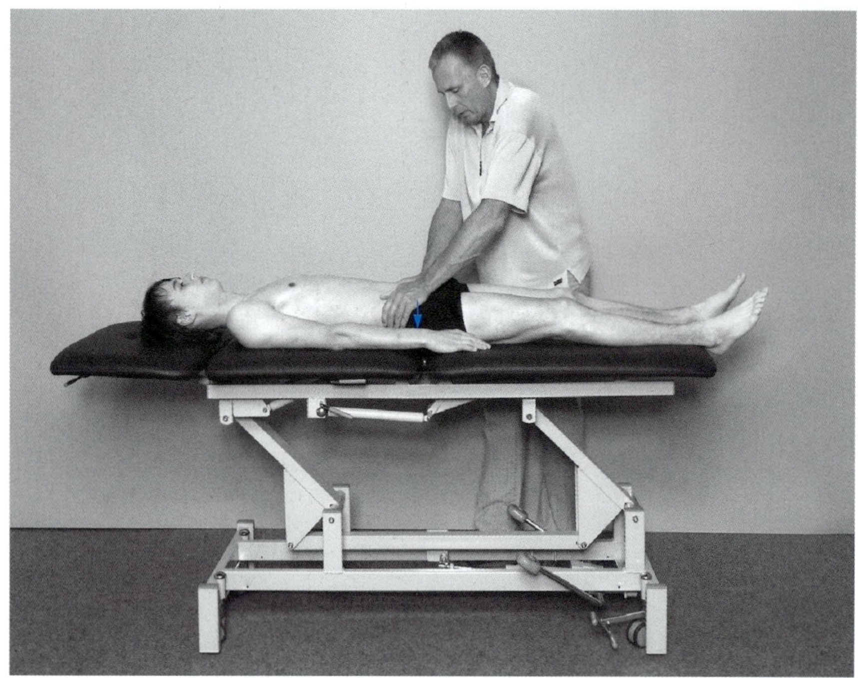

Abb. 7.25 Spannungstest: „Spinaschaukel". Verglichen werden die Anfangsspannungen bei minimalem Schub rechts und links an der Spina nach dorsal. [K325]

3) Spannungstest: „Spinaschaukel"

➤ Abb. 7.25: Der Untersucher steht seitlich in Höhe der Hüftgelenke. Er legt die Daumenballen auf die vorderen oberen Darmbeinstachel (SIAS) und richtet den Untersuchungsimpuls nacheinander rechts und links weich in Richtung Unterlage. Er erwartet beiderseits weiche Resonanz.

Praktischer Hinweis

Asymmetrie der SIAS-Spannung geht in die Wertung der Gesamtkörperspannung ein und erfordert ggf. die Untersuchung der regionalen Spannungsphänomene von Becken und LWS (➤ Kap. 8.3, ➤ Kap. 8.4).

4) Spannungstest: Translation unterer Thorax

➤ Abb. 7.26: Der Untersucher steht seitlich in Höhe des Bauchnabels. Er legt seine Hände großflächig von der Seite an den unteren Thorax. Die Hände geben nacheinander einen sanften seitlichen Druck auf den Thorax (Frontalebene).

Klinischer Hinweis

Asymmetrie der Spannung kommt häufig aus dem Zwerchfell, dem M. iliopsoas, der Brustwirbelsäule und den Rippen. Zur Differenzierung werden die regionalen Spannungsphänomene an BWS und Thorax und sich daraus ergebende Beobachtungen untersucht (➤ Kap. 9).

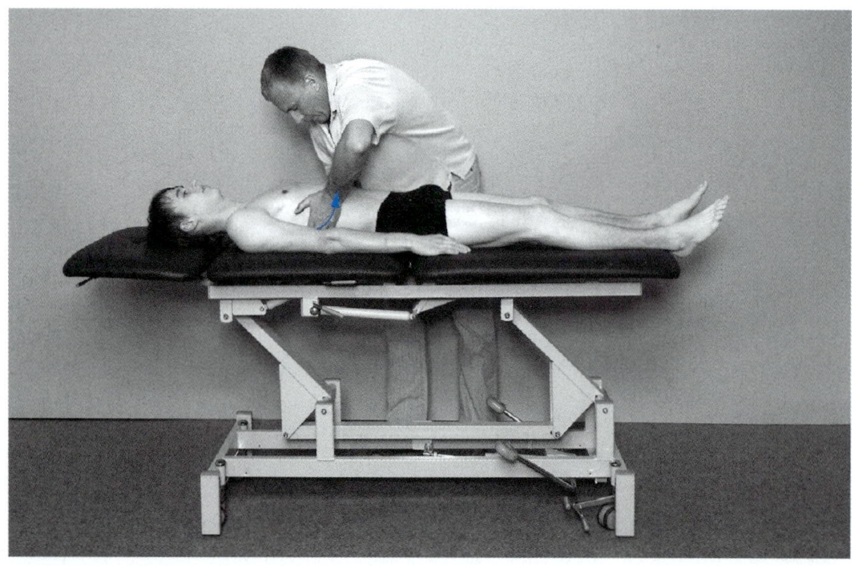

Abb. 7.26 Spannungstest: Translation unterer Thorax. Die Richtung der seitenvergleichenden Anfangsimpulse ist laterolateral gerichtet. [K325]

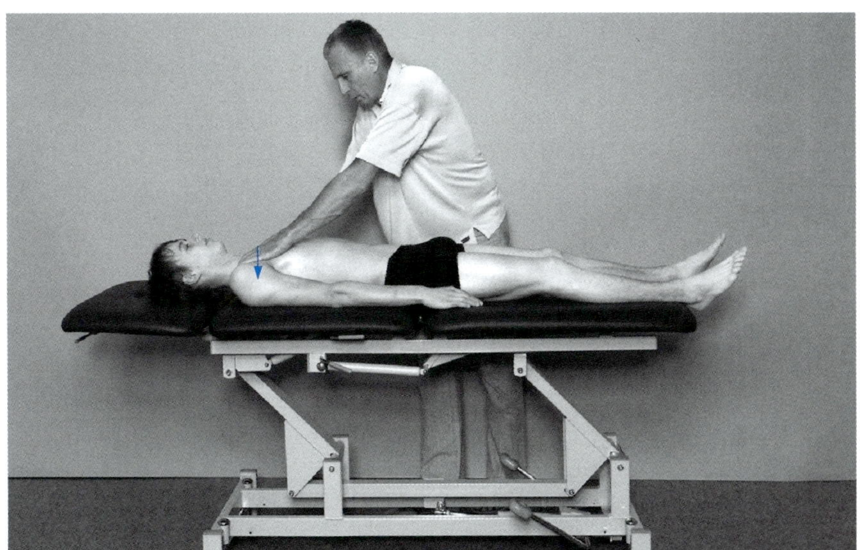

Abb. 7.27 Spannungstest: Kompression oberer Thorax. Dorsale Richtung der seitenvergleichenden Anfangsimpulse. [K325]

5) Spannungstest: Kompression oberer Thorax

➤ Abb. 7.27: Der Untersucher steht seitlich am Thorax. Er legt seine Hände großflächig von vorn auf die oberen Rippen, die Fingerspitzen zeigen nach kranial. Die Hände geben nacheinander einen sanften Druck auf den Thorax nach dorsal (Sagittalebene). Eine Asymmetrie der Spannung weist auf Funktionsstörungen der zervikothorakalen Übergangsregion und auf komplexe Störungen der Atmungsfunktion (Hochatmung) hin.

Klinischer Hinweis

Asymmetrie der Spannung kommt häufig aus den Strukturen der oberen Thoraxapertur. Zur Differenzierung werden die regionalen Spannungsphänomene des oberen Thoraxeingangs, des Schultergürtels und des orofazialen Systems untersucht (➤ Kap. 9).

6) Spannungstest in Richtung Unterarmpronation

➤ Abb. 7.28: Der Untersucher bleibt seitlich, greift die Unterarme des Patienten dicht über dem Handgelenk und führt sie in leichte Ellbogenbeugung. Nacheinander gibt er einen weichen Impuls Richtung Pronation, ohne zu bewegen. Erwartet wird, dass die Gewebe dem Impuls weich nachgebend antworten. Asymmetrie der Spannungsantwort wird für die spätere Wertung registriert.

Praktischer Hinweis

Zusammen mit weiteren Hinweisen aus der orientierenden Untersuchung führt ein positiver Spannungstest 6 dazu, Hand, Ellbogen und Schulter regional orientierend und, sich daraus ergebend, gezielt zu untersuchen.

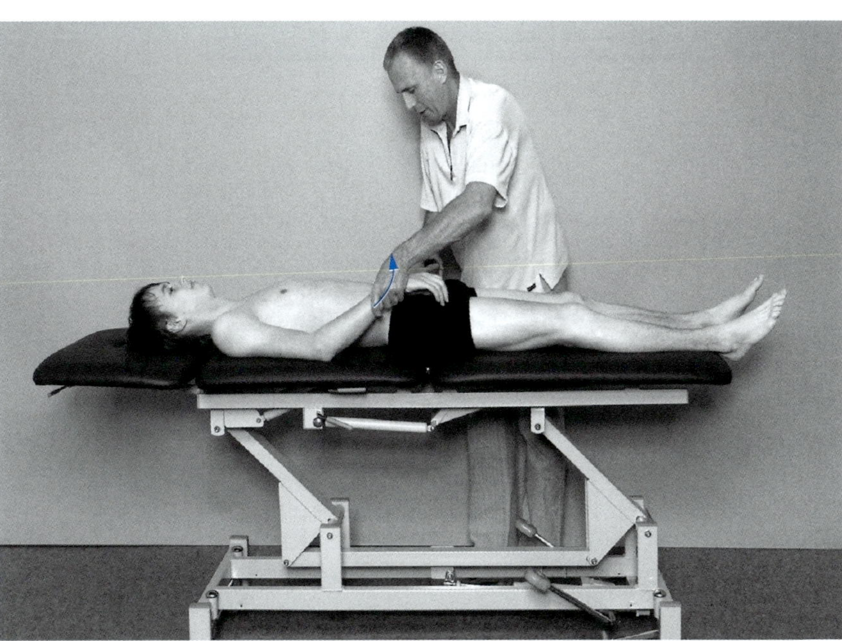

Abb. 7.28 Spannungstest: Unterarm in Pronation. Registriert wird die Anfangsspannung der supinatorischen Kräfte. [K325]

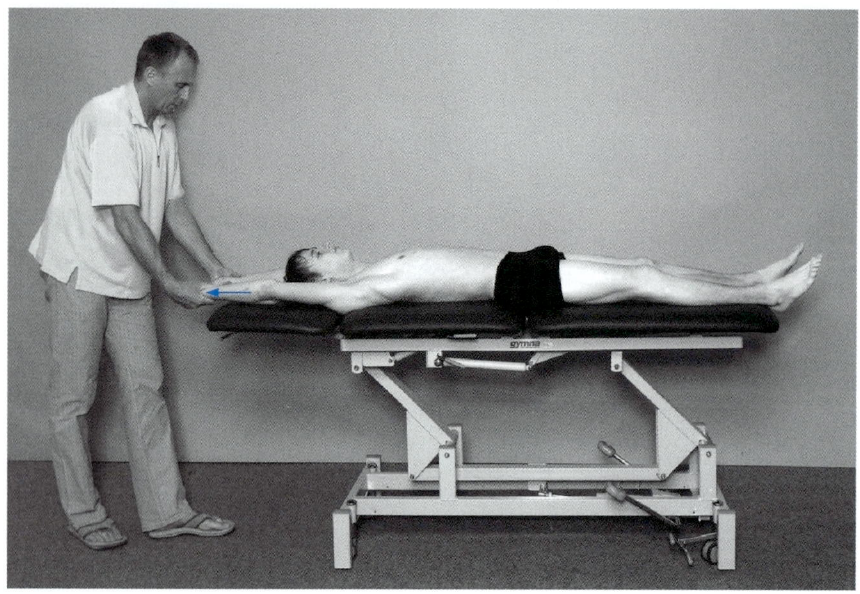

Abb. 7.29 Spannungstest: Traktion der Arme in maximaler Elevation. [K325]

7) Spannungstest: Traktion der Arme in maximaler Flexion (Elevation)

➤ Abb. 7.29: Der Untersucher steht am Kopfende. Er greift die Arme des Patienten oberhalb der Handgelenke und hebt die gestreckten Arme nach oben. Die Spannung des sanften Verlängerungszugs, nacheinander an beiden Seiten, breitet sich weich aus und „versandet" unmerklich. Bei Störung läuft auch der kleinste Impuls sofort am Becken oder am unteren Thorax ein.

Klinischer Hinweis

- Im Zusammenhang mit positivem Pronationstest (Test 6) weist dieser Test auf Störungen in den Armketten hin.
- Zusammen mit positiven Tests am Rumpf (Test 3, 4, 5) können Störungen an Becken, Brustwirbelsäule, Rippen, Thoraxmuskulatur und besonders Störungen im Funktionsfeld von M. iliopsoas und Zwerchfell vermutet werden.

8) Spannungstest: Schulterdepression

➤ Abb. 7.30: Der Untersucher steht am Kopfende. Er umgreift mit der Zeigefinger-Daumengabel beidseits die Schulterhöhe vom Schulterblatt bis zum Schlüsselbein. Nacheinander geben die Hände auf den umfassten Schultergürtel einen leichten Druck nach kaudal, dem die Gewebe im Normalfall weich nachgeben. Spannungserhöhung zeigt sich in sofortigem Widerstand trotz des geringen Reizes.

Klinischer Hinweis

Zusammen mit positiven Tests am Rumpf (Test 3, 4, 5) können Störungen an Becken, Brustwirbelsäule, Rippen, Thoraxmuskulatur und besonders Störungen im Funktionsfeld von M. iliopsoas und Zwerchfell vermutet werden.

Die nachfolgende, regional orientierende Untersuchung wird dann ergeben, ob eher die Strukturen des Schultergürtels oder

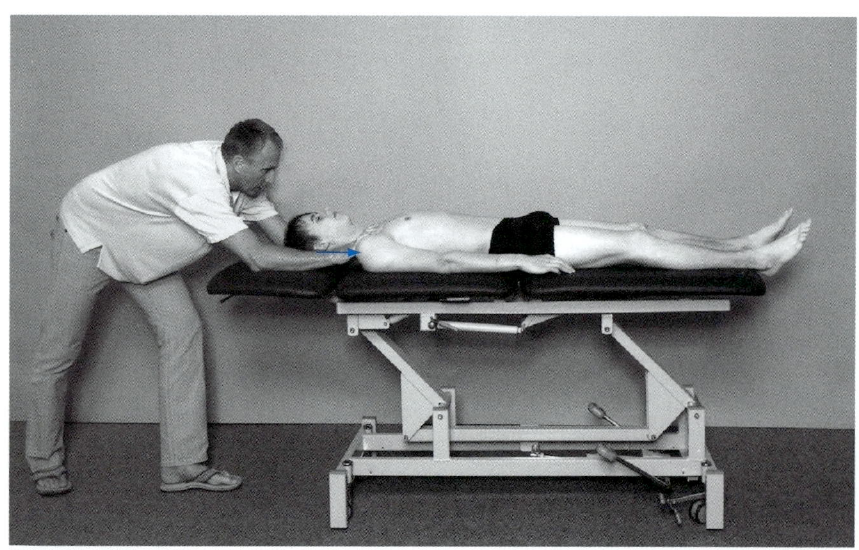

Abb. 7.30 Spannungstest: Schulterdepression. Hinweisend auf Strukturen des Schultergürtels, des zervikothorakalen Übergangs und des orofazialen Systems. [K325]

die des zervikothorakalen Übergangs, insbesondere die Region der oberen Rippen und des orofazialen Systems oder beide, die Spannung unterhalten.

9) Spannungstest: Translation der HWS

➤ Abb. 7.31: Der Untersucher steht am Kopfende. Er umgreift mit den Fingern von beiden Seiten den Hals, die Handwurzeln liegen jeweils weich auf dem M. sternocleidomastoideus. Die Hände geben nacheinander einen sanften seitlichen Druckimpuls auf den Hals (Frontalebene).

Klinischer Hinweis

Asymmetrie der Spannung weist auf myofasziale und Gelenkstörungen der Halswirbelsäule hin. Zur Differenzierung müssen die Untersuchung regionaler Spannungszeichen sowie sich daraus ergebende, gezielte Untersuchungstechniken folgen.

10) Spannungstest: Traktion am Okziput

➤ Abb. 7.32: Der Untersucher steht oder sitzt am Kopfende. Er legt seine Hände unter den Hinterkopf des Patienten, die Fingerspitzen – auf Inion gerichtet – umgreifen Okziput. Durch diese Handanlage erhält der folgende Traktionsimpuls am Okziput eine lateral gerichtete Komponente, die vor allem die Okziputkondylen erreicht.

Wie bei allen Tests wird als Normalbefund Spannungssymmetrie erwartet. Asymmetrie weist auf Störungen im Kopfgelenkbereich und/oder auf Spannungen am Schädel hin, am häufigsten aus der Schädelbasis über das orofaziale System (➤ Kap. 11.6).

Klinischer Hinweis

Das 10-Schritte-Programm der myofaszialen Spannungsprüfungen ermöglicht:

- eine schnelle Information über regionale Beweglichkeit und Gewebebeschaffenheit und

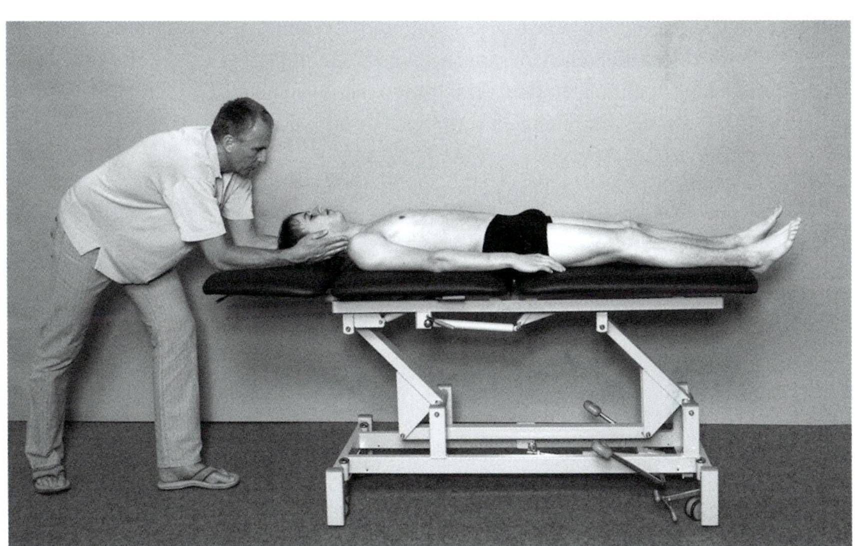

Abb. 7.31 Spannungstest: Translation an der HWS. Asymmetrie weist auf myofasziale und Gelenkstörungen der HWS hin. [K325]

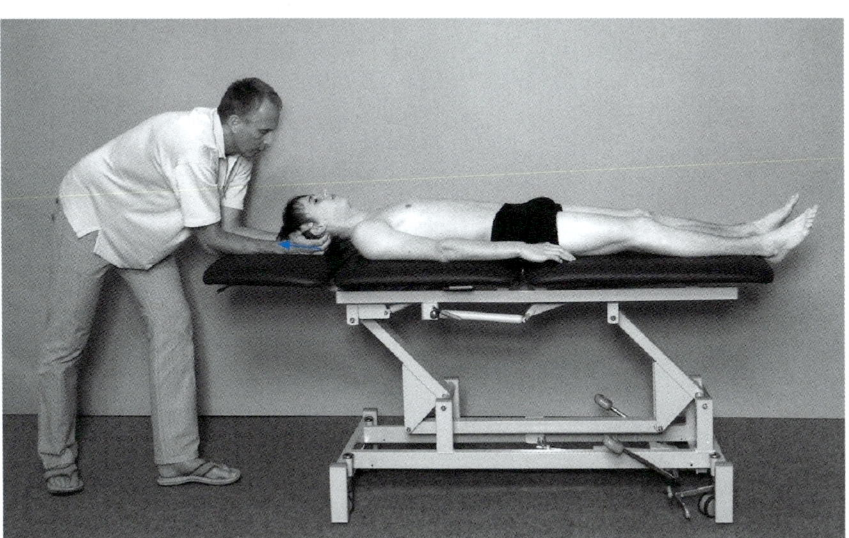

Abb. 7.32 Spannungstest: Traktion am Okziput. Kann Hinweise geben auf Kopfgelenke und Schädelspannungen aus dem orofazialen System. [K325]

- deren Organisation am ganzen Körper mit Betonung von Schlüsselregionen.

Das macht dieses Programm zu einem hervorragenden, auch standardisierbaren Screeningverfahren der Manuellen Medizin in Diagnostik und Verlaufskontrolle.

7.8 Orientierende Untersuchung der Extremitäten

In die umfassende orientierende Untersuchung werden weitere orientierende Untersuchungen der Extremitäten einbezogen, wenn Schmerzbild, Anamnese und Spannungsphänomene des Rumpfs die *Beteiligung der Extremitäten am Krankheitsbild* vermuten lassen. Die orientierenden Tests für die Extremitätengelenke sind ausführlich beschrieben in „Extremitätengelenke, Manuelle Untersuchung und Mobilisationsbehandlung für Ärzte und Physiotherapeuten" (Harke, Linz, Rösel, Sachse, 2020). Tests, die durch ihren spezifischen Hinweischarakter bei Bedarf in die umfassende orientierende Untersuchung einbezogen werden, sind hier benannt und abgebildet:

- Ein Anfangsvorlauf im Stehen, der im Sitzen nicht mehr nachweisbar ist, lässt Spannungen (aus Verkettungsreaktionen oder eigenständig) aus den Extremitäten vermuten (➤ Abb. 7.33).
- Der Test nach Patrick-Kubis (➤ Abb. 7.34, ➤ Kap. 8.4.3) beinhaltet die genauere Untersuchung von Hüftgelenk, Becken, lumbosakralem und thorakolumbalem Übergang. Über die zugeordneten Muskelketten kann die gesamte untere Extremität einbezogen sein. Spezifische orientierende Untersuchungen für jede Gelenkregion helfen bei der ersten diagnostischen Differenzierung.
- Am Hüftgelenk werden Innen- und Außenrotation (➤ Abb. 7.35), am Kniegelenk Beuge- und Streckspannung (➤ Abb. 7.36) entsprechend dem Kapselmuster dieser Gelenke verglichen.
- Am Fuß werden Spannung und Bewegungsausmaß von passiver Eversion und Inversion (Vorfußrotation) beurteilt. *Im Unterschied zum Gaymans-Test wird der Vorfuß bewegt, d.h. passiv in Supination* (➤ Abb. 7.37) *und Pronation geführt.*
- Zur Erstinformation über die Spannung der Armketten dient die Endfederungsprüfung in maximaler Elevation (➤ Abb. 7.38). Dieser Test wird in der Regel am noch sitzenden Patienten nach der orientierenden Untersuchung von HWS und Hyoid ausgeführt.

Handstörungen führen wegen ihrer Komplexität immer zu sofortiger regionaler und gezielter Untersuchung.

Alle Untersuchungen an den Extremitäten verlangen den Seitenvergleich.

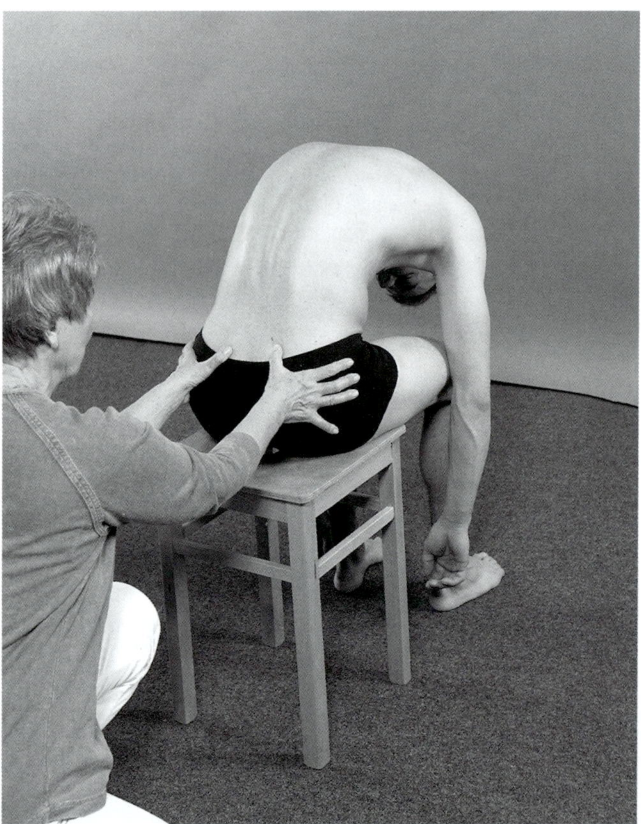

Abb. 7.33 Untersuchung der Bewegung der SIPS bei Vorbeuge im Sitzen. Fragestellung: Ist der Anfangsvorlauf, der im Stehen auftrat, im Sitzen auch noch nachweisbar? [K325]

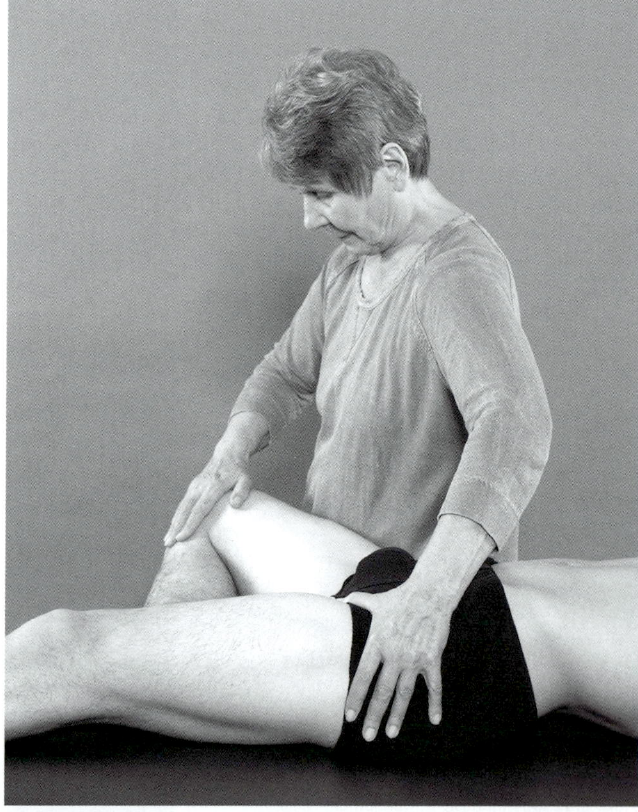

Abb. 7.34 Spannungszeichen nach Patrick-Kubis (➤ Kap. 8.4.3), untersucht wird im Seitenvergleich. [K325]

7

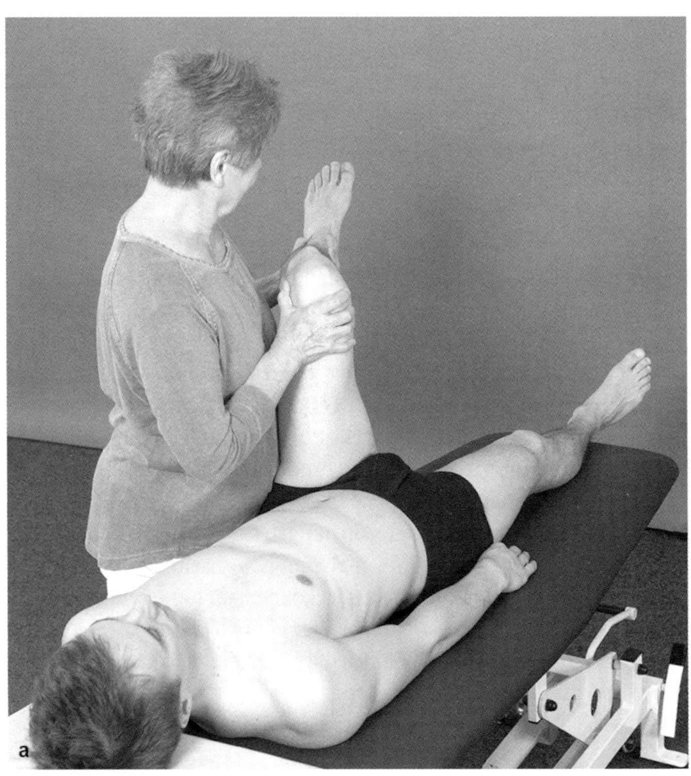

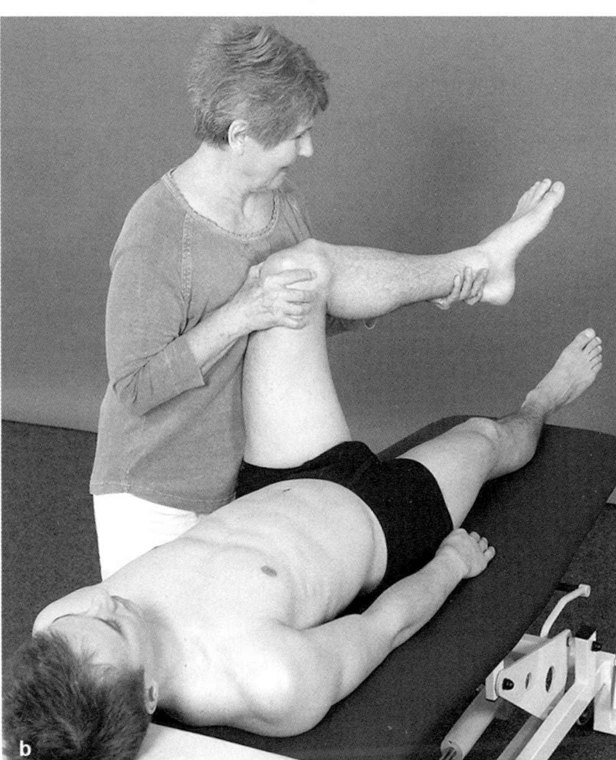

Abb. 7.35 Vergleich der Endespannung von a) Innen- und b) Außenrotation am Hüftgelenk; verglichen werden beide Rotationsrichtungen untereinander und im Seitenvergleich. [K325]

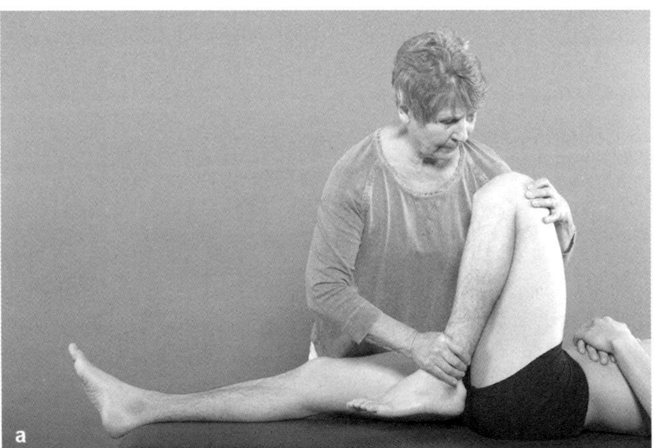

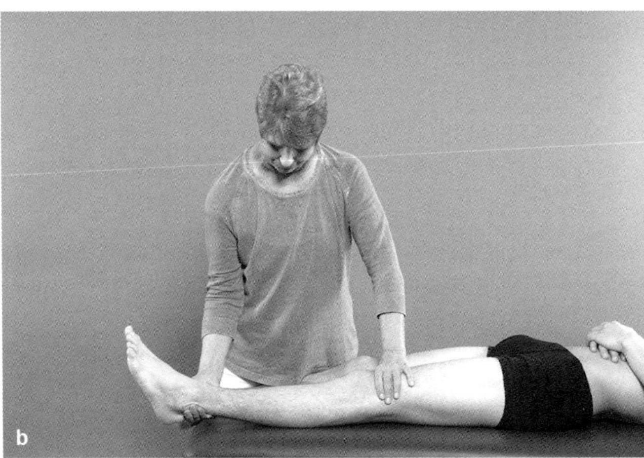

Abb. 7.36 Vergleich der Endespannung von a) Beugung und b) Streckung am Kniegelenk. Der Vergleich betrifft beide Bewegungsrichtungen untereinander und im Seitenvergleich. [K325]

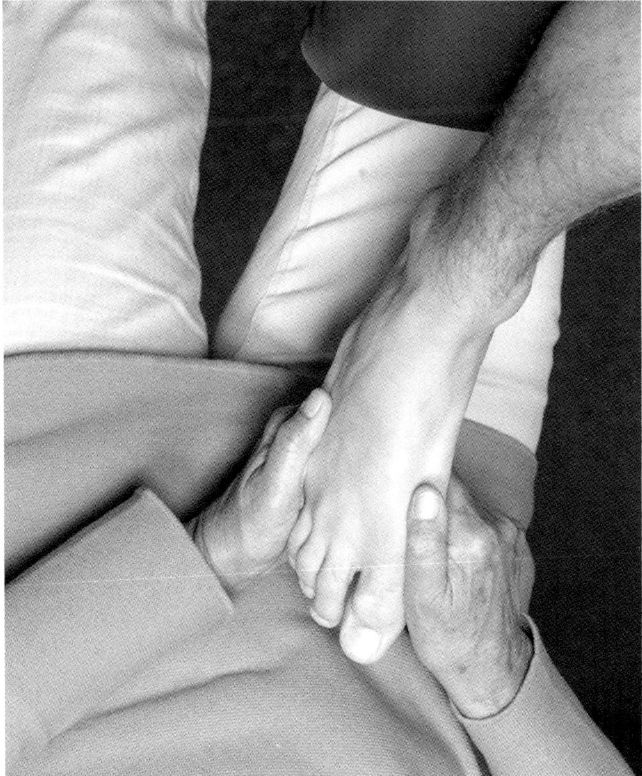

Abb. 7.37 Prüfung von Spannung und Bewegungsausmaß der Fußeversion und -inversion. Im Bild die Inversionsprüfung. [K325]

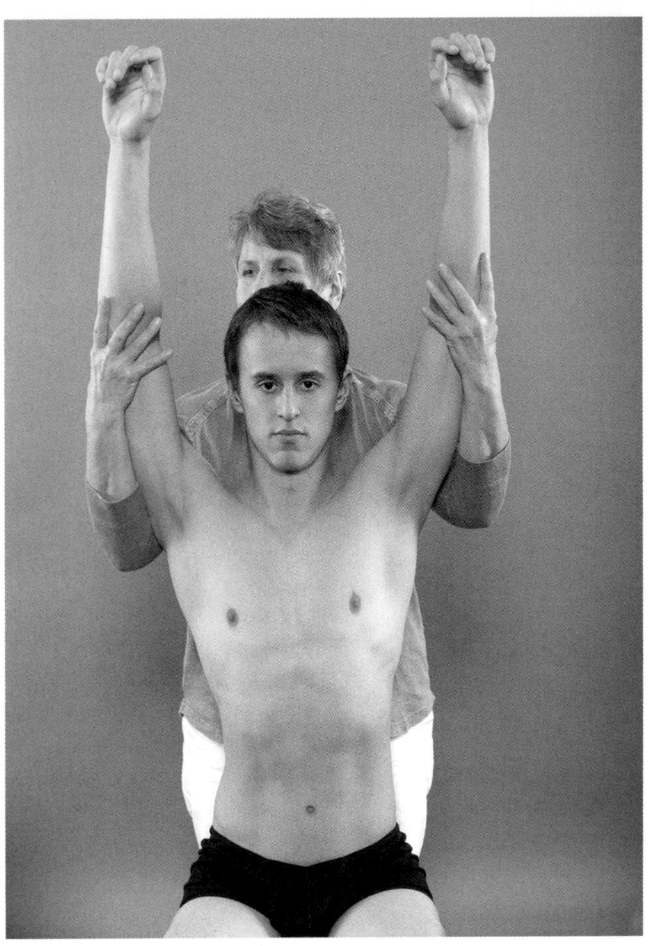

Abb. 7.38 Endfederungsprüfung der Arme bei maximaler Elevation. [K325]

7.9 Orientierende Untersuchung im Praxisalltag

Umfassende orientierende Untersuchung bei Erstvorstellung

Die *umfassende orientierende Untersuchung* eines Patienten bei Erstvorstellung in der Alltagssprechstunde besteht aus jeweils einer Spannungsprüfung für jede Region (➤ Kap. 7.3, ➤ Kap. 7.4, ➤ Kap. 7.5, ➤ Kap. 7.6, ➤ Kap. 7.7).

Die Auswahl wird durch ihre Sensitivität bestimmt. Zusammen mit der Information über die globale Organisation der Gewebespannung aus dem myofaszialen Zehnertest erhält der Untersucher so eine umfassende Information. Die Befundkombination ermöglicht, die Funktionspathologie des „Neupatienten" *richtungsweisend* zu erfassen. Die orientierenden Untersuchungen sind so aneinandergereiht, wie sie mit möglichst wenigen Stellungswechseln von Patient und Untersucher vorgenommen werden können, und so vereint, dass notwendige Denkschritte parallel ablaufen können (➤ Tab. 7.2). Aus der Befundkombination ergeben sich die weiteren Untersuchungsschritte *(1. Arbeitsdiagnose)* auf dem Weg zur Funktionsdiagnose.

Praktischer Hinweis

Bei allen *Befunden aus den orientierenden Untersuchungsschritten* handelt es sich um *hinweisende Zeichen*, nicht um beweisende. Deshalb werden nur auffällige und deutliche Abweichungen registriert und bewertet.

Tab. 7.2 Umfassende orientierende Untersuchung bei Erstvorstellung

Untersuchungsmethode	Untersuchungstechnik
Orientierende Untersuchung Gehen	
Stabilisierung in der Sagittalebene	Auftrittsgeräusch, Armpendel
Stabilisierung in der Frontalebene	Beckenseitneigebewegung
Orientierende Untersuchung im Stehen	
Gesamtinspektion	• Seitliches Lot • Symmetrie in der Frontalebene
General Listening	Gleichgewichtsreaktion auf Kopfberührung von oben
Gewebepalpation	Oberflächenpalpation
Becken/LWS	• Beckenpunktpalpation • Formen des Vorlaufs
LWS/thorakolumbaler Übergang	Inspektion Seitneige (Synkinesen)
Rippen/Zwerchfell	Palpation der Bewegung bei Atmung
Orientierende Untersuchung im Sitzen	
BWS	Inspektion Rotationsbewegung, Rotationssegment
HWS Gesamtrotation • Obere Etage • Mittlere Etage • Untere Etage	Inspektion Gesamtrotation • „Gedrehte Seitneige" • „Passive Seitneige" • „Schräge Vorneige"
Kraniomandibulär	Hyoidpalpation

Tab. 7.2 Umfassende orientierende Untersuchung bei Erstvorstellung (*Forts.*)

Untersuchungsmethode	Untersuchungstechnik
Orientierende Untersuchung im Liegen	
Wirbelsäulen-Rippen-Bewegung	Atemwelle in Bauchlage
Gewebecompliance und Resonanz auf minimalen Bewegungsimpuls	Myofaszialer Zehnertest
Orientierende Untersuchung Extremitäten	
Becken/Beine	Anfangsvorlauf – Vergleich bei Befund im Stehen
Hüftgelenk, Beckengürtel, LWS mit Übergangsregionen	Test nach Patrick-Kubis
Hüftgelenk	Spannungsvergleich Innenrotation/Außenrotation
Kniegelenk	Spannungsvergleich Flexion/Extension
Füße	Spannungsvergleich Inversion/Eversion
Schulter/Schultergürtel	Endfederung in maximaler Flexion (Elevation)

Sicher ist auch jede andere Reihenfolge als die in diesem Kapitel beschriebene möglich. Wie der Einzelne auch vorgehen möchte, es ist empfehlenswert, für sich selbst immer dem gleichen Algorithmus des Ablaufs zu folgen. Das beschleunigt nicht nur die praktischen Abläufe, es fördert auch Denkengramme zu den Zusammenhängen und damit den schnellen Weg zu optimalen Therapieprogrammen.

Klinischer Hinweis

- Im Gegensatz zum standardisierten Untersuchungsprogramm *müssen Therapieprogramme variiert werden.* Sie dürfen nicht vorrangig an der Schmerzlokalisation orientiert sein, auch wenn das erste Ziel die Schmerzlinderung sein muss.
- Die Komplexität und Variabilität der Verkettungsmuster und Verkettungen verlangt eine dynamische Suche nach den Befundzusammenhängen bei jedem neuen, diesem einen (Patienten).

Mindestprogramm der orientierenden Untersuchung in der Verlaufskontrolle

Im Verlauf interessiert, wie das Regelsystem des Patienten auf die Behandlung reagiert hat, welche Befunde rezidiviert sind oder ob es zu Besserungen im Gesamtsystem gekommen ist. Vorrangig werden die Spannungszeichen der behandelten Region nachuntersucht, ergänzt durch Tests der umfassenden orientierenden Untersuchung (Sanduhrprinzip). Hier hat sich das von Lewit vorgeschlagene Minimalprogramm der orientierenden Untersuchung bewährt (➤ Tab. 7.3).

Tab. 7.3 Mindestprogramm der orientierenden Untersuchung

Mindestprogramm der orientierenden Untersuchung	
Orientierende Zeichen in der Ganzkörperübersicht	• Inspektion seitliches Lot • Symmetrieverhältnisse in Frontalebene • Myofaszialer Zehnertest
Orientierende regionale Zeichen	
Becken	Palpation der Beckenpunkte im Stehen
LWS/TLÜ	Seitneige → Synkinesen
HWS/Kopfgelenke	• „Gedrehte Seitneige" – obere Etage • Seitneige (passiv) – mittlere Etage • „Schräge Vorneige" – untere Etage/Thoraxeingang
Schulter/Schultergürtel	Endfederung in maximaler Flexion (Elevation)
BWS	„Atemwelle" in Bauchlage
Spezifische Spannungstests	• Anfangsvorlauf – Vorlaufphänomen • Test nach Gaymans • Test nach Patrick/Kubis

7.10 Orientierende Untersuchung zur Stabilisierung von Kopf, Rumpf und Extremitäten

Bei langer Schmerz- und Verlaufsanamnese besteht der dringende *Anfangsverdacht auf eine komplexe motorische Funktionsstörung.* In den orientierenden Untersuchungen von Gehen, Stehen, Atembewegung und Armabduktion waren Hinweise auf die Dekompensation erkennbar. Dann ist eine orientierende Erstuntersuchung zur Organisation der Rumpfstabilisierung und der davon abhängenden Extremitätendynamik nötig.

7.10.1 Inspektion der Fußstabilisierung bei Gewichtsverlagerung nach vorn (Véle-Test)

➤ Abb. 7.39: Der Patient steht, der Untersucher vor ihm stützt ihn an den Händen der vorgestreckten Arme. Der Patient verlagert sein Gewicht nach vorn; die Fersen behalten Bodenkontakt, Knie und Hüften bleiben gestreckt.

Beobachtet wird die Aktivität der Fußmuskulatur. Erwartet wird die Aktivierung der kurzen Zehenbeuger, sichtbar als Beugung der Grundgelenke und Streckung der Endgelenke der Zehen („ansaugen").

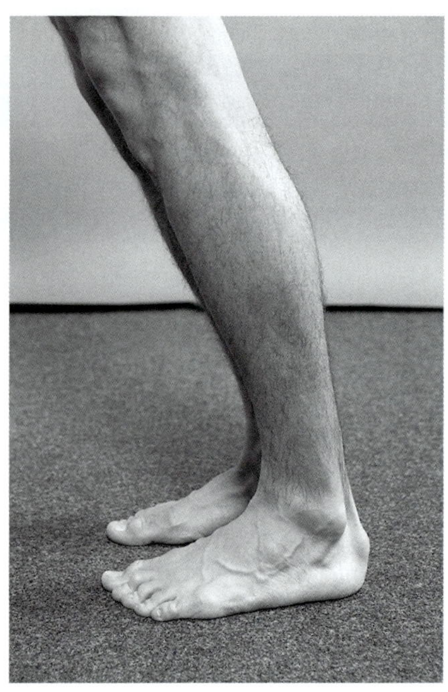

Abb. 7.39 Test zur Fußstabilisierung (Véle-Test). Das Bild zeigt die Aktivierung der kurzen Zehenbeuger, die sich in Beugung der Grundgelenke und Streckung der Endgelenke der Zehen äußert. Die Strecksehnen sind nicht verspannt. [K325]

Klinischer Hinweis

Läsion der Wurzel S1: verminderte Aktivierung der kurzen Zehenbeuger → Fehlen der Synkinese von Grundgelenkbeugung und Endgelenkstreckung.
Kurze Zehenbeuger sind aus der Nervenwurzel S1 versorgt: differenzialdiagnostische Erwägungen nicht versäumen!
Ungenügende Stabilisierung von Quer- und Längsgewölbe:

- Fehlen der Synkinese von Grundgelenkbeugung und Endgelenkstreckung
- Beugung der Mittel- und Endgelenke („Krallen")
- Außenkantenbelastung des Fußes ohne Druckkontakt des Großzehengrundgelenks
- Vermehrte Aktivität der Zehenstrecker

Ungenügende Stabilisierung der Sprunggelenke: zusätzlich zu den o. g. Zeichen: inkoordinierte Aktivität der Steigbügelmuskulatur mit unruhigem Wechsel zwischen Innen- und Außenkantenbelastung.

Klinischer Hinweis

- Fußaußenkantenbelastung, Medialisierung der Kniegelenke und verstärkte Beckenkippung mit kurzer Lordose weisen auf ungenügende Stabilisierung der LWS-Becken-Beinregion hin.
- Hochziehen des Schultergürtels und Hyperlordose zervikal/kraniozervikal sind Hinweiszeichen auf Stereotypstörung mit ungenügender Stabilisierung der HWS-Schultergürtel-Region.

7.10.2 Inspektion der Stabilisierung der LWS-Becken-Bein-Region bei 30°-Kniebeuge aus dem aufrechten Stehen

➤ Abb. 7.40: Der Patient steht mit vorgehaltenen Armen. Nach Auftrag beugt er seine Knie um 30°, Fersen bleiben am Boden.

Beobachtet wird, wie die Knie geführt und ob Becken und LWS stabilisiert werden.

7.10.3 Palpation der stabilisierenden Spannung im Kniegelenk bei aufrechtem Stehen

➤ Abb. 7.41: Der Patient steht in Gewohnheitshaltung und wird aufgefordert, beide Füße gleichmäßig zu belasten. Die Untersucherin sitzt (hockt) hinter dem Patienten, die Finger ihrer Hände legen sich, von lateral kommend, auf die Tuberositas tibiae des handseitigen Beins. Nacheinander geben sie einen minimalen Streckimpuls am jeweiligen Knie.

Als Zeichen der guten muskulären Stabilisierung gibt das Kniegelenk auf diesen Impuls elastisches nach.

Klinischer Hinweis

Fehlt das elastische Nachgeben beim Streckimpuls und das Bein vermittelt den Eindruck eines unbeweglichen Stabes ist das Hinweis auf muskuläre Dysbalance mit ungenügender Stabilisierung des Kniegelenks (Stabilisierung durch Überstreckung).

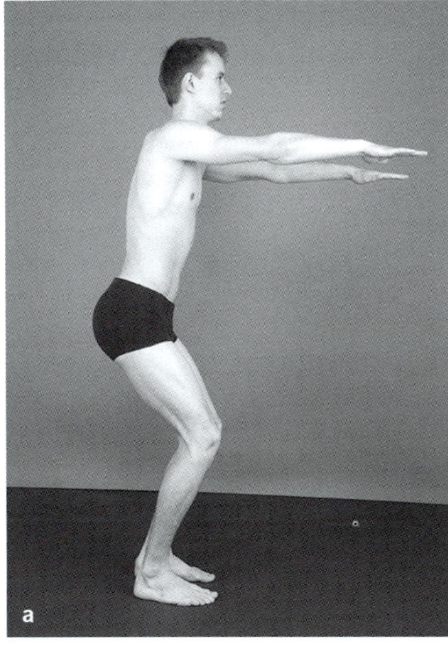

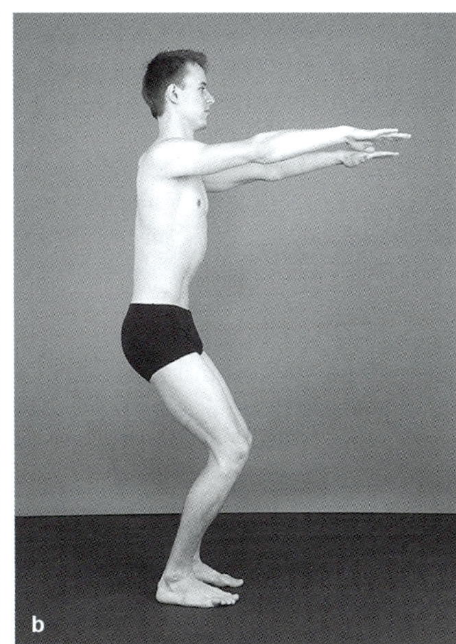

Abb. 7.40 Test zur Beurteilung der Koordination der LWS-Becken-Bein-Stabilisierung bei 30°-Kniebeuge a) Spontanbewegung nach Bewegungsauftrag. b) Die Haltung nach dem Auftrag zum Stemmen zeigt die Aufrichtung, die von den Afferenzen aus der Fußsohle ausgeht. [K325]

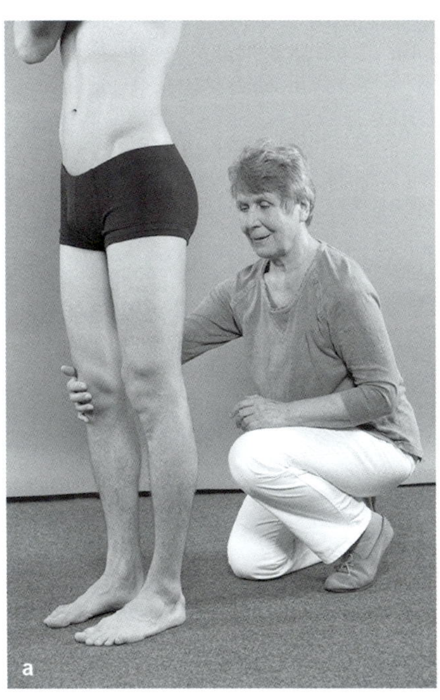

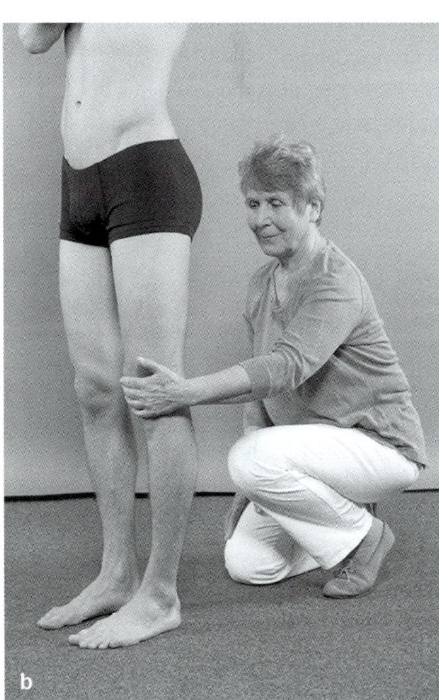

Abb. 7.41 Zur Prüfung der Kniestabilität führt der Behandler eine leichte Dorsalfederung am Knie ein. Die Neutralstellung des gut stabilisierten Knies erlaubt diese Federung, schlechte Stabilisierung wird durch Überstreckung kompensiert. Beide Seiten werden verglichen, a) rechts, b) links. [K325]

7.10.4 Palpation zur orientierenden Untersuchung des Atemstereotyps

Diese Untersuchung gehört zur umfassenden orientierenden Untersuchung und ist in ➤ Kap. 7.4.3 beschrieben (➤ Abb. 7.12). Fehlt die harmonische dreidimensionale Erweiterung des Thorax, sollte bei Erwachsenen mit chronischer Schmerzsymptomatik im Bewegungssystem schon bei der Erstuntersuchung orientierend auf die Organisation der Rumpfstabilisierung an sich (➤ Kap. 7.10.5) und bei Extremitätenbewegungen geachtet werden (➤ Kap. 7.2.1 – Gehen, ➤ Kap. 7.10.6 – Schultergürtel, Arme). Bei Hinweiszeichen auf unökonomische Stabilisierung wird im späteren Behandlungsverlauf die Bewegungskoordination bei Hüftextension, Hüftabduktion (Stabilisierung des Beckens bei Einbeinstand), Rumpfflexion, Kopfhebung und die Armabduktion mit Bezug auf die Qualität der Rumpfstabilisierung untersucht.

Klinischer Hinweis

Bewegen sich die unteren Rippen bei Einatmung vorwiegend nach lateral, kann eine Zwerchfellverspannung vorliegen, meist ist es aber Hinweis auf Stereotypstörung der Atembewegung oder/und Inkoordination des Synergismus der Tiefenstabilisatoren im System der posturalen Funktion der Atmung.

7.10.5 Inspektion der Kopf- und Rumpfstabilisierung bei Afferenzverstärkung aus den Rezeptoren der Fußsohlen im Sitz

➤ Abb. 7.42: Der Patient sitzt weit vorn auf Hocker oder Behandlungsliege (der Sitzplatz muss so hoch sein, dass die Oberschenkel leicht abschüssig den Druck auf die Füße übertragen). Er soll bewusst beide Füße in die Erde stemmen, dabei vorrangig Fersendruck und Druck des gesamten Vorfußes einsetzen. Besonders wird auf das Großzehengrundgelenk hingewiesen!

Erwartung: Der Fußdruck kann gleichmäßig an Vor- und Rückfuß mit symmetrischer Außen- und Innenkantenbelastung aufgebaut werden. Das fördert eine weiterlaufende Aufrichtungskette in der gesamten Wirbelsäule, sichtbar als Bewegungsimpuls nach kranial bis in die Scheitelregion.

Vielen Patienten fehlt die Fähigkeit, die Fußsohlenbelastung durch Druck aus der Bein- und Fußmuskulatur zu erreichen. Sie verlagern das Körpergewicht nach vorn. Zur Belastung des medialen Vorfußes neigen sie die Knie zueinander (Innenrotation der Beine). Oft ist zu beobachten, dass der Handwurzelreflex unterstützend aktiviert wird. Unterbrechung der Aufrichtungskette in einer Wirbelsäulenregion weist auf Defizite in dieser Region hin. Aus diesen Defiziten resultiert die Indikation zu den Übungen der Propriozeptiven sensomotorischen Fazilitation (PSF) nach Janda (➤ Kap. 13.4)

Klinische Hinweise

Für *inkoordinierte Gangdynamik* sprechen:

- Fehlendes Gefühl für Fußbelastung im Sitzen
- Fußbelastung wird erreicht durch:
  - Verstärkte Beckenkippung mit Vorverlagerung des Rumpfes (Psoasmechanismus) und langer Lordose
  - Kniegelenk-Medialisierung mit „Schielen" der Patellae (Adduktorenmechanismus)
  - Schmerzauslösung lateral über dem Trochanter aus TrP der kleinen Glutaeen, insbesondere M. piriformis (Kompensationsmuster zum Adduktorenmechanismus)
  - Absicht der Fußbelastung wird initial von Kopf und Schultergürtel eingeleitet – Hinweis auf Fehlstereotyp mit langer Anamnese

Unterbrechung der Aufrichtungskette bei guter Stemmführung der Füße ist Hinweis auf:

- Inkoordination der regionalen stabilisierenden Muskelketten (in der entsprechenden Region)
- Nozizeption aus Wirbelsäulenfunktionsstörungen (in der entsprechenden Region)

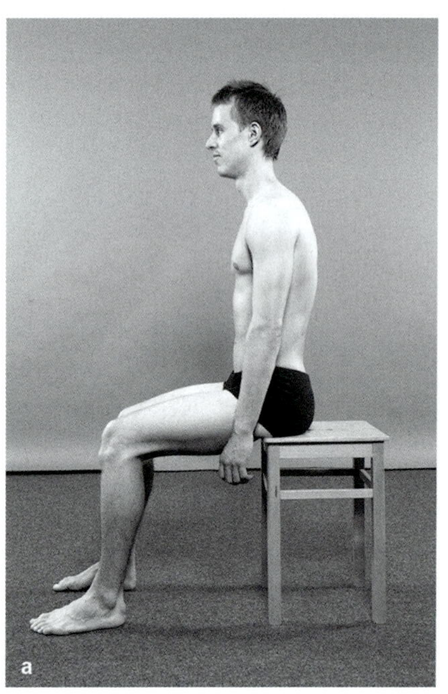

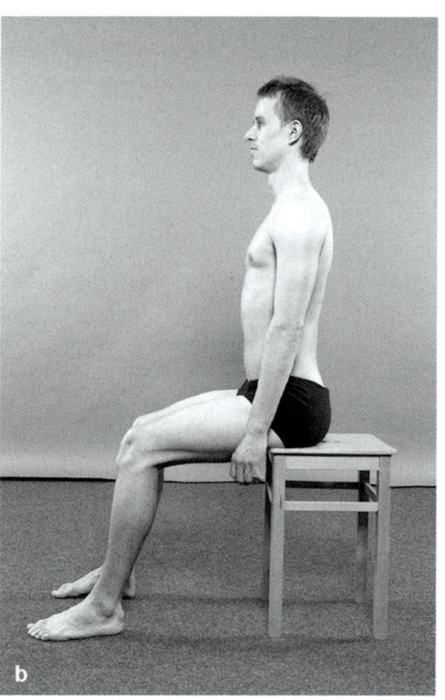

Abb. 7.42 Prüfung der Fähigkeit zur Rumpfaufrichtung durch Verstärkung propriozeptiver Afferenzen aus der Fußsohle
a) Ruhehaltung.
b) Stemmübung: Der Patient zeigt eine optimale Reaktion. Die Aufrichtung erfasst das Becken und wird in keiner Wirbelsäulenregion unterbrochen. [K325]

7

7.10.6 Rumpfstabilisierung bei Armabduktion im Sitz

➤ Abb. 7.43: Der Patient sitzt weit vorn auf Hocker oder Behandlungsliege. Beide Füße haben guten Bodenkontakt. Die herabhängenden Arme werden in den Ellbogen gebeugt. Die abduzierten Daumen zeigen deckenwärts. Der Untersucher steht hinter dem Patienten. Der Patient abduziert beide Arme gleichzeitig ohne Rotation (Daumen bleiben senkrecht, ➤ Abb. 7.43a).

Der Untersucher beobachtet die Aktivierung des oberen Trapezius (Pars descendens) beidseits (➤ Abb. 7.43). Erwartet wird stabilisierende Aktivierung bis 70°-Abduktion, erst danach soll dynamische Aktivierung sichtbar sein.

Klinische Hinweise

Frühe dynamische Aktivierung des oberen Trapezius (20–60° Abduktion) ist Hinweis auf:

- Inkoordination der Schultergürtelmuskulatur auf der jeweiligen Seite mit
- Abschwächung der unteren Schulterblattfixatoren und
- Verspannung bis Verkürzung der oberen Schulterblattfixatoren.

Dynamische Aktivierung des oberen Trapezius zu Beginn der Bewegung (20–60°) ist Hinweis auf:

- Inkoordination der Schultergürtelmuskulatur auf der jeweiligen Seite mit
- Stereotypanpassung bei Armbewegungen und
- Fehlbelastung der zervikothorakalen Schlüsselregion.

Dynamische Aktivierung eines M. quadratus lumborum mit LWS-Seitneige zu Beginn der Armbewegung ist Hinweis auf:

- Strukturkrankheit der gegenseitigen Schulter
- Sensomotorische Dysintegration der Schultergürteldynamik
- Dysintegration der Wirbelsäulenstatik (Inkoordination der lokalen WS-Stabilisatoren)

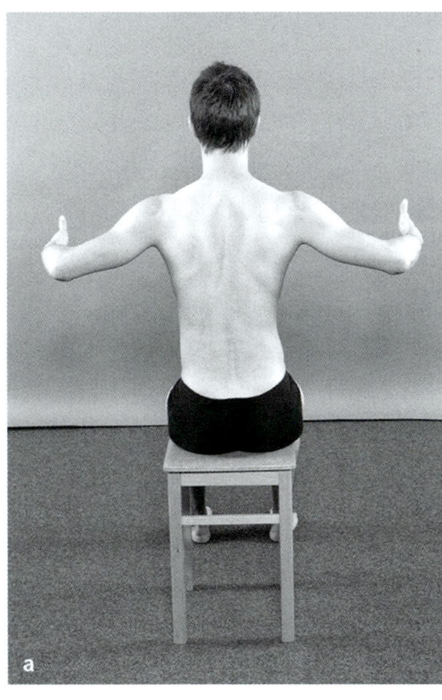

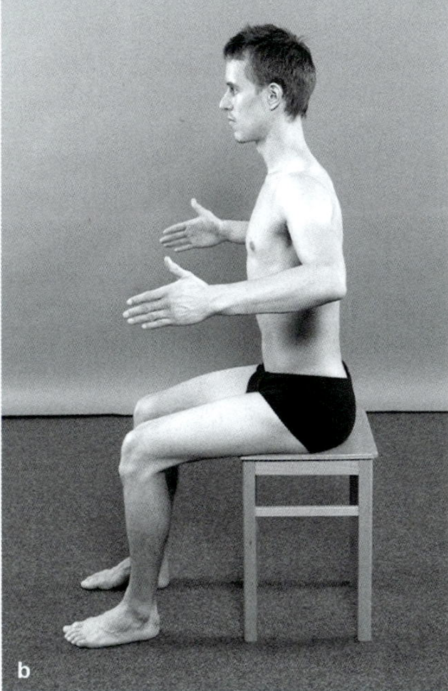

Abb. 7.43 Orientierender Test zur koordinierten Aktivierung der Muskeln bei Armabduktion. Hinweisendes Störungszeichen ist die frühe dynamische Aktivierung des oberen Trapeziusanteils.
a) Betrachtung der Bewegung von hinten
b) Detail: Ausgangsstellung mit rechtwinkliger Ellbogenbeugung. Daumen sollen während der gesamten Abduktionsbewegung nach oben zeigen (keine Schultergelenkrotation!). [K325]

7.10.7 Jenaer Bregma-Test (Screeningtest zur Funktion des tiefen stabilisierenden Systems)

➤ Abb. 7.44: Der Patient steht in seiner Gewohnheitshaltung. Der Untersucher inspiziert und bewertet von der Seite die Statik (➤ Kap. 7.2.2, ➤ Abb. 7.3). Er berührt den Oberkopf des Patienten (über Bregma) und fazilitiert dessen Wahrnehmung für diesen Punkt (➤ Abb. 7.44). Gelingt dem Patienten die gedankliche Lokalisation seines Kopfpunktes, soll er diesen bei vollem Fuß-Boden-Kontakt zur Zimmerdecke hin bewegen (➤ Abb. 7.44).

Das Ergebnis dieser Bemühung wird bewertet. Gelingt die Vertikalisierung von Bregma und richtet sich die Wirbelsäule auf? Auf eventuelle Hilfsbewegungen (Parakinesen) wird geachtet. Die Autoren (Best et al 2018) betonen vor allem die Hilfsbewegungen des Schultergürtels und der orofazialen Muskulatur. Sie unterscheiden zwischen der *Vertikalisierung ohne und mit Parakinesen (Grad 1)* und der *unkorrekten Vertikalisierung ohne und mit Parakinesen (Grad 2).*

Der Test kann für die Therapieplanung wichtige Weichen stellen. Gelingt die Vertikalisierung, kann das Training von Kraft und Ausdauer sofort beginnen. Gelingt die Vertikalisierung nicht, ist in der Regel der Trainingsbeginn über propriozeptive Afferenzverstärkung und Wahrnehmungsschulung angezeigt.

Praktische Hinweise

- Der Bregma-Test als orientierender Test ist auf eine Einschätzung der sensomotorischen Fähigkeiten bei Abrufen eines subkortikal gespeicherten Bewegungsablaufs (Stehen als dynamischer Prozess) ohne Fazilitation gerichtet.
- Die Inspektion der Kopf-Rumpf- und Extremitätenstabilisierung (➤ Kap.7.10.1 bis ➤ Kap. 7.10.6) erfasst die Fähigkeit zur Wahrnehmung und Aktivierung von Afferenzen aus der Fußsohle und die aktuelle Reaktionsfähigkeit des sensomotorischen Systems auf Fazilitation durch diese Afferenzen.
- Bei dem Befund Grad 2 im Bregma-Test sind für die Auswahl der Techniken von Wahrnehmungsschulung und propriozeptiver Afferenzverstärkung die orientierenden Untersuchungen zur Stabilisierung von Kopf, Rumpf und Extremitäten richtungsweisend.

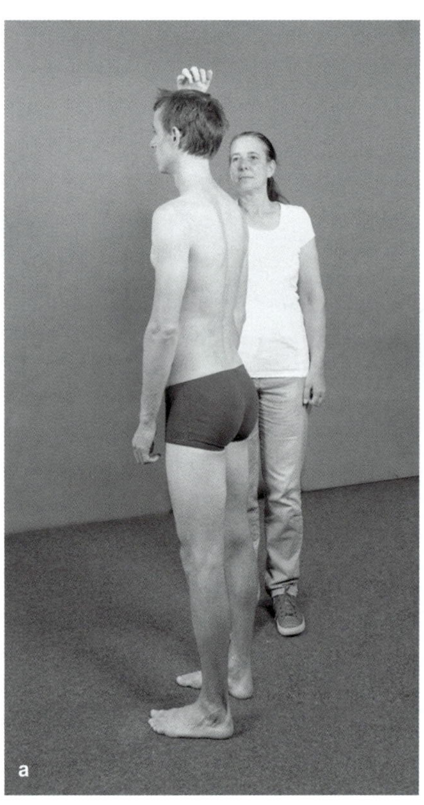

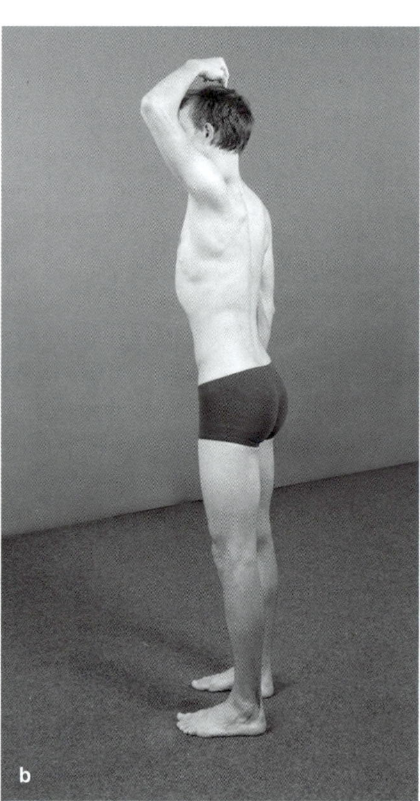

Abb. 7.44 Bregma-Test – orientierende Untersuchung zur Wahrnehmung der Fähigkeit zur Stabilisierung von Kopf, Rumpf und Extremitäten.
a) Die Untersucherin fazilitiert die Bregma-Region des Patientenkopfes.
b) Der Patient zeigt den Punkt selbst an; später lokalisiert er ihn nur noch gedanklich. [K325]

7

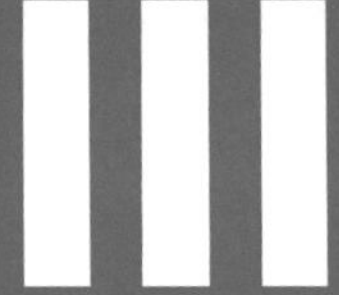

Untersuchung und Behandlung der Wirbelsäulenregionen

Die in Abschnitt II beschriebene umfassende orientierende Untersuchung führt in der Regel in eine bestimmte Wirbelsäulenregion. Die weitere Untersuchung und die sich daraus ergebende Behandlungsplanung und Behandlung beschreibt Abschnitt III: > Kap. 8 für die Region Becken und LWS, > Kap. 9 für BWS und Thorax sowie > Kap. 10 für die HWS. Bei ausgewählten Fragestellungen, wie z. B. für Begutachtungen, sind übergreifende orientierende Untersuchungsbefunde am Rumpf nötig (> Kap. 8.3).

KAPITEL

8 Untersuchung und Behandlung des Beckens und der Lendenwirbelsäule

Die Indikation für die weitere Untersuchung einer Region ergibt sich in der Regel aus ein oder zwei hinweisenden Spannungszeichen der umfassenden orientierenden Untersuchung. In den *regionalen orientierenden Untersuchungen* werden weitere Merkmale der getesteten Bewegungsrichtungen bewertet, wie die Qualität des Bewegungsablaufs und die Endstellung der Bewegung. Messungen festgelegter Punkte können vorgenommen werden. Aus der Zusammenschau aller Befunde und ihrer Wertung ergeben sich der Behandlungsplan und die Behandlungstechniken.

Das Wissen um funktionell anatomische Gegebenheiten ist für alles Voraussetzung.

8.1 Vorbemerkungen zur funktionellen Anatomie des Sakroiliakalgelenks

Das *Kreuzbein* liegt in Verlängerung der Wirbelsäule dorsal im Beckenring, zwischen die beiden Hüftbeine eingefügt. Es besteht aus fünf, in manchen Fällen (hohes Assimilationsbecken) aus sechs knöchern miteinander verschmolzenen Wirbelspangen. Ventral und dorsal liegen vier Paare Intervertebralforamina, beim Assimilationsbecken fünf. Die Dornfortsätze sind zu einer welligen Leiste (Crista sacralis mediana) verschmolzen und bieten den Ansatz für einen Teil der Rückenstrecker. Nur der erste Sakraldorn ist manchmal tastbar. Die seitliche Knochenmasse (Pars lateralis) trägt auf ihren Seitenflächen in Höhe des ersten bis dritten Sakralwirbels die Gelenkflächen für die Sakroiliakalgelenke.

Die Gelenkspalte beider *Sakroiliakalgelenke* konvergieren nach dorsal und kaudal. Bei dem Beckentyp des hohen Assimilationsbeckens können sie sagittal stehen. Dann sind die Gelenkflächen besonders schmal und wenig gegen Lockerung gesichert. Die Gelenkflächen sind hakenförmig gebildet, d. h., ein länglich schmaler Anteil verläuft in der Längsachse des Sakrums kraniokaudal, ein kurzer, plumper Anteil biegt kranial nach dorsal um. Die Gelenkflächen von Sakrum und Ilium haben spiegelbildliche Form, die Oberflächengestalt beider Flächen verhält sich wie Original und Abguss.

In der Kindheit sind die Gelenkflächen glatt. Später tritt eine zentral liegende Ausbuchtung der Iliumfläche mit entsprechender Einbuchtung der Sakrumfläche auf. Mit zunehmendem Alter werden die Flächen immer höckeriger, wobei die Erhebungen einer Seite jeweils in Vertiefungen der Gegenseite passen. Das ist beim männlichen Becken ausgeprägter und entspricht der abnehmenden Beweglichkeit im Erwachsenenalter.

Physiologische Bewegungen

Die Bewegungen zwischen Os sacrum und Os ilium werden als *Nutation („Nicken")* und *Gegennutation (Aufrichten)* des Os sacrum beschrieben. Sie verlaufen scheinbar um eine quere Achse im Sakroiliakalgelenksbereich. Bei der Nutationsbewegung senkt sich *die Sakrumbasis (S1) nach vorn abwärts, gleichzeitig hebt die Sakrumspitze sich nach dorsal.* Verbunden ist damit eine Einwärtsbewegung der Ilia und eine Auswärtsbewegung der Sitzbeinknorren (➤ Abb. 8.1). Die Nutationsbewegung entsteht gleichfalls bei Beugung des Rumpfs und des Hüftgelenks, die Gegennutation kommt durch Extension der Hüfte und des Rumpfs zustande.

Bei einbeinigem Stand nutiert das Sakrum nur gegen das standbeinseitige Hüftbein. Für diese Bewegung kann man eine virtuelle schräge Achse konstruieren. Weiterhin entstehen dabei eine Hüftbeindrehung und eine Verschiebestufe in der Symphyse.

Alle diese Bewegungen sind sehr klein und verändern den anteroposterioren Durchmesser des Beckenein- und -ausgangs nur um 3–17 mm. Die Sakroiliakalgelenke haben keine eigene bewegende Muskulatur. Gleichzeitig stehen sie unter dem Spannungseinfluss vieler Muskeln, die an den Beckenknochen und der Wirbelsäule mit Kreuz- und Steißbein inserieren. Sie erlauben nur kleine Federungen, die tastbar sind. Radiologische Messungen fanden das Bewegungsausmaß um 1°–3°.

Die Bewegungen im Sakroiliakalgelenk werden durch *kräftige Bänder zwischen Sakrum und Hüftbein* mechanisch und propriozeptiv gebremst, das Gelenk damit stabilisiert. Das sakrotuberale und das sakrospinale Band sind besonders kräftig und begrenzen die Nutationsbewegung. Das Lig. sacroiliacale interosseum zieht unmittelbar von einer Gelenkfläche in die gegenüberliegende und garantiert damit den Zusammenhalt. Um den Rand des Gelenks herum liegen die dorsalen und ventralen sakroiliakalen Bänder.

Funktionsstörungen des Beckens

In der *Funktionspathologie des Beckens* unterscheiden wir zwei prinzipiell verschiedene Störungen, die aber miteinander kombiniert sein können:

- die *Blockierung* des Gelenks (gestörte Federungsbewegung) und
- die *Beckenverwringung* (Positionsänderung der drei Beckenknochen zueinander in Neutralstellung).

Die Palpation des Verhaltens von Beckenpunkten bei aktiven Bewegungen (Anfangsvorlauf, Endvorlauf, Spine-Test) zeigt Spannungen in

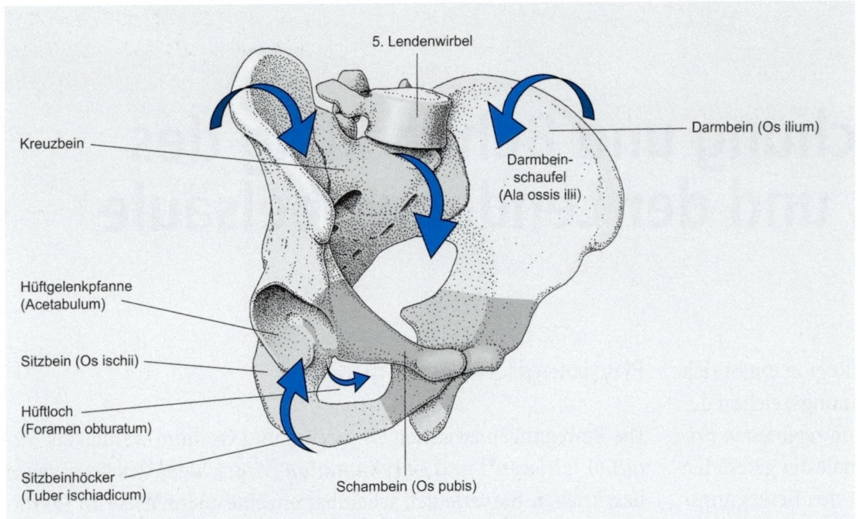

Abb. 8.1 Im Stehen lastet die LWS auf der Basis des Kreuzbeins. Das kippt nach vorn, seine Spitze hebt sich relativ zu den Hüftbeinen. Durch die Schrägstellung der SI-Gelenkspalte nähern sich die Iliumschaufeln oben vorn; hinten unten werden die Sitzbeinhöcker auseinandergespreizt. [L190]

Symmetrie oder Asymmetrie auf, die als orientierende Tests wichtige Hinweise geben (➤ Kap. 7.4.1, ➤ Kap. 8.4.1). Zusätzlich haben die Beckentypen Bedeutung für die Statik.

Die reversible *hypomobile Funktionsstörung des Sakroiliakalgelenks* (Blockierung) lässt sich nur durch Federungsproben unmittelbar an den Gelenkpartnern prüfen (➤ Kap. 8.7.5, ➤ Kap. 8.7.6, ➤ Kap. 8.7.7, ➤ Kap. 8.7.8). Für eine zuverlässige Befunderhebung muss das Becken während der passiven Federungsbewegung des einen Partners (Sakrum oder Ilium) besonders sorgfältig ruhig gehalten werden.

Die andere Beckenstörung, die *Beckenverwringung,* ergibt sich aus der Palpation der Beckenpunkte im Stehen oder Liegen und aus ihren Beziehungen zueinander. In der Literatur wird sie oft als Beckenstörung schlechthin beschrieben und dann auch örtlich am Becken zur Positionskorrektur direkt behandelt. Sie hat aber *keine feste Korrelation zur sakroiliakalen Gelenkfunktionsstörung.* Sie ist an einer Diskordanz (Verstellung) der Linien durch korrespondierende Beckenpunkte (➤ Kap. 8.4.1) zu erkennen und geht mit asymmetrischer Beinstellung und asymmetrischen Spannungsphänomenen (➤ Kap. 8.4.3) einher.

Cramer hat die Verhältnisse der veränderten Beckenposition wohl am zutreffendsten beschrieben. Wir sprechen mit ihm von *Beckenverwringung.* Äußerlich erkennbar besteht eine Asymmetrie der Beckenpunkte. Der hintere Darmbeinstachel (SIPS) steht auf einer Seite, meistens links, tiefer als der andere. Auf dieser hinten tieferen Seite steht der vordere Darmbeinstachel (SIAS) höher als der gegenseitige. Diese Diskrepanz unterscheidet die Beckenverwringung vom Beckenschiefstand, erklärt aber auch die Fehlinterpretationen als Schiefstand, wenn nur von vorn oder nur von hinten untersucht wurde. Der Positionsbefund sieht demnach „verwrungen" aus, als ob eine Beckenhälfte nach vorn und die andere nach hinten verdreht sei. Cramer erklärt den Befund als einseitige Nutationsstellung (auf der hinten tieferen Seite). Die asymmetrische Muskelspannung, die das Becken in dieser Position hält, ändert auch die Beinstellung mit scheinbarer Beinlängendifferenz und unterschiedlich starker Außenrotation. Sie ist auf der hinten tieferen Seite stärker. Zu dieser Seite hat die LWS eine Skoliosekrümmung, zur anderen Seite lädt das Becken aus. Das *hinweisende Spannungszeichen für die Beckenverwringung* ist das *Vorlaufphänomen* der hinten tiefer stehenden SIPS in der Flexionsendstellung (➤ Kap. 7.4.1). In der Regel finden sich weitere Spannungszeichen wie das Zeichen nach Patrick/Kubis, Spannungsasymmetrie der gebeugten Adduktion und der Symphyse und scheinbare Beinlängendifferenz im Test nach Derbolowski (➤ Kap. 8.4.3).

Klinischer Hinweis

In der orientierenden Untersuchung ist das „Spannungsphänomen Beckenverwringung" ein Hinweis auf komplexe Verkettungen von Funktionsstörungen.
Charakteristisch für die Beckenverwringung sind:

- Diskrepanz der Beckenpunkte im Vergleich von dorsal und ventral
- Vorlaufphänomen der hinten tieferen SIPS
- Patrick/Kubis-Zeichen einer Seite, gebeugte Adduktion der anderen Seite
- Spannungszeichen der Symphyse
- Scheinbare Beinlängendifferenz
- Asymmetrische Sakrumspannungen, insbesondere Torsionsspannungen links über rechts oder rechts über links.

Nicht charakteristisch für die Beckenverwringung ist die SIG-Blockierung.

Wenn die Behandlung zur Symmetrisierung aller Komponenten des komplexen Spannungsphänomens führt, ist die Rezidivneigung gering.

Bei Beckenverwringung lassen sich asymmetrische Muskelverspannungen besonders häufig im M. iliacus, M. psoas, M. piriformis, Teilen des M. erector spinae, M. quadratus lumborum und in der Beckenbodenmuskulatur (➤ Abb. 8.16, ➤ Abb. 8.18) tasten. Die für die Positionsauffälligkeit verantwortliche Asymmetrie der Muskelspannung entsteht unter der reflektorischen Steuerung von blockierten Wirbelsäulensegmenten, am häufigsten aus den Kopfgelenken, dem dorsolumbalen und lumbosakralen Übergang und aus der Nozizeption von inneren Organen, z. B. beim Magenulkus. Die Kausalbehandlung dieser Störungen beseitigt die asymmetrischen Muskelspannungen und damit das Spannungsphänomen. Die Vielheit der in das Spannungsphänomen Beckenverwringung eingehenden Spannungszeichen und die Komplexität der Ursachen der summierten Spannungszeichen erklärt aber auch die Rezidivneigung.

Beckenverwringungen lassen sich vor allem bei Kindern, Jugendlichen und sehr mobilen Erwachsenen nachweisen. Sie können mit Blockierungen eines Sakroiliakalgelenks verbunden sein. Meistens sind die Sakroiliakalgelenke aber frei beweglich oder sogar hypermobil.

8.2 Vorbemerkungen zur funktionellen Anatomie der Lendenwirbelsäule

➤ Abb. 8.2 und ➤ Abb. 7.2: Die Lendenwirbelsäule hat von allen Abschnitten die größten Wirbelkörper und die absolut höchsten Bandscheiben. Die genau nach dorsal gerichteten Dornfortsätze sind hoch und schmal. Bei Lordose und Rückbeuge können sie miteinander in Kontakt kommen.

Die *Gelenkfortsätze* bilden im Laufe der postnatalen Entwicklung starke Abweichungen von der fetalen Form. Die Variationsbreite der endgültigen Form ist sehr groß. Die Gelenkfacetten sind nicht plan, sondern gekrümmt. Die Gelenkspalte bilden einen nach dorsal offenen Bogen (➤ Abb. 8.2). In den oberen vier Lendensegmenten findet sich in der Regel ein mehr oder weniger deutlicher sagittaler Anteil am lateralen Rand des Gelenkspaltes. Die Gelenkspalte beider Seiten konvergieren leicht nach kaudal.

Die *Lendenwirbelkörper und Bandscheiben* haben innerhalb der Wirbelsäule die größten Lasten zu tragen, die durch den Mechanismus der Bauchpresse etwas gemildert werden können (➤ Kap. 7.1). Trotzdem ist der Lendenabschnitt sehr beweglich. Im Erwachsenenalter ist L4/5 nach den Ergebnissen der meisten Untersucher das Segment mit den größten Bewegungsausschlägen für Ante- plus Retroflexion. Bei klinischer Untersuchung der Rückbeuge liegt im Normalfall die tiefste Querfalte über L5/S1.

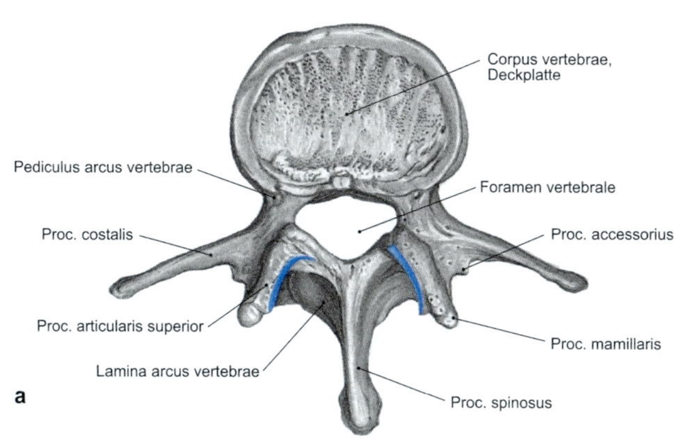

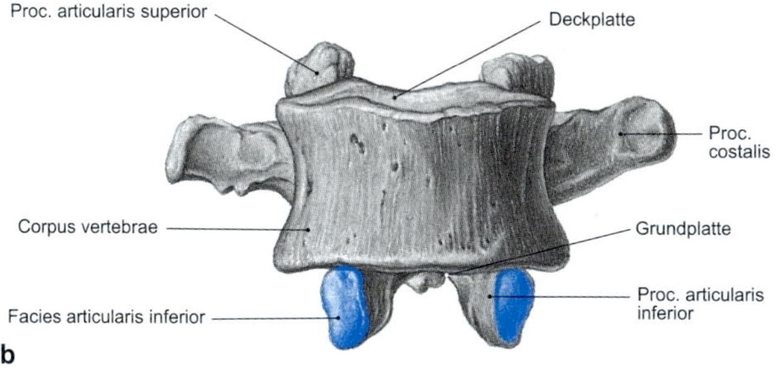

Abb. 8.2 Lendenwirbel in der Ansicht von oben und von ventral. Ventral liegt der große Wirbelkörper, dorsal der Bogen mit seinen Fortsätzen. Der Bogen ist mit den Bogenwurzeln an die Wirbelkörperrückseite angeheftet, sie umschließen den Wirbelkanal. Dorsal mittelständig liegt der große Dornfortsatz, seitlich stehen die Querfortsätze. Im Winkel zwischen beiden rechts und links sind mehr lateral und oberhalb die oberen Gelenkfortsätze (a) und mehr medial die unteren Gelenkfortsätze (b) sichtbar. [S000]

Physiologische Bewegungen der LWS und ihrer Segmente

➤ Tab. 8.1: Während der *Rückbeuge* schieben sich die Gelenkfacetten ineinander – *Konvergenzbewegung.* Da die beiden Gelenkspalte nicht parallel stehen, sondern sich nach kaudal konusartig annähern, werden in Rückbeuge die anderen Bewegungsrichtungen behindert.

Bei *Vorbeuge* gleiten die Gelenkfacetten auseinander – *Divergenzbewegung.* Die Bewegung wird durch Muskel- und Bandspannung beendet. Die Gelenkfacetten haben dabei ein größeres Spiel in anderen Richtungen.

Während der *Seitneige* führen die Facetten der Neigungsseite eine Konvergenzbewegung aus. Auf der Gegenseite werden sie in einer Divergenzbewegung auseinandergezogen. Die Facetten beider Seiten werden dabei um den Neigungswinkel verkantet und je nach der sagittalen Einstellung der LWS gering rotiert.

Der Bandapparat der Wirbelsäule bewirkt die elastische Bremsung der beschriebenen Bewegungsmöglichkeiten. Aufgrund ihrer Anordnung wirken die Ligamente insbesondere im Bereich der Lendenwirbelsäule als eine Art Getriebe, das die Verschiebung der jeweils benachbarten Wirbel exakt koordiniert. Sie verzögern bei Bewegungen das Erreichen der jeweiligen Endstellungen. Indem die Spannung in der Endphase der Bewegung langsam zunimmt, halten sie die Gewebsbelastung gering. Parallel bewirkt die Propriozeptorenreizung der ligamentären Strukturen eine reflektorische Reaktion der autochtonen Muskulatur im Sinne der Rückkopplung und muskulären Sicherung. Die hohe Anzahl von Propriozeptoren in den Bändern wird als Indiz dafür gewertet, dass die autochthone Rückenmuskulatur über das Rückenmark direkt mit den Bändern für das gemeinsame Ziel der Bewegungsführung verschaltet ist.

Tab. 8.1 LWS – Richtung der Facettenbewegung bei Anteflexion, Retroflexion und Seitneige

Funktionsbewegung	Facettenbewegung rechts	Facettenbewegung links
Anteflexion	Divergenz	Divergenz
Retroflexion	Konvergenz	Konvergenz
Seitneige rechts	Konvergenz	Divergenz
Seitneige links	Divergenz	Konvergenz

Das *vordere Längsband* besteht vorwiegend aus Kollagen-II-Fasern. Es soll mit den oberflächlichen Fasern die Hyperextension und mit den tiefen Fasern, die auch in den Anulus fibrosus einstrahlen, die Rotation begrenzen. Die *elastischen Ligg. flava* stehen immer, auch beim Liegen, unter Spannung. Das *hintere Längsband* begrenzt die Endstellung der Anteflexion und spannt sich einseitig bei Seitneige. Oberflächliche und tiefe Schicht, die auch in den Anulus fibrosus einstrahlen, sind segmental miteinander verflochten. Im Sakralkanal läuft es in ein medianes Faserbündel aus. Die *Ligg. interspinalia* haben vorrangig Kollagencharakteristik und begrenzen Anteflexion und Dorsalverschiebung. Sie strahlen in die aponeurotische Platte der *Fascia thoracolumbalis* ein, an der die *Mm. transversus abdominis, obliquus internus* und *latissimus dorsi* ansetzen. Durch die scherengitterartige Anordnung der kollagenen Fasern nimmt bei Längsdehnung die Spannung auch in querer Richtung zu. Zusammen mit den hinteren Anteilen der unteren Brust- und der Lendenwirbelsäule sichert die Fascia thoracolumbalis eine Röhre, die eine ökonomische Arbeit der autochthonen Muskeln erst möglich macht. Das ist vor allem dann wichtig, wenn durch Bandscheibenschäden der Bandapparat mangels ausreichender Vorspannung insuffizient ist.

Die *Gesamtrotation* der LWS ist mit 5°–15° so gering, dass eine messbare Funktionsbewegung in Rotation nicht besteht. Durch die nach dorsal konkav gekrümmten Gelenkspalte liegt die Rotationsachse dorsal von den Gelenken, weit entfernt von der Bandscheibe. Jede Rotationsspannung führt daher zu einer seitlichen Scherwirkung an den Bandscheiben. Das bremst die Bewegung. Bei segmentaler Untersuchung (Seitlage) lässt sich in der Rotationsrichtung nur eine *gelenkspielähnliche Federung* erkennen. Sie wird zur Behandlung genutzt und kann auch diagnostische Informationen geben. Dieses Rotationsgelenkspiel ist in Kyphose weicher (größer) als in Lordose.

Bei Seitneige lässt sich röntgenologisch eine von der Haltung abhängige Rotation als *Synkinese* erkennen:

- *Lordose* der LWS: Der Einzelwirbel dreht sich um einen geringen Betrag in die Gegenrichtung der Neigung, also zur konvexen Seite.
- *Kyphose* der LWS: Die einzelnen Wirbel kommen in eine leichte Drehstellung in Richtung der Neigung, also zur Konkavseite.

Zwischen diesen beiden gegensätzlichen Verhaltensweisen liegt in einer mehr oder weniger *aufgerichteten Lordosehaltung* ein Bereich, in dem keine Drehstellung während der Neigung erkennbar wird. Diese Stellung wird als *Neutralhaltung* bezeichnet.

Praktischer Hinweis

- Rechtsneigung der lordosierten LWS ruft Linksrotation hervor.
- Rechtsneigung der kyphosierten LWS ruft Rechtsrotration hervor.
- In Neutralhaltung fehlt die Rotationssynkinese.
- Aus diesen Gründen muss zur Verriegelung der Lendenwirbelsäule, d. h. für die Einstellung, die die Ausweichbewegungen verhindern soll, in Neutralhaltung anders als in Kyphose gelagert werden.
- In Kyphose wird (im behandelten Segment) zur Gegenseite der Rotation geneigt, in Neutralstellung reicht die reine Rotationseinstellung ohne Neigung.

8.3 Orientierende Untersuchung des Rumpfs bei Bewegungen im Stehen

8.3.1 Orientierende Untersuchung der aktiven Seitneige

Die mit der Seitneige verbundene Rotation (➤ Kap. 8.2) ist wahrscheinlich dafür verantwortlich, dass bei Seitneigeprüfung im Stehen, also bei patiententypischer Lordose, eine Ausweichrotation des Beckens in die Gegenrichtung erkennbar wird. Je beweglicher der Patient ist, umso deutlicher ist diese *Beckensynkinese*. Bei aufgerichtetem Becken und gestreckter LWS fehlt sie.

Inspektion des Bewegungsablaufs

In ➤ Kap. 7.4.2 wird diese Untersuchung mit Blick auf die Rotationssynkinesen beschrieben. Asymmetrie bzw. Fehlen der Seitneigesynkinesen führt als hinweisendes Spannungszeichen für TLÜ und LSÜ zur erweiterten orientierenden Untersuchung dieser Region.

Der Untersucher beobachtet *im Seitenvergleich* nacheinander den Bewegungsablauf, achtet auf Ausweichbewegungen in die Vor- oder Rückbeuge, bewertet die Krümmung in Endstellung und misst den Bewegungsausschlag (➤ Abb. 8.3). Seitabweichungen im Bewegungsablauf geben Hinweis auf mögliche Gelenkfunktionsstörungen und ihre Seitenlokalisation (➤ Tab. 8.2).

Inspektion der Endstellung

Die Seitneigungskrümmung der Wirbelsäule verläuft rechts und links gleich, harmonisch von der unteren LWS bis zur mittleren BWS abnehmend.

Bewertung

Grobe Asymmetrie im ganzen lumbalen Abschnitt ist Hinweis auf eine Skoliose oder eine verminderte Dehnbarkeit der Muskulatur auf der Neigungsgegenseite, vor allem des M. quadratus lumborum. Ist er symmetrisch verkürzt, verhindert er die Seitneige der LWS. Dann hat die Krümmung ihren Scheitel in der unteren BWS.

Auch Seitneigeeinschränkung kürzerer Strecken oder nur eines Segments kann sich oberhalb als umschriebene, knickartig stärkere Krümmung durch kompensatorische Hypermobilität zeigen. Das erfordert die Funktionsuntersuchung der Wirbelsäulensegmente in diesem Bereich.

Klinischer Hinweis

- Grobe Asymmetrie der Seitneigekrümmung weist auf Skoliose zur flacheren Neigungsseite oder auf Muskelverkürzung auf der Gegenseite hin.
- Umschriebene Verstärkung der Seitneigekrümmung kann ein kompensatorisch hypermobiles Segment in der Nachbarschaft funktionsgestörter Segmente anzeigen.

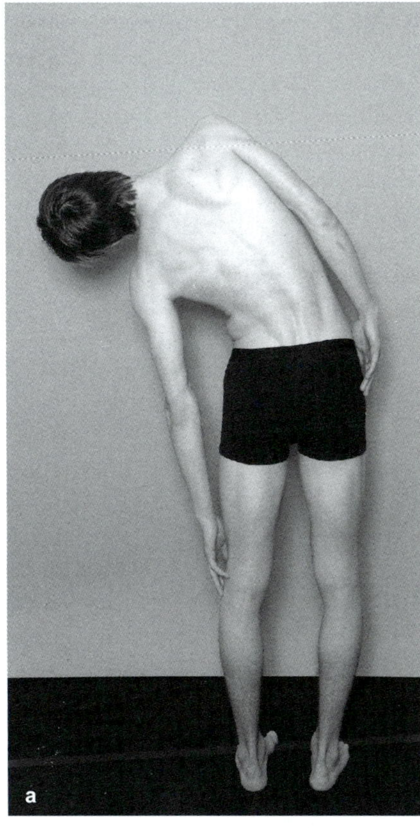

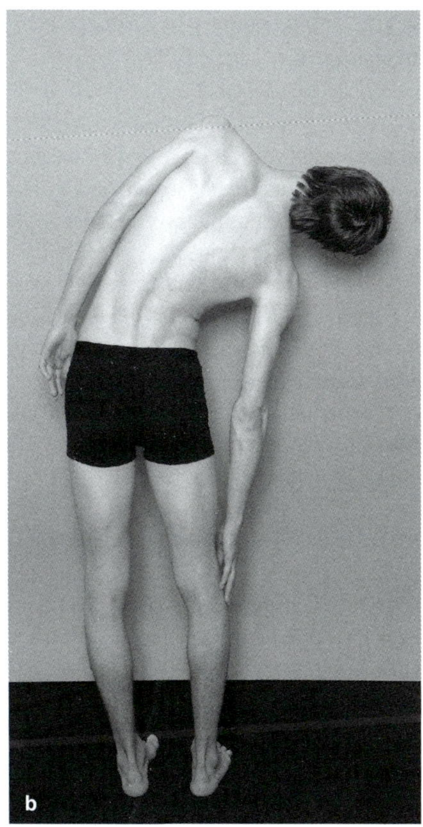

Abb. 8.3 Inspektion der aktiven Seitneige des Rumpfs, Endstellung.
a) Fehlende Seitneigefähigkeit Th/L und mittlere BWS nach links mit Ausweichen in die Anteflexion.
b) Langstreckige Seitneigehemmung in der oberen BWS. [K325]

Tab. 8.2 Befunde aus der orientierenden Seitneigeuntersuchung als Hinweis auf die Seite und Richtung einer möglichen Gelenkfunktionsstörung

Ausweichbewegung	Mögliche Facettenstörung
Retroflexion bei Seitneige rechts	Divergenzstörung links
Retroflexion bei Seitneige links	Divergenzstörung rechts

- Hypermobile Seitneigeendstellung im thorakolumbalen Übergang spricht für Verkürzung des M. quadratus lumborum, seitengleiche Steilstellung der LWS spricht für beidseitige Verkürzung des M. quadratus lumborum.
- Eine Seitneigung entsteht auch, wenn der Patient ein Bein entlastet, das nicht belastete Knie vorschiebt und die Beckenseite entspannt sinken lässt (Hip-Drop-Test, ➤ Kap. 8.4.1). Diese Art des Herangehens ist vorteilhaft, wenn Schmerz die aktive Seitneige hemmt. Bewegungsgestörte Segmente sind hierbei gut erkennbar.

Seitenvergleich des Bewegungsausschlags

An der Außenseite des Beins wird der tiefste Punkt markiert, den die Fingerspitzen bei exakter Seitneige erreichen. Wenn der Patient wieder aufrecht steht, wird die Höhe der Markierung rechts und links verglichen.

Bewertung

Beim Modellpatienten (➤ Abb. 8.3) ist das Ausmaß der Gesamtbewegung trotz der sichtbar bewegungseingeschränkten Bereiche noch seitengleich ohne sichtbare hypermobile Kompensationszeichen.

Praktischer Hinweis

Asymmetrie der Endstellung bei Seitneige gibt einen ungezielten Hinweis. Schmerzen, Muskelverspannung oder Funktionsstörung von Bewegungssegmenten müssen als Ursachen gesucht werden.

8.3.2 Orientierende Untersuchung der aktiven Vorbeuge

➤ Abb. 8.4: Aus dem symmetrischen Stand beugt sich der Patient langsam nach vorn, solange er die Knie gestreckt halten kann.

Der Untersucher beobachtet von *hinten und von der Seite:*

- *Ablauf* und Krümmungsverlauf der Kyphose von LWS und BWS
- *Endstellung* der aktiven Vorbeuge
- *Verhalten der Wirbelsäule zur Medianebene,* weicht sie zu einer Seite aus? Seitabweichungen im Bewegungsablauf geben Hinweis auf mögliche Gelenkfunktionsstörungen auf der Seite der Abweichung (➤ Tab. 8.3).

Gegebenenfalls misst er den *Finger-Boden-Abstand* (FBA) und die Abstandsverlängerung des *Schober-Zeichens.*

Inspektion des Bewegungsablaufs

Die Bewegung geht von Kopf und Schultern aus. Der Patient „rollt" BWS und LWS in die Vorbeuge, ehe das Becken durch Hüftbeugung nach vorn kippend folgt. Die Bewegung verläuft gleichmäßig und in der Sagittalebene.

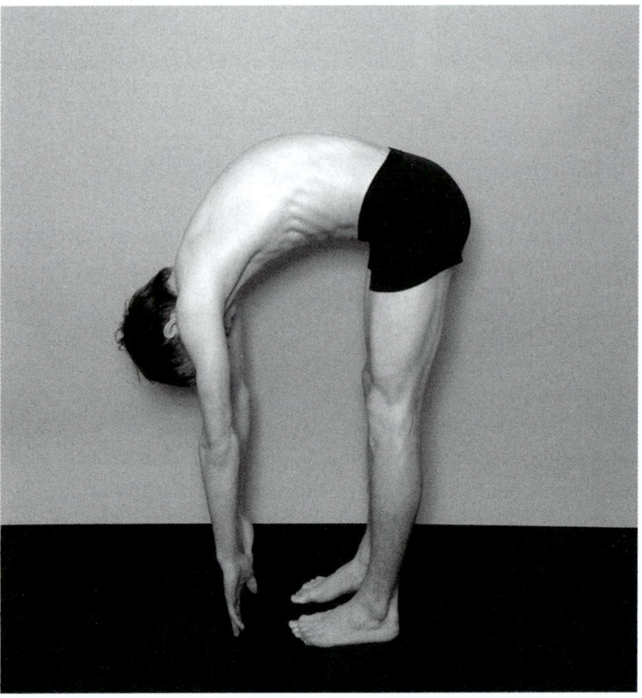

Abb. 8.4 Inspektion der Endstellung der aktiven Rumpfvorbeuge. Im vorliegenden Fall sieht man die fehlende Kyphosierung der unteren LWS und langstreckig in der mittleren BWS. Dennoch erreichen die Finger den Fußboden. [K325]

Tab. 8.3 Ausweichbewegung bei orientierender Anteflexionsuntersuchung als Hinweis auf die Seite einer möglichen Facettenstörung

Ausweichbewegung	Mögliche Facettenstörung
SN links bei AF	Divergenzstörung links
SN rechts bei AF	Divergenzstörung rechts

Klinischer Hinweis

- Vorübergehende Verzögerungen der Bewegung sowie „schlängelnde" Bewegungen von LWS und Becken zur Seite mit sagittal weitergeführter Vorbeuge weisen als „painful arc" auf eine Durabedrängung im Spinalkanal, z. B. bei Diskusläsion, hin.
- Bei heftigen lumbalen Schmerzen vermeiden viele Patienten eine stärkere Gewichtsverlagerung nach vorn und beenden die Bewegung schon in der Anfangsphase. Sie richten sich wegen des zunehmend heftiger werdenden Schmerzes sofort wieder auf, wobei sie sich an den Oberschenkeln abstützen. Auch das weist auf eine lumbale Diskusläsion hin.
- Kippt das Becken nach vorn, bevor sich die LWS entfaltet hat, ist dies ein Hinweis auf eine Inkoordination der Muskulatur mit Inaktivität der Bauchmuskulatur. Krümmt sich die LWS auch in der Endphase der Bewegung nicht, müssen die lumbalen Rückenstrecker und die segmentale Anteflexion der LWS überprüft werden.
- *Seitabweichung* während der Vorbeuge weist auf einseitige Anteflexionsstörungen der LWS auf der Abweichungsseite hin (➤ Tab. 8.4).

Tab. 8.4 Ausweichbewegung bei orientierender Retroflexionsuntersuchung als Hinweis auf die Seite einer möglichen Facettenstörung

Ausweichbewegung	Mögliche Facettenstörung
SN links bei RF	Konvergenzstörung rechts
SN rechts bei RF	Konvergenzstörung links

Inspektion der Endstellung

In Endstellung der Anteflexion sollen alle Segmente von LWS und BWS gleichmäßig dorsal geöffnet sein, sichtbar in einem harmonischen Flexionsbogen. Bleibt eine Lordose, regional oder total, bestehen, müssen die segmentale Funktionsuntersuchung, die Schmerzfederung und die Überprüfung der Muskulatur in Bezug auf Verspannung und Verkürzung folgen.

Bewertung

Die tangentiale Betrachtung des Rückens vom Kopf oder vom Becken her zeigt die Symmetrie oder Asymmetrie im Relief der Rückenstrecker. Wo sie sich einseitig stärker vorbuckeln, liegt eine Rotation der Wirbel zu dieser Seite vor. Das weist auf eine Skoliose hin. Die Querfortsätze wandern auf der Rotationsseite nach dorsal und drücken den Muskel nach hinten.

Manchmal tritt am Ende der Vorbeuge nach kurzer Latenz ein Schmerz auf, der durch die passive Anspannung der interspinalen Bänder und Muskelfasern entsteht. Dann ist auch die Retroflexion am Ende oft schmerzhaft.

Klinischer Hinweis

Mangelhafte Anteflexionsentfaltung der LWS/BWS kann verursacht sein durch:
- Verkürzung der lumbalen/thorakalen Rückenstrecker oder
- Anteflexionsstörung der LWS/BWS.

Lokalisierter Schmerz deutet auf Interspinalschmerz, oft bei lokaler Hypermobilität auftretend.

Messen der Vorbeuge

In der Endstellung wird der Abstand der Fingerspitzen vom Boden gemessen (Finger-Boden-Abstand).

Bewertung
Null bis etwa 15 Zentimeter wird als Normalverhalten gewertet. Abstandsvergrößerungen weisen vor allem auf die Verkürzung der Ischiokruralmuskulatur hin. Oberhalb von 30 cm wird der Hinweis auf eine Diskusläsion immer dringlicher.

Tiefere Vorbeuge als Bodenberührung (negativer Finger-Boden-Abstand) kommen bei vermehrter Dehnbarkeit der Ischiokruralmuskulatur und lumbaler Hypermobilität vor. Diese Befunde führen zur mangelhaften Fixation des Beckens im Stehen und Gehen und haben deshalb pathogenetische Bedeutung.

Einige Tests messen den Abstand zweier Punkte über der Wirbelsäule im aufrechten Stehen und in Vorbeuge (Schober-Zeichen, Ott-Zeichen). Der jeweilige Abstandszuwachs gilt als Maß für die Beweglichkeit, wobei Grenzwerte unterschiedlich festgelegt werden. Die *Schober-Prüfung* markiert vom Dorn S1 10 cm kranialwärts einen Punkt im aufrechten Stand und misst die Entfernung in voller Vorbeuge erneut. Als Normerwartung wird eine Verlängerung auf 15 cm angegeben.

Der Wert dieser Prüfungen liegt in Verlaufsbeobachtungen bei ausgedehnten Bewegungsminderungen, einschließlich solcher, die durch Verspannung und Verkürzung des M. erector spinae und des M. quadratus lumborum verursacht sind. Artikuläre Funktionsstörungen der LWS beeinflussen das Schober-Zeichen nicht.

Klinischer Hinweis

- Vergrößerung des FBA über 30 cm spricht für grobe Verspannung (Verkürzung) der Ischiokruralmuskulatur, vor allem reflektorisch bei diskogener Durabedrängung.
- Kleinere Zuwächse als 5 cm in der Messstrecke der Schober-Prüfung sind Hinweise auf allgemeine Bewegungsbehinderung durch Muskelverkürzung oder auf eine Strukturkrankheit unterschiedlicher Genese.

8.3.3 Orientierende Untersuchung der aktiven Rückbeuge

➤ Abb. 8.5: Der Patient steht aufrecht und beugt sich langsam zurück. Der Untersucher sitzt oder steht hinter ihm und beobachtet:

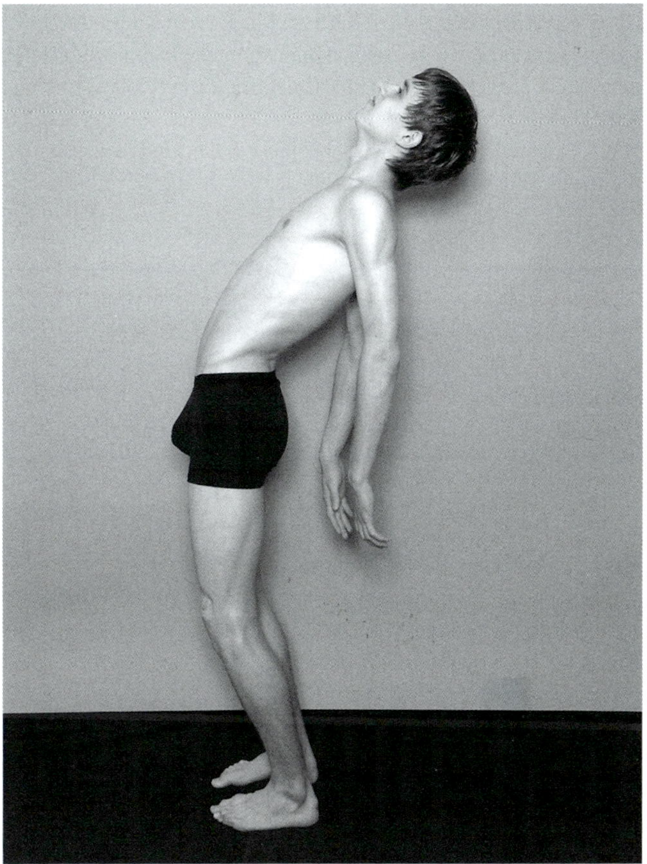

Abb. 8.5 Inspektion der vollen Rumpfrückbeuge. Der Modellpatient führt die Rückbeuge nur in der unteren LWS und bei C4 aus, die übrige Wirbelsäule beteiligt sich kaum an der Bewegung. [K325]

- die *Rückbeugebewegung* in ihrem Ablauf,
- die *Symmetrie* der Bewegung,
- das *Verhalten der Wirbelsäulenregionen* und
- das *Verhalten der Rückenstrecker.*

Inspektion der Gesamtbewegung

Bei guter zentraler Steuerung und Mitarbeitsbereitschaft des Patienten beginnt die Bewegung mit der Retroflexion in Höhe L5 durch das Nach-vorn-Schieben des Beckens. Sie setzt sich dann in die Retroflexion der übrigen LWS, BWS und HWS fort und in eine Kniebeugung. Schwindelpatienten müssen zur Vermeidung der Kopfrückbeuge aufgefordert werden.

Bewertung
Grobe Veränderungen oder *Einschränkungen der Gesamtbewegung* resultieren aus ausgedehnten Versteifungen der Wirbelsäule. Der Modellpatient (➤ Abb. 8.5) hält die Knie fast steif, schiebt sein Becken nicht nach vorn, knickt übermäßig in der mittleren LWS ab. Es fehlt die Retroflexion in der gesamten BWS einschließlich der zervikothorakalen Region.

Der schmerzerfahrene Patient wird die Schmerzprovokation vermeiden und vorsichtig manchmal nur eine Kopfrückbeuge ohne

8

Gewichtsverlagerung riskieren. Die Schmerzprovokation durch die Retroflexion kann z. B. bei schmerzhaftem Interspinalraum auftreten oder durch die veränderte Wirbelsäulenbelastung (Prolaps) bedingt sein. Verspannung und Schmerzen auf der Ventralseite des Rumpfs können ebenfalls die Rückbeuge behindern, z. B. eine Psoasverspannung oder eine schmerzhafte Narbe der Bauchwand.

Klinischer Hinweis

Ursachen einer allgemeinen Einschränkung der Retroflexion können diskogene, muskuläre bzw. ligamentäre Schmerzsyndrome oder eine Versteifung der Wirbelsäule sein. Möglicherweise liegt auch eine reversible muskuläre Verkürzung vor.

Inspektion der Bewegungssymmetrie

Bewertung

Normalerweise bleibt die Wirbelsäule während der Retroflexionsbewegung in der Medianebene.

Ein Ausweichen des Oberkörpers zu einer Seite kann schmerzbedingt sein oder weist auf die Rückbeugestörung eines Lumbalgelenks auf der Gegenseite hin. Das gestörte Segment kann dann an der Basis der Seitabweichung vermutet werden. Die Seitabweichung des Oberkörpers kann mit einer Beckendrehung zur gleichen Seite kombiniert sein.

Inspektion der einzelnen Regionen

Die einzelnen Regionen – lumbosakral, lumbal, untere BWS – werden während der Rückbeuge beobachtet.

In der Regel entsteht die tiefste Querfalte direkt oberhalb der beiden SIPS (Grübchen). Die Querfalte soll symmetrisch sein. Die Rückbeugekrümmung der höheren Lumbalsegmente ist nicht so stark, die Querfalten sind nicht so tief.

In der mittleren BWS kommt es nur zu einer Aufrichtung.

Bewertung

Der Gipfel der Retroflexionskrümmung kann nach kranial verlagert sein, manchmal in die untere BWS. Das weist auf eine erhebliche Inkoordination zwischen dem M. erector spinae und der Bauchmuskulatur hin. Die thorakolumbalen Segmente werden dabei oft hypermobil und sekundär entstehen hypomobile Funktionsstörungen.

Eine quantitativ vergrößerte Rückbeuge ist Hinweiszeichen auf eine konstitutionelle *Hypermobilität.* Die verstärkte Beweglichkeit betrifft die gesamte LWS. Damit kombiniert – seltener isoliert – kann eine lokale, d. h. segmentale Verstärkung der Rückbeuge beobachtet werden, die sich an der tieferen Querfalte über dem betroffenen Segment, besonders häufig L5/S1, zu erkennen gibt. Eine solche lokale Überbeweglichkeit kann zum interspinalen Bandschmerz führen. Ein Schmerz in der Endstellung bei scheinbar normaler Beweglichkeit lenkt deshalb den Verdacht auf eine lokale Hypermobilität.

Verminderung der Rückbeuge bei abgeflachter lumbaler Lordose oder Steilstellung fordert Schmerzuntersuchung und segmentale Funktionsprüfungen der LWS in Retroflexionsrichtung.

Klinischer Hinweis

Die Verlagerung der stärksten Retroflexion zum thorakolumbalen Übergang hin ist Hinweis auf:
- Unökonomische Steuerung der Muskulatur (Inkoordination)
- Koordinationsstörung oder Restschmerz nach einer durchgemachten Lumboischialgie
- Folge eines Retroflexionsschmerzes der unteren LWS

Schmerz bei maximaler Retroflexion auch ohne deutliche Bewegungsbehinderung ist ein Hinweis auf lokale Hypermobilität mit interspinalem Schmerz.

Regionale Retroflexionseinschränkung (bei L5 fehlende Querfalte) spricht für Segmentfunktionsstörung.

Vergleichende Palpation der Rückenstreckerspannung

Im *aufrechten Stand* wird die Spannung des M. erector trunci lumbalis palpiert. Ist er einseitig oder doppelseitig tastbar verspannt, wird in *voller Rückbeuge* erneut palpiert. Verschwindet die Verspannung, beschreiben wir sie als „leichte Verspannung – unter statischer Anforderung" (1. Grades). Bleibt sie auch in Rückbeuge bestehen, wird sie anschließend in Bauchlage kontrolliert. Ist der Muskel dann entspannt, wird der Befund als „schwere Verspannung – unter statischer Anforderung" (2. Grades) dokumentiert. Besteht die Verspannung auch in Bauchlage weiter, gilt sie als „permanente schwere Verspannung" (3. Grades). Eine Verspannung der Rückenstrecker ist immer Ausdruck eines lumbalen Schmerzes.

8.4 Regionale orientierende Untersuchung des Beckens und der LWS

Hinweise aus der umfassenden orientierenden Untersuchung auf die Region Becken/LWS (➤ Kap. 7.4.1, ➤ Kap. 7.4.2) und Auffälligkeiten bei den Rumpfbewegungen im Stehen (➤ Kap. 8.3) werden durch regionale orientierende Untersuchungen weiter verfolgt. Von den Zeichen aus dem myofaszialen Zehnertest lenken Asymmetrien der Spannung an den Beinen, am Becken („Spinaschaukel") und am unteren Thorax die Aufmerksamkeit auf die Region Becken/LWS (➤ Kap. 7.7).

Die Befunde aus der orientierenden Untersuchung im Stehen werden durch Spannungstests im Liegen ergänzt. Einige werden als Regelprüfungen (Patrick-Kubis, Hüftinnen-/Hüftaußenrotation) durchgeführt, andere nur bei bestimmter Indikation.

8.4.1 Erweiterte regionale Untersuchung des Beckens im Stehen

Die regionalen Spannungszeichen, die sich durch die Beckenringpalpation und das Verhalten der SIPS am Anfang und am Ende der Vorbeuge erkennen lassen, sind so aussagekräftig, dass sie zu den Tests der umfassenden orientierenden Untersuchung gehören und in ➤ Kap. 7.4.1 beschrieben sind. Ergeben sich hieraus Hinweise auf die Region Becken-LWS, wird durch Palpation der SIPS bei Standbeinwechsel die Befundpalette erweitert. Ob die Spannungsketten, die sich bei der Vorbeuge im Stehen zeigen, auch im Liegen wirksam sind, soll ein Beinlängenvergleich im Liegen zeigen (➤ Kap. 8.4.3).

Praktischer Hinweis

Bei Patienten mit unklaren Beschwerden sind in den gestörten Bereichen asymmetrische reflektorische Zeichen wie Verspannung, Verquellung und Verdickung des Gewebes über den Knochenpunkten einschließlich der Symphyse (➤ Kap. 8.4.3, ➤ Kap. 8.11.1) zu erwarten.

Wird der Palpationsbefund auf die „Knochenstellung" bezogen, kann man einer ernstzunehmenden Täuschungsmöglichkeit unterliegen. Lewit bezeichnete diese Gefahr als palpatorische Illusion. Daraus ergeben sich die Grenzen der Wertigkeit von Ergebnissen der Beckenpunktpalpation in Ruhe und Bewegung.

Verhalten der SIPS bei Standbeinwechsel

Wie bei den vorhergehenden Untersuchungen steht der Patient. Der Untersucher sitzt hinter ihm. Ein Daumen liegt zur Untersuchung an der rechten/linken SIPS, der andere liegt in einer horizontalen Linie zur SIPS mittig an der Wirbelsäule. Während der Patient das rechte/linke Knie nach vorn schiebt, ohne den Fuß vom Boden zu heben, soll sich im Normalfall durch die *Bewegung der SIPS nach kaudolateral* der Abstand beider Daumen zueinander vergrößern (weist auf die Relation zwischen Sakrum und LWS hin).

Da auch bei dieser kleinen Bewegung das Becken verbunden mit einer Seitneige der LWS (➤ Kap. 8.3.1) kippt, schmälert das die Aussagefähigkeit der empfohlenen Abstandsmessung der SIPS zu einem Sakrumpunkt erheblich. Die Wertung eines fehlenden Absinkens des Beckens auf einer Seite bzw. eine Differenz bei seitenvergleichender Testung ist deshalb uneinheitlich, wird aber meist auf die Relation zwischen Sakrum und LWS bezogen (Hip-Drop-Test). Dann muss das Sakrum in allen Relationen auf Funktionsstörung untersucht werden.

Das Absinken des Beckens führt zu einer Seitneige der unteren Wirbelsäule, deren Krümmung am deutlichsten im thorakolumbalen Übergang beobachtet werden kann. Fehlt sie, ist das ein weiterer Hinweis auf mögliche Funktionsstörungen dieser Region, der zur gezielten Untersuchung führt.

Praktischer Hinweis

Ein unveränderter Abstand der Referenzpunkte im Test verlangt
- weitere Untersuchung der LWS und
- Untersuchung auf Sakrumfunktionsstörung in allen Relationen.

Bewertung der Beckenringpalpation

Die Relation beweglicher Knochen zueinander hängt von der äußeren Belastung der untersuchten Region (symmetrischer oder einbeiniger Stand, Sitzen, Liegen) und der Symmetrie oder Asymmetrie der einwirkenden Muskelkräfte und deren Ruhespannung ab. Ihre Spannungssymmetrie oder -asymmetrie geht in die Palpationsbefunde mit ein. Die *Positions- oder Stellungsbefunde* sagen somit auch etwas über die motorische Steuerung einschließlich der statischen Regulation aus. Sie sind deshalb weniger als Hinweis auf artikuläre Störungen zu deuten.

Klinischer Hinweis

Diskrepanzen der Beckenpunktpaare (Beckenverwringung) und der Innenknöchel sind Hinweise auf:
- Einseitige Muskelverspannung (Hüftbeuger, Hüftaußenrotatoren, ischiokrurale Muskeln, Bauchmuskeln, Beckenboden)
- Spannungen aus den Bindegewebsstrukturen des Beckens und den viszerofaszialen Bauch- und Beckenstrukturen
- Funktionsstörungen zervikokranial, zervikothorakal, thorakolumbal, lumbosakral, sakroiliakal und in den Beinketten

8.4.2 Erweiterte regionale Untersuchung der LWS im Stehen

Die Untersuchung wird im Zusammenhang mit der Betrachtung der gesamten Wirbelsäule und des Beckens im Stehen durchgeführt (➤ Tab. 8.5). Diese wurde bereits im ➤ Kap. 8.2 beschrieben. Der Verdacht auf eine Störung in der LWS ergibt sich aus Befunden bei der Betrachtung von aktiver Seitneige (➤ Abb. 8.3), aktiver Vorbeuge (➤ Abb. 8.4) sowie aktiver Rückbeuge (➤ Abb. 8.5).

8.4.3 Regionale Spannungsphänomene von Becken und LWS im Liegen

Die Befunde aus der orientierenden Untersuchung im Stehen (➤ Tab. 8.1) werden durch Spannungstests im Liegen ergänzt, die auf artikuläre Funktionsstörungen hinweisen können. Einige werden als Regelprüfungen durchgeführt, andere nur bei bestimmter Indikation. Zusätzlich zu den Hinweisen aus der Untersuchung im Stehen hatten bei der globalen Spannungsprüfung im Liegen (➤ Kap. 7.7) Asymmetrien der Spannung an den Beinen, am Becken

Tab. 8.5 Regionale orientierende Untersuchung von Becken und LWS im Stehen

Beckenringpalpation
• Seitenvergleich der Beckenpunkte von dorsal (Beckenkämme, SIPS)* • Seitenvergleich der Beckenpunkte von ventral (SIAS)* • SIPS-Verhalten am Anfang der Vorbeuge – Vorlauf* • Vergleich mit Verhalten im Sitzen
SIPS-Verhalten am Ende der Vorbeuge – Vorlaufphänomen*
SIPS-Verhalten bei Standbeinwechsel, Spine-Test, Hip-Drop-Test
Regionale Untersuchung der LWS-Bewegung
Aktive Seitneige*
Aktive Vorbeuge
Aktive Rückneige
Mit * gekennzeichnete Untersuchungen sind Teil der umfassenden orientierenden Untersuchung.

(„Spinaschaukel") und am unteren Thorax in die Region Becken/LWS gelenkt.

Zeichen nach Patrick-Kubis

➤ Abb. 8.6: Der Patient liegt entspannt auf dem Rücken. Der Untersucher steht in Hüfthöhe rechts seitlich und schaut fußwärts. Zur Untersuchung hält er mit seiner linken Hand das linke Patientenbein am Oberschenkel nach dorsal und außenrotiert. Er fixiert damit das Becken (die Fixation am vorderen oberen Darmbeinstachel ist wegen der Empfindlichkeit der Region nicht zu empfehlen). Mit der rechten Hand greift er von außen in die rechte Kniekehle und zieht das entspannte Bein hoch, bis der Fuß innen am linken Knie anliegt. Anschließend führt der Untersucher das rechte Knie nach außen abwärts und prüft die Endespannung und Endfederung.

Zur Untersuchung der Gegenseite wechselt der Untersucher die Seite oder bleibt wie zuvor. Die Hände werden gewechselt.

8

Bewertung

Im Seitenvergleich werden beurteilt:

- *die Spannung am Ende der Bewegungsführung, die Qualität der Endfederung (Hauptkriterium)*
- das Adduktorenrelief,
- der Abstand des Oberschenkels (z. B. des äußeren Patellarandes) von der Unterlage sowie
- der Winkel, um den das Knie nach außen sinkt; beim Blick von kranial schätzbar (von 0°–90°). Nur bei groben Einschränkungen im Bereich bis 45° ist der Winkel von praktischer Bedeutung.

Klinischer Hinweis

Ein *asymmetrisches Patrick-Kubis-Zeichen* ist Hinweis auf:

- Hüftgelenkstörung
- Sakroiliakalgelenkstörung
- Muskelverspannung, reflektorisch oder zentral

Grobe Einschränkung des Patrick-Kubis-Zeichens (oberhalb von 45°) ist Hinweis auf eine Koxarthrose.

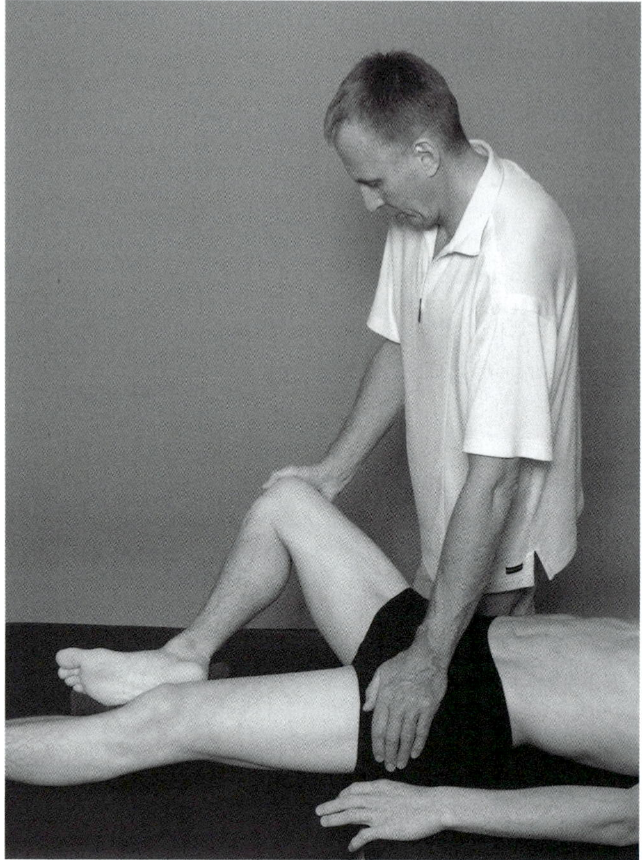

Abb. 8.6 Prüfung des Zeichens nach Patrick-Kubis rechts mit Fixation am linken Oberschenkel. [K325]

Praktischer Hinweis

- Wird das Becken über den Oberschenkel nicht zuverlässig fixiert oder die Fixation bei der Betrachtung aufgegeben, kann das Patrick-Kubis-Zeichen falsch negativ sein.
- Der absinkende Oberschenkel muss vom Untersucher geführt werden, damit die Fallbewegung keine reflektorische Hüftmuskelspannung erzeugt.

Bei mangelhafter Entspannung des Patienten kann das Zeichen falsch positiv sein, dann beidseitig.

Gebeugte Adduktion

➤ Abb. 8.7: Der Patient liegt entspannt auf dem Rücken. Der Untersucher steht in Hüfthöhe neben ihm. Das linke Patientenbein liegt ausgestreckt, das rechte wird vom Untersucher in rechtwinklige Hüftbeugung gehoben, das Knie ist gebeugt. Eine Hand hält tastend mit dem Daumenballen seitlich am Becken. Die andere Hand führt den Oberschenkel mit Kontakt am Knie in die Adduktion. Unmittelbar vor der Mitbewegung des Beckens ist die Endstellung erreicht. Das Knie sollte die Medianebene passiert haben. Die Härte der Endespannung

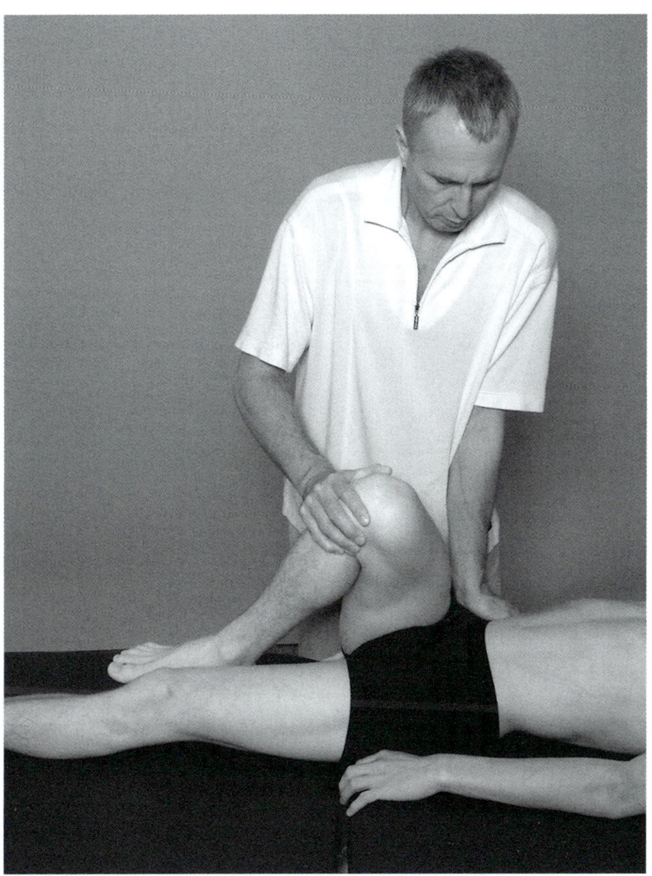

Abb. 8.7 Untersuchung der gebeugten Adduktion im Hüftgelenk (Spannungszeichen). [K325]

wird geprüft. Die Untersuchung der Gegenseite kann aus derselben Behandlerposition erfolgen.

Bewertung

Beurteilt werden:

- Seitenunterschiede in der Härte der Endespannung und
- Seitenunterschiede im Bewegungsausmaß (Knie in Relation zur Medianebene).

Klinischer Hinweis

Asymmetrisch eingeschränkte gebeugte Adduktion ist Hinweis auf:

- Verspannung des M. piriformis und gleichlaufender Fasern der Glutealmuskeln,
- Beckenverwringung ohne oder mit Sakroiliakalgelenkstörung,
- Hüftgelenkstörung,
- thorakolumbale Funktionsstörungen.

Praktischer Hinweis

Zu harte Fixation und zu schnelle Bewegung rufen eine reflektorische Muskelspannung hervor, wodurch ein vorzeitiges Ende der Bewegung vorgetäuscht wird.

Spannungsvergleich Hüftinnen- und Hüftaußenrotation

Die Orientierung über den Funktionszustand des Hüftgelenks ist obligater Bestandteil der Untersuchung des lumbopelvinen Bereichs. Wichtigste Hinweiszeichen auf eine Hüftfunktionsstörung sind das Patrick-Kubis-Zeichen, der Palpationsschmerz am Acetabulum und am Pes anserinus sowie die eingeschränkte Hüftrotation (Spannung im Kapselmuster).

➤ Abb. 8.8: Der Patient liegt entspannt auf dem Rücken. Die Untersucherin steht in Hüfthöhe neben ihm. Zur linksseitigen Untersuchung umfasst sie mit der linken Hand die Ferse des in Hüft- und Kniegelenk rechtwinklig gebeugten Beines (Nullstellung II). Mit der rechten Hand wird der Oberschenkel als Achse stets senkrecht gehalten und dabei zur Beckenfixation ein leichter Druck zur Unterlage beibehalten. Zur Innenrotation im Hüftgelenk wird die Ferse nach außen geführt (➤ Abb. 8.8a), zur Außenrotation nach innen (➤ Abb. 8.8b). Unmittelbar vor der Mitbewegung des Beckens ist die Endstellung erreicht.

Bei großer interindividueller Variabilität ist das Bewegungsmuster beider Hüftgelenke eines Menschen jedoch symmetrisch. Die Summe beider Rotationsrichtungen sollte 60° oder mehr betragen.

Bewertung

Hinweise auf eine *Störung der Bewegungsfunktion* liefert die am Bewegungsende abrupt hart endende, im Seitenvergleich messbar eingeschränkte oder sogar schmerzhafte Innenrotation. Bei Außenrotationsstörung muss auch nach Muskelverspannungen (z. B. M. piriformis, M. tensor fasciae latae), Becken- und LWS-Störungen gesucht werden.

Klinischer Hinweis

- Asymmetrie der Endespannung oder der Rotationsbeweglichkeit des Hüftgelenks bei Innenrotation weist eher auf eine Hüftgelenkstörung hin.
- Betrifft es mehr die Außenrotation, sind LWS-, Becken- und Muskelstörung wahrscheinlicher.

Praktischer Hinweis

- Abduktion der Oberschenkel bei der Außenrotation und Adduktion bei der Innenrotation verändern die Rotationswinkel und müssen deshalb vermieden werden.
- Harte und schnelle Untersuchungsbewegungen können Schmerz im Hüftgelenk provozieren.
- Um Schmerzprovokation am Kniegelenk zu vermeiden, soll die Rotation von der Ferse her geführt werden.

Spannung der Ischiokruralmuskulatur

➤ Abb. 8.9: Die Spannungsprüfung der dorsalen Beinkette ist angezeigt, wenn der Finger-Boden-Abstand (FBA) bei Vorbeuge im

8

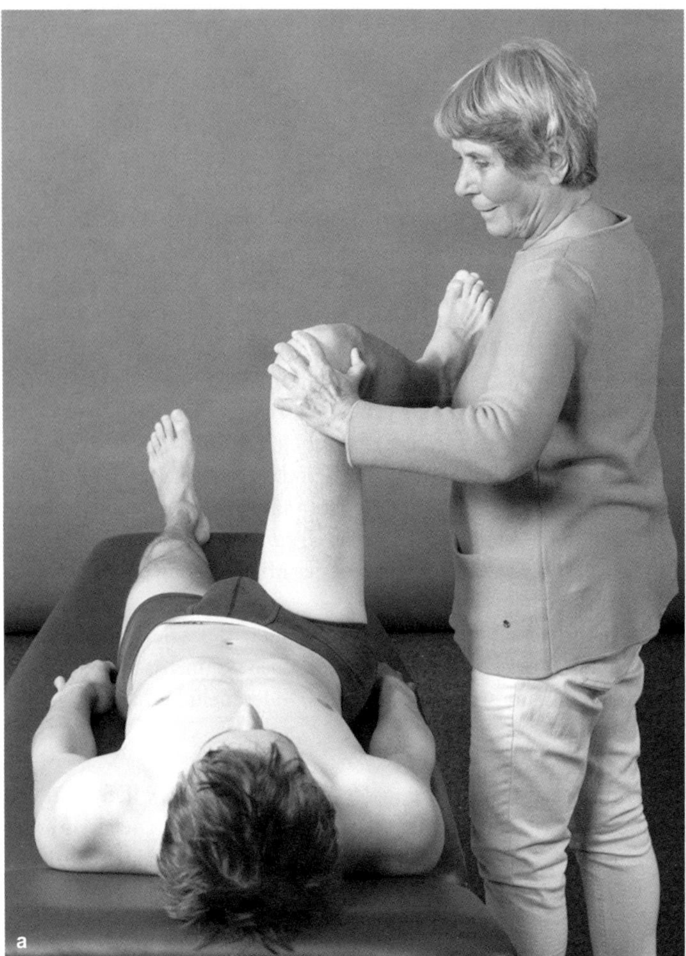

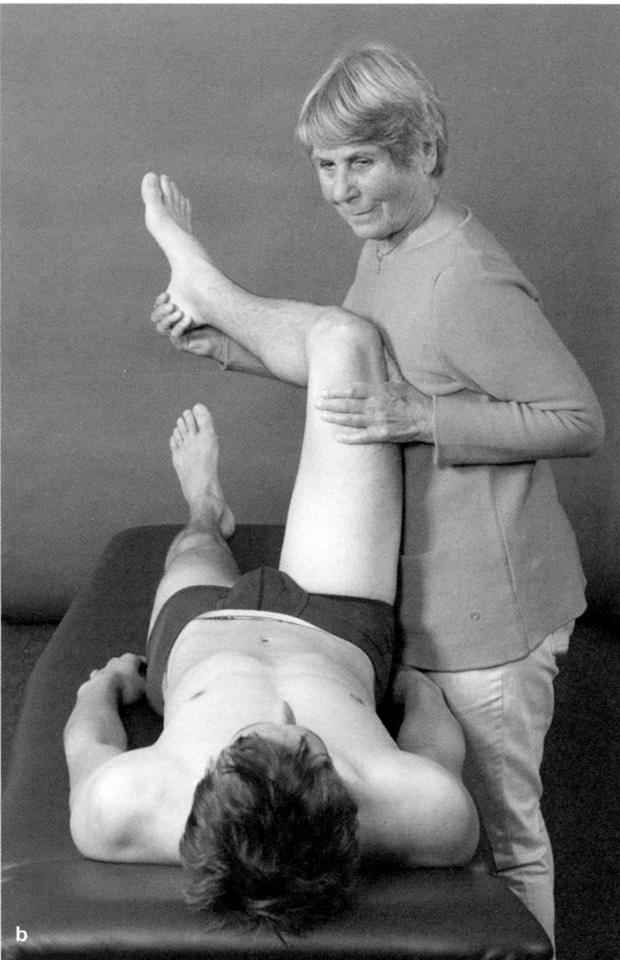

Abb. 8.8 Spannungsvergleich zwischen Innen- und Außenrotation im Hüftgelenk um die Achse des senkrecht eingestellten Oberschenkels (Nullstellung II). a) Innenrotation, b) Außenrotation. [K325]

8

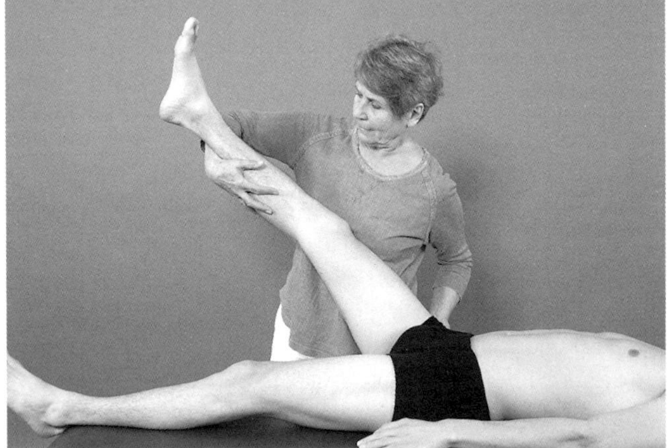

Abb. 8.9 Spannungsprüfung der dorsalen myofaszialen Beinkette (ischiokrurale Muskulatur). [K325]

Stehen mehr als 30 cm beträgt. Der Patient liegt entspannt auf dem Rücken. Die Untersucherin steht rechts in Höhe der Knie und legt die rechte Patientenferse in ihre rechte Ellenbeuge und ihre rechte Hand auf das Schienbein. Die linke Hand kann außen am Becken den Bewegungsablauf lenken, während der rechte Arm das Bein langsam gestreckt anhebt. Der Patient muss das Bein entspannt und schwer im Arm der Untersucherin ruhen lassen. Bei Auftreten von Spannung (Widerstand) wird der durchlaufene Winkel geschätzt und der Patient befragt, ob die Stellung ihm bereits belästigt unangenehm ist (Kribbeln, Spannung, Schmerz im Bein oder Rücken). Wenn nicht, darf das Bein bis zur beginnenden Beckenmitbewegung weitergeführt werden. Auf Ausweichbewegungen, die der Patient mit dem Bein ausführt, wird geachtet.

Bewertung

Grundsätzlich zeigt das eingeschränkte Bewegungsausmaß bei der „Lasègue-Prüfung" eine Spannungserhöhung der Ischiokruralmuskulatur an, ohne deren Ursache zu klären. Die Lokalisation der vom Patienten empfundenen Spannung oder des Schmerzes oder der Kribbelparästhesien während der Untersuchung führt bereits zu differenzierenden Hinweisen aus der Untersuchung. „Echter Lasègue" oder „Pseudolasègue" sind Bezeichnungen, die eine solche Wertung kennzeichnen und jeweils weitere Untersuchungen fordern.

Klinischer Hinweis

Eingeschränktes Bewegungsausmaß beim Heben des gestreckten Beins ist ganz allgemein Hinweis auf Verspannung und Verkürzung der Ischiokruralmuskulatur, verursacht durch Störung/Erkrankung:

- von inneren Organen (vor allem des kleinen Beckens) oder
- des lumbopelvinen Bereichs (LWS, Sakroiliakalgelenk, Hüftgelenk, Steißbein, Beckenweichteile, Beckenboden).

Eingeschränkte Bewegung bei einseitiger Prüfung und normales Ausmaß bei doppelseitiger Prüfung ist Hinweis auf Beckenverwringung.

Praktischer Hinweis

Ein *„echtes“ Lasègue-Zeichen* (Schmerzprovokation im Rücken) unter 45° ist auch bei fehlenden neurologischen Ausfällen warnender Hinweis auf mechanische Wurzel- oder Durabedrängung (Wurzeltasche).

Das Lasègue-Zeichen, bei dem nur Muskelspannung im dorsalen Oberschenkel oder in der Kniekehle empfunden wird (*„Pseudolasègue“*), ist eher Hinweis auf muskuläre Verspannung und Verkürzung in der Ischiokruralmuskulatur.

„Beinlängenvergleich“ im Aufsetztest aus der Rückenlage

➤ Abb. 8.10: Zu dieser Prüfung liegt der Patient auf dem Rücken, die Fersen überragen die Behandlungsliege. Der Untersucher steht am Fußende. Er umgreift die Unterschenkel, die Daumen liegen zum Seitenvergleich nebeneinander direkt auf den medialen Malleoli. Er hebt die Beine nur so weit an, dass sie bei der folgenden Bewegung des Patienten nicht auf der Unterlage schleifen. Der Patient richtet sich, so wie er es kann, zum Langsitz auf. Ist die Aufrichtung abgeschlossen, wird die Lage der Innenknöchel erneut verglichen. Erwartet wird Parallelität der Knöchellage bei Ausgangs- und Endstellung (Normalbefund). Mehrfache Wiederholungen hintereinander zeigen konstant das gleiche Ergebnis. Andererseits können zwischengeschalteter Patrick-Kubis-Test und Prüfung der gebeugten Adduktion das Ergebnis verändern bis hin zur Symmetrie. Das zeigt, warum dieser Test zu den orientierenden Untersuchungen gezählt wird.

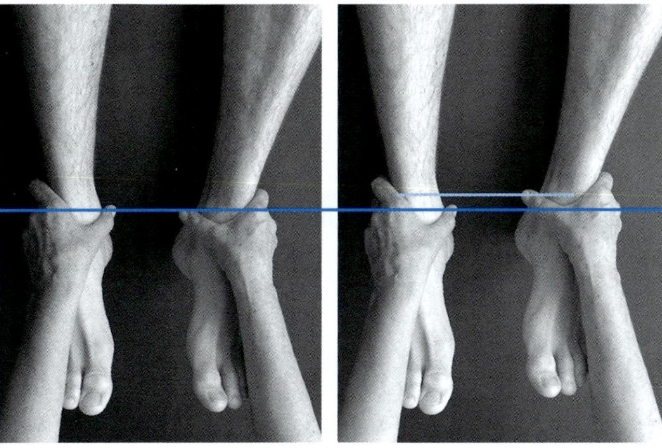

Abb. 8.10 Aufsetztest nach Derbolowski. Eine festgelegte Ebene zwischen den medialen Malleoli wird verglichen. Links: parallele Lage in Rückenlage, rechts: Verschiebung der Ebene zugunsten rechts mit scheinbarer Beinverkürzung links. Nach einigen Sekunden gleicht sich die Längendifferenz wieder aus. [K325]

Bewertung – asymmetrische Spannungszeichen

- Steht der Innenknöchel eines Beins nach der Aufrichtung tiefer – das Bein ist scheinbar länger – und gleicht sich diese Differenz nach wenigen Sekunden wieder aus, ist das vergleichbar dem „Vorlaufphänomen“ im Stehen (➤ Kap. 8.4.1, ➤ Tab. 8.1). Dieses Zeichen ist Ausdruck von Spannungen, die am Becken wirksam sind, d. h. aus kraniomandibulären, hoch zervikalen, thorakolumbalen, lumbosakralen, viszeralen und aus Spannungen im Beckenring vermittelt sind.
- Bleibt die scheinbare Längendifferenz unverändert, spricht das wie beim sog. „Anfangsvorlauf“ (➤ Kap. 8.4.1) eher für eine Blockierung des SIG.

Praktischer Hinweis

- Damit das Spannungsphänomen nicht verfälscht wird, darf der Untersucher an den Beinen weder schieben noch ziehen.
- Der Test ermöglicht die schnelle Wirkungskontrolle von Behandlungssequenzen ohne Stellungswechsel des Patienten.
- Vor der Wirkungskontrolle wird zur Integration der aktuellen Spannungsmuster eine aktive Bewegung des Beckens vorgeschaltet: Der Patient liegt mit angestellten Beinen, hebt das Becken an, senkt es wieder und streckt dann die Beine zum Vergleich der Referenzpunkte Innenknöchel.

Untersuchung der Symphyse

Die Untersuchung der Symphyse ist Teil der Beckenringpalpation, wird aber immer im Liegen durchgeführt und deshalb auch erst hier beschrieben.

In der funktionellen Einheit des Beckenrings hat die Symphyse geringe Bewegungsfunktion. Beim Stand auf beiden Beinen wird sie auf Zug und Druck beansprucht. Kräftige Ligamente am Ober- und Unterrand sichern ihre Integrität gegen Zugkräfte. Beim Einbeinstand treten hohe Schubkräfte im Discus interpubicus auf. Die Knorpelanteile ermöglichen sehr kleine Scherbewegungen beim Gehen oder bei längerer Einbeinbelastung, Translationsbewegungen bis zu 2 mm und Rotationsbewegungen bis zu 3°. Vor allem Spannungen aus dem M. rectus abdominis und den Adduktoren können diese Funktion störend beeinflussen. In der Folge entstehen unterschiedliche kompensatorische Spannungsmuster in der Beckenringmuskulatur mit Auswirkungen auf die sakroiliakale, die lumbosakrale und die Hüftfunktion. Erkannte Spannungszeichen an der Symphyse werden als erste behandelt.

➤ Abb. 8.11: Der Patient liegt entspannt auf dem Rücken. Der Untersucher steht in Hüfthöhe neben ihm.

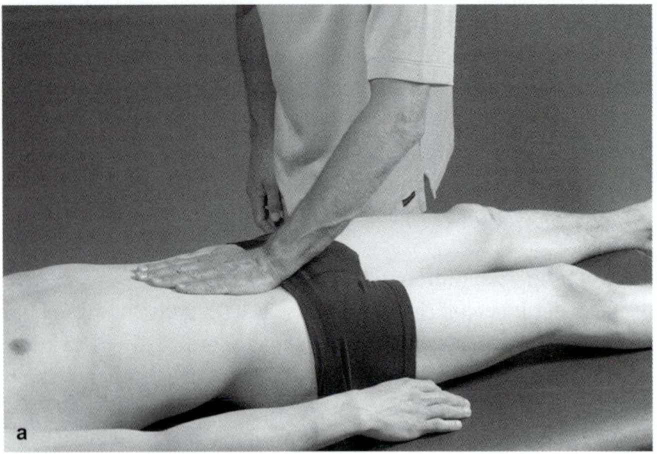

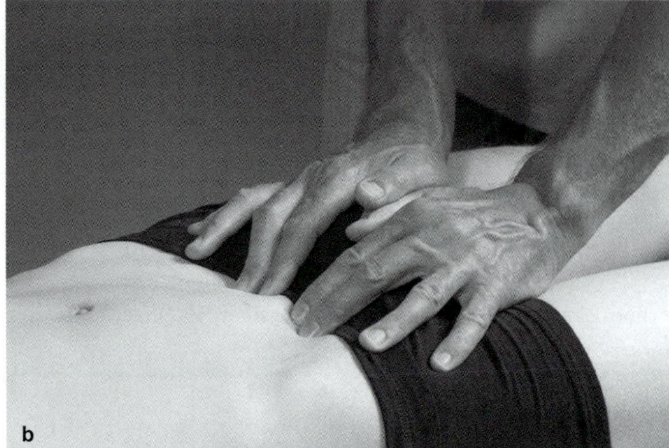

Abb. 8.11 Palpationsuntersuchung der Symphyse.
a) Aufsuchen des kranialen Schambeinrandes mit der Handwurzel als großflächiger Erstkontakt.
b) Palpation mit den Fingerspitzen von kranial symphysennah am Schambein beidseits. [K325]

1. Schritt (➤ Abb. 8.11a): Aufsuchen des Oberrands der Symphyse mit der Handwurzel. Dazu legt der Untersucher eine Hand auf das Abdomen, die Fingerspitzen zeigen zum Nabel. Er schiebt sie nach kaudal, bis die Handwurzel an der Symphyse hängen bleibt. Ziel ist, unangenehme Empfindungen des Patienten durch Erstkontakt mit den Fingerspitzen an der Symphyse zu vermeiden.

2. Schritt (➤ Abb. 8.11b): Der Untersucher legt die palpierenden Zeigefinger beider Hände mittig nebeneinander an und verschiebt sie danach zur Seite bis zum Tuberculum pubicum. Erwartet wird eine Spannungssymmetrie beider Seiten. Bestehen Verspannungen des M. rectus abdominis, können die lateral liegenden Finger das tasten.

Bewertung

Als asymmetrische Spannungszeichen in der Palpationswahrnehmung des Untersuchers gilt das „Höherstehen" eines Tuberculum pubicum in der Frontalebene oder der Sagittalebene.

8

Klinischer Hinweis

Eine Spannungsasymmetrie der Symphyse ist Hinweis auf:
- myofasziale Dysbalance der Beckenstatik mit Verspannung der Adduktoren,
- myofasziale Dysbalance der Rumpfstatik mit Verspannung des M. rectus abdominis und
- Störungen der Gangdynamik.

Orientierende Spannungspalpation über den Beckenbändern

Die Beckenbänder verbinden die Ossa ilia mit dem letzten Lendenwirbel und mit dem Sakrum. In unterschiedlich schrägem Verlauf gehen sie nahezu kontinuierlich ineinander über.

Wenn die Muskeln und Gelenke im lumbopelvinen Bereich keine Störbefunde (mehr) zeigen, also auch keine Spannungsphänomene bei der gebeugten Adduktion bestehen, kann ein statischer Schmerz auf der Schmerzhaftigkeit eines Beckenbandes beruhen. Diese Verspannung der Bänder vermittelt sich den tastend aufgelegten Fingern.

➤ Abb. 8.12, ➤ Abb. 8.13: Der Patient liegt in entspannter Bauchlage. Der Untersucher steht seitlich in Hüftgelenkhöhe und legt seine Hände großflächig beidseits auf das Gesäß. Die Daumen tasten nacheinander zuerst über dem Lig. sacrotuberale (➤ Abb. 8.12) – Daumenrichtung vom Angulus inferior des Sakrum zum jeweiligen Tuber – und dann über dem Lig. sacrospinale (➤ Abb. 8.13) – Daumenrichtung vom Steißbein horizontal – weich in die Tiefe. Erwartet wird ein symmetrisches Einsinken der Daumen über dem Bandverlauf.

Bewertung

Einseitig oder beidseitig vermindertes Einsinken zeigt die aus der Tiefe vermittelte Verspannung an. Ein Schmerz am Angulus lateralis inferior ist der Insertion des Lig. sacrotuberale zuzuordnen.

Einen Überblick über die regionale orientierende Untersuchung von Becken und LWS im Liegen gibt ➤ Tab. 8.6.

Tab. 8.6 Regionale orientierende Untersuchung Becken und LWS im Liegen

Spannungstest
• Test nach Patrick-Kubis* • Gebeugte Adduktion • Spannungsvergleich Innenrotation und Außenrotation des Hüftgelenks* • Spannung Ischiokruralmuskulatur/Lasègue-Prüfung • „Beinlängenvergleich" in Rückenlage • Palpation der Symphysenspannung • Spannungspalpation Ligg. sacrospinale, sacrotuberale
Mit * gekennzeichnete Untersuchungen sind Teil der umfassenden orientierenden Untersuchung.

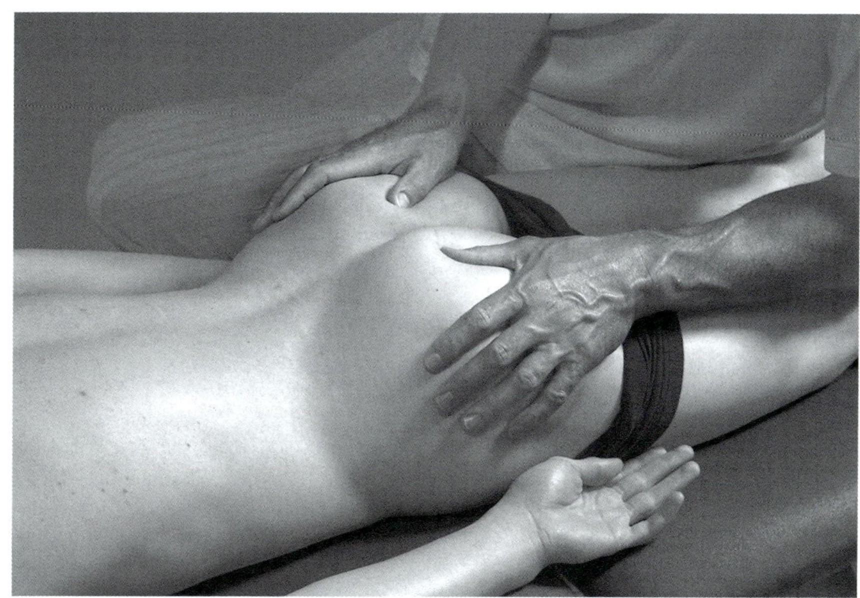

Abb. 8.12 Spannungspalpation über dem Lig. sacrotuberale. Die Daumen liegen im Bandverlauf vom Tuber zum lateralen Kreuzbeinrand (medial der SIPS). [K325]

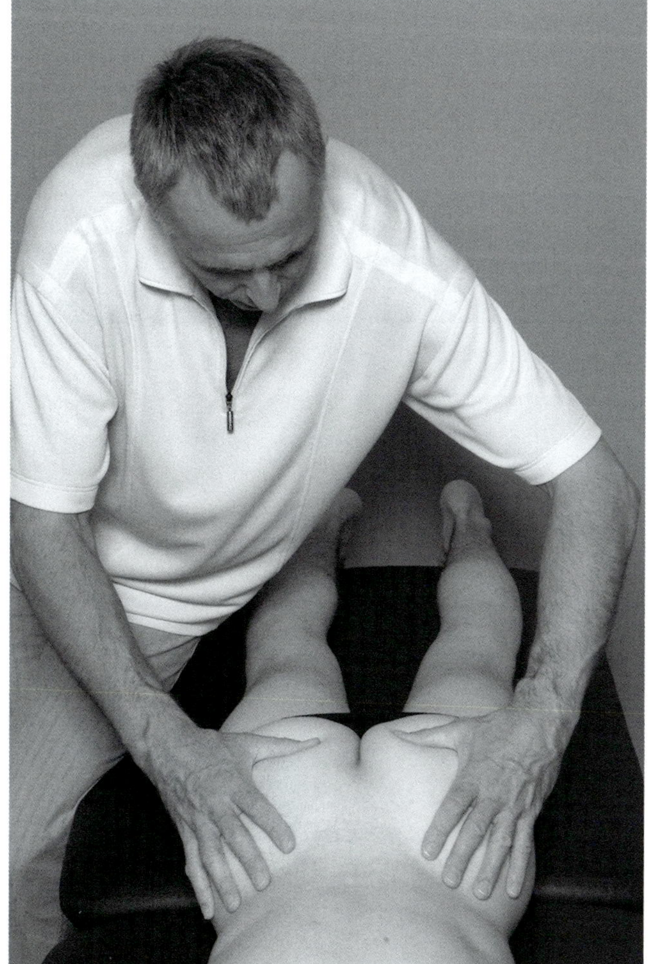

Abb. 8.13 Spannungspalpation über dem Lig. sacrospinale. Die Daumen liegen im Bandverlauf von Spina iliaca inferior zu freiem Sakrumrand. [K325]

8.5 Palpatorische Prüfung reflektorischer Muskelzeichen

Verspannte Muskeln haben im Beckenbereich große diagnostische Bedeutung. Weil sie schnell zu erkennen sind, wird orientierend nach reflektorischen Verspannungen gesucht. Der gestörte Muskel hat in Ruhelage, im Gegensatz zum normalen, eine tastbare (erhöhte) Spannung. Diese Spannung betrifft den ganzen Muskel oder große Anteile. Sie ist in der Regel asymmetrisch. Aktive Anspannung während der Untersuchung verstärkt den Befund oft durch Schmerz. Diese Phänomene haben nichts mit den Störungen der zentralen Steuerung (wie reversibel strukturelle Verkürzung oder Spastizität) zu tun.

Palpierte Muskelspannungen sind für die Diagnostik genauso bedeutsam wie für die Therapiekontrolle.

Klinischer Hinweis

Verspannungen, palpiert an Einzelmuskeln oder in sog. Spannungszeichen – Summationsmuster verspannter myofaszialer Funktionsketten – sind in der Untersuchung wichtige Hinweiszeichen bei der Festlegung der *funktionsgestörten Region, des gestörten Wirbelsäulensegments (Gelenks) und der Behandlungsrichtung.*

In der Nachuntersuchung sind sie ein Indikator für *die Wirksamkeit der angewendeten Mobilisations- bzw. Entspannungstechnik.*

Praktischer Hinweis

Folgende Befunde in der Nachuntersuchung sind denkbar.

Verspannung ist nach der Therapie *nicht mehr nachweisbar:*

- Die Verspannung war rein reflektorisch.
- Die behandelte Gelenk- und/oder Muskelstruktur war Verursacher der reflektorischen Verspannung.
- Die angewendete Technik war für diese Störung optimal effektiv.

Verspannung bleibt nach der Therapie *erhalten:*

- Die Verspannung hat über die reflektorische Komponente hinaus eine eigene funktionspathologische Komponente.
- Eine andere Funktionsstörung unterhält die Verspannung.
- Die angewendete Technik war für die Störung nicht optimal.

8.5.1 Musculus psoas

➢ Abb. 8.14: Der Patient liegt entspannt auf dem Rücken. Der Untersucher steht rechts neben ihm. In Höhe des Nabels legt er eine Hand horizontal weit lateral auf die Bauchwand und die andere etwas steiler darauf; die untere Hand tastet, die obere führt. Die Fingerkuppen der unteren Hand werden, von seitlich weich in die Bauchwand drückend, zuerst nach dorsal, dann nach medial geschoben, wo der M. psoas fast parallel neben der Wirbelsäule verläuft. Bei aktiver Beugung der rechten Hüfte ist die Anspannung des Muskels und damit seine Lage tastbar.

Zur Prüfung der Gegenseite muss der Untersucher die Seite wechseln.

Bewertung

Der ausgeglichen tonisierte Muskel wird erst durch Aktivierung lokal abgrenzbar.

Ein verspannter Muskel lässt sich schon in Ruhe tasten und wird durch Aktivierung härter und schmerzhaft, falls nicht schon Ruheschmerz besteht.

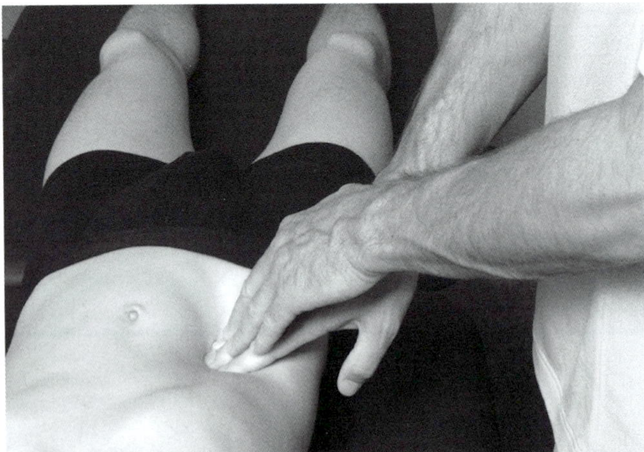

Abb. 8.14 Spannungspalpation des M. psoas. [K325]

Klinischer Hinweis

Psoasverspannung ist Hinweis auf:

- Funktionsstörung des thorakolumbalen Übergangs,
- Dysbalance der Rumpfstatik und -dynamik,
- Hüfterkrankungen oder
- Erkrankungen des Bauchraums.

8.5.2 Musculus iliacus

➢ Abb. 8.15: Der Patient liegt entspannt auf dem Rücken. Der Untersucher steht rechts neben ihm. Er legt eine Hand flach auf die Gegend der SIAS zum Tasten, die andere darauf zum Führen. Sie führt die Finger nach medial in die Tiefe, dann beugen sich die Fingerkuppen weich zur Innenseite der Beckenschaufel.

Zur Prüfung der Gegenseite muss der Untersucher die Seite wechseln.

Bewertung

Verspannung des M. iliacus begrenzt früh das weiche Einbeugen der Fingerkuppen. Tastbare Muskelstränge des M. iliacus und Schmerz bei ihrer Berührung deuten auf Funktionsstörung des lumbosakralen Segments hin. Die Verspannungen finden sich bei Beckenverwringungen häufig auf der Seite der tieferen SIPS.

Klinischer Hinweis

Iliakusverspannung ist Hinweis auf:

- Funktionsstörung der unteren LWS oder
- Beckenverwringung.

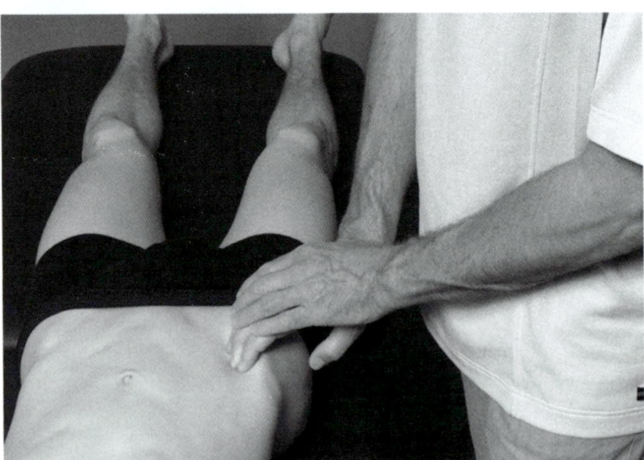

Abb. 8.15 Spannungspalpation des M. iliacus. [K325]

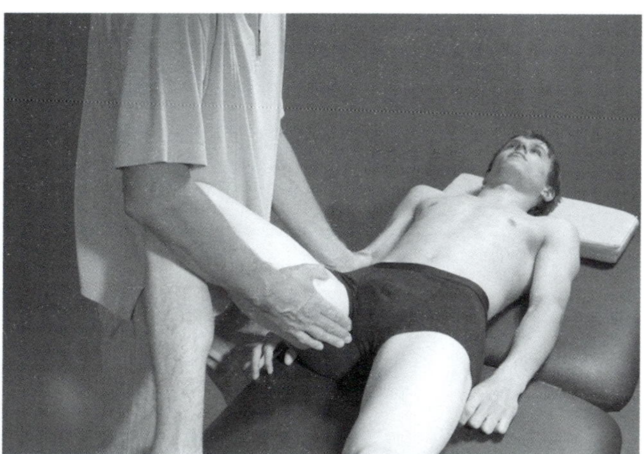

Abb. 8.16 Aufsuchen des M. obturator internus am Foramen obturatorium und in der Fossa ischiorectalis. Im Bild dargestellt ist das Gleiten der Finger entlang des Adduktorenkanals zum Pecten ossis pubis. [K325]

8.5.3 Musculus obturator internus

Der M. obturator internus liegt an der Innenwand des Beckenkanals. Er zieht von der Membrana obturatoria durch das Foramen ischiadicum minus über die Incisura ischiadica minor zur Fossa trochanterica. Seine kräftige Faszie ist Teil der Fascia pelvis, begrenzt die laterale Wand der Fossa ischiorectalis, hat Verbindung zur Fascia iliaca und bietet Ansatz für den M. levator ani. Palpiert wird der M. obturator internus am Foramen obturatorium, in der Fossa ischiorectalis und in der Fossa trochanterica.

➤ Abb. 8.16: Der Patient liegt auf dem Rücken, die Beine sind angestellt. Der Untersucher steht seitlich, jeweils auf der zu untersuchenden Seite. An der Innenseite des angestellten Beines mit leicht abduziertem Oberschenkel gleiten die Langfinger seiner rechten Hand auf das Pecten ossis pubis zu (Adduktorenkanal). Diese anatomische Struktur wird zuerst palpiert, um Irritationen des Patienten durch den Tiefenkontakt zu vermeiden. Von dort gleiten sie 1. weiter nach dorsomedial und palpieren innen am Becken das Foramen obturatorium und 2. weiter nach lateral-kranial die Spannung in der Fossa ischiorectalis. Zur Untersuchung der linken Seite wechselt der Untersucher die Bankseite und geht spiegelbildlich vor.

➤ Abb. 8.17: Die Strukturen sind auch zu palpieren, wenn der Patient mit angezogenen Beinen auf der Seite liegt. Der Untersucher steht hinter ihm, legt seine von kaudal kommende Hand auf das Gesäß und schiebt palpierend, vom Tuber ossis ischii ausgehend, Zeige- und Mittelfinger um das Becken herum nach medial. Die Finger werden dann im Endgelenk gebeugt und palpieren nach lateral Richtung Foramen. Zur Untersuchung der anderen Seite muss der Patient sich drehen und der Untersucher sich wieder hinter ihn stellen.

Bewertung

Erwartet wird eine schmerzfreie, seitengleiche Spannung im Muskelverlauf.

Klinischer Hinweis

Obturatorverspannung ist Hinweis auf:
- verspannte Beckenbodenmuskulatur,
- Beckenverwringung,
- innere Erkrankung im Beckenraum oder
- Hüftgelenkstörung.

In welche Richtungen weiter untersucht wird, hängt in diesem Fall besonders von den Angaben in der Anamnese und anderen Spannungszeichen ab.

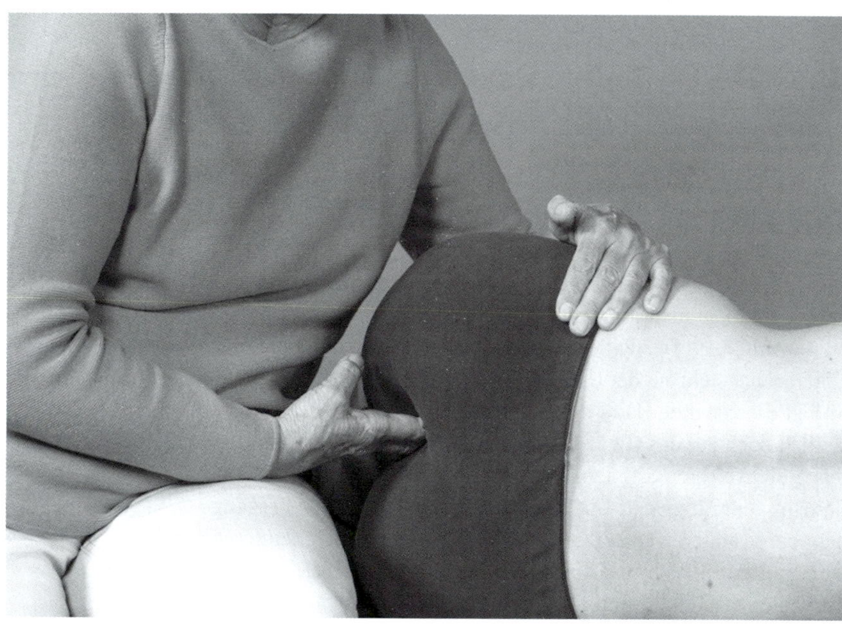

Abb. 8.17 Aufsuchen des M. obturator internus in Seitlage. [K325]

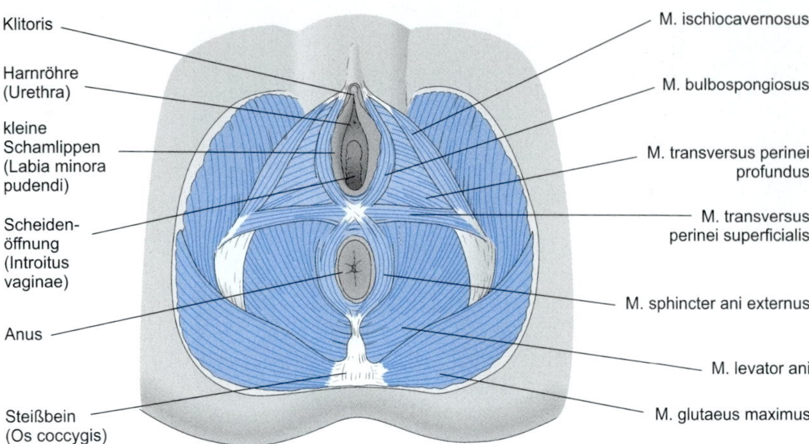

Abb. 8.18 Muskeln des weiblichen Beckenbodens, schematisiert und zur Darstellung der Verhältnisse um das Steißbein und im Beckenboden, wie sie der von außen oder von rektal palpierende Finger erreicht. [L190]

8.5.4 Schmerzhaft verspannte Muskelansätze am Steißbein

➤ Abb. 8.18: Die untersten, außen rotierenden Faserbündel des M. gluteus maximus und die Beckenbodenmuskulatur, insbesondere der M. levator ani, führen bei Verspannung zu einer Schmerzhaftigkeit ihrer Ansätze am Steißbein, vor allem seitlich an der Spitze. Palpation des Steißbeins und des Beckenbodens in Rückenlage mit angestellten Beinen oder in Bauchlage decken den Schmerz auf. Die Steißbeinspitze lässt sich meistens von außen tasten.

Die gezielte rektale Untersuchung erfolgt in einer Folgekonsultation und erhellt dann die Symptomatik.

Klinischer Hinweis

Schmerzhaftes Steißbein ist Hinweis auf:
- verspannte Beckenbodenmuskulatur,
- verspannten M. gluteus maximus,
- Beckenverwringung oder
- innere Erkrankungen im Beckenbereich (vor allem Prostata und Endometrium).

8.5.5 Musculus piriformis

Der Muskel liegt zwischen Trochanterspitze und freiem Sakrumrand unter dem M. gluteus maximus.

➤ Abb. 8.19: Der Patient liegt entspannt auf dem Bauch, der Untersucher steht auf der Untersuchungsseite und schaut fußwärts. Er legt die tastende Hand deutlich oberhalb der Trochanterspitze seitlich flach auf das Gesäß, die Fingerspitzen zeigen in Richtung des gleichseitigen Sitzbeinhöckers. Die andere Hand wird zur Führung darauf gelegt. Die Tastrichtung verläuft vom Übergang des oberen äußeren Quadranten des Gesäßes zum inneren unteren Quadranten in Richtung Tuber; dabei werden die Weichteile in die Tiefe verschoben. Ein normal tonisierter Piriformis ist nicht selektiv tastbar.

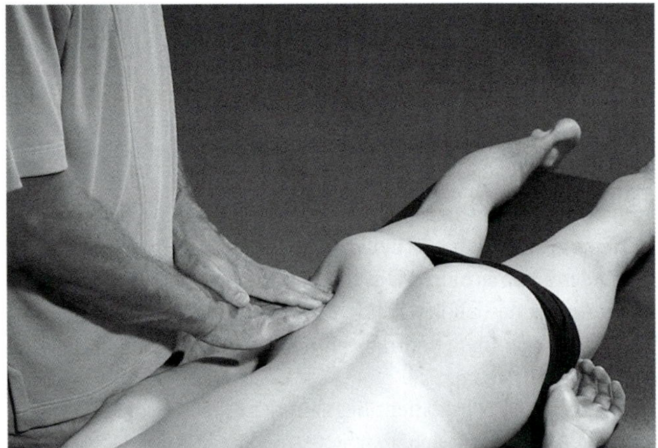

Abb. 8.19 Spannungspalpation des M. piriformis. [K325]

Praktischer Hinweis

Der Tastdruck muss von lateral oben weich herangeführt werden, um Muskelverspannung durch den Tastdruck zu vermeiden.

Zur Untersuchung der Gegenseite muss der Untersucher die Seite wechseln.

Klinischer Hinweis

Verspannter M. piriformis ist Hinweis auf:
- Funktionsstörung L4/5, L5/S1,
- Wurzelsyndrom,
- Hüftgelenkstörung oder
- Sakroiliakalgelenkstörung.

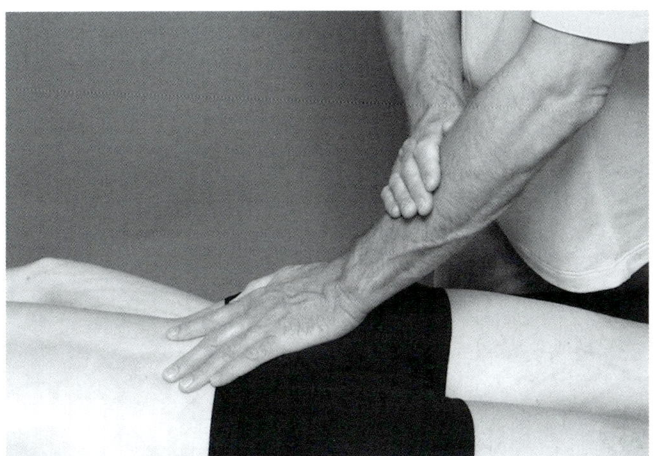

Abb. 8.20 Federungsprüfung der Lendenwirbelsäule. 1. Auflegen der Fingerspitzen auf den M. erector spinae, etwa über den Querfortsätzen eines unteren Lendenwirbels. [K325]

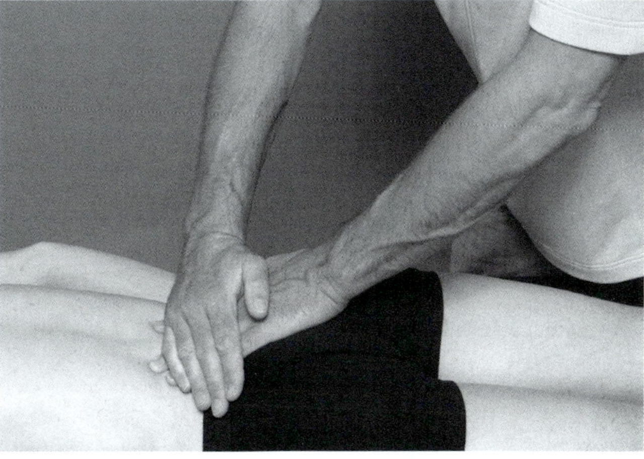

Abb. 8.21 Federungsprüfung der Lendenwirbelsäule. 2. Die Ulnarkante der anderen Hand liegt auf den Fingerkuppen. [K325]

8.5.6 Rückenstrecker

Verspannungen und schmerzhafte Verspannungen der Rückenstrecker finden sich bei inneren Krankheiten wie bei Funktionsstörungen der Wirbelsäule. Besonderes Interesse für die Lokalisation von WS-Funktionsstörungen haben die tiefen Schichten der Muskelgruppe mit den kurzen Muskeln, die erst nach Verschiebung der darüberliegenden, langen Faserzüge tastend erreicht werden können (➤ Kap. 8.11.1, ➤ Kap. 8.11.2).

Der Patient liegt dazu in entspannter Bauchlage. Der Untersucher tastet sich von lateral unter den Muskelrand oder von medial zwischen Dornfortsatz und Muskelbauch in die Tiefe. Die Verspannungen können monosegmental oder auch mehrsegmental auftreten. Sie sind vieldeutig. Ihre Ausprägung ist Hinweis auf die Intensität des nozizeptiven Reizes in den betroffenen Segmenten. Sie sind Hinweis auf das Bewegungssystem oder innere Organe der entsprechenden Segmentzuordnung.

8.6 Federungsprüfung an der Lendenwirbelsäule in Bauchlage

Fehlende oder schmerzhafte *Federung eines Wirbels* sind die möglichen Befunde dieser Federungsprüfung. Sie weisen auf die *mögliche Lokalisation der Störung zweier Segmente* hin (semispezifisch): im Segment mit dem oberen oder mit dem unteren Partnerwirbel.

Der wichtigste diagnostische Wert der Federungsuntersuchung besteht in der Erkennung hypermobiler Segmente!

➤ Abb. 8.20, ➤ Abb. 8.21: Der Patient liegt entspannt auf dem Bauch, der Untersucher steht seitlich neben ihm, er schaut kopfwärts. Die Kuppen des zweiten und dritten Fingers der von unten kommenden Hand werden über den Querfortsätzen eines Wirbels aufgelegt (➤ Abb. 8.20). Die Ulnarkante der anderen Hand nimmt Kontakt auf den Endgliedern der aufgelegten Finger. Sie schiebt mit gleichmäßig steigendem Druck die Kontaktfinger weich nach ventral bis an die Barrierespannung. Dann wird ein federnder Druck, aus der Schulter des Untersuchers kommend, auf die Querfortsätze geführt (➤ Abb. 8.21).

Klinischer Hinweis

- Harte Endespannung und fehlende Federung sprechen für eine hypomobile Funktionsstörung.
- Schmerz bei der Federung kann bei Hypo- oder Hypermobilität entstehen.
- Ist der Weg bis an die Barriere spannungsfrei möglich, aber die Endfederung schmerzhaft, spricht das für *lokale Hypermobilität* oder sogar *Instabilität* im Segmentverbund.

8.7 Gezielte Untersuchung der Lendenwirbelsäule und des Sakroiliakalgelenks

8.7.1 Anteflexionsuntersuchung der Lendenwirbelsäule (auch untere Brustwirbelsäule) in Seitlage

➤ Abb. 8.22: Der Patient liegt in Seitlage am Bankrand, seine gebeugten Arme sind vor dem Kopf abgelegt. Der Untersucher steht vor ihm und trägt mit beiden Oberschenkeln die Last der Patientenbeine, die in Knie- und Hüftgelenk gebeugt sind. Er leitet von den Beinen her die Beugebewegung der Lendenwirbelsäule ein. Bei Linkslage fixiert der rechte Arm des Untersuchers von dorsal den Patiententhorax. Die Finger halten den kranialen Partnerwirbel, Mittel- oder Zeigefinger liegt an der Dornfortsatzspitze. Linke Hand und Unterarm liegen über Kreuzbein und Beckenschaufel und lenken die von den Oberschenkeln zum Becken geführte Flexionsbewegung an das Segment heran. Der Finger zwischen den Dornfortsätzen palpiert Endespannung und Endfederung.

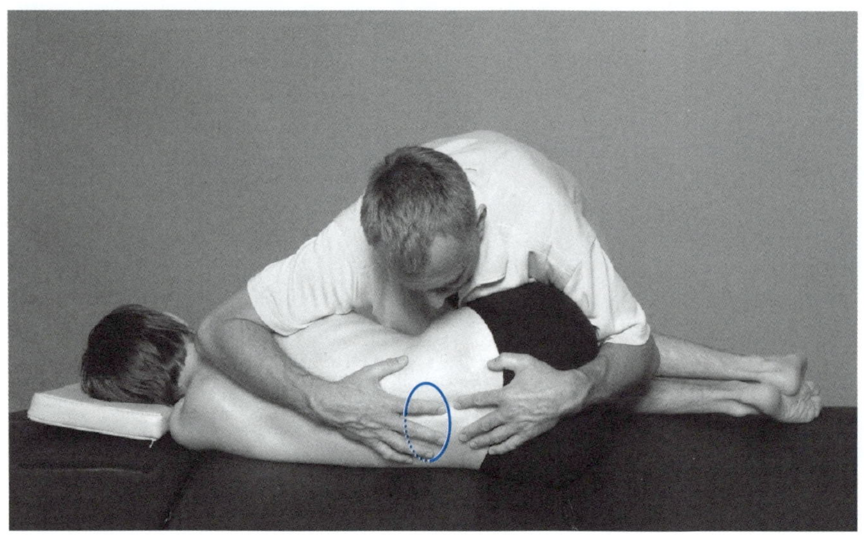

Abb. 8.22 Segmentale Untersuchung der Anteflexion der LWS in Seitlage. [K325]

Die Bewegung wird durch Muskel- und Bandspannung begrenzt. Die Endfederung teilt sich dem Interspinalband bei ungestörtem Gelenk mit. Abrupte (harte) Endespannung bei der Federung spricht für eine Funktionsstörung.

Praktischer Hinweis

- Die erforderliche Haltekraft (am oberen Dorn) bei der lumbalen Anteflexion ist relativ groß (Spannung des M. erector spinae). Die tastenden Finger der kranial haltenden Hand müssen deshalb besonders aufmerksam den Spannungsänderungen folgen.
- Die *Ausgangsspannung* darf bei der Endfederung *nicht wieder aufgegeben* werden.

8.7.2 Retroflexionsuntersuchung der Lendenwirbelsäule in Seitlage

➤ Abb. 8.23: Der Patient liegt in Seitlage diagonal auf der Bank, das Becken ganz weit vorn am Bankrand. Der Kopf ist gebeugt und wird unterlagert. Der Untersucher steht dicht vor dem Patienten an dessen Leistenbeuge. Er stützt und trägt mit seinen Oberschenkeln die Patientenbeine. Diese sind in den Hüften wenig, in den Knien rechtwinklig gebeugt und ragen dadurch über den Bankrand hinaus. Bei Linkslage umfasst der Untersucher die Knie oder die Knöchel von vorn mit der linken Hand. Mit seinem linken Oberschenkel an den Patientenoberschenkeln leitet er die Extensionsbewegung ein. Die Führung der Oberschenkel (Beine) nach hinten bewirkt die Retroflexion in der LWS. Zeige- oder Mittelfinger der rechten Hand tasten zwischen zwei Dornfortsätzen den Bewegungsablauf mit Annäherung der Dornfortsätze und schließlich das Bewegungsende.

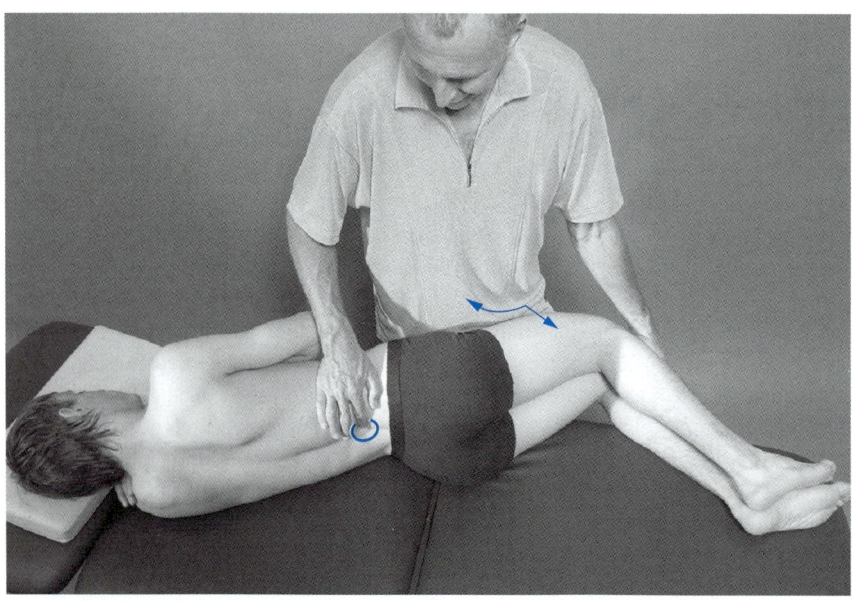

Abb. 8.23 Segmentale Untersuchung der Retroflexion der LWS in Seitlage. Der linke Oberschenkel des Behandlers stützt die Patientenoberschenkel von vorn. [K325]

Bewertung

Fehlende Bewegung oder plötzliches Ende ohne Dornfortsatzschluss sprechen für eine Funktionsstörung.

Praktischer Hinweis

Der Patient muss mit dem Becken weit vorn am Bankrand liegen. Gleichzeitig muss er gut abgestützt sein. Beides ist unabdingbar für die effektive Ausführung der Untersuchungsbewegung.

8.7.3 Retroflexionsuntersuchung der unteren Lendenwirbelsäule über den Dorsalschub am Becken

➤ Abb. 8.24: Der Patient liegt in Seitlage am vorderen Bankrand. Die Beine sind im Hüftgelenk mäßig, im Knie stärker angebeugt. Das oben liegende, bei Linkslage rechte Knie wird ein wenig weiter kopfwärts gelagert, bleibt aber immer weniger als rechtwinklig gebeugt. Dadurch kann der Untersucher, der direkt davor steht, mit seinem linken Oberschenkel isoliert Kontakt von vorn zu diesem Knie aufnehmen. Er legt den Zeigefinger der rechten Hand quer auf Dornfortsatz und Bogen des kranialen Partnerwirbels und die linke Hand stützend darüber (Kleinfinger parallel auf dem rechten Zeigefinger).

Die Untersuchung beginnt bei L5/S1, dann folgt L4/L5. Das Patientenknie wird vom Untersucher nach dorsal gedrückt, bis eine sehr kleine Dorsalverschiebung des unteren Partnerwirbels am Zeigefinger der tastenden Hand merkbar wird.

Die Dorsalverschiebung des oben liegenden Knies prüft überwiegend das Gelenk der zugehörigen Seite. Bei einer Funktionsstörung werden deutliche Seitenunterschiede erkennbar. Zum Seitenvergleich muss die Prüfung deshalb auf der anderen Seite wiederholt werden.

Die Bewegung kann auch über beide Knie als symmetrische Retroflexion in die LWS übertragen werden. Sie ist technisch schwieriger.

Bewertung

Fortleitung des Verschiebedrucks auf die schienend haltenden Hände ohne eine vorher tastbare Bewegung des unteren Partnerdornes gilt als Zeichen einer Funktionsstörung.

Praktischer Hinweis

- Damit die Bewegung ins Segment nicht behindert wird, muss die unterstützend aufliegende Hand genau fingerparallel und ohne Kontakt an der Beckenschaufel aufliegen.
- Mehr als rechtwinklige Beugung in den Hüftgelenken erschwert die Segmenteinstellung.

8.7.4 Seitneigeuntersuchung der Lendenwirbelsäule in Seitlage

➤ Abb. 8.25: Der Patient liegt entspannt in Linksseitlage am vorderen Bankrand. Der Untersucher steht vor ihm und schaut fußwärts. Seine rechte Seite lehnt er gegen die Bank, das bankseitige Bein ist vorgestellt. Er fasst mit der linken Hand unter die Fesseln und mit der rechten in die Kniekehlen des Patienten und bewegt damit die Beine, bis sie in Knie und Hüfte rechtwinklig gebeugt sind. Die so gebeugten Beine hebt er etwas an und legt sie auf den Oberschenkel seines vorgestellten, bankseitigen Beins (➤ Abb. 8.25a). Werden die Oberschenkel etwas höher als Bankniveau eingestellt, entsteht eine geringe Seitneigevoreinstellung. Dadurch wird der Untersuchungsweg kleiner, die Endespannung wird schneller erreicht und der Kraftaufwand zur Bewegung vermindert sich erheblich.

Der rechte Zeige- oder Mittelfinger tastet dann von der oberen Seite am Spalt zwischen den Dornen L5 und S1. Handwurzel oder abgespreizter Daumen stützen von oben die Taille. Der Untersucher hält die Patientenunterschenkel mit der linken Hand. Durch Rückverlagerung seines Rumpfs hebt er sie an (➤ Abb. 8.25b) und führt die Last auf seinem Oberschenkel mit. Die Hebelwirkung der Beine

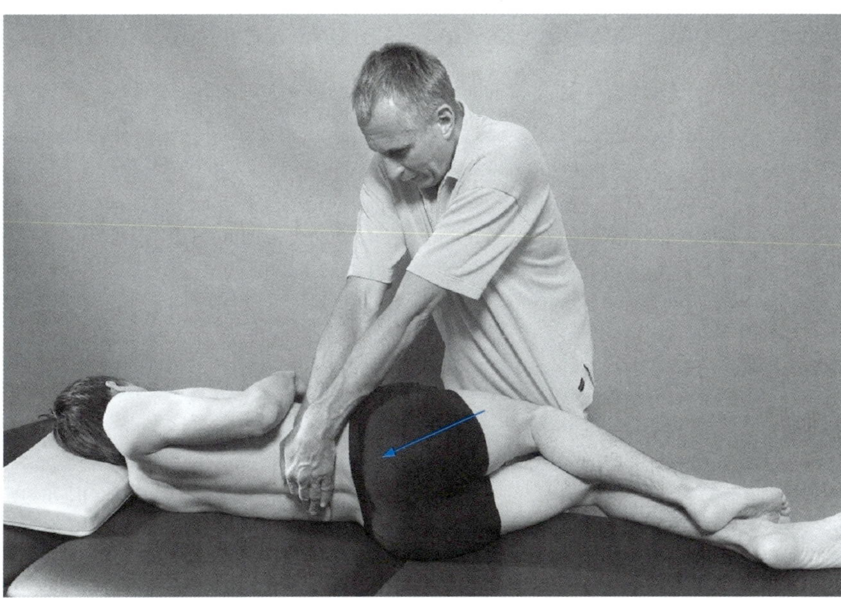

Abb. 8.24 Ausgangsstellung zur einseitigen Untersuchung der unteren LWS über eine Dorsalverschiebung des oben liegenden Oberschenkels. [K325]

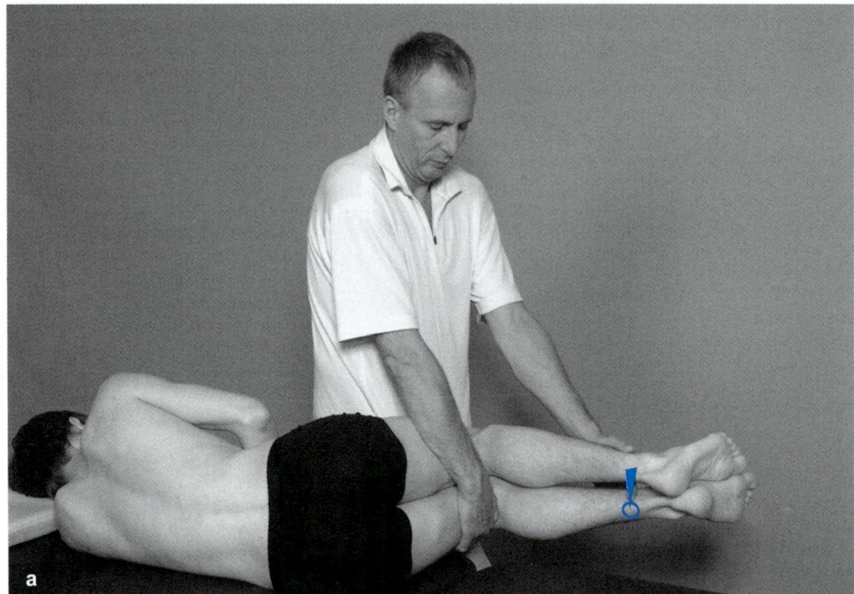

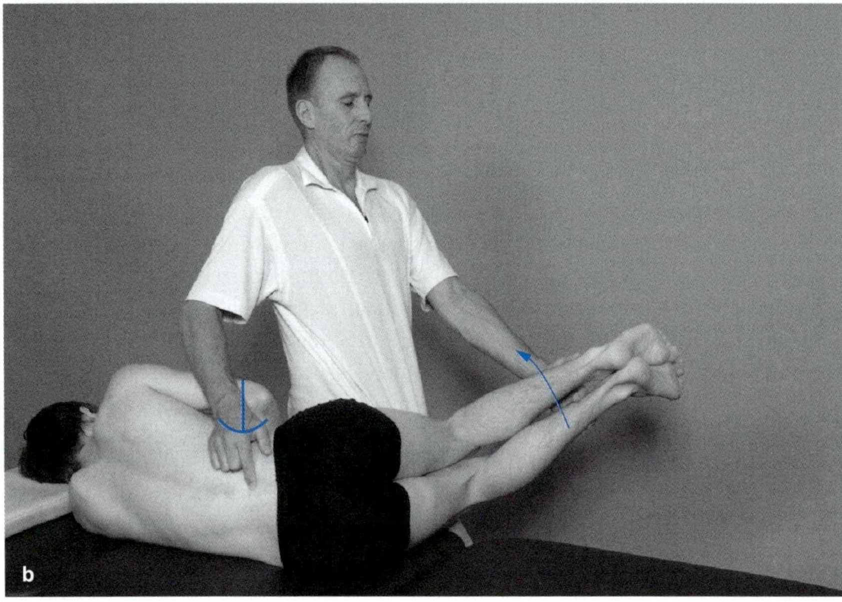

Abb. 8.25 Segmentale Untersuchung der Seitneige der LWS in Seitlage (hier Rechtsneige L4/5).
a) Einstellung von Beinen und Becken für die Untersuchung der segmentalen Seitneige in der LWS.
b) Untersuchungsbewegung. Der Zeigefinger der rechten Hand palpiert, der Daumen stützt die Taille ab. [K325]

bewirkt die Seitneige der LWS. Die ruhende Bewegungsachse liegt zwischen den getasteten Dornfortsätzen. Zur Untersuchung weiterer Segmente verlagert der Untersucher unter Mitnahme der Unterschenkel sein Gewicht zunehmend mehr nach hinten. Die tastende rechte Hand spürt die Annäherung der Dornfortsätze auf der Konkavseite als Zeichen der freien Beweglichkeit.

Bewertung

Als Zeichen der Funktionsstörung gilt: Das Bewegungsausmaß entspricht nicht den Erwartungen im Vergleich mit den Nachbarsegmenten und der Gegenseite.

Praktischer Hinweis

- Wird die rechtwinklige Beugung von Knie- und Hüftgelenk aufgegeben, kann die Bewegung nicht segmentgenau geführt werden.
- Die Oberschenkel müssen während der Bewegung horizontal bleiben, d. h., die Knie dürfen nicht absinken.
- Legt der Untersucher die Patientenbeine auf seinen bankfernen Oberschenkel, entstehen ungünstige Lastverhältnisse.

Erfahrene Untersucher können manchmal auf diese Untersuchung verzichten, da sie aus Ausweichbewegungen bei der orientierenden Untersuchung der Seitneige im Stand kombiniert mit dem Befund der segmentalen Untersuchung von Ante- und Retroflexion die

Seite der Störung bestimmen können (➤ Kap. 8.3.2, ➤ Tab. 8.2, ➤ Kap. 8.3.3, ➤ Tab. 8.3).

8.7.5 Federungsuntersuchung des Sakroiliakalgelenks in Bauchlage – Gegennutation (Kreuzgriff)

➤ Abb. 8.26: Der Patient liegt entspannt auf dem Bauch am linken Bankrand, die Füße unterlagert oder über den Bankrand reichend. Das Gesicht ist zur Seite gewendet. Der Untersucher steht auf der linken Seite. Die Handwurzel der von „oben" kommenden linken Hand wird an der Kreuzbeinspitze weich aufgesetzt und so unbewegt gehalten, als sei sie *angesaugt;* die Finger weisen fußwärts. Am rechten oberen Gelenkspalt liegt der Daumen der von „unten" kommenden rechten Hand, die Finger sind am Becken abgelegt. Die Ellbogen des Untersuchers sind entspannt gestreckt, die Unterarme leicht gekreuzt, die Schultern breit (oberer M. trapezius entspannt). Der linke Untersucherarm führt aus der Schulter einen kraftlosen Federungsdruck auf den Kontaktpunkt an der Kreuzbeinspitze. Ausgehend vom Sakrum entsteht eine kleine Federungsbewegung zwischen Sakrum und Ilium in Gegennutationsrichtung, die der Daumen am Gelenkspalt tasten kann.

Aus gleicher Untersucherstellung kann auch das gegenseitige Gelenk untersucht werden, wenn die palpierende Hand über die bewegende Hand zur Gegenseite wechselt; jetzt palpiert ein Finger am Gelenkspalt.

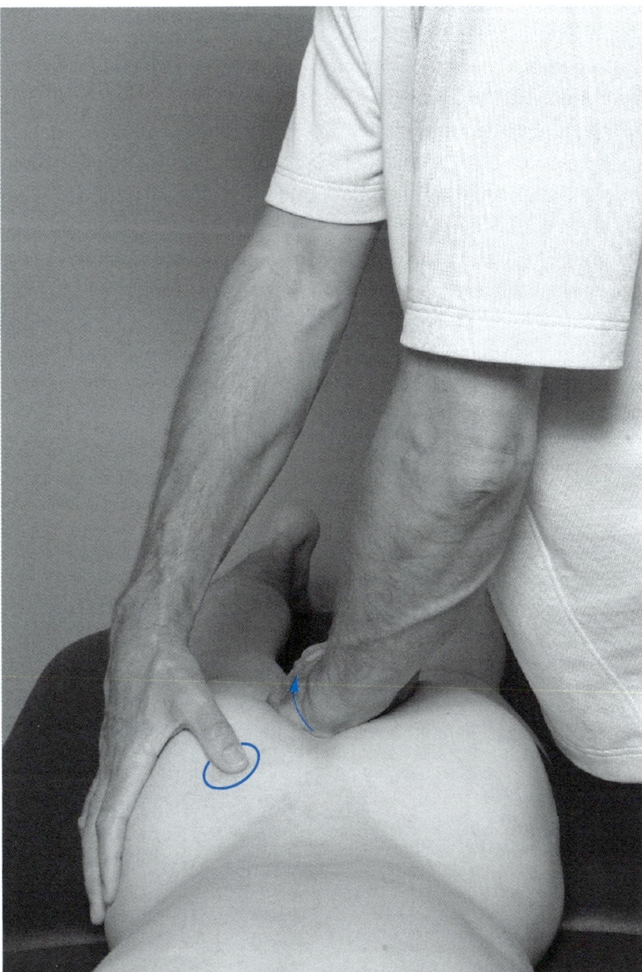

Abb. 8.26 Federungsuntersuchung des SIG in Gegennutationsrichtung in Bauchlage. Die Hand auf der Kreuzbeinspitze bewegt das Sakrum an die Endespannung, die vom Daumen am Gelenk palpiert wird. [K325]

Bewertung

Bei geringer Funktionsstörung ist die Federung zwar nicht aufgehoben, aber im Seitenvergleich zeigt sich ein größerer Widerstand.

Bei ausgeprägter Störung ist die Widerstandserhöhung auch ohne Seitenvergleich erkennbar, bis hin zur Unbeweglichkeit zwischen den Kontaktpunkten.

Praktischer Hinweis

- Für die Federung in die Gegennutation muss die Hand direkt an der Sakrumspitze (Ende des Waagebalkens) liegen. Kontakt weiter kranial drückt das Sakrum nur nach ventral.
- Zu starker Kontaktdruck vor der Federung verriegelt das Gelenk, es kann nicht mehr bewegt werden.

8.7.6 Federungsuntersuchung des Sakroiliakalgelenks in Bauchlage – Iliumaußenrotation

➤ Abb. 8.27: Zur Untersuchung links liegt der Patient auf dem Bauch am rechten Bankrand, die Füße unterlagert oder über den Bankrand reichend. Das Gesicht ist zur Seite gewendet. Der Untersucher steht in Beckenhöhe auf der rechten Seite. Er greift mit den Fingern seiner linken Hand schaufelnd unter die linke SIAS des Patienten. Die Finger der rechten Hand nehmen in der Grube zwischen Kreuzbein und hinterem oberem Darmbeinstachel (SIPS). Kontakt am linken Gelenkspalt. Der gestreckte linke Arm hebt mit der Fingerschaufel

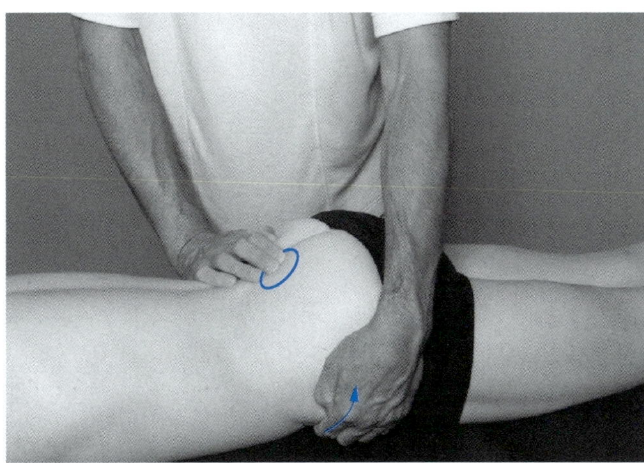

Abb. 8.27 Federungsuntersuchung des linken SIG in Bauchlage (Iliumaußenrotation). Die Hand an der Spina bewegt die Beckenschaufel, der Finger am Gelenkspalt palpiert Endspannung und Federungsfähigkeit. [K325]

das Ilium nach dorsal und in die Außenrotation, bis die palpierenden Finger am SIG die Endspannung wahrnehmen.

Bewertung

Tastbare Endfederung an der Barriere durch Iliumaußenrotation spricht für Funktionsfreiheit, fehlende Federung für Blockierung.

Praktischer Hinweis

- Die Kontaktfinger an der SIAS können empfindliche Strukturen reizen, eine hervorgerufene Spannung macht den Test falsch positiv.
- Bei schnell aufgebautem, starkem Federungsdruck wird nicht bemerkt, dass die Iliumbewegung zur anderen Beckenseite läuft; die Gesamtspannung wird als Blockierung des untersuchten Gelenks fehlgedeutet.

8.7.7 Federungsuntersuchung des Sakroiliakalgelenks in Seitlage – Iliuminnenrotation

➤ Abb. 8.28: Der Patient liegt zur Untersuchung des rechten Gelenks auf der linken Seite, der Kopf ist unterlagert. Beide Beine liegen aufeinander, die Hüftgelenke rechtwinklig, die Kniegelenke etwas stärker gebeugt. Der Untersucher steht in Hüfthöhe vor dem Patienten. Er bewegt das rechte Patientenbein in maximal 5° weitere Hüftbeugung. Er beugt seinen linken Unterarm etwa 60° und legt ihn mit der weichen Muskulatur auf den *vorderen Rand der Iliumschaufel* in der Gegend der SIAS, sodass die Hand schräg nabelwärts und zur Unterlage weist. Dieser Unterarm überträgt einen weichen Druck gegen das Ilium, ohne die Haut zu verschieben oder das Becken zu bewegen (➤ Abb. 8.28a). Das führt zur Innenrotation des Ilium und bewirkt damit ein dorsales Aufspreizen des Sakroiliakalgelenks. Die Fingerspitzen der rechten Untersucherhand tasten von medial in der Grube zwischen Kreuzbein und hinterem oberem Darmbeinstachel (SIPS) die Federung, die vom Ilium her auslöst wird (➤ Abb. 8.28b).

Praktischer Hinweis

- Zu weites Absinken des oberen Beins kann das SIG verriegeln. Deshalb darf es nicht zu stark gebeugt werden.
- Die Richtung der Untersuchungsfederung entspricht der Richtung des aufgelegten Unterarms.
- Bei der Federungsprüfung darf der Unterarm den Knochenkontakt nicht verlassen, sonst wird nur die Haut verschoben.

8.7.8 Federungsuntersuchung des Sakroiliakalgelenks in Rückenlage – Iliuminnenrotation

Diese Untersuchung ist in der Praxis sehr verbreitet. Sie ist in ihrer Zuverlässigkeit aber begrenzt, weil der Federungsschub über die Hüftmuskulatur vermittelt wird und nicht direkt auf das Ilium wirkt. Bei schmerzhaft verspannter Muskulatur mit Triggerpunkten kann sie nicht angewendet werden.

➤ Abb. 8.29: Der Patient liegt entspannt auf dem Rücken. Der Untersucher steht links neben ihm, beugt mit der linken Hand am Knie den rechten Oberschenkel des Patienten rechtwinklig an und zieht ihn so weit auf sich zu, bis er die rechte Hand von der Seite unter das Becken schieben kann (➤ Abb. 8.29a). Die tastenden Fingerspitzen gleiten über den dorsalen Iliumrand und die SIPS hinweg nach medial in die Grube über dem tiefer liegenden Gelenkspalt. Der zweite oder dritte Finger tastet.

Das Becken und die tastende Hand werden auf die Bank zurückgelegt. Dann wird die Hüftadduktion wieder so weit geführt, bis ein geringer Widerstand am Knie zu fühlen ist. Aus dieser Adduktionsspannung folgt die testende Federung durch einen weichen Schub der linken Hand auf das Knie. Die Schubrichtung zur Unterlage entspricht der Längsachse des Oberschenkels (➤ Abb. 8.29b). Tastbar wird eine Federung zwischen Darmbein und Kreuzbein. Am Ilium entspricht die Federungsrichtung einer Innenrotation mit Schub nach dorsal. Der Gelenkspalt wird dorsal geöffnet.

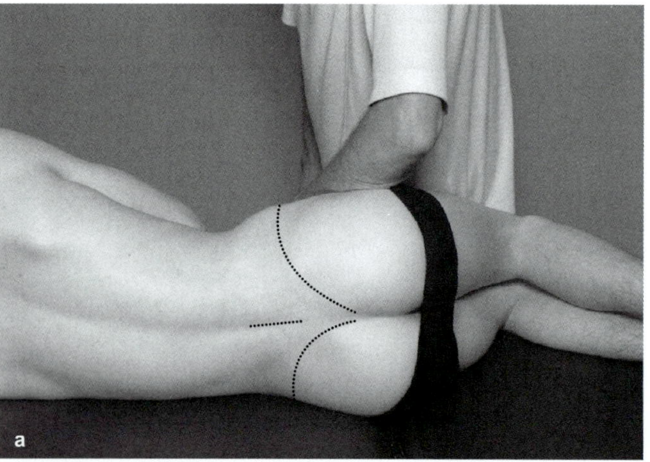

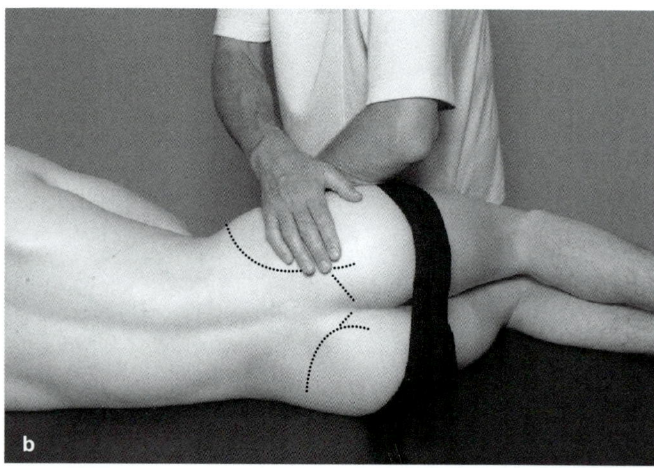

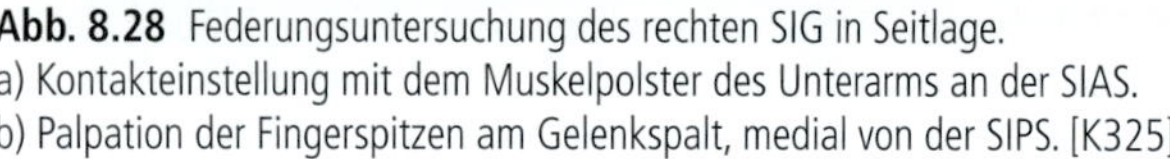

Abb. 8.28 Federungsuntersuchung des rechten SIG in Seitlage.
a) Kontakteinstellung mit dem Muskelpolster des Unterarms an der SIAS.
b) Palpation der Fingerspitzen am Gelenkspalt, medial von der SIPS. [K325]

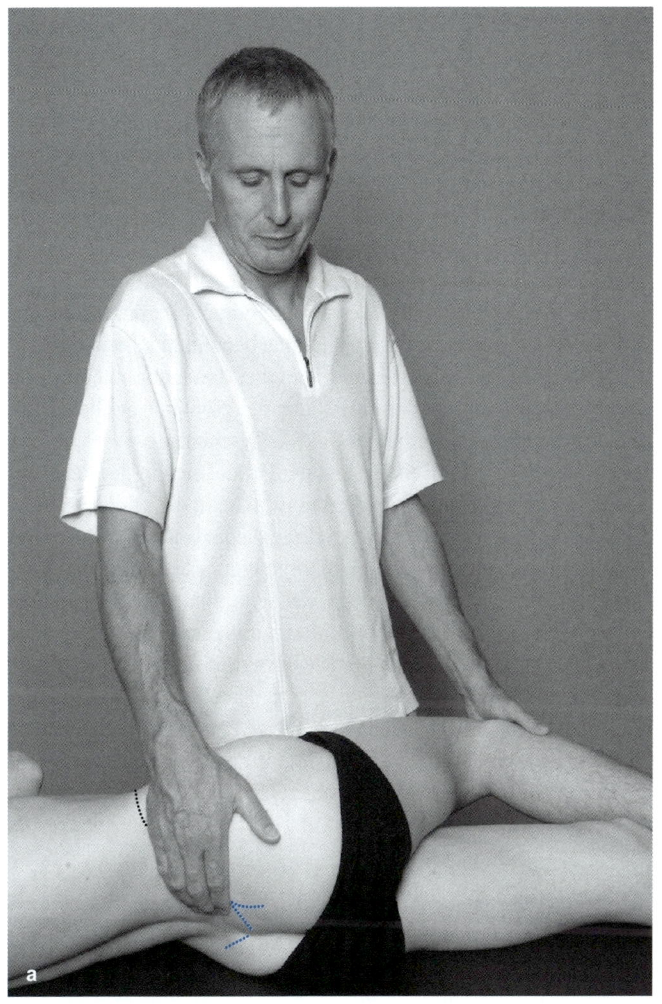
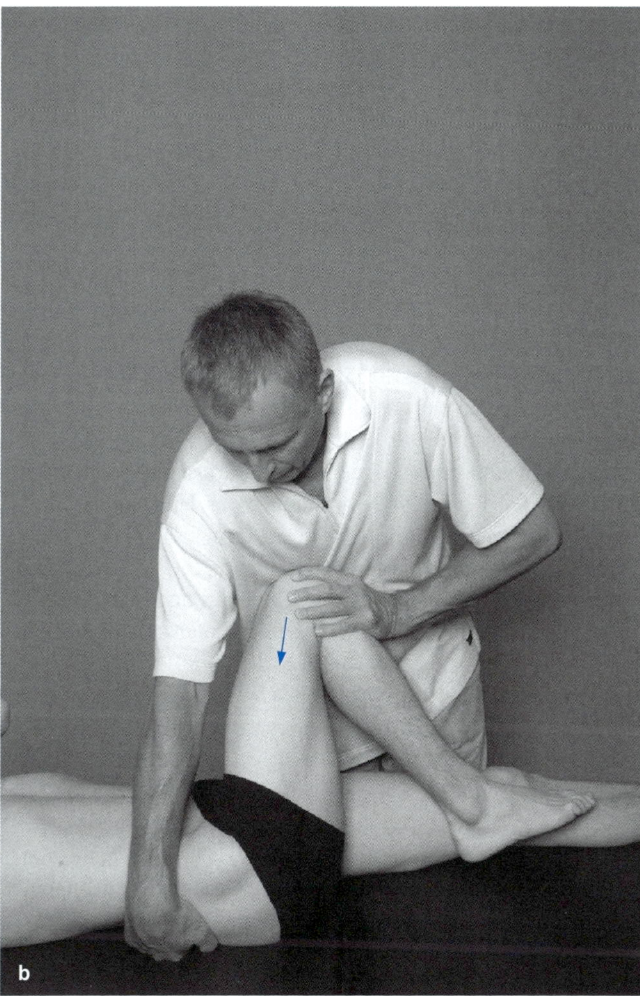

Abb. 8.29 Federungsuntersuchung des SIG in Rückenlage.
a) Kontaktnahme: Die palpierende Hand wird unter die Beckenseite geschoben, die Fingerspitzen bis unter den Gelenkspalt, medial von der SIPS.
b) Untersuchungsstellung: Der Pfeil zeigt die Richtung für den Federungsschub der Hand am Oberschenkel. [K325]

Bewertung

Die Funktionsstörung äußert sich:

- in erhöhtem Widerstand bei Erreichen der Ausgangsstellung im Vergleich zur Gegenseite, entsprechend dem Hinweiszeichen der gebeugten Adduktion (➤ Kap. 8.4.3) oder
- in verminderter Federung am Gelenkspalt im Seitenvergleich.

Bei eingeschränkter Gelenkbeweglichkeit wird die Testfederung unmittelbar auf den Beckenring übertragen, es entsteht eine Wackelbewegung auch bei feinsten Federungsbewegungen.

Praktischer Hinweis

- Die tastende Hand darf nicht unter dem Os ilium liegen, das behindert die Sakrumbewegung.
- Die Untersuchung bringt nur Informationen, wenn die Ausgangsstellung nicht zu viel Vorspannung erzeugt.
- Zu starker Federungsdruck kann Schmerzabwehr provozieren.
- Der Federungsschub gelangt über das Hüftgelenk zum Ilium. Muskelverspannungen der Hüfte, z. B. des M. piriformis, können eine Störung vortäuschen.

Wenn die in ➤ Kap. 8.7.5, ➤ Kap. 8.7.6, ➤ Kap. 8.7.7 und ➤ Kap. 8.7.8 beschriebenen Untersuchungstechniken *keine eindeutigen Befunde* ergeben, die Symptomatik und die orientierende Untersuchung des Patienten aber auf das SIG hinweisen, bleibt noch die Untersuchung durch Nutations- und Außenrotationsfederung in Seitlage. Diese Techniken haben vor allem als Behandlung Bedeutung und werden deshalb in den Therapieabschnitten ➤ Kap. 8.10.4 und ➤ Kap. 8.10.5 besprochen.

8.8 Bewertung der Befunde und Behandlungsplanung

Die Bewertung der Befunde ist Grundlage der Funktionsdiagnose. Diese wiederum ist Ausgangspunkt für die Behandlungsplanung. Fragen nach dem Zusammenhang der Befunde und ihrer jeweiligen Wertigkeit müssen gestellt werden. Nur selten begegnen wir akut entstandenen, lokalisierten Funktionsstörungen, die schnell mit einer Einzeltechnik zu behandeln sind. Die Befunde am Becken sind beispielhaft für die Kombination von Spannungen aus gestörten Bewegungsstereotypen, aus schmerzhaft verspannten Einzelmuskeln, aus reflektorischen Muskelspannungen bei Gelenkfunktionsstörungen der Nachbarregionen und von Spannungen gestörter Beweglichkeit der Gelenke des Beckenrings selbst oder als Folge pathologischer Afferenzen viszeraler und/oder viszerofaszialer Genese. Oft kann durch die Behandlung der Zusammenhang relativiert werden, wenn sich nach Behandlung einer Gruppe von Funktionsstörungen weitere Störungen auflösen. Ebenso ist oft erst aus der Reihenfolge der rezidivierten Funktionsstörungen die Wertigkeit innerhalb des Befundmusters bestimmbar. Für die Störungen von LWS und Becken ist der Ablauf des Gangzyklus von entscheidender Bedeutung. Deshalb gehört zur Bewertung der Befunde an LWS und Becken auch die Einschätzung der Koordination beim Stehen (Beine – Becken – LWS – Rumpf – HWS – Kopf) und Gehen (Stand- und Schwungphase).

- Zuerst sollte immer die Lendenwirbelsäule behandelt werden (➤ Kap. 8.9). Reflektorische Spannungen aus Funktionsstörungen der LWS werden auf das Becken übertragen, insbesondere über den Iliopsoas und den Quadratus lumborum. Die so entstandenen Beckenringspannungen sind an der Symphyse und am SIG tastbar. Behandlung der LWS-Funktionsstörungen kann sie auflösen.
- Bei Beckenringspannungen, die nach der LWS-Behandlung verbleiben, sollte mit der Symphysenbehandlung begonnen werden (1) (➤ Kap. 8.10.1), bevor die Federungsstörungen der Sakroiliakalgelenke mit ihren unterschiedlichen Spannungsmustern mobilisiert werden (2) (➤ Kap. 8.10.2 ff.). Verbleibende Muskelverspannungen zeigen die eigenständige Bedeutung dieser Muskelbefunde im Krankheitsbild an und können nicht mehr als reflektorische Reaktion aufgefasst werden. Sie werden dann mit gezielten Entspannungstechniken behandelt (3) (➤ Kap. 8.11.5).
- Verhindern aktive Triggerpunkte die Techniken an Lendenwirbelsäule und Becken, muss deren Behandlung mit entsprechenden Techniken vorausgehen (➤ Kap. 8.11.2).
- Bei ausgeprägter Rezidivneigung ist die Vermittlung von Selbstübungen in Form von Entspannungs- und Mobilisationstechniken angezeigt (➤ Kap. 8.12).

8

Praktischer Hinweis

Reihenfolge der Behandlung:
1. Behandlung der LWS-Funktionsstörungen.
2. Behandlung der Beckenstörungen/Beckenringspannungen:
   - Symphysenspannung vor
   - SIG-Spannungen (Blockierung).
3. Behandlung schmerzhafter Muskelspannungen (TRP, Einzelmuskel), wenn sie durch die Schritte 1 und 2 nicht in die Latenz zu bringen sind.
4. Wird nach den Schritten 1–3 die Beteiligung der Beckenbänder am Schmerzbild erkennbar, müssen spezifische Bändertechniken integriert werden.
5. Bei erkennbarer Rezidivneigung (Nachuntersuchung) Vermittlung von Selbstübungen.

In Einzelfällen, wenn die Einstellung zur Mobilisation mit PIR-Vorbereitung durch aktiven Triggerpunktschmerz nicht möglich ist, *muss die Triggerpunktbehandlung an erster Stelle stehen* (entsprechend der Injektion zur akuten Schmerzbekämpfung).

8.9 Gezielte Mobilisation der Lendenwirbelsäule – segmental

Die Gelenkmechanik der LWS erlaubt es, das wahrscheinlich gestörte (rechte oder linke) Gelenk zu ermitteln. Das hat vor allem Bedeutung für die Dokumentation. Zur Ermittlung der Seite mit dem gestörten Gelenkspiel wird die Kombination der gestörten Richtungen Anteflexion, Retroflexion und Seitneige gedanklich zu Hilfe genommen (➤ Tab. 8.2, ➤ Tab. 8.3, ➤ Tab. 8.4).

In ➤ Kap. 6.5 werden die entscheidenden Faktoren für die optimale Ausgangsstellung zur Behandlung benannt. Es sind zwei Faktoren: 1. die Einstellung an der Barriere einer Bewegungsrichtung und 2. die Kombination mit der Einstellung der größten Gewebebalance als aktuelle Neutralposition des Gelenks/Segments.

Zur Behandlung in Seitlage legt der Patient sich in der Regel auf die Seite, die für ihn am bequemsten ist, d.h., in der er die geringste Spannung bzw. den geringsten Schmerz spürt. Bestimmt der Behandler die Lagerung, ist die Funktionsbewegung Seitneige ausschlaggebend. Dann liegt der *Patient auf der Seite, zu der die Neige gestört ist.* Zu dieser Festlegung gehört die Annahme, dass die Schwerkraft an der LWS bei Seitlagerung eine Konvexität zur unten liegenden Seite bewirkt (bei Retroflexionsstörung Facettenentlastung durch Divergenz). Das entspricht einer Seitneige zur oben liegenden Seite (bei Anteflexionsstörung Facettenentlastung durch Konvergenz).

Die Barriereeinstellung erfolgt über die Rotation, bei Anteflexionsstörungen zusätzlich über Verstärkung der segmentalen Anteflexion.

Praktischer Hinweis

- *Die Methode der Wahl* zur segmentalen Behandlung von LWS-Funktionsstörungen – sowohl für Retroflexions- als auch Anteflexionsstörungen – ist die Behandlung in *Neutralstellung.* Sie erfolgt im *Rotationsgelenkspiel* ohne synkinetische Seitneige.
- Die Behandlung in Anteflexionseinstellung ist indiziert, wenn die Funktionsstörung einen hohen Anteil dorsaler myofaszialer Verspannung erkennen lässt. Die Anteflexionsbarriere ist dann auf kurzem Weg einstellbar und die vorbereitende Anspannung und Entspannung in Richtung Retroflexion ist direkt auf die Relaxation der verspannten, extensorisch arbeitenden Muskeln gerichtet.
- Die *Seite der Lagerung* kann der Patient selbst wählen. Gelenkt von den gefühlten Spannungen und/oder seinem Schmerz entscheidet er sich in der Regel für die entspannteste Ausgangsstellung.
- Bestimmt der Behandler die Seite, soll der Patient sich auf die Seite mit der eingeschränkten Seitneige legen.

8.9.1 Mobilisation in Neutralstellung nach Relaxationsvorbereitung

Indikation

Universaltechnik bei Funktionsstörungen der Lendenwirbelsäule, sowohl für Retroflexions- als auch Anteflexionsstörungen.

Praktischer Hinweis

- Die Sperrung („Verriegelung") der nicht behandelten Segmente entsteht allein durch Rotation von kranial und kaudal. Bei richtiger Einstellung herrscht im zu behandelnden Segment die geringste Spannung.
- Die Mobilisation ist ausschließlich auf die Rotation gerichtet.

Segmenteinstellung

Bei Störungen einer Linksseitneige in Kombination mit Retroflexionsstörung sowie Anteflexionsstörung legt sich der Patient auf die linke Seite. Das unten liegende Bein ist in Hüfte und Knie leicht gebeugt, sodass die Lendenwirbelsäule begradigt wurde und höchstens eine geringe Lordose aufweist. Das oben liegende Bein ist mit der Fußspitze am Unterschenkel abgelegt oder eingehängt. Die Arme sind gebeugt, der obere Arm ist mit dem Unterarm (wie ein Waagebalken) auf dem Thorax abgelegt.

Der Behandler steht in Beckenhöhe vor dem Patienten. Er stützt mit seinem Oberschenkel das gebeugte Patientenbein am Knie und stabilisiert darüber gleichzeitig die Seitlage des Patienten. Mit seinem rechten Arm greift der Behandler durch die Öffnung des gebeugten Patientenarms zum Rücken. Den Daumen seiner rechten Hand modelliert er, durch paravertebrale Weichteile gepolstert, rechts am Dorn des oberen Partnerwirbels an und legt den Unterarm zur stützenden Führung spiralig an den Thorax (➤ Abb. 8.30a).

Mit Blick an die Zimmerdecke dreht der Patient den Kopf und leitet damit die Rotation zur Verriegelung der kranialen Segmente ein. Der Behandler führt mit dem Unterarm am Thorax die Bewegung bis zur merkbaren Spannung am gehaltenen Dorn weiter. An diese kraniale Verriegelungsspannung kann nun die Gegenspannung von kaudal

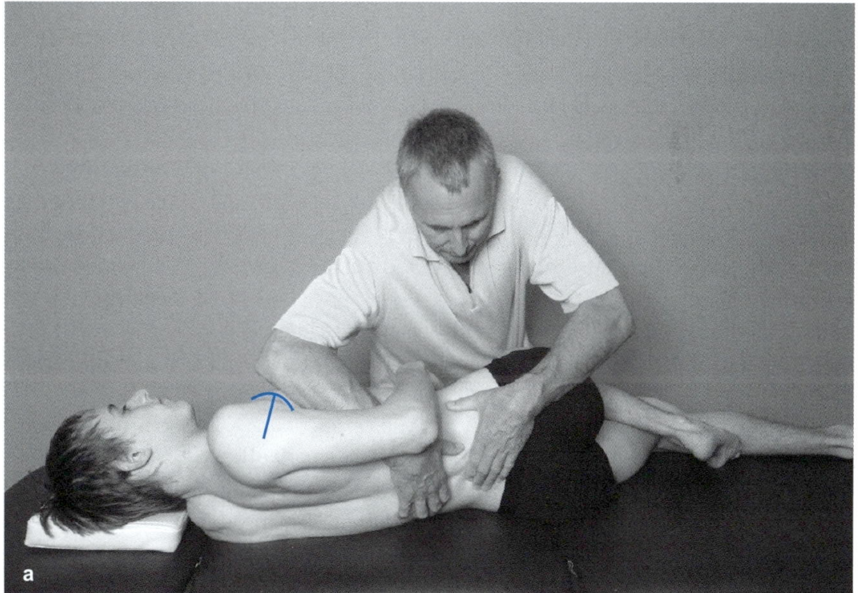

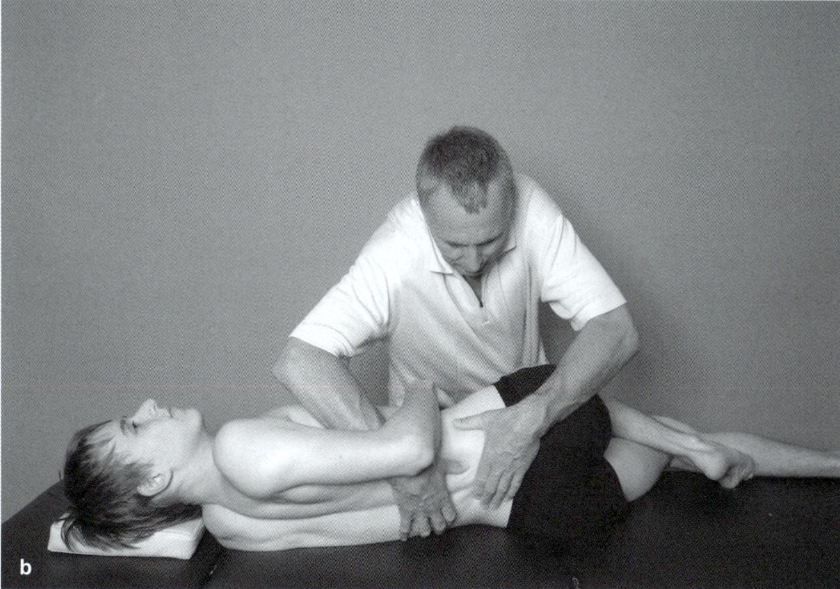

Abb. 8.30 Mobilisation in Neutralstellung bei Ante- oder Retroflexionsstörung eines LWS-Segments mit Seitneigestörung nach links.
a) Segmenteinstellung durch reine Rotation; Mobilisationsvorbereitung durch Anspannung gegen den Behandlerarm vorn am Thorax (denken: nach vorn rollen).
b) Entspannungsphase nach PIR. Der Thorax sinkt weiter nach hinten. [K325]

aufgebaut werden. Dazu vermindert der Behandler *vorsichtig* die Unterstützung des Patientenbeins; dieses *sinkt langsam* herab. Dem Bein folgen Becken und LWS in die Rotation bis an das von oben bereits eingestellte Segment. Jede kleinste Verstärkung der Drehung – am Thorax nach hinten oder am Becken (Knie) nach vorn – führt zur Spannungsverstärkung am Segment. Zur Behandlung muss dafür gesorgt werden, dass bei sicherer Verriegelung der Nachbarsegmente die Vorspannung am Segment gering bleibt. Diese passive Einstellung leisten die Kontaktfinger am Segment.

Bei den nachfolgend beschriebenen Methoden mit Relaxationsvorbereitung *wird die Segmentspannung durch die isometrische Muskelanspannung in die freie Bewegungsrichtung optimiert,* die Kontaktfinger am Segment fungieren dabei nur als Informationsinstrument für die Steuerung der Anspannungskräfte.

Neutralstellungsmobilisation von oben her

Indikation

Die Funktionsstörung in Ante- oder Retroflexionsrichtung betrifft die oberen LWS-Segmente oder kaudal der hypomobilen Funktionsstörung eines unteren LWS-Segments sind voroperierte oder hypermobile Segmente.

Behandlungsablauf

➤ Abb. 8.30: LWS-Segmentstörung (Th/L – L3/4) mit Linksseitneigestörung.

Der Patient liegt auf der linken Seite. Der Behandler stellt die Segmentspannung wie beschrieben ein. Seine linke Hand liegt haltend und palpierend flach über dem unteren Partnerwirbel. Der rechte Arm stützt mit dem Ellbogen die Thoraxwand von vorn.

Der Patient soll den Thorax vorsichtig nach vorn rollen (➤ Abb. 8.30a). Dabei entsteht eine leichte Linksrotationsspannung. Druckrichtung und Kraft sind richtig, wenn die Hand am Segment gerade die Muskelanspannung wahrnimmt. Während der Patient ruhig und tief einatmet, wird die Anspannung fünf bis sieben Sekunden gehalten. Dann löst er den Druck nach vorn und atmet aus. Der Thorax sinkt weiter nach hinten in die Rechtsrotation (➤ Abb. 8.30b). Der Behandler darf den Thorax nicht nach hinten drücken.

Modifikationen

1. Blickwendungsmobilisation: Nach Einstellung des Segments legt der Behandler seine rechte Hand vorn an den oberen Thorax. Während der Anspannung gegen die Behandlerhand blickt der Patient der Nase nach zur Zimmerdecke (➤ Abb. 8.31a). In der Entspannungsphase lenkt er den Blick an der Zimmerdecke so weit hinter sich – dem Blick folgen Kopf und Rumpf in die Rotation – bis sich wieder Spannung am Segment aufbaut (➤ Abb. 8.31b). Die Behandlerhand am Thorax ist dann nicht mehr erforderlich.

BEWEGUNGSAUFTRAG

Anspannen, Thorax nach vorn rollen, Blick der Nase nach zur Zimmerdecke – Einatmen/Entspannen – Ausatmen, Blick an der Decke nach hinten wandern lassen, Kopf mitnehmen. Mobilisation durch Absinken des Oberkörpers.

2. Aktiv repetitive Mobilisation: Wird der untere Partnerwirbel mit beiden Händen gehalten, kann der Patient mit wiederholten kleinen, kraftlosen und langsamen aktiven Bewegungen den Oberkörper nach rechts drehen und wieder lösen und so die Mobilisation ergänzen.

Praktischer Hinweis

- Kann der Patient den Kopf bei gleichzeitig bestehenden Funktionsstörungen in der HWS nicht spannungsfrei drehen, gelingen diese Mobilisationen nicht. Dann müssen die Funktionsstörungen der HWS vor denen der LWS behandelt werden.
- Mobile Patienten weichen manchmal in die lumbale Lordose aus, weil sie beim Blick zurück auch stirnwärts schauen. Das wird verhindert, wenn die Augen eine gedachte Linie an der Zimmerdecke („Regenbogen") nach hinten verfolgen.

Neutralstellungsmobilisation von unten her

Indikation

Die Funktionsstörung betrifft die unteren LWS-Segmente in Ante- oder Retroflexionsrichtung oder es besteht kranial der hypomobilen Funktionsstörung segmentale Hypermobilität bzw. ein voroperiertes Segment.

Behandlungsablauf

➤ Abb. 8.32: LWS-Segmentstörung (L3/4 bis L5/S1) mit Linksseitneigestörung.

Der Patient liegt auf der linken Seite. Der Behandler stellt die Segmentspannung wie oben beschrieben ein. Diesmal bleibt die tastend haltende Hand am oberen Segmentpartner und der Arm stützt den Thorax. Die linke Hand liegt schräg über dem unteren Partnerwirbel, die Handwurzel von dorsal über dem Becken.

Die vorbereitende isometrische Anspannung soll eine Rückdrehung des Beckens initiieren. Der Patient kann sich diese Bewegung als Druck gegen die am Becken liegende Behandlerhand vorstellen (➤ Abb. 8.32) oder das Knie mit geringer Kraft gegen den stützenden Behandleroberschenkel anheben. Die exakte Einstellung des Segments, nicht die Krafteinwirkung entscheidet über den Erfolg. Richtung und Kraft sind richtig, wenn am eingestellten Segment eine geringe Muskelanspannung tastbar wird. Die Spannung wird fünf bis sieben Sekunden gehalten. Nach der Entspannung sinken Bein und Becken durch die Schwerkraft ein wenig nach vorn ab. Die leichte Spannung am Segment bleibt bestehen. Wiederholung des Vorgangs wenn nötig drei- bis fünfmal.

BEWEGUNGSAUFTRAG

Oberschenkel nach hinten ziehen oder Knie gegen die Decke drücken (Einatmen) – Entspannen (Ausatmen). Mobilisation durch Absinken des Beins mit dem Becken.

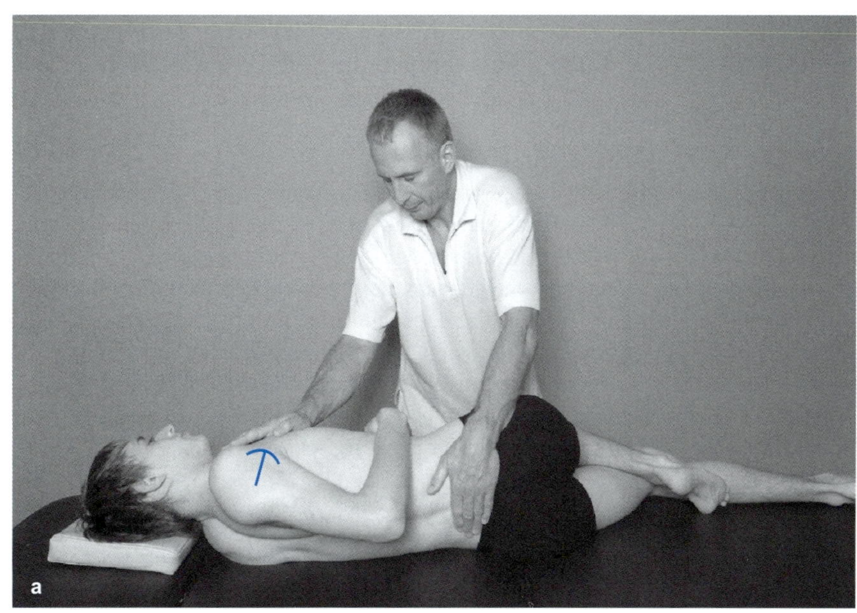

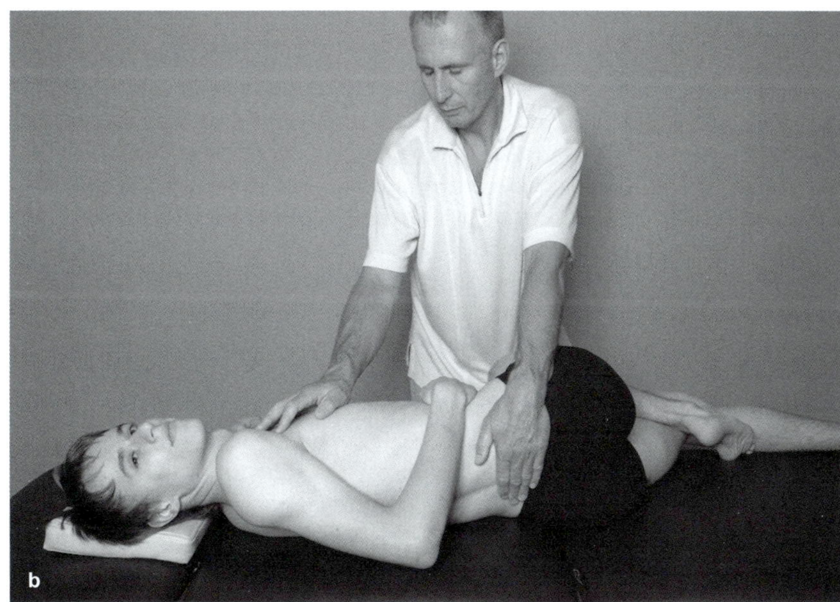

Abb. 8.31 Mobilisation in Neutralstellung von oben her mit Blickwendung bei Ante- oder Retroflexionsstörung eines LWS-Segments mit Seitneigestörung nach links. Segmenteinstellung durch reine Rotation. a) Anspannungsphase: Vorrollen des Rumpfs gegen die haltende Behandlerhand vorn am oberen Thorax. b) Entspannungsphase: Patient blickt nach rechts in die Weite. Der Rumpf sinkt dabei in die weitere Rechtsrotation. [K325]

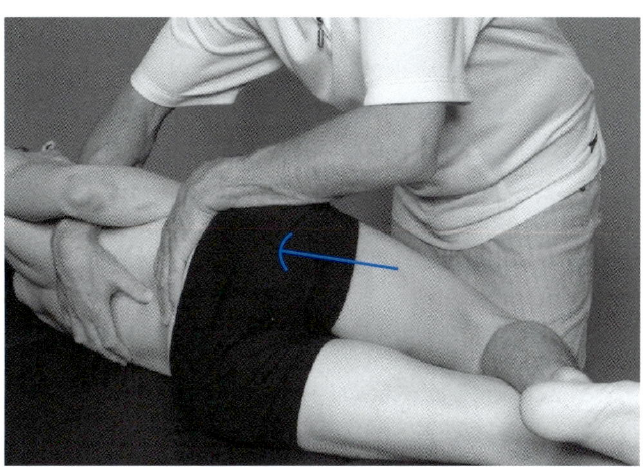

Abb. 8.32 Mobilisation von kaudal her in Rotationseinstellung aus Neutralstellung. Segmentstörung der AF oder RF mit SN links gekoppelt. Mobilisationsvorbereitung durch PIR: In der Anspannungsphase zieht der Patient den oben liegenden Oberschenkel etwas nach hinten (stumpfer Pfeil), der Behandler lässt keine Bewegung zu. [K325]

8.9.2 Mobilisation der Lendenwirbelsäule in Anteflexion nach postisometrischer Relaxation

Indikation

- Die Funktionsstörungen der LWS und des thorakolumbalen Übergangs sind mit starker Verspannung der lumbalen Streckmuskulatur und der lumbalen Faszien verbunden.
- Besonders geeignet für steife Patienten höheren Alters (kurzer Weg zur Vorspannung) und für Patienten mit Osteoporose (schonende Voreinstellung und Kraftführung bei Facettenöffnung).
- Die Technik ist nicht geeignet für konstitutionell hypermobile Patienten, da die Flexionsvorspannung in der Seitlage kaum zu erreichen ist.

➤ Abb. 8.33: Bei einer Funktionsstörung der LWS in Anteflexionsrichtung mit Seitneigestörung nach links legt sich der Patient auf die linke Seite.

Voreinstellung

Die Voreinstellung erfolgt in drei Schritten.

1. Der oben liegende Arm wird gebeugt und entspannt seitlich auf dem Thorax wie ein *Waagebalken* abgelegt.
2. *Beckeneinstellung:* Das unten liegende Bein ist in Knie und Hüfte mäßig gebeugt. Das oben liegende Bein wird kräftig gebeugt, in der Hüfte etwa 90°. Der Fuß liegt auf dem unteren Bein. Das Knie überragt die Bankkante und wird von den Oberschenkeln des Behandlers abgestützt. Nun wird das Becken um mindestens 30° nach vorn gedreht, „ventralisiert". Mit der linken Hand über dem Trochanter hält der Behandler diese Stellung fixiert.
3. *Einstellung von Flexionsvorspannung und Linksseitneige:* Der Behandler ergreift den linken Patientenarm und zieht mit seiner rechten Hand die Patientenschulter nach vorn und fußwärts unter dem Körper hervor (➤ Abb. 8.33a). Dadurch kommt die BWS in Anteflexion, Linksseitneige und Rechtsrotation, die rechte Schulter sinkt nach hinten. Wenn das Becken die Tendenz erkennen lässt, sich aufzurichten, ist die Flexionsspannung von oben in der LWS angekommen. Der Zug wird beendet. Der Patient schaut geradeaus, sein Kopf liegt flektiert.

Segmenteinstellung

Kontaktnahme (➤ Abb. 8.33b): Der Behandler greift mit der rechten Hand zwischen Rumpf und Ellenbeuge des Patienten hindurch zur LWS und schiebt den abgespreizten Daumen über polsternde paravertebrale Weichteile an die oben liegende Seite des oberen Partnerdorns heran. Den Unterarm legt er stützend spiralig an die Thoraxwand. Die Handfläche liegt flach auf der unten liegenden Rückenseite, die Fingerspitzen sind auf die Flanke gerichtet. So ist der obere Partnerwirbel ausreichend gestützt. Die Hand, die bisher das Becken fixierte, wird nun flach aufgelegt. Der palpierende Zeige- oder Mittelfinger hält mit Weichteilpolster die linke Dornseite des unteren Partnerwirbels. Handwurzel und Unterarm schmiegen sich über Sakrum und Becken bis in die Trochantergegend der oben liegenden Seite (➤ Abb. 8.33b).

Segmenteinstellung: Hand und Unterarm ziehen LWS und Becken in weitere Beugung. Gleichzeitig wird die Flexion am unterstützten Patientenbein verstärkt. So wird das Segment in die erforderliche Flexionsspannung gebracht. Die *Feineinstellung der Behandlungsspannung* entsteht durch einen zur Decke gerichteten Tangentialzug der Langfinger am oberen Partnerwirbel. Die palpierende Fixation am Dorn darf dabei nicht aufgegeben werden.

Behandlungsablauf

Die einleitende isometrische Spannung soll die Rückenstrecker aktivieren. Der Patient drückt den Bauch nach vorn oder leitet mit dem Knie eine Hüftstreckung ein. Am zuverlässigsten entsteht die geringe notwendige Spannung unter der Vorstellung, den „Rücken in Falten" zu legen. Diese Spannung wird über fünf bis sieben Sekunden gehalten und der Vorgang drei- bis fünfmal wiederholt. Sinkt die Spannung am Segment, führt der Behandler, mit Hand und Unterarm die Traktionskomponente betonend, das Segment an die neue Spannungs-Bewegungsgrenze in Flexion-Rotation.

BEWEGUNGSAUFTRAG

„Rücken in Falten legen" – Spannung halten – Entspannen. Mobilisation: Flexions-Rotations-Zug von kaudal her an unterem Partnerwirbel und Becken.

Praktischer Hinweis

- Grundsätzlich wird in Anteflexion der Weg an die Segmentbarriere größer. Deshalb muss die Voreinstellung gut stabilisiert werden. Nur so kann am Segment die Behandlungsspannung (Barriere) sauber aufgebaut und gehalten werden. Für konstitutionell hypermobile Patienten ist die Technik nicht geeignet.
- Die Voreinstellung der Spannung misslingt, wenn zuvor der Arm nicht als Waagebalken auf dem Thorax abgelegt wurde. Der Patient fällt nicht entspannt in die Rückrotation, wird nach vorn von der Bank gezogen und verspannt sich.
- Damit der Oberkörper möglichst unbewegt bleibt, wird auf die Atmungsvertiefung verzichtet.
- Der Tangentialzug am oberen Partnerwirbel im Sinne der Linksseitneige des behandelten Segments ist wichtig für die Verriegelungseinstellung!

8.9.3 Mobilisation der Retroflexion in der unteren Lendenwirbelsäule über den Dorsalschub nach postisometrischer Relaxation

Indikation

- Singuläre Funktionsstörungen der Segmente L4/5 und L5/S1 in Retroflexion und Seitneige mit wenig reflektorischer Reaktion
- Wenn bei Nachuntersuchung mit der Dorsalschubtechnik (➤ Kap. 8.6.3) eine Reststörung erkannt wird, kann sich diese Behandlung des Restbefundes sofort anschließen.

Behandlungsablauf

➤ Abb. 8.34: Der Patient liegt auf der Seite, beide Beine in Knie und Hüfte stark gebeugt, das obere – bei Linkslage das rechte – etwas stärker, aber nicht ganz rechtwinklig. Der Behandler stützt das rechte Knie von vorn mit seinem linken Oberschenkel. Er legt die Zeigefingerkante der rechten Hand quer über Bogen und Dorn des oberen

8

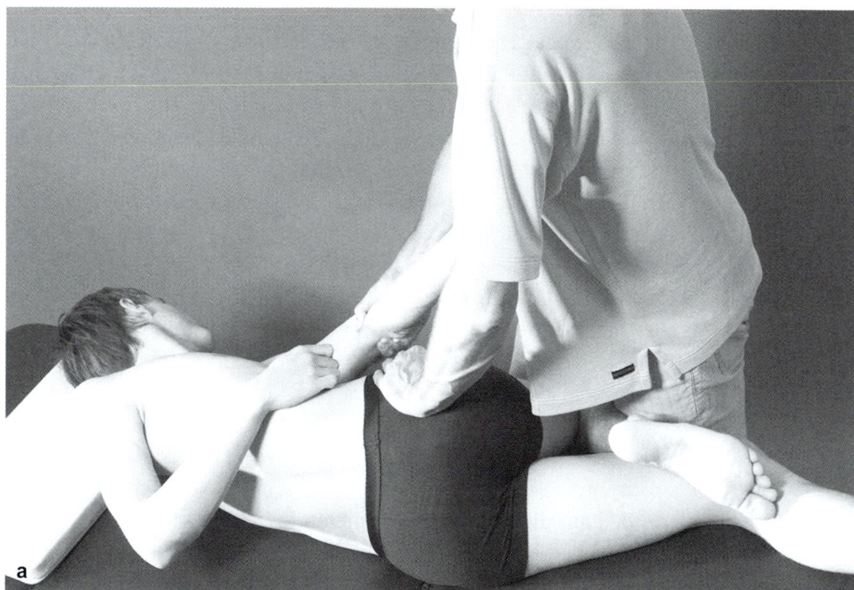

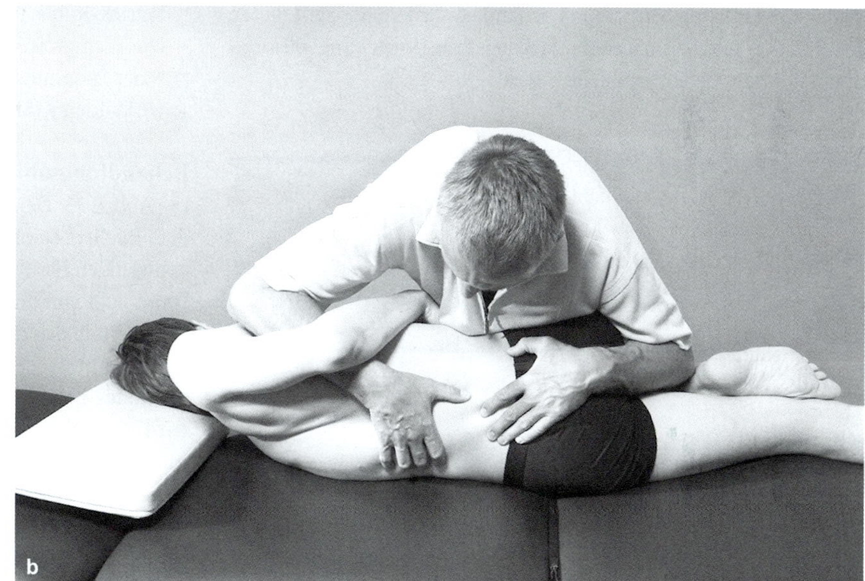

Abb. 8.33 Mobilisation eines LWS-Segments in Anteflexionseinstellung. Segmentstörung mit Seitneigestörung links und hoher myofaszialer Extensionsspannung.
a) Voreinstellung der Flexionsvorspannung und der Linksseitneige. Lagerung des Rumpfs: Becken 30° vorrotiert, oberer Arm als Waagebalken. Beim Hervorziehen der unten liegenden Schulter unter dem Rumpf darf die eingestellte Beckenstellung nicht aufgegeben werden!
b) Segmenteinstellung in Anteflexion von kaudal her. Der rechte Daumen liegt von rechts auf dem Dorn des oberen Partnerwirbels und kontrolliert völlig unbewegt den Verlauf der Spannung. Die linke Hand liegt schräg über dem unteren Partnerwirbel. [K325]

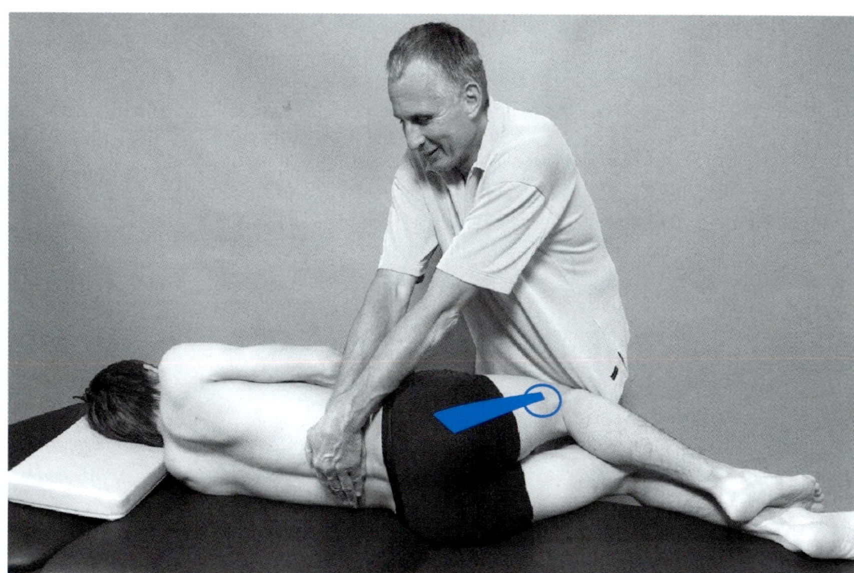

Abb. 8.34 Mobilisation eines unteren LWS-Segments durch Dorsalverschiebung des oben liegenden Oberschenkels. In der Vorbereitungsphase wird der oben liegende Oberschenkel nach vorn gegen den haltenden Behandler geschoben (isometrische Anspannung). [K325]

Partnerdorns am gestörten Segment. Die ulnare Handkante der linken Hand legt sich unterstützend darauf. Der Patient drückt sein oben liegendes rechtes Knie ganz leicht nach vorn gegen den stützenden Behandler. Richtung und Kraft sind korrekt, wenn der Behandler unter den tastenden Fingern eine gerade erkennbare Beugungsspannung spürt. Nach fünf bis sieben Sekunden Haltezeit löst der Patient den Druck. Der Behandler spürt die nachlassende Spannung und führt im eingestellten Wirbelsäulensegment die gelenkspielähnliche Extensionsbewegung durch repetitiven Dorsalschub drei- bis fünfmal gegen das oben liegende Bein aus.

BEWEGUNGSAUFTRAG

Knie nach vorn schieben, Spannung halten; Entspannen.
Mobilisation durch repetitiven passiven Dorsalschub.

Mit dieser Technik werden nur die Segmente der unteren LWS behandelt. Der Schub am oben liegenden Bein erreicht wahrscheinlich bevorzugt das Gelenk einer Seite. Bei doppelseitig vergrößertem Widerstand müssen beide Seiten behandelt werden. Die Synkinesen aus Rotation und Seitneige erlauben sogar die Vorstellung, dass das unten liegende Gelenk mobilisiert wird.

Praktischer Hinweis

- Die Hüftbeugung soll nicht ganz 90° zur Körperlängsachse betragen. Die Beugestellung ist optimal, wenn bei ausgeschöpftem Dorsalschub das Segment noch nachgiebig federt.
- Die Anlage der Hände muss so sein, dass das Becken nicht von dorsal fixiert wird.

KLINISCHES FALLBEISPIEL

Akute Lumbale Dysfunktion

Der 60-jährige Patient mit Schreibtischarbeitsplatz berichtet, beim Heben einer schweren Waschmaschine einschießenden heftigen links lumbalen Schmerz empfunden zu haben. Nach anfänglicher Beruhigung sei der Schmerz in den darauffolgenden Tagen kontinuierlich stärker geworden. Eine grobneurologische Untersuchung ergibt keine Zeichen für ein Radikulärsyndrom (keine Minussymptomatik).
Funktionsuntersuchung, orientierend: Beckenpunkte symmetrisch; Vorlauf und Vorlaufphänomen rechts; Rumpfrotation nach links gestört → von Th/L nach Th7 verschoben; *myofaszialer Zehnertest* 1–3 rechts, 4 + 5 links, 7 + 8 rechts; *Patrick-Kubis* rechts, gebeugte Adduktion links; *Derbolowski-Test* zugunsten links positiv (Vorlaufphänomen, gekreuzte Spannungsphänomene Patrick und gebeugte Adduktion und positiver Derbolowski-Test ergeben das komplexe Spannungsphänomen Beckenverwringung); *segmentale Störung:* L4/5 Anteflexion und Seitneige links, Th/L Rotation nach links, ZTÜ Rotation nach rechts, CTG 2 rechts.
1. Arbeits-/Funktionsdiagnose: akute segmentale lumbale Dysfunktion
Therapie: Mobilisation L4/5 in Anteflexionslagerung (➤ Kap. 8.9.2), Mobilisation Th/L durch rhythmische Zugspannung des Psoas (➤ Kap. 9.4.6) und Manipulation der verbleibenden Gelenkkomponente.
Wirkungskontrolle: Die myofaszialen Spannungsphänomene 1–5 und die Spannungen der Beckenverwringung sind aufgelöst.
Daraus folgernd *2. Arbeitsdiagnose:* akute segmentale lumbale Dysfunktion mit kaudokranialer Verkettung zervikothorakal. Keine Behandlung der zervikothorakalen Befunde, Selbstregulierung wird erwartet.

8.10 Behandlung der Beckenstörungen und des Sakroiliakalgelenks

Bestehen die Spannungen, die am Beckenring, d. h. an der Symphyse und an den Sakroiliakalgelenken gefunden wurden, auch nach der Behandlung der LWS weiter, werden diese behandelt, zuerst die Symphyse, dann die SIG. Da die gezielten Untersuchungs- und Behandlungsbewegungen des Sakroiliakalgelenks Gelenkspielbewegungen sind, gibt es keine prinzipiellen Unterschiede zwischen Untersuchung und Behandlung. Einige technische Besonderheiten erleichtern den Therapieeffekt.

8.10.1 Behandlung der Symphyse durch aktiven Muskelzug

Indikation

- Symphysenasymmetrie in der Frontalebene mit Asymmetrie im Patrick-Kubis-Test und bei „gebeugter Adduktion" (➤ Kap. 8.4.3)
- Die Technik ist vorrangig auf die Harmonisierung asymmetrischer Spannungen zwischen abduktorisch und adduktorisch wirkenden Kräften an der Symphyse (Becken) gerichtet.

Behandlungsablauf

➤ Abb. 8.35: Der Patient liegt mit hüftbreit angestellten Beinen auf dem Rücken. Der Behandler steht seitlich in Kniehöhe. Die Faust der kopfseitigen Hand legt er zwischen beide Patientenknie, die fußseitige Hand liegt von der Seite am abgewandten Knie, sein Thorax stützt gleichsinnig das zugewandte Knie (➤ Abb. 8.35a).

In rhythmischem Wechsel spannt der Patient gegen den Widerstand des Behandlers in die Adduktion und Abduktion. Die Kraft wird so geführt, dass keine Winkelbewegung entsteht. Nach drei bis fünf rhythmischen Wechseln werden die Knie so weit gespreizt, dass der Unterarm des Behandlers anstelle der Faust zwischen sie gelegt werden kann (➤ Abb. 8.35b). Dann wird der rhythmische Wechsel ebenfalls drei- bis fünfmal wiederholt. An der Symphyse wird kontrolliert, ob Spannungssymmetrie erreicht wurde.

Praktischer Hinweis

Nur bei äußerlich nicht sichtbarer Bewegung (isometrische Anspannung!) wirkt die Hauptkraft der Anspannung auf die Beckenknochen und es entsteht der erwünschte Harmonisierungseffekt.

8.10.2 Federungsmobilisation des Sakroiliakalgelenks in Bauchlage – Gegennutation des Os sacrum (Kreuzgriff)

Indikation

Die Kreuzgriffmobilisation ist die *Universaltechnik für alle Spannungsformen mit Federungsstörung am Sakroiliakalgelenk.*

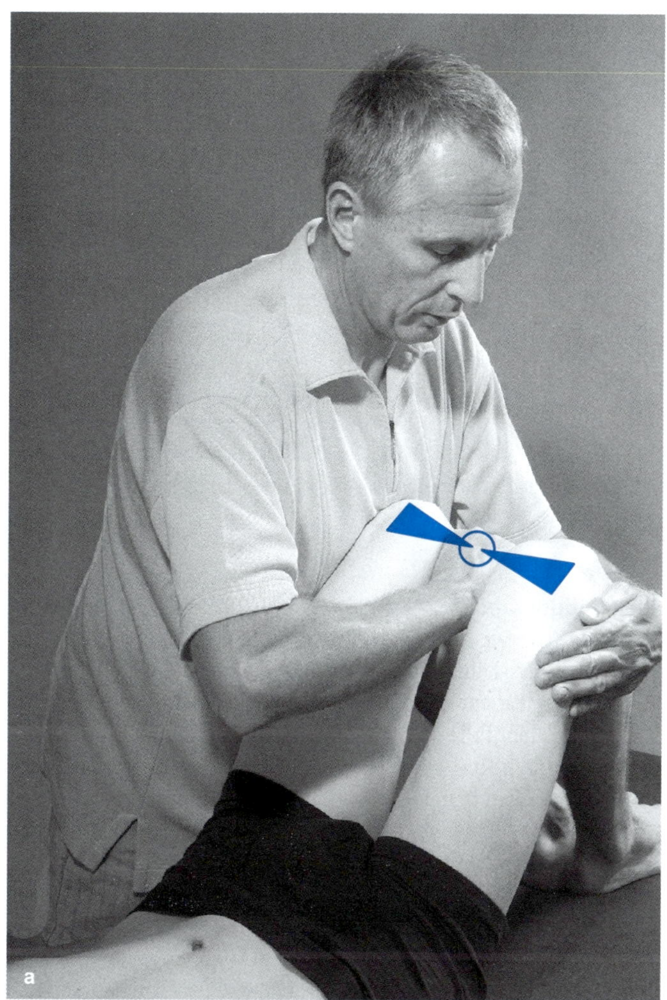

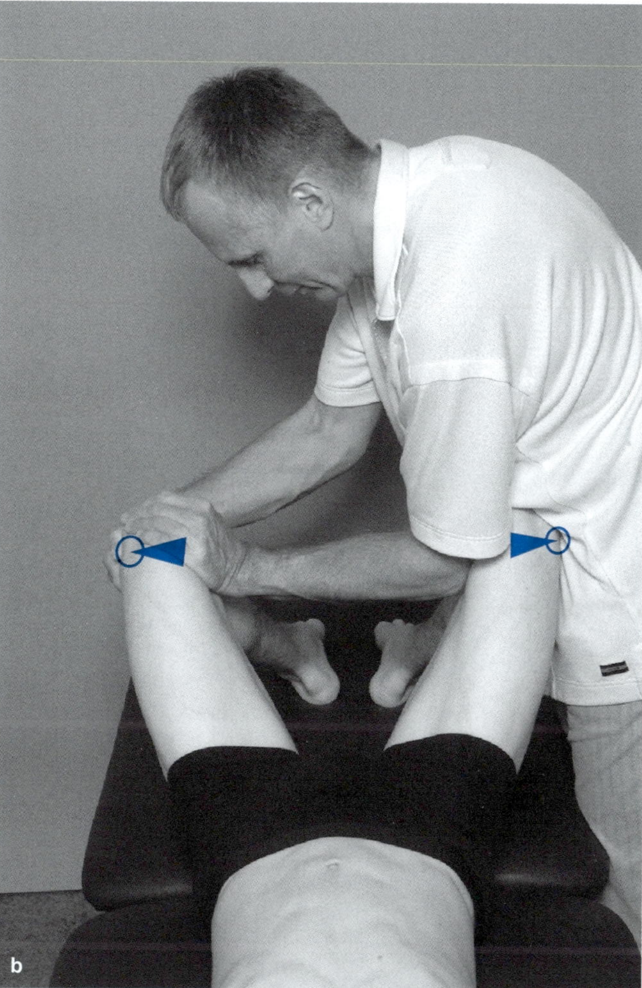

Abb. 8.35 Behandlung der Symphyse.
a) Rhythmischer Spannungswechsel zwischen Adduktoren und Abduktoren des Hüftgelenks bei geschlossenen Knien. Die Zeichen verdeutlichen die adduktorische Phase.
b) Spannungswechsel bei geöffneten Knien. Die Zeichen verdeutlichen die abduktorische Phase. [K325]

Behandlungsablauf

Zur Untersuchung des Sakroiliakalgelenks mittels Kreuzgriff empfehlen wir, auf der Gegenseite des zu untersuchenden Gelenks zu stehen (➤ Kap. 8.7.5). Die Palpationsempfindlichkeit ist bei dieser Ausgangsstellung größer. Zur Behandlung kann der Therapeut sowohl auf der Gegenseite als auch auf der Seite des zu behandelnden Gelenks stehen. Wichtig ist, dass durch zunehmenden Druck der gestreckten Arme die Barrierespannung am SIG erzeugt wird.

Hier wird der Ablauf bei Stand auf der Seite des gestörten Gelenks beschrieben.

➤ Abb. 8.36: Der Patient liegt zur Behandlung des rechten SIG auf dem Bauch am rechten Bankrand. Der Behandler steht in Beckenhöhe auf der Behandlungsseite. Die Handwurzel der kranialen Hand liegt auf der Kreuzbeinspitze, die Finger zeigen fußwärts. Der Thenar der kaudalen Hand liegt an der SIPS der Behandlungsseite, die Finger über dem Beckenkamm. Zarter Druck aus den gestreckten Armen heraus auf die Kontaktpunkte wird bis an gerade beginnende Spannung am Gelenk geführt.

Variante 1 – rhythmisch-repetitive Mobilisation: Schnelles und völliges Nachlassen des Drucks und damit der tastbaren Spannung und nachfolgend langsames Wiedereinstellen der leichten Spannung wechseln in ruhigem Rhythmus.

Variante 2 – Mobilisation durch Spannungswechsel bei Atmung: In Einatmung bewegt sich das Ilium nach dorsal, der Druck unter der Hand an der Spina erhöht sich. Bei Ausatmung kippt das Becken nach ventral, der Gegendruck unter der haltenden Hand am Sakrum wird stärker. Die Behandlerhände halten unverändert die Spannung am Gelenk.

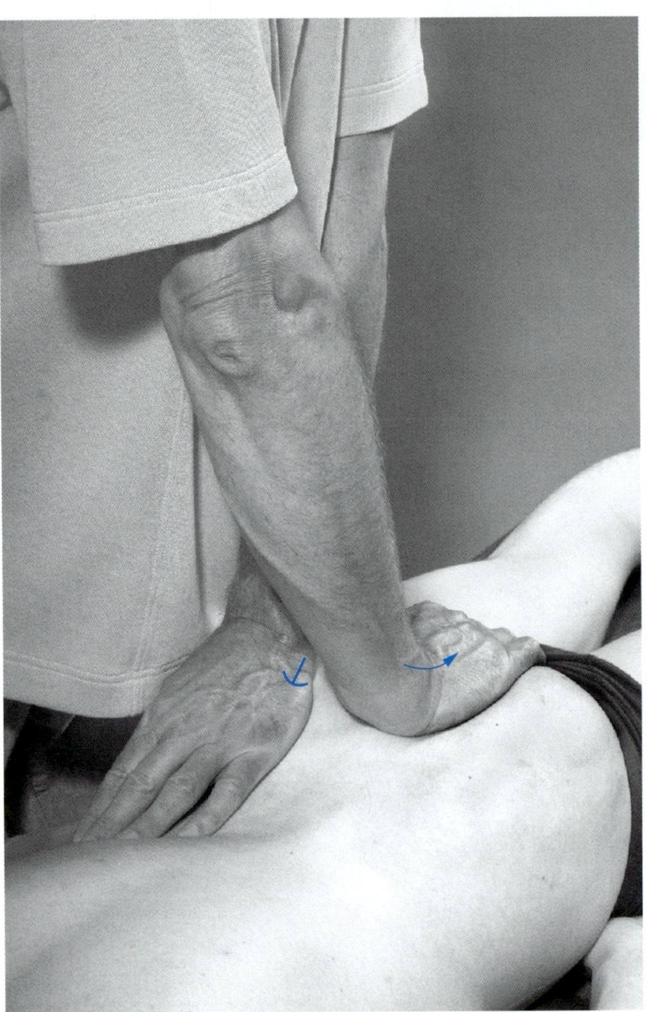

Abb. 8.36 Mobilisation des rechten SIG in Bauchlage im „Kreuzgriff" in Gegennutationsrichtung. [K325]

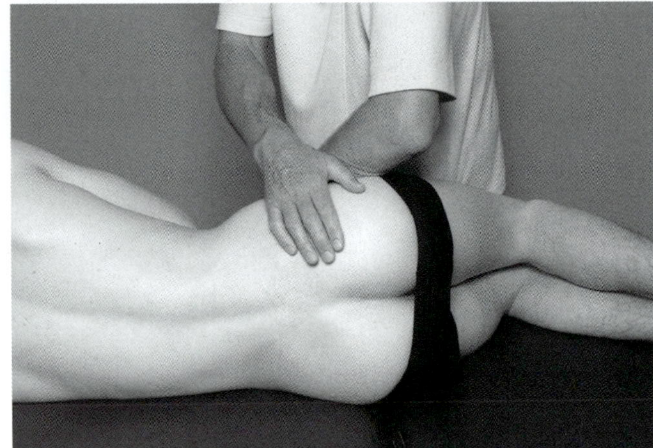

Abb. 8.37 Mobilisation des rechten SIG in Seitlage durch Innenrotationsfederung am Ilium. [K325]

Praktischer Hinweis

- Der Behandler kann, wie beschrieben, auf der Behandlungsseite stehen, er kann aber auch von der Gegenseite her behandeln. Wichtig ist, dass immer die von kranial kommende Hand auf der Kreuzbeinspitze Kontakt nimmt.
- Die Kontaktaufnahme unter Vorstellung „Ansaugen der Handwurzel" sichert empfindsame Tastkontrolle. Zu starker Kontaktdruck bringt das Gelenk so weit in Spannung, dass es nicht mehr bewegt werden kann.
- Liegt die Hand nicht auf der Kreuzbeinspitze, sondern weiter kranial auf S3, fehlt die gegennutierende Kraftkomponente.

8.10.3 Federungsmobilisation des Sakroiliakalgelenks in Seitlage – Innenrotation des Ilium

Indikation

Federungsstörung am Sakroiliakalgelenk mit Spannungszeichen aus dem Beckenboden und den Beckenbändern.

Behandlungsablauf

➤ Abb. 8.37: Die Ausgangsstellung zur Behandlung entspricht der Untersuchungsstellung (➤ Kap. 8.7.7). Zur Behandlung des rechten SIG liegt der Patient mit gebeugten Beinen auf der linken Seite. Der Behandler steht in Hüfthöhe vor dem Patienten. Er stabilisiert das rechte Bein am Knie mit einem dorsal gerichteten Druck. Seinen linken Unterarm beugt er etwa 60° und legt ihn mit der weichen Muskulatur auf den vorderen Rand der Iliumschaufel in die Gegend der SIAS, Unterarm und Hand weisen schräg nabelwärts und zur Unterlage. Aus der Schulter wird so ein weich federnder, zur Unterlage gerichteter Druck auf das Ilium übertragen Die rechte Hand tastet die Spannung in der Grube über dem rechten SIG.

Unter Palpationskontrolle dieser Hand wird der Druck in ruhigem Rhythmus mehrmals völlig nachgelassen, die Endespannung wieder aufgebaut und wieder nachgelassen.

8.10.4 Sakroiliakalgelenkfederung zur Untersuchung und Behandlung in Nutationsrichtung des Os sacrum

Wenn die Untersuchung der Federungsrichtungen Gegennutation, Außen- und Innenrotation von Ilium (➤ Kap. 8.7.5, ➤ Kap. 8.7.6, ➤ Kap. 8.7.7 und ➤ Kap. 8.7.8) keine eindeutigen Befunde ergibt, die Symptomatik und die orientierende Untersuchung des Patienten aber auf das SIG hinweisen, können bei Nutations- und/oder Außenrotationsfederung in Seitlage oft doch Federungsdifferenzen palpiert werden.

Indikation

Die Indikation für diese Technik ergibt sich aus dem Befund der harten Endespannung und der fehlenden Endfederung bei allen Formen der SIG-Untersuchung, insbesondere aber bei allen Nutations-/Gegennutationsspannungen.

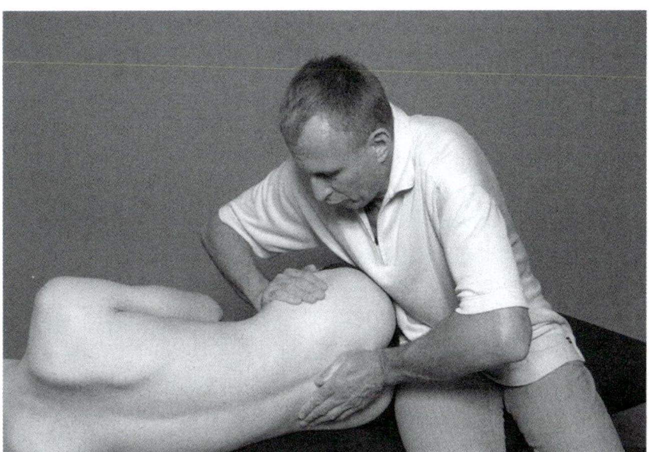

Abb. 8.38 Mobilisation des rechten SIG in Seitlage durch Dorsalfederung an der Iliumschaufel mit Gegenhalt gelenknah an der Sakrumbasis (Nutationsrichtung). [K325]

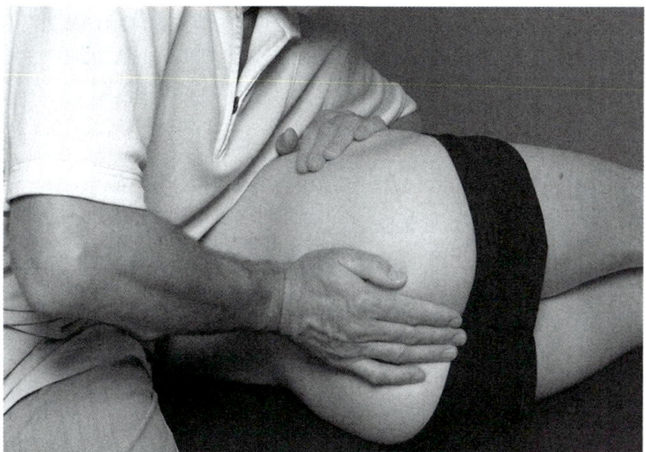

Abb. 8.39 Mobilisation des rechten SIG in Seitlage durch Federung am Ilium in Außenrotation. Gegenhalt auf dem Kreuzbein am unteren Gelenkspaltrand. [K325]

Untersuchungs- und Behandlungsablauf

➤ Abb. 8.38: Zur Federung des rechten SIG liegt der Patient auf der linken Seite, die Beine in Knie und Hüfte etwa rechtwinklig gebeugt und aufeinandergelegt. Der Untersucher sitzt unterhalb des Beckens hinter ihm und schaut kopfwärts. Er legt die rechte Handwurzel vor die rechte SIAS des Patienten, der Unterarm wird horizontal gehalten. Die linke Hand des nach hinten abgespreizten Unterarms liegt über dem Kreuzbein, mit dem Daumen am oberen SIG-Gelenkanteil tastend. Streng sagittaler leichter Druck der rechten Hand gegen die SIAS bei Gegenhalt der linken Hand am Kreuzbein erzeugt die Nutationsspannung, deren Verlauf und Härte im Seitenvergleich diagnostisch bewertet werden.

Für die Behandlung wird statt des Daumens die radiale Handwurzel kraniomedial der SIPS auf das Kreuzbein gelegt (➤ Abb. 8.38). Schnelles und völliges Nachlassen des Drucks (rückschnellend) und nachfolgend langsames Wiedereinstellen der leichten Spannung wechseln in ruhigem Rhythmus. Die mobilisierende Wirkung beruht auf dem mehrfachen Rückschnellen.

Praktischer Hinweis

- Die Technik hat vor allem als *Behandlung* Bedeutung, weil haltende und bewegende Kräfte relativ stark sind und die Palpationswahrnehmung am SIG erschweren.
- Der *Federungswiderstand* ist bei Palpation am oberen Gelenkanteil größer, die getastete Beweglichkeit auch meist kleiner als in der folgenden Technik mit Palpation am unteren Gelenkanteil.

8.10.5 Sakroiliakalgelenkfederung zur Untersuchung und Behandlung in Außenrotationsrichtung des Ilium

Auch für diese Technik gilt das einleitend in ➤ Kap. 8.10.4 Gesagte.

Indikation

Die Indikation ergibt sich aus dem Befund der harten Endespannung und der fehlenden Endfederung bei allen Formen der SIG-Untersuchung mit besonderer Indikation bei allen Außen-/Innenrotationsspannungen.

Der Befund ist häufig bei Beckenverwringung durch Verspannung:

- der kleinen Glutealmuskeln,
- des Piriformis bei Instabilität der Bein-Becken-Statik oder
- des Obturator internus bei viszeralen Verkettungen aus den Unterbauch- und Bauchorganen.

Behandlungsablauf

➤ Abb. 8.39: Der Patient liegt zur Federung des rechten Gelenks auf der linken Seite, die Beine in Knien und Hüften gebeugt und aufeinandergelegt. Der Untersucher sitzt hinter ihm in Taillenhöhe, den Blick zum Becken gerichtet. Er beugt sich über die Taille, legt die linke Handwurzel an die rechte SIAS und senkt den Ellbogen zur Unterlage hin ab. Zur Untersuchung wird der rechte Daumen unterhalb der Spina iliaca posterior inferior am unteren Gelenkspaltrand auf das Kreuzbein gesetzt. Er tastet die entstehende Spannung, wenn die linke Hand die Beckenschaufel nach hinten außen (Ilium-AR) schiebt. Gewertet wird im Seitenvergleich. Die Widerstände sind kleiner, die getastete Bewegung größer als am oberen Gelenkspaltrand.

Zur Behandlung wird zur Stabilisierung des Kreuzbeins anstelle des Daumens die rechte Handwurzel angelegt (➤ Abb. 8.39) und die Ausgangsspannung erneut eingestellt. In ruhigem Rhythmus wechseln rückschnellendes Aufgeben des Drucks und der Spannung und erneute Spannungseinstellung ab. Offenbar ist das Nachlassen des Drucks („weg von der Barriere") therapeutisch wirkungsvoller als die Steigerung des Drucks.

Klinischer Hinweis

Gestörte Federung hat große klinische Relevanz bei allen Schmerzsyndromen mit pseudoradikulärer Symptomatik (myofasziale und viszerofasziale Pathogenese).

8.10.6 Federungsmobilisation des Sakroiliakalgelenks in seitgeneigter Rückenlage – Außenrotation des Ilium, sog. „Chicago-Technik"

Indikation

Innenrotationsspannung am Ilium, einseitige Gegennutationsspannung am Sakrum und Kombinationen der Spannungszeichen – Beckenverwringung.

Behandlungsablauf

➤ Abb. 8.40: Der Patient liegt mit gestreckten Beinen auf dem Rücken. Die gebeugten Arme liegen gekreuzt auf dem Thorax. Der Untersucher steht auf der Gegenseite der Störung – zur Behandlung rechts steht er links.

Vorspannung am rechten SIG wird erreicht durch:

1. Rückenlagerung in Linksseitneige
2. Überschlagen des rechten Beines über das linke und
3. Anteflexion und Rumpfrotation nach links. Dazu trägt der Untersucher den Rumpf des Patienten und hebt und dreht ihn auf sich zu.

Mit der linken Handwurzel nimmt der Untersucher Kontakt an der rechten SIAS. Durch Druck des gestreckten Armes nach dorsal stellt er die Behandlungsspannung (Barriere) am SIG ein. Rhythmisch repetitive Druckwechsel bewirken die Mobilisation.

Alternativ kann die Barrierespannung über mehrere vertiefte Atemzüge gehalten werden; die Spannungswechsel der Atmung wirken mobilisierend.

8.10.7 Relaxation von Beckenringspannungen

Die mehrdimensionalen Beckenringspannungen zeigen sich in den orientierenden Tests als Asymmetrien. Sie resultieren aus inkoordinierter Aktivierung von Muskelgruppen bzw. Muskelketten bei gestörter Wirbelsäulenstatik oder/und Extremitätendynamik. Zum Beispiel können gestörte Gangdynamik (kaudokraniale Entwicklung), lumbale oder zervikale Fehlstatik (kraniokaudale Entwicklung) Ursache der Beckenringspannungen sein. Nicht selten sind auch viszerofasziale Spannungen, vorrangig der Bauch- und Beckenorgane, beteiligt oder primäre Verursacher.

- Wirbelsäulenfunktionsstörungen verändern die Spannungsbefunde am Becken. Beispiel hierfür ist der Einfluss von Kopfgelenksbehandlungen auf das Patrick-Kubis-Zeichen. Deshalb gilt in der Behandlungsreihenfolge: LWS vor Becken (➤ Kap. 8.8).
- Asymmetrische Beckenringspannungen verändern die Federungsfähigkeit der SIG. Erwartet wird auch, dass die Behandlung von SIG-Funktionsstörungen zur Symmetrisierung der Beckenringspannungen führt. Gelingt das nicht, muss die muskuläre Kette behandelt werden.
- Durch veränderte Ausgangsstellungen des fixierten Beckens kann der Vektor Kraft (durch isometrische Anspannungen von Beinketten) modifiziert werden.

Relaxation von Beckenringspannungen in Seitlage

Indikation

- Die Spannungszeichen am Becken sind kombiniert (verkettet) mit Asymmetrien in der Spannung der lateralen und medialen Beinketten (z. B. laterale oder mediale Translation der Tibia). Im myofaszialen Zehnertest waren Unterschiede im Traktionstest der Beine, in der Außenrotationsspannung und bei der Spinaschaukel aufgefallen.
- Rhythmisch wechselnder Muskelzug (Abduktion/Adduktion, ➤ Kap. 8.10.1) hat die Symphysenspannung nicht symmetrisiert.
- *Gegennutations*federung am SIG, *Innenrotations*federung und *Dorsalschub*federung am Ilium sind therapieresistent.

Behandlungsablauf

➤ Abb. 8.41: Der Patient liegt auf der Seite der geringeren Beckenspannung. Die Beine liegen übereinander, in Knie- und Hüftgelenken rechtwinklig gebeugt, die Knie überragen die Bankkante. Der Behandler steht mit fußwärts gerichtetem Blick dicht am Bankrand

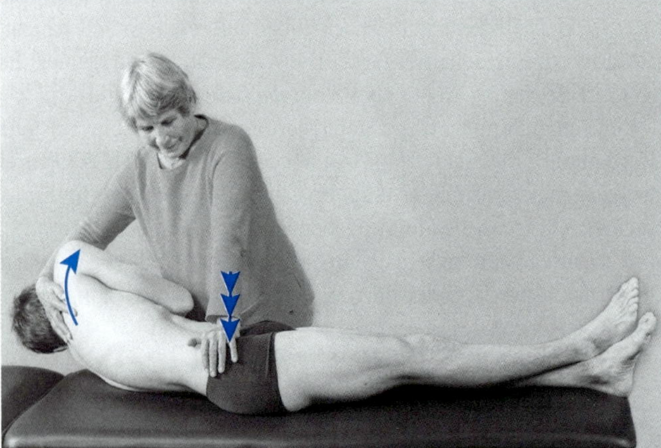

Abb. 8.40 Federungsmobilisation des Sakroiliakalgelenks in seitgeneigter Rückenlage – Außenrotation des Ilium. Die Vorspannung wird von unten über Seitneigeverstärkung durch Überschlagen der Beine, von oben durch Rotation und Flexion des Rumpfes erreicht. Mobilisationsimpuls am Ilium nach dorsal. [K325]

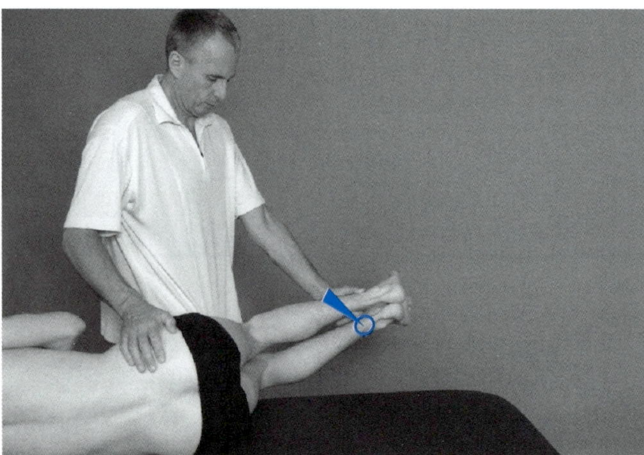

Abb. 8.41 Relaxation von Beckenringspannungen in Seitlage mit deutlich entspannender Wirkung auf die stabil isierenden Adduktoren, Piriformis, Tensor und Obturator internus. Dargestellt die Anspannungsphase bodenwärts. [K325]

8

vor den Oberschenkeln des Patienten. Er umgreift die Unterschenkel fußgelenknah und trägt so die Patientenbeine, seine Oberschenkel übernehmen unterstützend einen Teil der Last. Zeige- und Mittelfinger seiner banknahen Hand legt er tastend an die Kreuzbeinbasis. Unter dieser Tastkontrolle hebt er die Unterschenkel an und rotiert damit Beine und Becken, bis die Spannung die tastende Hand erreicht.

Der Patient drückt aus dieser Ausgangsstellung die Füße (Unterschenkel) zum Fußboden und hält den Druck über fünf bis sieben Sekunden. Die Beine sollen sich dabei nicht bewegen. Die Kraft der Anspannung ist so auf den Beckenring fokussiert. Die folgende Entspannung dauert zehn bis fünfzehn Sekunden. Die Wechsel von Spannung und Entspannung werden drei- bis fünfmal wiederholt. Danach führt der Behandler die Unterschenkel weiter bis zur erneuten Spannung an der Kreuzbeinbasis. Eine neue Serie von Spannungswechseln kann angeschlossen werden. Der Behandlungserfolg zeigt sich in Symmetrisierung der Spannungszeichen.

Klinischer Hinweis

Tritt bei der Anspannung Schmerz über Gesäß und Trochanter auf, besteht Verdacht auf latente Triggerpunkte in den kleinen Glutealmuskeln oder im Obturator internus. Dies kann beide Beckenseiten betreffen. Verschwindet dieser Schmerz nicht nach den ersten Spannungsphasen, müssen die Triggerpunkte lokalisiert und zuvor isoliert behandelt werden.

8.11 Klinische Schmerzsyndrome an LWS und Becken – Untersuchungs- und Behandlungstechniken

Akute Schmerzkrankheiten im Becken-LWS-Bereich machen einen großen Anteil der manualmedizinischen Alltagssprechstunde aus. Typisch für heftigen Schmerz sind Zwangshaltungen mit Verschiebung der Körperachse aus dem Lot sowohl in der Frontal- als auch in der Sagittalebene.

Der Schmerz kommt häufig aus akuten Triggerpunkten der paravertebralen Muskulatur, des M. quadratus lumborum oder des M. psoas. Die schmerzhaft verspannte Muskulatur lässt die segmentale Untersuchung der Beweglichkeit oft nicht zu. Die Palpation zur Lokalisierung der Spannungen und Schmerzpunkte ist aber immer möglich. Die manualmedizinische Untersuchung soll aufzeigen, ob der Schmerz von reflektorischen Verspannungen mit Gelenkfunktionsstörungen oder von aktiven Triggerpunkten unterhalten wird (➤ Kap. 8.11.1, ➤ Kap. 8.11.2).

Klinischer Hinweis

- Aus dem Verteilungsmuster von Verspannungen lassen sich differenzialdiagnostische Rückschlüsse auf die Ursache der Schmerzen ziehen.
- Ernsthafte Strukturerkrankungen wie Bandscheibenvorfall, Fraktur oder innere Erkrankung müssen diagnostisch ausgeschlossen werden, bevor schmerzlösende Entspannung durch manualmedizinische Techniken versucht wird.
- Welche Behandlungstechnik indiziert ist, bestimmt das Spannungsmuster der gestörten Region

Traktionen sind vor allem bei Diskusprolaps (Radikulärsyndrom) und schwerer Lumbago indiziert. Sie wirken nicht auf ein einzelnes Bewegungssegment, sondern sollen heftige Schmerzen des ganzen Abschnitts durch Muskelentspannung, vermutlich auch durch Minderung des intraspinalen und intradiskalen Drucks lindern. Schmerzen aus dem myofaszialen System sind oft besser durch Annäherung der Strukturen als durch Traktion zu reduzieren. In diesen Fällen lässt die Schmerzspannung bei Positionierung unter Annäherung nach.

8.11.1 Palpationsuntersuchung der Schmerzpunkte an LWS und Becken

➤ Tab. 8.7: Diese Untersuchung ist auf reflektorische Reaktionen an der LWS und am Becken gerichtet, die als Ausdruck bestehen-

Tab. 8.7 Palpationssequenz der Schmerzpunkte im Bereich LWS-Becken

Patientenlage	Palpationsort	Dysfunktionsspannungen als Schmerzursache
Bauchlage	Dornfortsatzwurzeln	Tiefe autochthone Muskulatur (Mm. rotatores, Mm. multifidi, M. longissimus thoracis)
	Interspinal	Interspinaler Bandapparat
	Über den Gelenkfacetten	Facettengelenkstrukturen
	Von lateral auf die Transversalfortsätze zu	M. quadratus lumborum (iliolumbal, lumbokostal) M. serratus posterior inferior Mm. intertransversarii
	Oberrand des Beckenkamms	M. quadratus lumborum
	Kreuzbeinbasis bis S2	M. iliocostalis lumborum
	Lateraler Sakrumrand	M. piriformis
	Steißbeinspitze	M. gluteus maximus, Beckenbodenmuskulatur
Rückenlage	Symphyse	M. rectus abdominis
	Pecten ossis pubis	Mm. adductores (kurze)
	Trochanter minor femoris	M. iliopsoas
	Fossa ischiorectalis	M. obturator internus
	Foramen obturatorium	Membrana obturatoria, viszerale Spannungen aus den Unterbauchorganen
	Fossa trochanterica	Kleine Glutealmuskeln, M. piriformis, Mm. obturatores

Tab. 8.8 Schmerz aus myofaszialen Triggerpunkten der LWS-Becken-Region

Schmerz-region	Muskeltriggerpunkte	Ausbreitungsschmerz mit scheinbarer Segmentzuordnung	Teilbefunde im Manualmedizinischen Syndrom n. Buchmann et al.
Lumbal	• M. longissimus thoracis • Mm. multifidi, rotatores • M. rectus abdominis • Mm. iliocostalis lumborum et thoracis		• Dorsales lumbosakrales Syndrom • Lumbopelvines Syndrom
Sakral, gluteal	• M. psoas • M. iliacus • M. quadriceps (vastus medialis und rectus femoris)	L4	Lumbopelvines Syndrom
	• M. gluteus minimus • M. tensor fasciae latae • M. biceps femoris (lateraler Kopf) • M. quadriceps femoris (vastus lateralis) • Mm. peronei	L5	Dorsales lumbosakrales Syndrom
	• Ischiokruralmuskulatur, tiefe kleine Außenrotatoren (insbesondere M. piriformis) • M. gastrocnemius • M. soleus	S1	Dorsales lumbosakrales Syndrom

der Funktionsstörungen gewertet werden können. Wesentliche Schmerzpunkte an der LWS bestehen an den Dornen. Zur Untersuchung schiebt sich der palpierende Finger von der Seite nach medioventral auf die Dornwurzel zu. Nozireaktionen am Periost und in der tiefen autochthonen Muskulatur werden dabei aufgedeckt. Über den *Gelenkfacetten* vermittelt sich der Spannungszustand der Gelenkkapseln.

Schmerzpunkte am Oberrand des dorsalen *Beckenkamms* sind meist auf den M. quadratus lumborum, Schmerzpunkte an der Symphyse auf den M. rectus abdominis und am Pecten ossis pubis auf die kurzen Adduktoren zu beziehen und sprechen für muskuläre Dysbalance aus Stabilisierungsproblemen der LWS-Region.

Sind die Befunde aus dieser Schmerzpalpation mono- bis bisegmental, ist die Ursache am ehesten den Wirbelsegmenten zuzuordnen. *Mehrsegmentale Befunde* sind eher Manifestationen einer

- *dekompensierten Statikstörung* (Mm. multifidi sichern die Verspannung des WS-Bandes zusammen mit intertransversalen und spinotransversalen Mm.),
- *Verkettungsreaktion* nach kranial oder kaudal *über die Fascia thorakolumbalis* aus segmentalen und regionalen myofaszialen Störungen oder einer
- *Ursache aus einem inneren Organ* (organtypische Segmente).

Befunde an M. piriformis und M. obturator internus erfordern immer zusätzliche differenzialdiagnostische Erwägungen zu Erkrankungen der Bauch- und Unterbauchorgane.

8.11.2 Schmerz aus myofaszialen Triggerpunkten

Während im vorhergehenden Kapitel die direkte Schmerzpunktpalpation in der Region LWS/Becken beschrieben wurde, geht es in diesem Kapitel um die Schmerzempfindung in der Region. Sie hat ihre Ursache nicht unbedingt am Ort des Schmerzes.

Typisch für den Schmerz aus myofaszialen Triggerpunkten ist ihr Übertragungsschmerz. *Im Unterschied zur* echten *radikulären Schmerzausstrahlung,* die durch kontinuierliche Ausbreitung im Segment charakterisiert ist, hat die *Schmerzübertragung aus Triggerpunkten (TrP)* bei scheinbar segmentgebundener Ausbreitung Kontinuitätsunterbrechungen – die im Krankheitsverlauf auch wechseln – und wird deshalb treffend *pseudoradikuläre Symptomatik* genannt. In ➤ Tab. 8.8 sind die wichtigsten Muskeln zusammengestellt, die nach Travell und Simons Schmerz in die Region LWS-Becken übertragen oder für Schmerzsyndrome ähnlich einer Wurzelreizsymptomatik verantwortlich sein können.

Indikation

Werden bestehende Triggerpunkte als *Ursache der akuten Schmerzerkrankung* erkannt, ist ihre Behandlung die Methode der Wahl.

Praktischer Hinweis

Die Manuelle Medizin kennt sehr verschiedene Herangehensweisen zur Löschung von Triggerpunkten.

Wir favorisieren eine Kombination aus:

- Positionierung der betroffenen myofaszialen Kette in der größtmöglichen Entspannung und
- Relaxation nach Minimalkraft-Aktivierung des Muskels mit Triggerpunkt.

Diese Behandlungsform bezeichnen wir als „PIR in Annäherung".

KLINISCHES FALLBEISPIEL

Akute lumbale Dysfunktion Psoassyndrom – „Hexenschuss"

Anamnese

Rezidivierender Kreuzschmerz seit Monaten oder Jahren; jetzt akut heftig einschießender Kreuzschmerz – „Hexenschuss"

- Hoher, anhaltender Schmerzwert und Schonhaltung bis zur Bewegungsunfähigkeit
- Schmerz bei Rückenlage, Entlastung durch Seitlage mit gebeugten Beinen
- Heftiger Schmerz beim Umdrehen aus Rücken- in Seitlage
- Schmerzverstärkung bei Vorbeuge mit gebeugtem Bein (beim Anziehen von Hose oder Schuhen)
- Husten- und Niesschmerz

Neurologische Grunduntersuchung

- Keine neurologische Ausfallsymptomatik (Reflexe, Sensibilität, Motorik)
- Spannungstest ischiokrurale Muskulatur: symmetrisch 60°

Befunde aus der orientierenden Untersuchung

Stehen

- Fehlhaltung mit Vor- und/oder Seitverlagerung des Thorax
- Seitliches Lot vorverlagert
- Steife, lange Lordose
- Aktive LWS-Beweglichkeit durch Schmerz in allen Richtungen stark begrenzt
- Beckenpunkte evtl. im Sinne der Verwringung diskrepant (wenn untersuchbar)

Liegen

- Patrick-Kubis ein- oder beidseitig stark positiv
- Druckschmerz TrP des Psoas ein- oder beidseitig mit Schmerzverstärkung bei Druck und aktiver Anspannung (Hüfte beugen, Rumpf drehen)

Assoziierte Funktionsstörungen

- Rotationsstörung Th/L
- Zwerchfell-, Quadratus-lumborum-Verspannung

Therapie

- Schmerzfreie Lagerung
- Wärmeanwendungen (feuchte)
- Traktionstechniken (➤ Kap. 8.11.6)
- TrP-Behandlung durch PIR in Annäherung (➤ Kap. 8.11.2, ➤ Kap. 8.12.4)
- Erreichte Entspannung funktionell stabilisieren durch passiv geführte Funktionsbewegung unter Einbeziehung der assoziierten Störungsbereiche
- Wird Funktionsbewegung aktiv danach toleriert, kann assoziierte Th/L-Blockierung sofort mobilisiert (manipuliert) werden (➤ Kap. 8.9.1, ➤ Kap. 9.4.6)
- Orale Schmerzmedikation zur Stabilisierung der Entspannung (3 Tage)

Selbstübungen

- Relaxation des M. psoas in Seitlage (➤ Kap. 8.12.4)
- Zeitweise entlastende Lagerung in Hüftbeugung („Stufenlagerung" ➤ Kap. 8.11.6)
- Stemmübung PSF in Rückenlage zur Ansteuerung von Muskelketten mit posturaler Funktion (➤ Kap. 8.12.11)

8.11.3 Schmerz aus chronisch überlasteten Beckenbändern

Die Stabilisierung von Becken und LWS ist eine gemeinschaftliche Leistung von Muskeln, Bindegewebe und Nervensystem. Dauerbelastung der Muskulatur führt zwangsläufig zu Verspannung der Bänder und Faszien und zu Nozizeption aus diesen Strukturen. Der Schmerzanteil aus den Bindegewebsstrukturen ist annähernd nur dann zu bestimmen, wenn zuvor die muskulären Spannungen durch Behandlung minimiert werden konnten.

Für „Bänderschmerz" spricht, wenn sich durch Verbesserung der Rumpfstabilisierung segmentale und myofasziale Funktionsstörungen verringern, der statische Belastungsschmerz aber unverändert heftig bleibt. Dies begegnet besonders häufig bei konstitutionell hypermobilen Patienten, aber auch bei chronischen myofaszialen Schmerzsyndromen ohne Hypermobilität. Hinweise auf vermehrte Bänderspannung zeigte die orientierende Palpation (➤ Kap. 8.4.3) über den Beckenbändern.

Provokationsuntersuchung schmerzhafter Beckenbänder

Geprüft werden Bandzüge, die die Nutation hemmen (iliolumbal, sakroiliakal, sakrotuberal).

Praktischer Hinweis

Voraussetzung für diese Untersuchung ist, dass die Beckenbänder von der Muskulatur unterscheidbar untersucht werden können. Erst wenn die Muskeln die Testbewegungen ohne Spannungserhöhung, d. h. ohne Abwehr (Schmerz) erlauben, kann sie sinnvoll durchgeführt werden.

➤ Abb. 8.42, ➤ Abb. 8.43, ➤ Abb. 8.44: Der Untersuchungsablauf geht von der Endstellung der gebeugten Adduktion aus (➤ Kap. 8.4.3). Zur Differenzierung der Bandzüge wird die Spannungsrichtung für jeden Bandanteil verändert eingestellt. Die abwehrfreie Adduktionsspannung wird etwas erhöht und 20 Sekunden gehalten (➤ Abb. 8.42). Dann wird der Oberschenkel aus der Adduktionsspannung wieder herausgeführt, etwas stärker gebeugt und zunächst zur gegenseitigen (➤ Abb. 8.43) und schließlich zur gleichseitigen Schulter (➤ Abb. 8.44) eingestellt und dort jeweils 20 Sekunden gehalten.

Klinischer Hinweis

Erhöhter Widerstand am Bewegungsende und eingeschränkte Beweglichkeit sprechen für verspannte Muskelfasern und fordern zu deren Relaxation auf.

Schmerz, der einige Sekunden nach Erreichen der Barriere auftritt, wird als Hinweis auf Bandschmerz gewertet:

- Schmerz in der Leistenbeuge bei reiner gebeugter Adduktion → Lig. iliolumbale
- Schmerz in der Region der SIPS bei schräger Adduktion zur gegenseitigen Schulter → Lig. sacroiliacale
- Schmerz vom Gesäß zum Oberschenkel bei Verstärkung der Flexion zur gleichen Schulter → Lig. sacrotuberale.

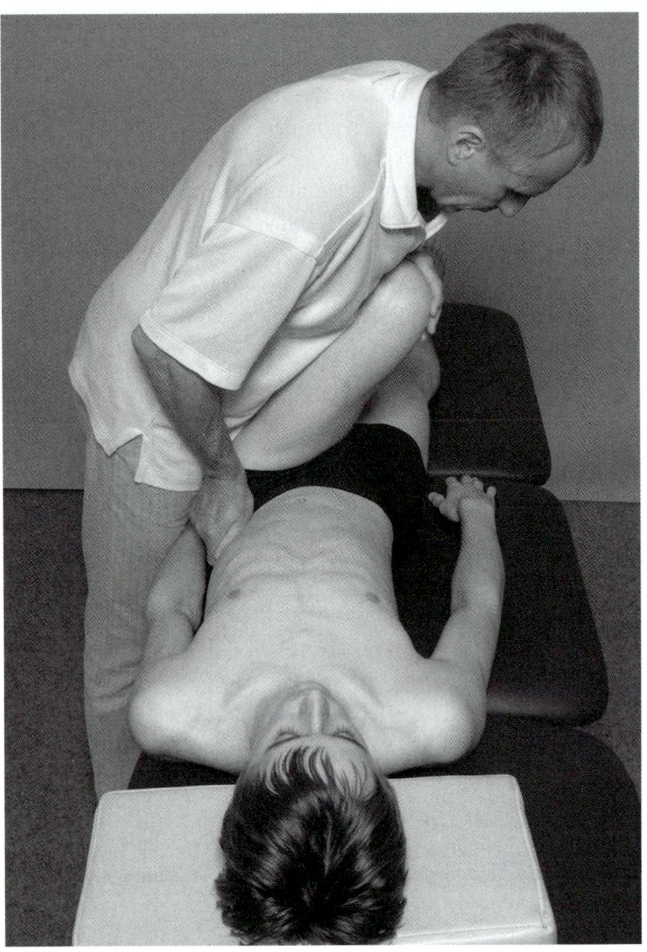

Abb. 8.42 Schmerzprüfung der Beckenbänder in Adduktionsstellung von Nullstellung II der Hüfte ausgehend. Erreicht vor allem das iliolumbale Band, falls nicht vor der Endstellung schon erhöhter Muskelwiderstand auftritt. [K325]

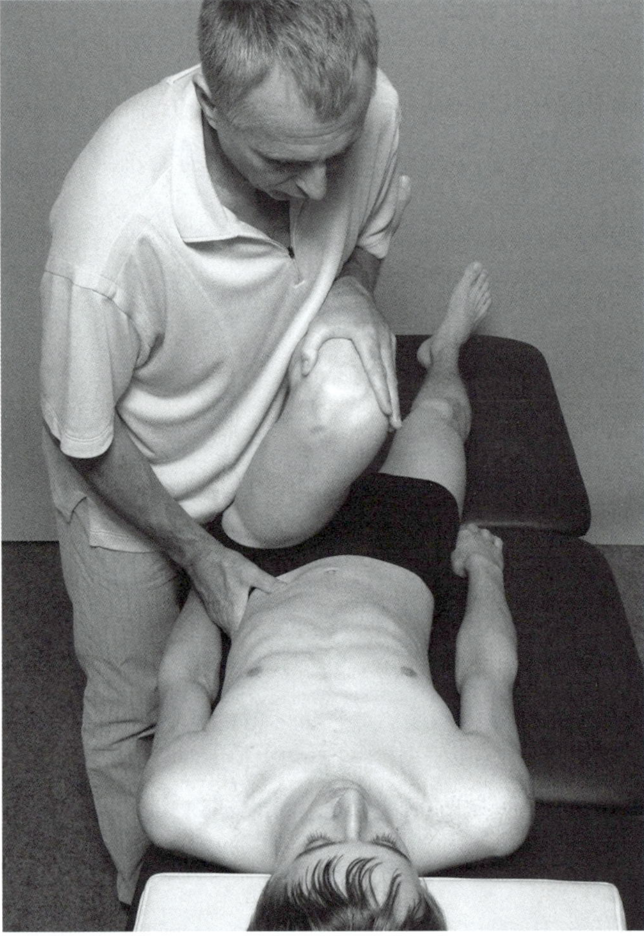

Abb. 8.43 Schmerzprüfung der Beckenbänder in schräger Adduktions-Flexions-Stellung mit dem Knie zur Gegenschulter. Erreicht das sakroiliakale Band, falls nicht zuvor schon erhöhter Endwiderstand auftritt. [K325]

8.11.4 Behandlungstechniken bei akutem, heftigem Schmerz

Aus myofaszialer Dysbalance der dorsolumbalen Schlüsselregion mit Psoasverspannung können folgende Störungen entstehen:

- SIG-Funktionsstörungen
- Beckenringverspannungen (Beckenverwringung) mit Hüftschmerz (Mm. psoas, piriformis, obturator internus, tensor fasciae latae, kurze Adduktoren)
- Verkettung nach kaudal
  - Knieschmerz (Pes-anserinus-Muskeln, laterale Tibiatranslation)
  - Achillodynie (dorsale Spannungskette)
- Viszeraler Verkettung über das Zwerchfell
  - Rippen 7–9
  - Oberbauchorgane
  - Mediastinum
  - Thoraxeingang
- Potenzierung der Symptome bei innerer Erkrankung: Verkettungssyndrom bei Nieren/Ureter-Erkrankungen

Weichteiltechniken und Massage

Die Techniken der klassischen Massage in sehr ruhigem Arbeitsablauf lassen sich vorteilhaft zur Einleitung manualtherapeutischer Maßnahmen bei Schmerz einsetzen. Besonders wirksam ist das Verschieben der Haut-Unterhaut-Schicht über der lumbodorsalen Faszie und das Abdrängen des Muskels medial von der Dornfortsatzreihe. Der Massagegriff muss nicht zwangsläufig rhythmisch bewegt durchgeführt werden. Oft reicht es, das Gewebe in die Spannung zu verschieben und zu verharren, um die Lösung der Gewebswiderstände und der Verspannungen zu erreichen.

Praktischer Hinweis

- Dorsale Faszien und der M. erector trunci werden vorzugsweise in Bauchlage behandelt.
- Bei schmerzhaften Krankheitsbildern kann eine Unterlagerung zur Aufrichtung des Beckens mit Kyphosierung der LWS vorteilhaft sein.
- Erlaubt der Schmerz keine Bauchlagerung, ist die beschriebene Technik in Seitlage geeignet.

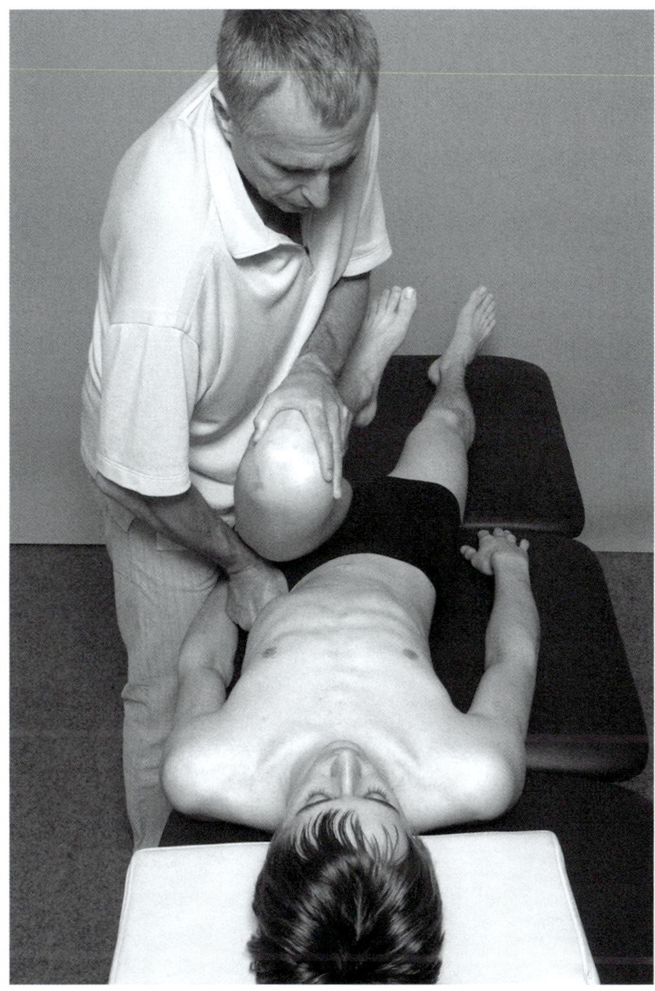

Abb. 8.44 Schmerzprüfung der Beckenbänder in voller Flexionsstellung der Hüfte, Knie zur gleichen Schulter. Erreicht das sakrotuberale Band, wenn nicht zuvor schon erhöhter Endwiderstand auftritt. [K325]

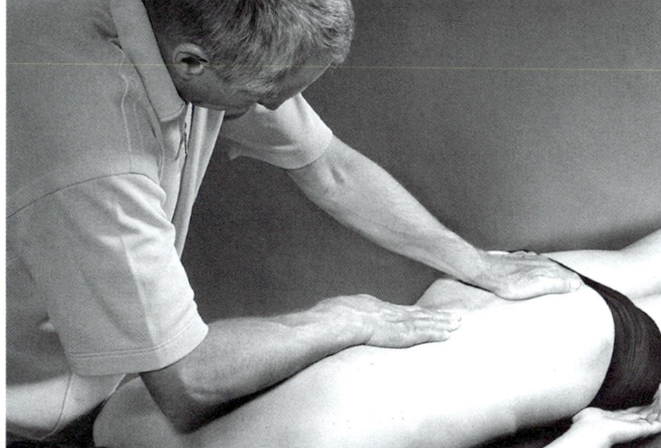

Abb. 8.45 Entspannung der Fascia thoracolumbalis bei Spannungsbefund im Längsverlauf. [K325]

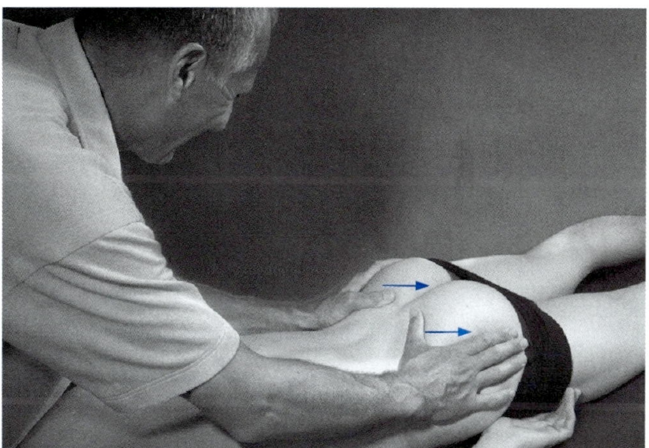

Abb. 8.46 Entspannung der Fascia thoracolumbalis bei schräg verlaufendem Spannungsbefund. [K325]

Faszien-Release in Bauchlage

Indikation

Eine starke Spannung in der thorakolumbalen Faszie kann Behandlungen, die auf tiefere Strukturen gerichtet sind, unwirksam machen. Deshalb wird vorbereitend diese Faszie zunächst entspannt.

Behandlungsablauf

➤ Abb. 8.45, ➤ Abb. 8.46: Der Patient liegt auf dem Bauch, der Behandler steht seitlich.

Er modelliert die Handwurzel der bankfernen Hand am Kreuzbein über S2 an, die andere Hand liegt mit der Handwurzel über Th11/12. Die Behandlungsspannung ist vorwiegend auf die längs verlaufenden Fasern der Fascia thoracolumbalis gerichtet. Die Faszie wird durch beide Hände in Längstraktion in Spannung gebracht. Die Spannung bleibt über sieben bis zehn Atemzüge eingestellt: Bei der Einatmung wird der verlängernden Kyphose gefolgt; gegen den Lordosezug bei Ausatmung wird gehalten.

Bei mehr schräg verlaufendem Spannungsbefund legt der Behandler seine Hände großflächig an den Beckenkamm.

Weichteiltechnik für den lumbalen M. erector trunci mit Seitneigemobilisation der Lendenwirbelsäule

Indikation

Schmerzhafte Verspannung der paravertebralen Muskulatur in Kombination mit Funktionsstörungen der Lumbalsegmente.

Behandlungsablauf

➤ Abb. 8.47: Der Patient liegt auf der linken Seite, beide Beine rechtwinklig gebeugt. Der Behandler steht vor ihm. Seine Ellbogen nehmen abgespreizt auf dem Thorax bzw. auf dem Becken vor dem Trochanter Kontakt. Die Unterarme stabilisieren die Seitlage des Patienten. Die Fingerspitzen beider Hände tasten sich zwischen Dornfortsatzreihe und innerem Rand des Muskels an den rechten lumbalen M. erector trunci heran. Durch aufspreizenden Druck der Ellbogen werden Schultern und Becken auseinandergedrückt, die LWS folgt der Bewegung im Sinne einer Linksneigung. Während dieser Bewegung ziehen die Fingerspitzen den Muskel von den Dornfortsätzen ab etwas in die Länge. Bewegender Ellbogendruck und Zug der Fingerspitzen

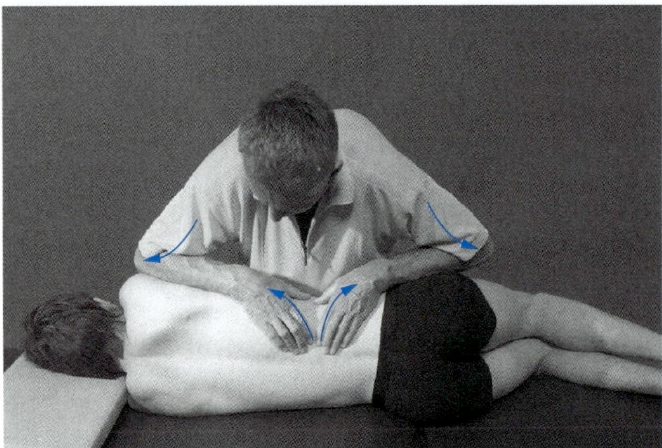

Abb. 8.47 Unspezifische Seitneigemobilisation mit Weichteilbehandlung der Rückenstrecker. [K325]

lassen dann wieder nach. Der Wechsel beider Phasen wiederholt sich mehrmals.

Die Ausgangsstellung kann auch für eine PIR des M. quadratus lumborum genutzt werden. Spannungsauftrag: Drücken gegen beide Ellbogen („Taille kurz machen"). Nach fünf bis sieben Sekunden Spannungszeit und folgender Entspannung wird in beschriebener Form der sich entspannende Muskel verlängert.

Praktischer Hinweis

- Der Druck an der Schulter und am Becken weitet die Taille; er darf nicht zur Unterlage gerichtet sein.
- Ellbogen und Hände müssen synchron arbeiten, die Fingerspitzen bleiben dabei weich am Muskelbauch.

8.11.5 Relaxation schmerzhafter Muskel- und Bandverspannungen

Voraussetzung für die Techniken an der Muskulatur, bei denen die verbesserte Verlängerungsfähigkeit nach Relaxation sofort in passive Bewegung umgesetzt wird, ist die schmerzfreie Einstellung der Barrierespannung.

Relaxation schmerzhafter Spannungen in gebeugter Adduktion

Indikation

Schmerzhafte Verspannungen der Muskeln, die LWS, Sakrum, Hüftbein, Steißbein und Oberschenkel verbinden und vorrangig das Becken über den Beinen stabilisieren. Sie zeigen bei der Beinbewegung in Verlängerung ihrer Verlaufsrichtung durch tastbare Widerstandsvergrößerung die Störung an (➤ Kap. 8.11.2, ➤ Kap. 8.11.3).

Behandlungsablauf

➤ Abb. 8.48: Der Patient liegt auf dem Rücken. Zur Behandlung erhöhter Spannung und möglicher Schmerzhaftigkeit bei rechtsseitiger Hüftadduktion führt der Behandler das rechte Bein zunächst in rechtwinklige Hüftbeugung. Durch tastende Beinführung wird unter kleinen Veränderungen von Adduktion und Hüftbeugung, jeweils in Schritten von 10°–20° („Spannungsfächer"), die Endstellung mit dem größten Widerstand aufgesucht. Jede der Stellungen erreicht andere Fasern der verspannten Muskeln. Sie werden bei aktiver Anspannung in die entgegengesetzte Richtung selektiv aktiviert, weshalb die Stellung mit dem größten Widerstand die günstigste für die Behandlung ist.

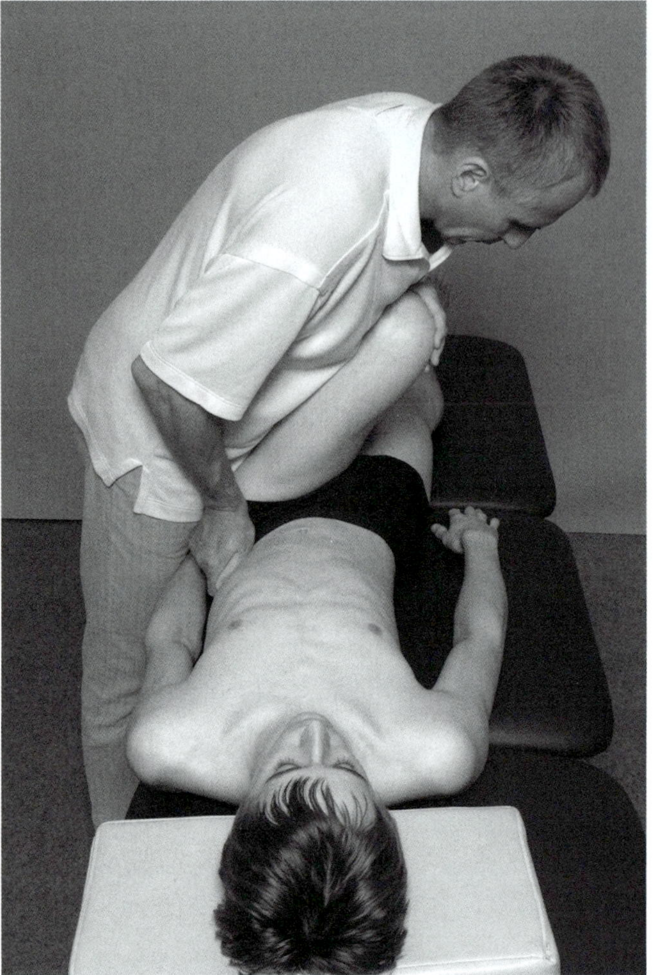

Abb. 8.48 Ausgangsstellung zur Relaxationsbehandlung bei Spannungserhöhung in gebeugter Adduktion. [K325]

Der Patient drückt das Knie mit sanfter Kraft gleichmäßig für fünf bis sieben Sekunden gegen die haltende Hand des Behandlers nach außen in die Abduktion, wenn eine reine quere Adduktion eingestellt war. War die Hüfte stärker als rechtwinklig gebeugt, kommt eine Streckkomponente hinzu. Die Einstellung des Oberschenkels gibt den Winkel der Spannungsrichtung vor. Nach Lösen der Spannung sinkt das Knie zum Körper hin ab.

Praktischer Hinweis

- Die Technik kann der Patient als Selbstübung weiterführen.
- Die Anleitung dazu erfolgt früh, oft schon nach der ersten Relaxationsphase unter Tastkontrolle des Behandlers (➤ Kap. 8.12.6).
- Funktionsverbessernde Therapie vereint muskuläre Spannungs- und Entspannungstechniken (z. B. PIR) und Langzeitlagerung an der Bandspannung zum bindegewebigen Release.
- Behandelt wird immer an der Stellung mit der höchsten Spannung im „Spannungsfächer".

Behandlung von Steißbeinschmerz durch postisometrische Relaxation

Indikation

Steißbeinschmerz durch Muskelverspannungen, vorrangig der kaudalen Fasern des M. gluteus maximus, des M. levator ani und des M. coccygeus. Sie verursachen den Steißbeinschmerz vor allem beim Sitzen.

Behandlungsablauf

➤ Abb. 8.49: Der Patient liegt entspannt auf dem Bauch, der Behandler steht in Kniehöhe neben ihm und schaut kopfwärts. Seine gekreuzten Hände liegen auf je einem inneren unteren Gesäßquadranten und drücken gering nach lateral.

Der Patient spannt das Gesäß für fünf bis sieben Sekunden ganz leicht an unter der Vorstellung, „den After anzuheben". Die Entspannung folgt der Vorstellung, das Gesäß „fließe nach außen". Diesem Nachgeben folgen die Behandlerhände. Die Verlängerung ergibt sich vorrangig aus der Relaxation der öfter verspannten kaudalen Fasern des M. gluteus maximus. Anschließend übernimmt der Patient mit seinen Händen die Funktion des Behandlers und tastet den Spannungs-Entspannungs-Wechsel (➤ Kap. 8.12.7).

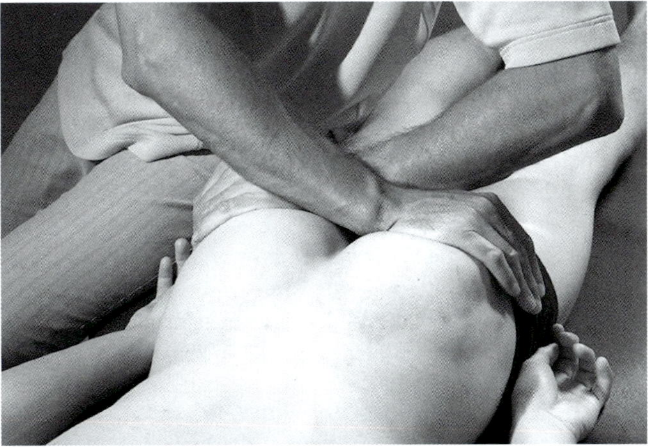

Abb. 8.49 Relaxationsbehandlung der Beckenbodenmuskeln und der unteren Faserzüge des M. gluteus maximus bei Steißbeinschmerz. [K325]

Behandlung des schmerzhaft verspannten M. obturator internus

Indikation

Beckenboden- und Hüftschmerz bei Lagerung auf der Seite oder bei längerem Sitzen.

Behandlungsablauf

➤ Abb. 8.50, *Technik 1:* Der Patient liegt auf dem Rücken. Der Behandler sitzt zur Behandlung des rechten Muskels an der rechten Seite und schaut kopfwärts. Der Patient rotiert das rechte Bein nach innen. Diese Innenrotation sichert der Therapeut mit seinem Becken. Die Langfinger seiner linken Hand umfassen von hinten den Trochanter (Ansatz des M. obturator int.). Die Handwurzel der rechten Hand legt er mittig dicht über der Symphyse auf den Unterbauch mit weichem Druck in die Tiefe und zur linken SIAS.

Der Patient spannt über fünf bis sieben Sekunden das Bein in die Außendrehung. Die Spannung ist ausreichend, wenn sie die palpierenden Finger am Trochanter erreicht. Nach der Entspannung folgen beide Behandlerhände der nachlassenden Gewebespannung durch Entfernung voneinander (Zug am Trochanter, Halt an der Bauchfaszie). Nach drei bis fünf Wiederholungen ist der Entspannungsgewinn ausgereizt.

➤ Abb. 8.17, ➤ Kap. 8.5.3, *Technik 2:* Der Patient liegt in Seitlage, die schmerzhafte Seite oben. Der Behandler steht hinter ihm, legt seine supinierte Hand auf das Gesäß und schiebt Zeige- und Mittelfinger vom Tuber ossis ischii ausgehend um das Becken herum nach kraniomedial. Die Finger werden dann im Endgelenk gebeugt und palpieren nach lateral Richtung Foramen obturatorium.

Der Patient spannt seinen Beckenboden moderat an (Steiß zum Bauchnabel hin einrollen). Die Spannungsstärke ist dann optimal, wenn die palpierenden Finger am Beckenboden sie gerade erspüren können. Er atmet mehrmals ruhig ein und aus. Bei Ausatmung muss er die Minimalspannung ständig koordinierend ansteuern, denn die Muskeln des Beckenbodens vermindern ihre Spannung bei Einatmung (A/E-Verhalten ➤ Kap. 4.4.3). Dazu muss der Behandler ihn

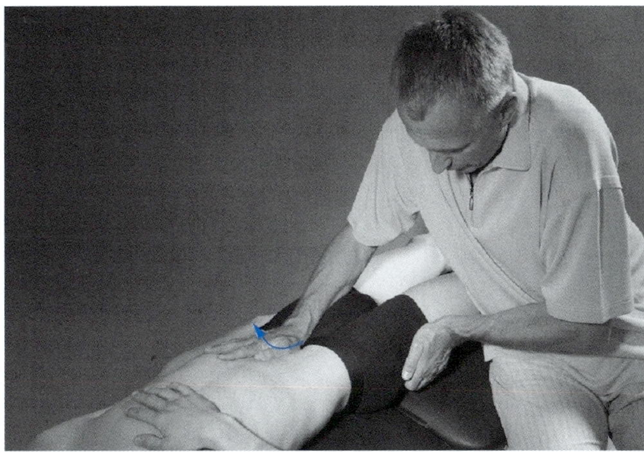

Abb. 8.50 Relaxationsbehandlung des M. obturator internus in Rückenlage. Die Hand über der Symphyse schiebt mit weichem kontinuierlichen Druck in die Tiefe und nach lateral. Die andere Hand palpiert am Hinterrand des Trochanters die Muskelspannung. [K325]

anhalten. Die Behandlerfinger folgen dem Gewebe bei einsetzender Entspannung in die Tiefe.

8.11.6 Relaxation durch Traktion und Traktions-/ Kompressionswechsel

Traktion/Kompression bei angestellten Beinen in Rückenlage

Indikation

Als Therapie bei akuter Lumbalgie mit Schonhaltung in Kyphose und bei Lumboischialgie mit Schonhaltung im Thoraxüberhang.

Klinischer Hinweis

- Vor Beginn der Behandlung wird diagnostisch differenziert, ob Traktion oder Kompression den nozizeptiven Einstrom vermindern.
- Treten in einer Richtung Schutzspannung und Schmerz auf, wird nur die spannungs- und schmerzfreie Richtung betont. Mit zunehmender Wiederholung wird meist auch die andere Richtung frei.

Behandlungsablauf

➤ Abb. 8.51: Der Patient liegt auf dem Rücken, die Beine sind angestellt. Der Behandler steht am Fußende und stützt mit den Oberschenkeln die Füße des Patienten oder sitzt seitlich auf den Vorfüßen. Er fasst mit den Fingern in beide Kniekehlen, die Daumen liegen vorn auf dem Tibiakopf.

Durch Rückverlagerung seines Körpers übt der Behandler einen sanften Zug aus, die LWS kommt in Lordosespannung (➤ Abb. 8.51). Langsam lässt er die Zugspannung nach und schiebt die Oberschenkel komprimierend in die Hüftgelenke (analog zu einbeiniger Ausführung, ➤ Abb. 8.52b), an der LWS entsteht Kyphosespannung. Der Wechsel wird rhythmisch, langsam an- und abschwellend wiederholt und je nach Verträglichkeit durch leichtes Schütteln in der Zug- oder Druckrichtung verstärkt.

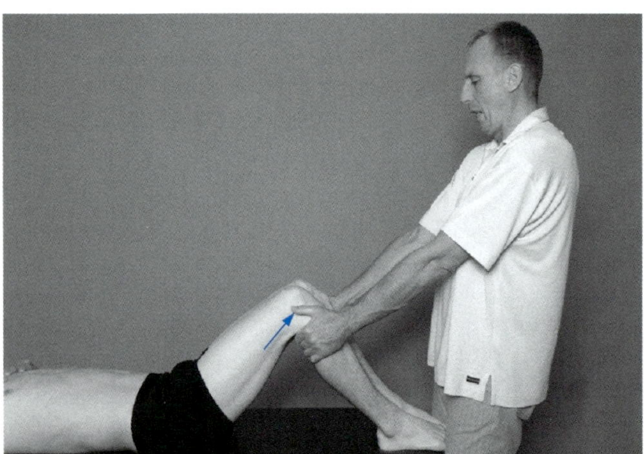

Abb. 8.51 Traktions-/Kompressionswechsel an der LWS über die gebeugten Beine in Rückenlage – Traktionsphase. [K325]

Praktischer Hinweis

Traktions- und Kompressionsbehandlungen müssen vom Patienten immer als angenehm und schmerzlindernd empfunden werden.

Traktion/Kompression an einem Bein in Rückenlage

Indikation

Therapie bei akuter Lumboischialgie mit Zwangshaltung im Thoraxüberhang.

Behandlungsablauf

➤ Abb. 8.52: Der Patient liegt auf dem Rücken, das schmerzende rechte Bein ist angestellt. Der Behandler sitzt auf der rechten Seite in Fußhöhe. Er fasst mit den Fingern in die Kniekehlen, die Daumen liegen vorn auf dem Tibiakopf.

Traktions- (➤ Abb. 8.52a) und Kompressionskomponente (➤ Abb. 8.52b) wechseln sich rhythmisch ab, wie bei der zuvor beschriebenen beidbeinigen Ausführung.

Traktion bei rechtwinklig gebeugten Hüften und Knien

Indikation

Verträglichkeitstests für die apparative Traktion in dieser Lagerung. Tritt bei der Traktion Schmerz auf, ist eine apparative Traktion nicht indiziert.

Therapie bei akuter Lumbalgie; bei Lumboischialgie, wenn bei der Lasègue-Prüfung und bei Lordosierung kein gekreuzter Schmerz mehr auftritt.

Behandlungsablauf

➤ Abb. 8.53: Der Patient liegt auf dem Rücken, der Behandler steht am Fußende. Er umfasst von außen beide Unterschenkel des Patienten, Hüften und Knie sind rechtwinklig gebeugt. Der Behandler richtet sich auf und verlagert sein Gewicht nach hinten. Dadurch entsteht ein sanfter Zug, der das Gesäß von der Unterlage abhebt und sich als Zug in die LWS fortsetzt. Er wird über möglichst lange Zeit gehalten.

Zusätzlich können sanfte Schüttelungen in Zugrichtung ausgeführt werden. Die Technik fordert einige Kraft vom Behandler.

Praktischer Hinweis

Bei Zwangshaltungen (Thoraxüberhang) darf die LWS nicht begradigt werden, die Unterschenkelstellung und der Oberkörper müssen in der Richtung des Überhangs voneinander abweichen. Das gilt dann auch für die Einstellung bei apparativer Traktion.

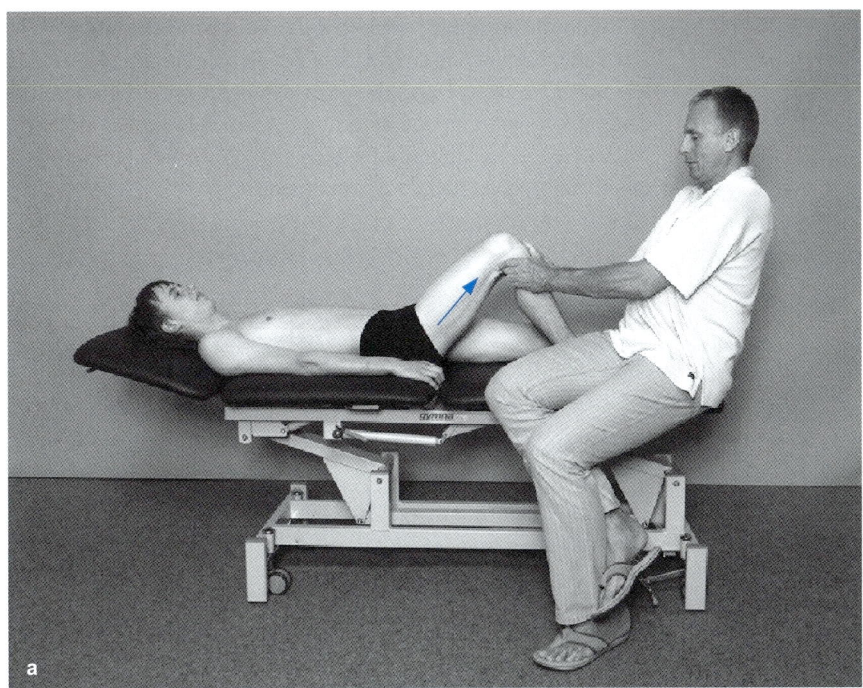

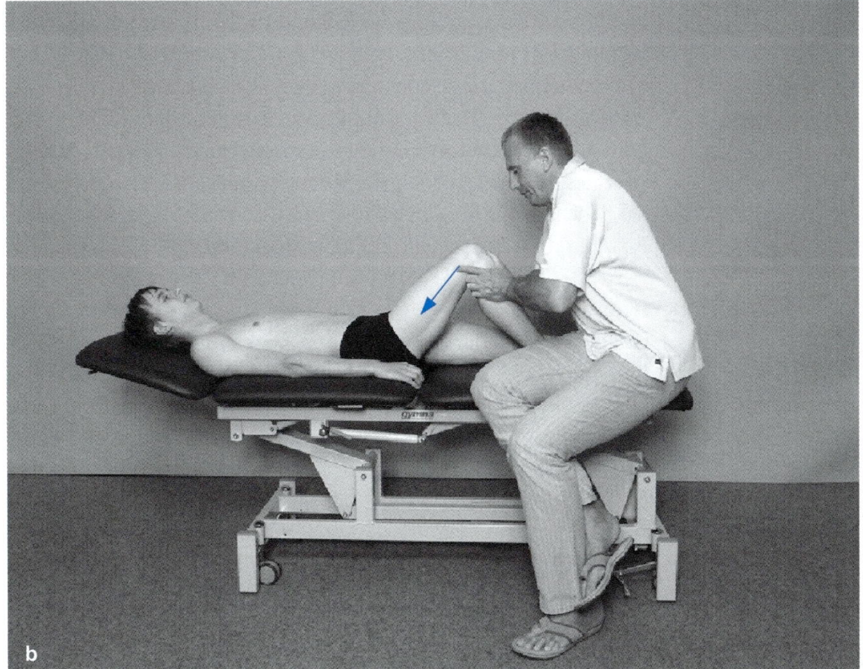

Abb. 8.52 Traktions-Kompressions-Wechsel an der LWS.
a) Verstärkung der Traktionskomponente an einem Bein.
b) Verstärkung der Kompressionskomponente an einem Bein. [K325]

8

Traktion in Bauchlage durch Zug an den Beinen

Indikation
Die Indikation ergibt sich aus dem Entspannungsergebnis bei den vorgehend beschriebenen Behandlungen. Der Patient kann ohne Schmerz auf dem Bauch liegen.

➤ Abb. 8.54: Der Patient liegt auf dem Bauch, wenn er in dieser Lage schmerzlos entspannen kann. Er legt die Hände am Kopfende an den Bankrand. Der Behandler steht in Schrittstellung am Fußende und umfasst beidseits die Knöchelgegend des Patienten. Durch Rückverlagerung seines Körpers auf den hinteren Fuß entsteht eine Zugspannung, die sich in die LWS fortsetzt. Die Behandlung kann dann in zwei Formen durchgeführt werden.

1. Behandlungsablauf mit rhythmischen Zugschüttelungen
Aus der Vorspannung heraus, die der Behandler auf jene Region der LWS eingestellt hat, die er erreichen will, verstärkt und löst der Behandler rhythmisch den Zug an den Beinen. Der Rhythmus muss sich nach der Eigenschwingung des Patientenkörpers richten. Der neue Zug muss einsetzen, ehe das Becken ganz zurückgeglitten ist, d. h.,

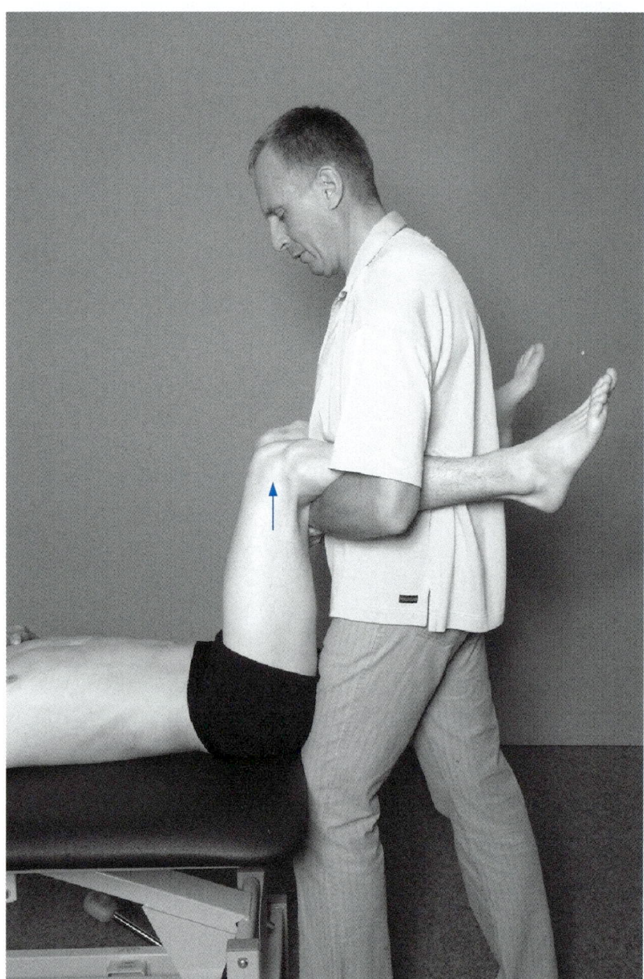

Abb. 8.53 Traktionsbehandlung der LWS bei rechtwinklig gebeugten Hüften. Testsituation für apparative Traktionsschüttelungen. [K325]

die vorher auf die Region eingestellte Vorspannung darf nicht wieder aufgegeben werden. Der Eigenrhythmus muss bei jedem Patienten neu erkannt werden.

2. Behandlungsablauf nach PIR der Rumpfmuskulatur
Der Patient erhält den Auftrag, die gestreckten Beine etwas in den Körper einzuziehen. Durch diese Vorstellung spannt sich die lumbale Rumpfmuskulatur an und wird fünf bis sieben Sekunden gehalten. Nach Lösen der Spannung folgt der weiche Traktionszug dem merkbaren Nachgeben unter der Entspannung.

Praktischer Hinweis

- Erst wenn das schmerzende Bein in Rückenlage gestreckt abgelegt werden kann, können auch Traktionstechniken in Bauchlage versucht werden.
- Zu stark angehobene Beine verstärken die lumbale Lordose. Vorsicht deshalb vor Schmerzauslösung.
- Ein Schüttelrhythmus, der nicht an den Eigenrhythmus des Patienten angepasst ist, kann durch abrupte Bewegungsimpulse schmerzhafte Stauchungen der LWS erzeugen.

Traktion in Bauchlage durch Schub am Beckenkamm

Indikation
Myofasziale Verspannung der lumbodorsalen Faszie vor allem des M. quadratus lumborum.

Vorbereitung der segmental gezielten Mobilisation.

➤ Abb. 8.55: Der Patient liegt entspannt auf dem Bauch. Der Behandler steht seitlich neben ihm und schaut fußwärts. Mit gestreckten Armen legt er die Hände von kranial an den Beckenkamm des Patienten und übt einen Druck nach kaudal aus; auf lumbodorsale Faszie und LWS wirkt eine Traktionsspannung.

Behandlungsablauf
Das Becken folgt der Atembewegung. Durch Atemauftrag wird diese Bewegung verstärkt. Der Druck des Behandlers am Beckenkamm folgt der Bewegung während der Einatmung. Die Gegenbewegung der Ausatmung hemmt er. Das verstärkt die Traktionsspannung. Gleichzeitig bringt dieser Druck die Verschiebeschichten zwischen Haut und Faszie in Spannung. Das initiiert Relaxation.

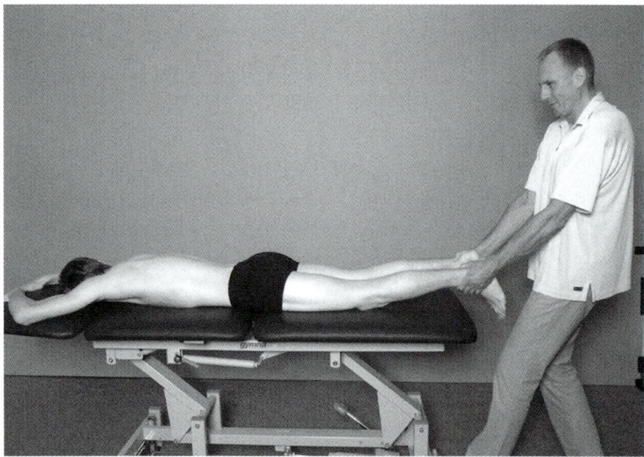

Abb. 8.54 Längsachsentraktion der LWS in Bauchlage. [K325]

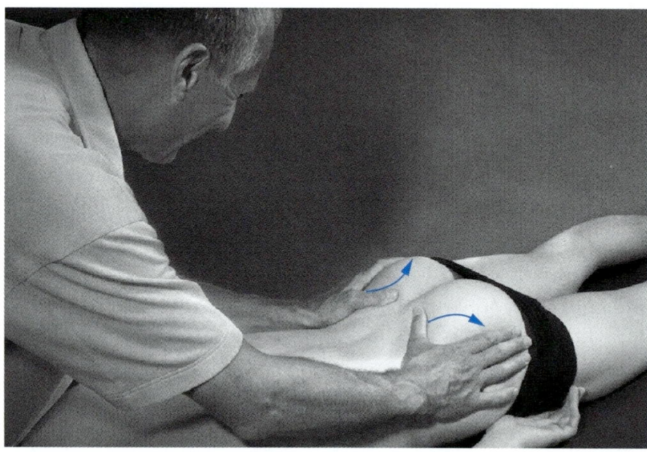

Abb. 8.55 Aufrichtende (flektierende) Traktionsspannung der LWS durch Gegenhalt am dorsalen Becken während der Atmung. [K325]

Durch den Haltedruck bei Ausatmung entsteht eine isometrische Kontraktion des lumbalen M. erector spinae, in der Einatmung resultiert daraus eine verstärkte Entspannung.

Der großflächig haltende Kontakt der Hände am Beckenkamm erreicht vor allem die Verschiebeschichten über der lumbodorsalen Faszie und den M. quadratus lumborum. Legt der Behandler seine Hände auf die Kreuzbeinbasis, werden stärker die medialen Verschiebeschichten und die lumbalen Rückenstrecker behandelt.

Praktischer Hinweis

- Der Druck gegen den Beckenkamm muss nach kaudal gerichtet sein; Druck nach ventral verhindert die relaxierende Mitbewegung des Beckens bei der Atmung.
- Der Druck am Becken in der Ausatmungsphase muss angepasst verstärkt werden, damit die beschriebenen Dehnungs- und Entspannungsmechanismen wirksam werden.

8.12 Behandlungstechniken bei rezidivierenden Funktionsstörungen

Funktionsstörungen rezidivieren sowohl bei bestehenden Strukturerkrankungen im Bewegungssystem als auch als viszerovertebrale Reaktionen bei bekannten Erkrankungen innerer Organe. Ihre Behandlung ist wichtiger Bestandteil zur Verbesserung der Lebensqualität dieser chronisch kranken Menschen.

Klinischer Hinweis

Die häufigste Ursache rezidivierender Funktionsstörungen sind Fehlbelastungen des Bewegungssystems im Arbeits- und Lebensalltag. Sie entstehen auch bei bestem Trainingszustand des stabilisierenden Muskelsystems. Deshalb ist es so wichtig, den Patienten mit der Vermittlung von effizienten Selbstübungen Hilfe zur Selbsthilfe zu geben.

Besteht quälender Schmerz, finden die Patienten oft ohne Therapeutenhilfe die Entlastungsstellung. Bei allen Übungen, die aus dem Entlastungsverhalten der Patienten entwickelt wurden, geben die Behandler vor allem Anleitung zur Optimierung der Durchführung. Dazu gehören die Techniken, die in ➤ Kap. 8.12.1, ➤ Kap. 8.12.2, ➤ Kap. 8.12.3, ➤ Kap. 8.12.4 und ➤ Kap. 8.12.5 beschrieben werden. Die weiteren Übungen sind Adaptationen von Behandlungstechniken an häusliche Machbarkeit, bei denen der Patient nach der Anwendung in der Therapiesitzung die Wirksamkeit gut nachvollziehen kann. Je nach Ausprägung und Rezidivneigung der Störung sind Selbstübungen häufiger (täglich) oder seltener (ein- bis zweimal wöchentlich) indiziert.

8.12.1 Selbstübung zur Relaxation der dorsalen lumbalen Weichteile durch Annäherung im Stehen – Fixation von oben

Indikation

Übung für sehr steife Patienten mit Spannungsgefühl und Schmerz im LWS-Bereich bei bekannter lokaler Hypermobilität in oberen LWS-Segmenten oder thorakolumbal.

Übungsablauf

➤ Abb. 8.56: Der Übende steht und fixiert mit supinierten Händen den oberen Partnerwirbel mit den Zeigefingerkanten rechts und links vom Dornfortsatz. Die Daumen weisen nach vorn und stützen sich seitlich an den unteren Rippen ab. Die Ellbogen werden, so weit es geht, nach hinten geführt.

Aus dieser Ausgangsstellung schaut er vorn an seinem Körper hinunter und schiebt die Hände und damit die LWS nach vorn. Unterhalb des abgestützten Wirbels tastet er die Retroflexionsspannung und steuert so den Krafteinsatz. Er atmet langsam und verlängert ein; ohne Änderung der Blickrichtung atmet er aus. Dabei sinkt das Segment ohne aktiven Krafteinsatz weiter in die Lordose.

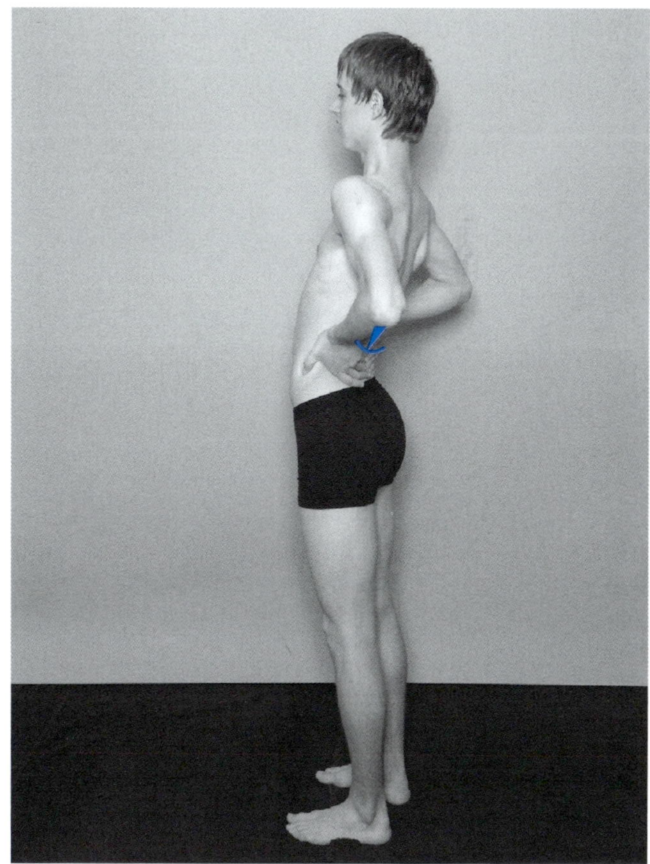

Abb. 8.56 Selbstübung der Retroflexion im Stehen mit Fixation von kranial; Blick abwärts gerichtet. [K325]

8.12.2 Selbstübung zur Relaxation der dorsalen lumbalen Weichteile durch Annäherung im Stehen – Fixation von unten

Indikation

Übung für sehr steife Patienten mit Spannungsgefühl und Schmerz im LWS-Bereich bei bekannter lokaler Hypermobilität kaudal (z. B. Neigung zur Steifigkeit bei L4/5 und Hypermobilität L5/S1).

Übungsablauf

➤ Abb. 8.57: Der Übende legt die Daumen der pronierten Hände beidseits, von kaudal kommend neben den Dorn des unteren Partnerwirbels, z. B. L5, und stützt so die Querfortsätze in der Tiefe ab. Die Langfinger liegen nach vorn gewendet auf dem Beckenkamm.

Er schaut aufwärts zur Decke und beugt sich so weit zurück, bis die Spannung am Segment spürbar beginnt. Er atmet langsam und verlängert ein. Während der ruhigen Ausatmung bleibt der Blick an der Decke fixiert. Das Segment kann weiter passiv in die Lordose sinken. Diese Bewegung soll nicht aktiv verstärkt werden. Schmerz bei der Übung fordert immer zum Abbrechen auf.

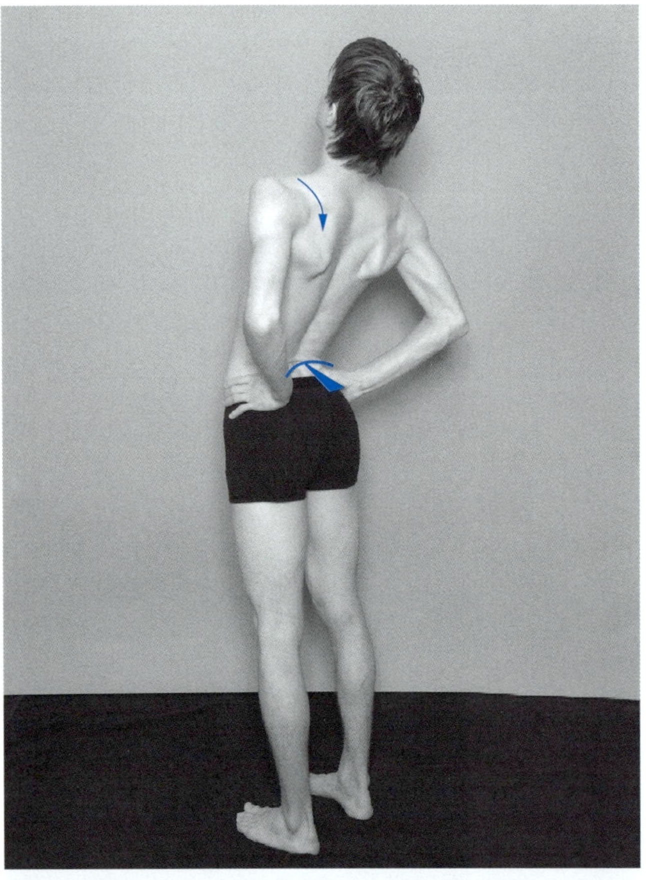

Abb. 8.57 Selbstübung der Retroflexion mit Fixation der kaudalen Segmente durch Daumenabstützung an den Querfortsätzen des unteren Partnerwirbels. Blick nach oben gerichtet. [K325]

8

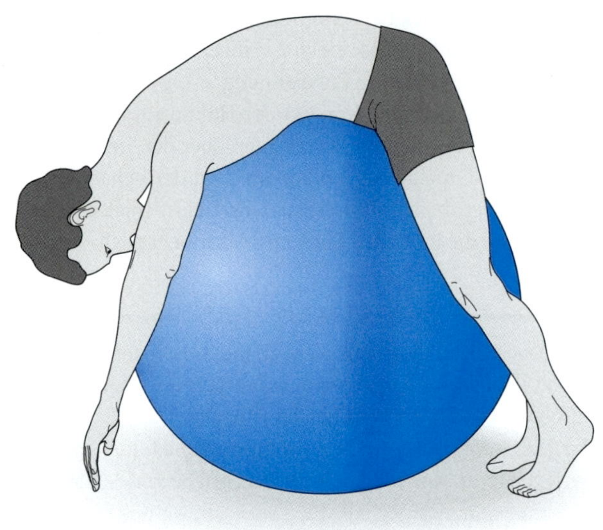

Abb. 8.58 Schemazeichnung für die Gestaltung einer Traktionslagerung unter häuslichen Bedingungen, z. B. über einem großen Gymnastikball. [L106]

8.12.3 Selbstübung der Traktionslagerung in Bauchlage

Übungsablauf

➤ Abb. 8.58: Der Übende legt sich zum Erlernen des Ablaufs z. B. quer über einen großen, gegen das Wegrollen gesicherten Gymnastikball o. Ä. Seine Beine hängen auf der einen Seite herunter, Arme und Rumpf als Gegengewicht auf der anderen Seite.

Die Vorstellung, den Bauch leicht gegen die Unterlage zu drücken, erzeugt die isometrische Anspannung der lumbalen Rückenstrecker. Nach etwa fünf bis sieben Sekunden folgt die Entspannung. Die Beine können absinken und üben einen Zug auf die LWS aus. Erlernt der Übende die Wechsel von Spannung und Entspannung nicht, kann ausschließlich durch die Lagerung über mehrere Minuten die Relaxation bewirkt werden.

Zu Hause stapelt sich der Übende einen Kissenberg über eine Sessel- oder Sofalehne oder andere geeignete Möbel zum Darüberlegen mit herunterhängenden Beinen.

8.12.4 Selbstübung zur Psoasrelaxation bei heftigem Schmerz und aktiven Triggerpunkten

Übungsablauf

➤ Abb. 8.59: Der Übende liegt auf der nicht schmerzenden Seite, Hüft- und Kniegelenke sind fast rechtwinklig gebeugt. Die Hand des unten liegenden Arms schiebt sich (supiniert) zwischen beide Oberschenkel, bis der abgespreizte Daumen von vorn Kontakt am oben liegenden Oberschenkel hat. Dieser Daumen ist Monitor für die Anspannung in Richtung weiterer Hüftbeugung.

Der Gedanke „Knie zur Nase" ist günstig zur Vermeidung zu starker Anspannung über fünf bis sieben Sekunden. Die Relaxation sollte mindestens doppelt so lang dauern wie die Anspannungsphase.

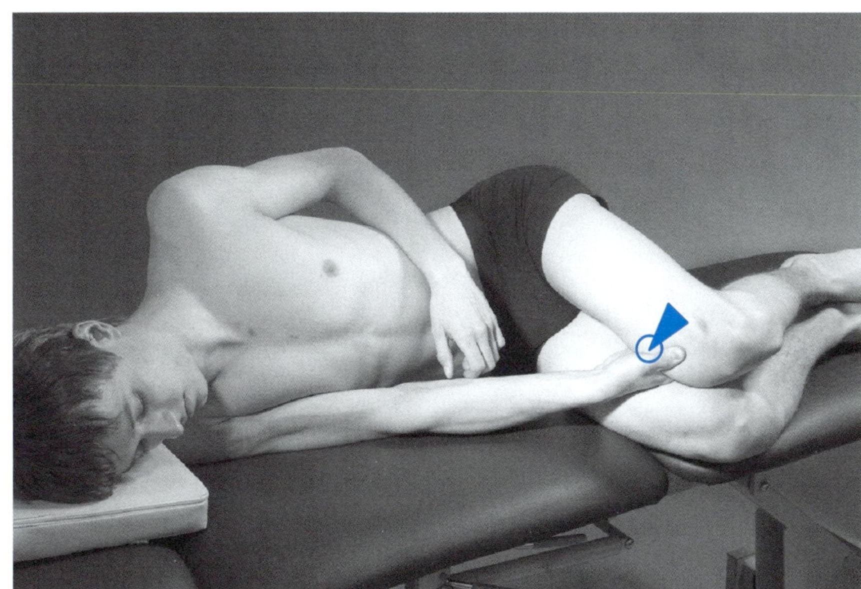

Abb. 8.59 Selbstübung bei rezidivierenden Psoasverspannungen (z. B. bei nächtlichem Schmerz beim Umdrehen und morgendlichem Anlaufschmerz im Kreuz). [K325]

Praktischer Hinweis

- Immer muss die andere Seite in die Übungsfolge mit einbezogen werden, auch wenn dort kein Schmerz besteht (Lagewechsel).
- Die Kombination mit der Aktivierung des M. transversus abdominis und der Mm. multifidi durch gedachte Bewegung des Bauchnabels zur LWS hin ist günstig.

8.12.5 „Geschnürtes Päckchen" – Selbstübung bei Verspannung der lumbalen Rückenstrecker

Übungsablauf

➤ Abb. 8.60: Der Übende liegt auf dem Rücken mit einem festen Kissen unter Kreuzbein und Becken. Dadurch ist die LWS in Flexion voreingestellt. Diese Flexion sichert („schnürt") er, indem er die gebeugten Beine mit beiden Armen umfasst und an den Bauch heranzieht. Die Spannung in den lumbalen Rückenstreckern bestimmt die Stärke der Flexion.

Über fünf bis sieben Sekunden drückt der Übende das Kreuzbein auf die Unterlage. Übende mit geringer kinästhetischer Sensibilität oder wenig Übungserfahrung spannen besser die Knie gegen die haltenden Arme. Ob nach jeder Entspannung weiter in die Flexion bewegt wird (verlängert) oder ob mehrere Relaxationsphasen ohne Verlängerung

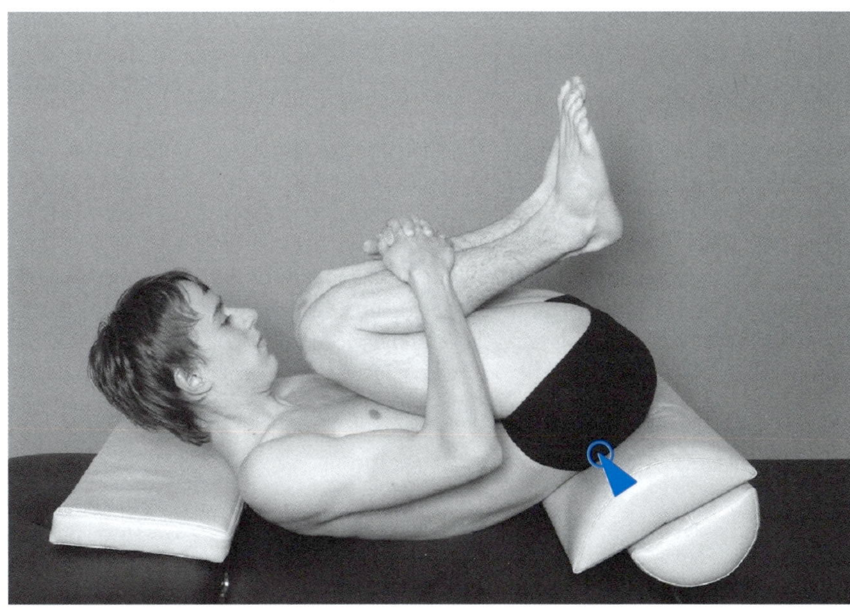

Abb. 8.60 Selbstübung zum Erhalten der Verlängerungsfähigkeit dorsaler lumbaler Band- und Muskelstrukturen, die durch Behandlung erreicht wurde. [K325]

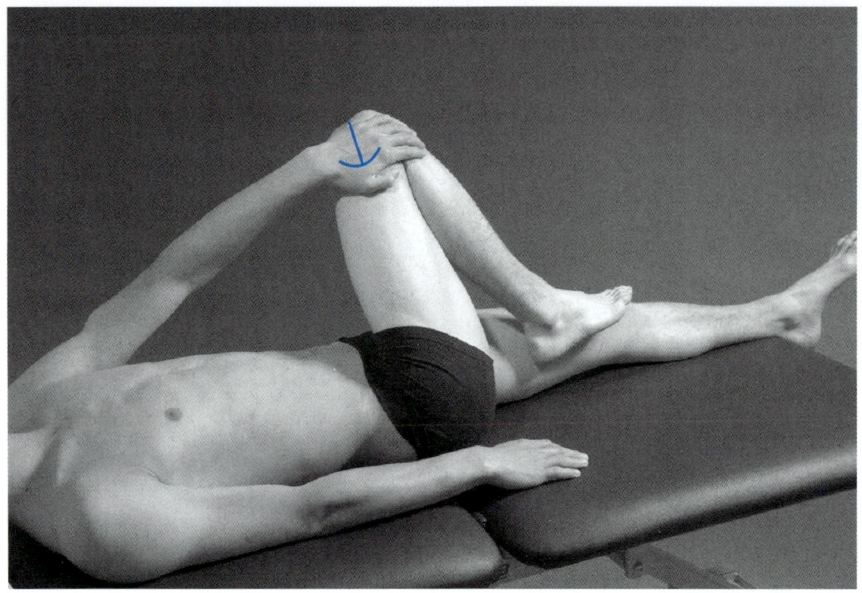

Abb. 8.61 Selbstübung zum Erhalten der Verlängerungsfähigkeit, die durch PIR in gebeugter Adduktion erreicht wurde. [K325]

folgen, ist abhängig vom Grad der Verspannung und des Schmerzes. Die erreichte Endstellung wird mindestens 20 Sekunden gehalten.

Praktischer Hinweis

Besonders geeignet ist diese Übung nach Fremddehnung bei unterem gekreuztem Syndrom.

8.12.6 Selbstübung zur Relaxation der kleinen Glutealmuskeln in gebeugter Adduktion der Hüfte

Indikation

Übertragungsschmerz aus M. piriformis und M. obturator internus bei rezidivierenden Beckenverwringungen durch Dysintegration der Gangdynamik und Bein-Becken-Statik.

Übungsablauf

➤ Abb. 8.61: Der Übende liegt auf dem Rücken. Er adduziert das gebeugte rechte Bein bis zur merkbaren (evtl. schmerzhaften) Spannung im Gesäß. Die Finger seiner linken Hand liegen außen am Knie und geben Widerstand gegen eine zarte isometrische Anspannung. Sie ist diagonal gerichtet (Streckung und Abduktion). Nach fünf bis sieben Sekunden löst der Übende die Spannung bewusst langsam und bleibt entspannt für etwa 15 Sekunden, bevor er Anspannung und Entspannung in gleichem Rhythmus drei- bis fünfmal wiederholt. Das Bein sinkt bei Entspannung durch die Schwerkraft in die freigegebene diagonale Gegenrichtung (Hüftbeugung und Adduktion).

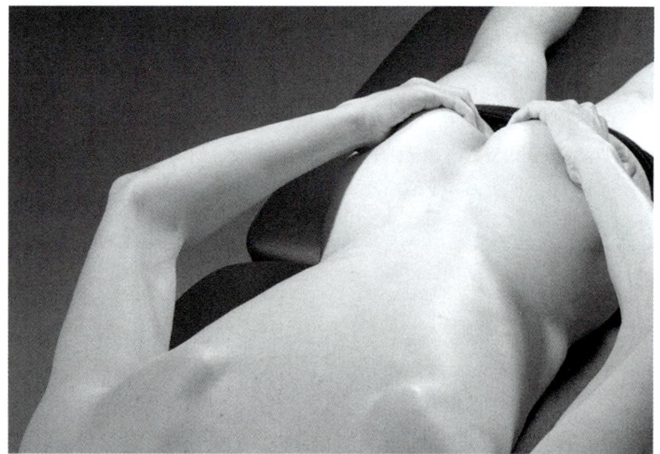

Abb. 8.62 In dieser Stellung erlernt der Patient die Relaxation der schmerzhaft am Steiß ansetzenden Muskeln. [K325]

8.12.7 Selbstübung bei Steißbeinschmerz

Indikation

Wiederkehrende Verspannungen des M. gluteus maximus und der Beckenbodenmuskeln.

Übungsablauf

➤ Abb. 8.62: Nach der Fremdbehandlung in Bauchlage (➤ Kap. 8.11.5) übt der Patient selbst: Seine Hände liegen zu beiden Seiten auf dem Gesäß, die Fingerspitzen sind zur Gesäßfalte gerichtet und ziehen gering nach außen.

Ganz leicht spannt er das Gesäß gegen die Fingerspitzen zusammen und zieht den Beckenboden ein. Nach fünf bis sieben Sekunden entspannt er mit der Vorstellung des „Auseinanderfließens“ der Gesäßweichteile. Hat der Patient diesen Bewegungsablauf erfühlt, kann in Rückenlage geübt werden. Zur Entspannung der dorsalen

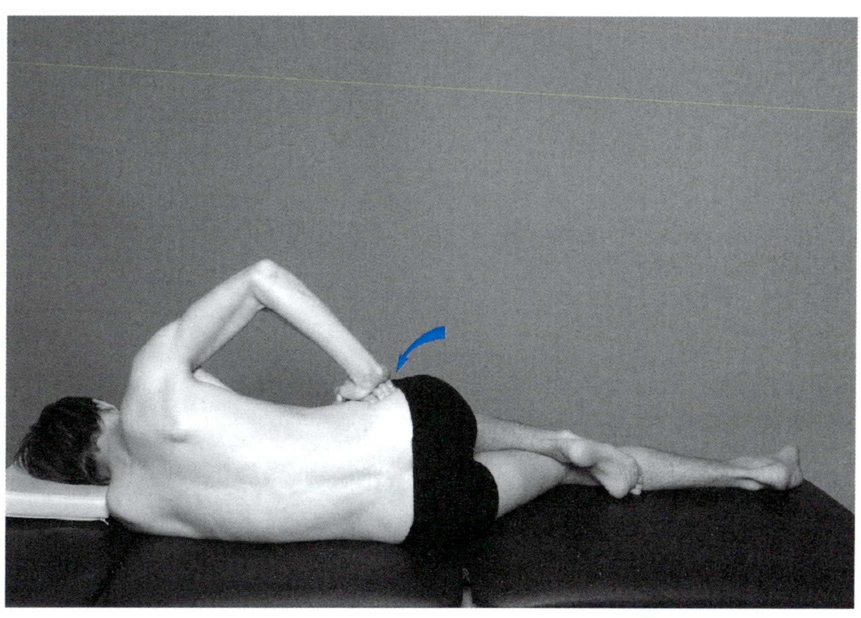

Abb. 8.63 Selbstübung des rechten SIG in Seitlage (Ilium-Innenrotation). [K325]

Muskulatur stellt der Übende die Beine an oder unterlagert die Knie mit einer Rolle.

8.12.8 Selbstübung für die Sakroiliakalfederung in Seitlage

Indikation

Kombination von rezidivierenden Verspannungen am Beckenring mit Irritation des SIG.

Übungsablauf

➤ Abb. 8.63: Zur Selbstübung am rechten SIG liegt der Übende auf der linken Seite. Das untere Bein ist leicht, das obere stärker gebeugt und mit dem Knie auf der Unterlage abgestützt. Er stützt seine rechte Hand von oben (lateral) in der Gegend der SIAS auf die Beckenschaufel. Seine linke Hand legt er von vorn auf die rechte und umfasst sein rechtes Handgelenk.

Durch Zug der rechten Hand entsteht ein Druck der linken Hand auf die Beckenschaufel nach vorn. Zug und Entspannung werden rhythmisch gewechselt. Der Behandler kontrolliert am SIG die Spannungsabläufe. Sobald der Spannungswechsel das SIG richtig trifft, kann die Übung zu Hause durchgeführt werden. Steht die muskuläre Störung im Vordergrund, kann die repetitive Mobilisation durch Relaxation nach gedachter Anspannung des Gesäßes (analog ➤ Kap. 8.12.7) über fünf bis sieben Sekunden vorbereitet werden.

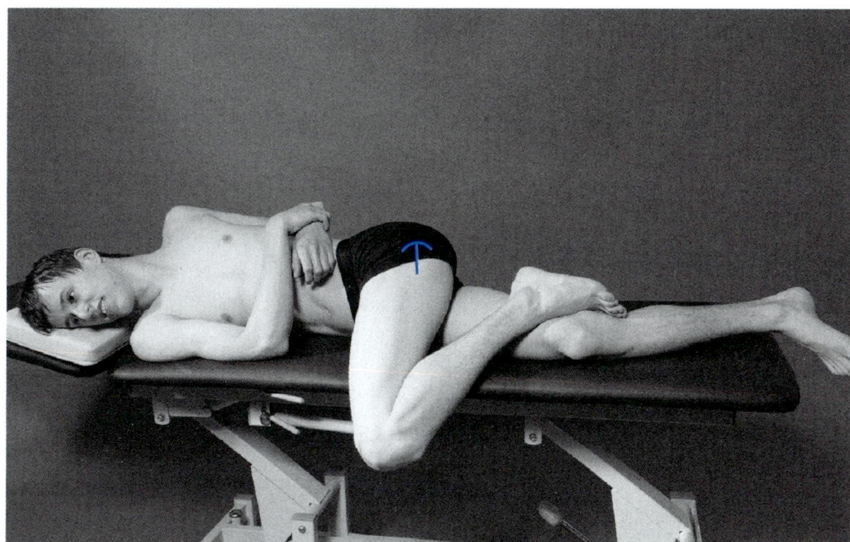

Abb. 8.64 Selbstübung der Anteflexion der LWS nach postisometrischer Relaxation (hier Antigravitationsrelaxation, AGR). Während der Anspannungsphase zieht der Patient das herabhängende Knie gegen die Schwerkraft leicht zurück (stumpfer Pfeil) und löst die Spannung nach sieben Sekunden. [K325]

8.12.9 Selbstübung der LWS-Anteflexion in Seitlage nach postisometrischer Relaxation

Indikation

Die Übung verbessert die Anteflexionsmöglichkeit der LWS und bewirkt eine Entspannung der lumbalen Rückenstrecker. Sie eignet sich besonders zur *Löschung von interspinalen schmerzhaften Verspannungen* (z. B. bei Morbus Baastrup).

Übungsablauf

➤ Abb. 8.64: Der Patient erlernt die Übung unter Anleitung und Kontrolle des Behandlers. Er legt sich dazu auf die linke Seite, das Becken näher am Bankrand als die Schulter, der Kopf ist unterpolstert. Das unten liegende Bein wird mäßig in Knie und Hüfte gebeugt. Das oben liegende Bein wird in der Hüfte so weit gebeugt, dass das Becken mitgeht und die LWS sich nach hinten buckelt. Gleichzeitig sinkt das Knie über den Bankrand und das Becken kippt nach vorn wie bei der Behandlungseinstellung (➤ Kap. 8.9.2), der Oberschenkel ist am Bankrand abgestützt.

Der Patient beugt den oben liegenden Arm und legt die Hand auf der Thoraxseite ab. Er schiebt die unten liegende Schulter etwas nach vorn und fußwärts unter dem Körper hervor und verstärkt damit Anteflexion und Seitneige der Wirbelsäule; der Oberkörper fällt in die Rückrotation. Der Kopf bleibt gebeugt auf dem Polster liegen (wird nicht rotiert). Damit ist die Ausgangsstellung für die Übung erreicht. Der Blick ist nach vorn gerichtet und bleibt es auch bei Anspannung und Entspannung.

Die Übung nutzt die Schwere des Knies. Der Übende stellt sich vor, das überhängende Knie etwas nach hinten einzuziehen, ohne das Bein dabei zu bewegen. Nach sieben Sekunden Haltezeit löst er die Spannung, das Knie sinkt etwas weiter ab, der Anteflexionszug in der LWS wird verstärkt.

8.12.10 Selbstübung der Rotation in Seitlage nach postisometrischer Relaxation

Indikation

Thorakolumbale Rotationsstörungen rezidivieren häufig bei myofaszialer Dysintegration der Lenden-Becken-Bein-Statik. Die Selbstübung ist notwendig, solange die muskuläre Stabilisierung noch nicht ausreichend ist.

Übungsablauf

➤ Abb. 8.65: Ausgangsstellung ist die Seitlage in Neutralstellung. Wichtig ist, dass in der Ausgangsstellung der Arm der oben liegenden Seite angewinkelt auf der Thoraxseite abgelegt wird. Das oben liegende Knie ruht angebeugt auf der Unterlage, dadurch ist der Beckengürtel etwas nach vorn gedreht.

Der Patient erlernt nach Anleitung und Kontrolle durch den Behandler die Spannungseinstellung. Sie soll zur Selbstübung immer von oben beginnen: 1. Die Region, auf die die Spannung eingestellt werden soll, wird dem Übenden durch Fingerkontakt des Therapeuten bewusst gemacht. 2. Der Übende führt den Blick an der Decke langsam nach hinten. Er lässt die Folgebewegung des Kopfs, des Schultergürtels und des Thorax bis zur erreichten Spannungseinstellung zu. Wenn diese Spannungseinstellung durch Eigenwahrnehmung gelingt, kann die Übung selbständig durchgeführt werden.

Der Übende legt die Hand des unten liegenden Arms auf das oben liegende Knie. Mit geringer Kraft drückt er während langsamer Ein-

8

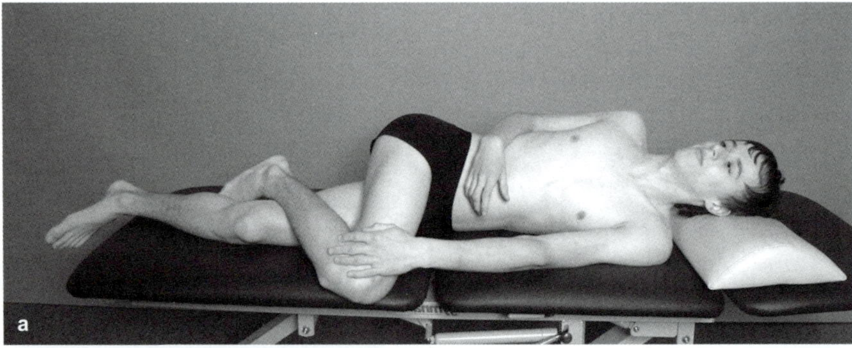

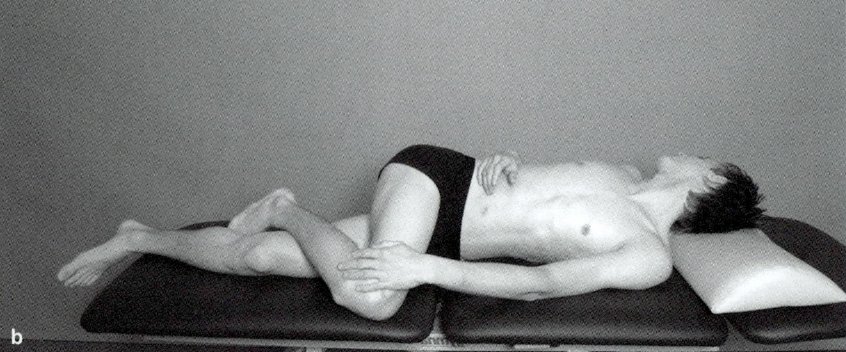

Abb. 8.65 Selbstübung zur Mobilisation rezidivierender Linksseitneigestörungen der LWS in Neutralstellung.
a) Spannungseinstellung durch Druck mit dem Knie deckenwärts gegen die darauf liegende Hand ohne Bewegung.
b) Relaxationsphase, das Knie bleibt schwer auf der Unterlage liegen, der Oberkörper folgt dem Blick in die Rechtsrotation. [K325]

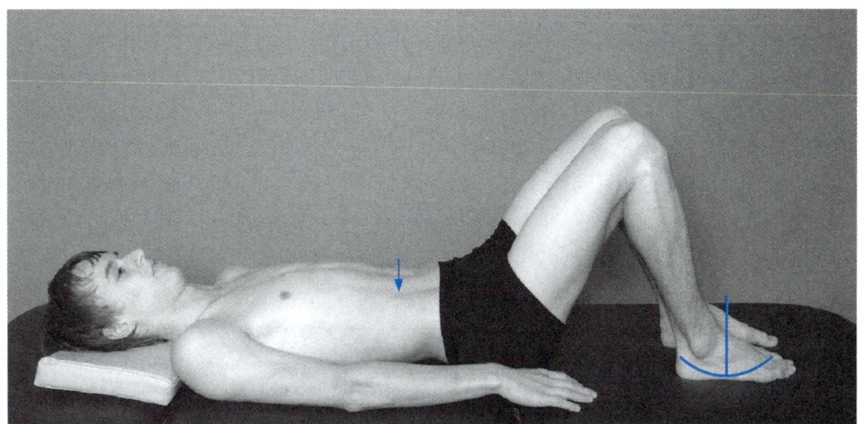

Abb. 8.66 Selbstübung zur Aktivierung der Rumpf-Becken-Stabilisatoren in Rückenlage mit angestellten Beinen. [K325]

atmung das Knie deckenwärts gegen die Hand, das Knie bleibt auf der Unterlage (➤ Abb. 8.65a). Nach fünf bis sieben Sekunden löst er den Druck und atmet ruhig aus. Der Blick bleibt nach hinten gerichtet. Die nachlassende Spannung lässt den Oberkörper weiter nach hinten sinken (➤ Abb. 8.65b).

Praktischer Hinweis

Wenn der Patient gelernt hat, die Spannung von oben her auf das Rezidivsegment zu fokussieren und die aktive Anspannung von unten her dagegen laufen zu lassen, kann er zu Hause allein üben. Eine saubere segmentale Einstellung ist bei Selbstübungen selten zu erreichen, weshalb wir auch nicht von Selbstmobilisation sprechen.

8.12.11 Selbstübung zur Bahnung der Aktivierung posturaler Muskelketten

Indikation

Häufigste Ursachen aller Funktionsstörungen am Bewegungssystem sind myofasziale Dysbalancen und sensomotorische Dysintegration der Statik und Dynamik von Haltung und Atmung. Die folgende Selbstübung sollte deshalb neben den auf spezielle Befunde gezielten Übungen als Standardübung in jedem Selbstübungsprogramm enthalten sein (➤ Kap. 13.4).

Übungsablauf (➤ Abb. 8.66)

Schritt 1: In Rückenlage mit angestellten Beinen drückt der Patient die Füße in die Unterlage – besondere Wahrnehmung von Druck der Ferse und der Zehengrundgelenke, insbesondere des Großzehengrundgelenks. Die Aktivierung wird so koordiniert, dass keine Beckenbewegung auftritt. Der gekoppelte Aktivierungsimpuls führt nur so zu einem Streckimpuls (Aufrichtung) in der gesamten Wirbelsäule.

Schritt 2: Die tiefe Schicht der Bauchmuskulatur wird angespannt. Dazu stellt der Patient sich vor, den Bauchnabel vorsichtig drei bis fünf Millimeter zur Lendenwirbelsäule zu ziehen (nicht: „den Bauch einziehen") oder besser die SIAS „wie Scheinwerferlicht zur Zimmerdecke richten". Wieder soll keine Beckenbewegung entstehen. Sichtbar wird die Taillierung, die Spannung kann in der Taille palpiert werden. Diese Spannung wird zehn bis 20 Sekunden gehalten und dann nachgelassen. Mit Pausen von ebenfalls zehn bis 20 Sekunden wird die Übung mehrmals wiederholt.

Schritt 3: Nach der Einübungsphase im Liegen wird die Übung im Sitzen und Stehen ausgeführt.

Praktischer Hinweis

Im Sitzen und Stehen ausgeführt wird die Übung den posturalen Alltagsanforderungen mehr gerecht und der Patient hat sie immer „dabei": am Küchentisch, am Schreibtisch, in der Bahn, im Auto, in Theater, Konzert und anderswo.

KLINISCHES FALLBEISPIEL

Der Patient ist ein 34-jähriger Mann, der im Berufsalltag vorwiegend am Computer sitzt. In seiner Freizeit trainiert er Triathlon und spielt Klarinette. Aktuell klagt er über folgende *Beschwerden:*

- Rezidivierender Achillessehnenschmerz links beim Radfahrtraining.
- Seit drei Wochen Schmerz zwischen den Schulterblättern nach längerem Schlaf.
- Beim Erwachen Kopfschmerz (seitlich über den Ohren).
- In den letzten Monaten hatte er weniger Zeit für das Training, deshalb ist er weniger geschwommen.

Befunde aus der umfassenden orientierenden Untersuchung

➤ Tab. 8.9 zeigt die Ergebnisse der Untersuchung im *Stehen.*
➤ Tab. 8.10 zeigt die Ergebnisse der Untersuchung im *Sitzen.*
➤ Abb. 8.67 und ➤ Tab. 8.11 zeigen die Ergebnisse der Untersuchung im *Liegen.*

Tab. 8.9 Untersuchung im Stehen

Untersuchungsform	Befund			Untersuchungsform	Befund		
Oberflächenpalpation	Spannungserhöhung: paravertebral HWS, ZTÜ, linke Gesäß- und Wadenregion			Palpation Atembewegung	regelrecht		
LWS/BWS – aktive Bewegung	symmetrisch	rechts	links	*Beckenpunktepalpation*	symmetrisch	rechts	links
Vorbeuge	✓			Beckenkämme	✓		
Rückbeuge	✓			SIPS	✓		
Seitneige			Gestört	SIAS	✓		
Anfangssynkinese			Fehlt	Anfangsvorlauf			+
Endsynkinese			Fehlt	Vorlaufphänomen			+

Tab. 8.10 Untersuchung im Sitzen

Untersuchungsform	Befund			Untersuchungsform	Befund		
Aktive BWS-Rotation	Symmetrisch	Rechts	Links		Symmetrisch	Rechts	Links
Seitenvergleich	✓			Anfangsvorlauf		Negativ	
Rotationssegment		TH7/8	TH7/8	Armabduktion (gebeugte Arme gleichzeitig)		✓	✓
HWS/Kopfgelenke/ZTÜ							
Aktive Vorbeuge	✓						
Passive Endfederung	Nackenband verkürzt						
Rotation (in Neutralhaltung)	✓						
Apezifische Spannungsphänomene							
• „Gedrehte Seitneige"	✓			Spannungspalpation Hyoid	✓		
• Seitneige mittlere Etage	✓			Halsfaszienspannung „schräge Rückneige"	✓		
• „Schräge Vorneige"			+				

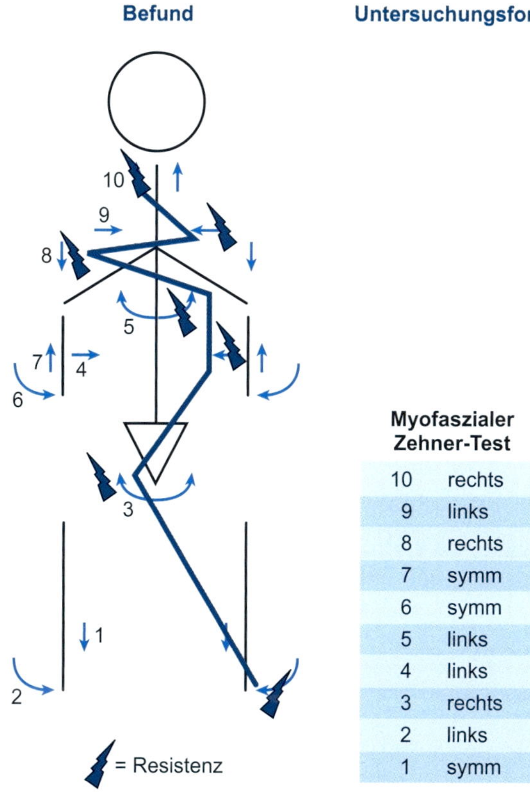

10	rechts
9	links
8	rechts
7	symm
6	symm
5	links
4	links
3	rechts
2	links
1	symm

Abb. 8.67 Myofaszialer Zehnertest mit Befund zum Fallbeispiel. [L106]

Tab. 8.11 Untersuchung im Liegen

Untersuchungsform	Befund		
Myofaszialer Zehnertest	➤ Abb. 8.67		
Beweglichkeit BWS/Rippen	Symmetrisch	Rechts	Links
Atemwelle in BL	AF (EA) Th9–Th7		
Thoraxsymmetrie			Höher
Erweiterte orientierende Untersuchung			
Stereotyp Atmung (➤ Kap. 6.10.4)			
Betrachtung in RL	Angedeutete Hochatmung		
Vergleich mit Afferenzverstärkung	Verbesserung bei Sachse-Manöver		
Wertung der Befunde (➤ Tab. 8.12)			

Tab. 8.12 Wertung der Befunde der umfassenden orientierenden Untersuchung in Bezug zu den Angaben aus der Anamnese

Befund	Wertung
Posturale Spannung (Zehnertest) relativ ausgeglichen	Einseitige Belastung thorakolumbal/Zwerchfellregion (s. Zehnertest)
• Fehlende Anfangssynkinese • Rotation von Th/L nach Th6/7 verlagert	Verdacht auf Blockierung thorakolumbal
• Verlagerung der Rumpfrotation nach kranial (Th6/7) • Flexionsstörung der BWS • Thoraxasymmetrie, leichte Hochatmung • Asymmetrie bei „schräger Vorneige"	• Verdacht auf Zwerchfellverspannung, Rotations-Flexionsblockierung in mittlerer BWS • Funktionsstörungen ZTÜ
Morgendlicher Schmerz über den Ohren	Verspannung mit TrP im M. sternocleidomastoideus

Folgerungen für die weitere Untersuchung (➤ Tab. 8.13)

Tab. 8.13 Folgerungen für die regionale und gezielte Untersuchung

Spannungsphänomene Bein, Becken, LWS	
• Gaymans-Test • Patrick-Kubis-Test • Gebeugte Adduktion	• Links positiv • Links positiv • Rechts positiv
Muskelspannungspalpation	*Verspannung Triggerpunkt*
• M. psoas • Zwerchfell • M. trizeps surae • Mm. scaleni • M. sternocleidomastoideus	• Rechts • Links • Links > rechts • Rechts > links • Beiderseits
Segmentale Untersuchung (Schlüsselregionen der WS)	
• Thorakolumbal • Lumbosakral • Mittlere BWS • Zervikothorakal, obere Rippen	• Rotation beiderseits • SIG links • Th9/10 Anteflexion • ZTÜ Retroflexion, Rotation nach rechts • CTG 1 rechts, CTG 2 links

Funktionsdiagnose (1. Arbeitsdiagnose)
Kraniokaudale Verkettungsreaktion aus thorakolumbalen Funktionsstörungen mit Psoasverspannung – Achillodynie.
Kaudokraniale Verkettungsreaktion via Zwerchfellverspannung, BWS-Funktionsstörungen zu zervikothorakalen Funktionsstörungen – primär gelenkig vermitteltes Kopf-Gesichtsschmerz-Syndrom.

Vorgehen bei der Erstbehandlung (➤ Tab. 8.14)

Tab. 8.14 Erstbehandlung

Befund	Therapie	Wirkungskontrolle
• Blockierung Th/L • Rotation bds. • Psoasverspannung rechts	• *Mobilisation Th/L mit Psoasaktivierung* (➤ Kap. 9.4.6): • Beginn mit Rotation nach rechts (linker Psoas ist nicht verspannt!); danach Rotation nach links (wenn rechter, verspannter Psoas ohne Schmerz arbeiten kann). • *Manipulation der verbleibenden Restblockierung:* Lagerung auf der rechten Seite, Verriegelung in Neutralstellung der LWS	Kontrolle der Zwerchfellspannung → Symmetrisierung
Blockierung Th9/10 AF	• *Manipulation mit Impuls,* da reflektorische Muskelspannungen in Psoas und Zwerchfell durch Technik Th/L bereits aufgelöst, oder • *Mobilisation unter Atemführung in Seitlage* (➤ Kap. 9.4.3)	Kontrolle der Verkettungsreaktion nach kranial ergibt keine Änderung der Spannung in Mm. scaleni und sternocleidomastoideus; keine TrP
Blockierung C7/Th1 RF, R re	• Mobilisation mit *„Pumpenschwengel"* im Sitzen (Aktivierung der unteren Schulterblattfixatoren) ➤ Kap. 10.3.2 • *Rotationsmobilisation bei gehobenem Arm an der Extensionsbarriere* (PIR der Pektoralis-Subklavius-Kette, ➤ Kap. 9.4.7) (Beide Techniken bewirken Mobilisation und Verbesserung der koordinativen Ansteuerung der Schultergürtelmuskulatur; immer beidseits ausführen!)	Kontrolle Spannungsphänomen „schräge Vorneige": persistierende Asymmetrie
Kostotransversalgekenk (CTG) 1 links, CTG 2 rechts	*Mobilisation über repetitiven Skalenuszug im Sitzen* (➤ Kap. 9.6.2) • Wirkung: Mobilisation und postaktivatorische Hemmung Skaleni links, Antagonistenhemmung rechts • erleichtert *Manipulation in Rückenlage*	Kontrolle Stereotyp Atmung → weiter geringe Hochatmung
Stereotyp Hochatmung	*Reintegration* der behandelten Schlüsselregionen und ihrer Muskeln in die Koordination von Atmung und Haltung durch *„Sachse-Manöver"*	Anleitung zu Selbstübung „Sachse-Manöver"

Wiedervorstellung nach 14 Tagen – Befundkontrolle (➤ Tab. 8.15)

Tab. 8.15 Befundkontrolle nach 14 Tagen

Beschreibung der *aktuellen Beschwerden*	Schmerz an Ferse, Thorax-, Schulter- und Kopfschmerz sind nicht mehr aufgetreten
Myofaszialer Zehnertest *verändert*	2 (Bein) + 3 (Becken) links 4 (unterer Thoraxeingang) rechts 5 (oberer Thoraxeingang) links
LWS/BWS	
Vorbeuge	Vorlaufphänomen links
Seitneige	Endsynkinese links fehlt
Patrick-Kubis-Test	Links positiv
Gebeugte Adduktion	Rechts positiv
Gezielte Untersuchung Becken/LWS	Blockierung SIG links

Funktionsdiagnose (2. Arbeitsdiagnose, ➤ Tab. 8.16) nach Befundkontrolle (➤ Tab. 8.15, 14 Tage nach Erstbehandlung)
Sensomotorische Dysfunktion der Gangdynamik (Standphase) mit Beckenverwringung.

Tab. 8.16 Funktionsdiagnose

Befund	Behandlung	Wirkungskontrolle
Beckenverwringung	Relaxation der Beckenringspannungen (➤ Kap. 8.10.6)	• Patrick-Kubis symmetrisch • Gebeugte Adduktion symmetrisch
Verbliebene Federungsstörung SIG links	Mobilisation/Manipulation mit Kreuzgriff (➤ Kap. 8.10.2)	Seitneige i. Stehen: Seitneigesynkinesen harmonisch
Koordination der Gangdynamik	Zum Beispiel PSF nach Janda (➤ Kap. 8.12.11)	

Beratung zur Rezidivprophylaxe: Schwimmen im Training zu gleichen Teilen mit den anderen Komponenten des Triathlon und zur Schreibtischarbeit als ausgleichenden Faktor berücksichtigen.

Zusammenfassung

Anfangsbefunde: myofaszialer Zehnertest zeigt dekompensierte Region an (thorakolumbal). Summe der regionalen Bewegungs- und Spannungsbefunde im Hinblick auf die dekompensierte Region gibt Hinweis auf kaudokraniale Verkettung (BWS, ZTÜ, obere Rippen, Halsbeuger).
Kaudale Befunde scheinen *eigenständiger* Genese zu sein.
Therapieentscheidung aus diesen Überlegungen *(1. Arbeitsdiagnose):*

- Behandlung der thorakolumbalen Region und danach verbleibende Befunde aus der Kette nach kranial.
- Schrittweise Entwicklung in Abhängigkeit von der reflektorischen Veränderung der Spannungszeichen:
  - Mobilisation bei Muskelspannung in Funktionsketten
  - Manipulation bei geringer, segmental begrenzter Muskelspannung

Befundkontrolle bei Wiedervorstellung; keine Rezidive in behandelten Regionen; das bedeutet Bestätigung der 1. Arbeitsdiagnose
Anpassung in Becken und LWS an kaudal verbliebene Funktionsstörungen führen zur Therapieplanung mit *2. Arbeitsdiagnose:*

- Behandlung Beckenverwringung
- Anleitung zu Koordinationsverbesserung der Gangdynamik unter Beachtung der Stabilisierung von Rumpf und Becken

Prognose durch gute Compliance des Patienten: schnelle Funktionsverbesserung, keine weitere Wiedervorstellung.

8

KAPITEL

9 Untersuchung und Behandlung des Thorax und der Brustwirbelsäule

9.1 Vorbemerkungen zur funktionellen Anatomie

Rippen, Wirbelsäule und Sternum sind zur käfigähnlichen Konstruktion des Thorax verbunden: Vorn wird er durch das Sternum stabilisiert. Dorsal ist die Brustwirbelsäule beweglich eingebunden. Charakteristisch sind vielfältige ligamentäre Verbindungen mit den Rippen. Dadurch kommen lange Hebelarme zustande, die gewebeschonend geführte und begrenzte Bewegungen ermöglichen.

BWS und Thorax bilden das bewegungsberuhigte Zentrum des Körperstamms. Die Nachbarabschnitte und die Arme bewegen sich in Relation zum Thorax.

Die Rippenpaare I–VII sind am vorderen Ende durch Knorpelspangen fest-elastisch mit dem Brustbein und somit untereinander verbunden. Die Beweglichkeit der BWS wird dadurch erheblich eingegrenzt. Die Rippen VIII–X sind über den knorpeligen Rippenbogen indirekt an das Sternum angeheftet. Die Bewegungshemmung der BWS wird nach unten zunehmend weniger wirksam. Die Rippenpaare XI und XII enden stark verkürzt im Gewebe der dorsolateralen Bauchwand. Die letzten drei Bewegungssegmente der BWS werden von ihnen kaum behindert, somit finden wir hier die größte Rotationsmöglichkeit. An einer harmonischen Rumpfbeweglichkeit sind alle Segmente, einschließlich der Lendensegmente, beteiligt.

9.1.1 Anatomische Besonderheiten und Bewegungen der Brustwirbelsäule

Die Brustwirbelsäule ist mit zwölf Wirbeln und den dazugehörigen Bewegungssegmenten der längste Abschnitt der Wirbelsäule (➤ Abb. 7.1). Sie hat die relativ niedrigsten Bandscheiben (Höhenverhältnis Bandscheibe zu Wirbelkörper = 1 : 5), die die geringe Beweglichkeit der meisten Segmente anzeigen. Die Dornfortsätze sind lang und schräg abwärts gerichtet. Ihre gut palpierbaren Spitzen liegen in der Höhe des nächsttieferen Wirbels. Die Gelenke befinden sich tief unter den Rückenstreckermuskeln. Die Gelenkspalte stehen fast frontal und gering nach vorn gekippt: Der Neigungswinkel gegen die Deckplatte beträgt bei Th12 um die 80°, bei Th1 etwa 60°. Die Kippung wird also von unten nach oben stärker und nähert sich allmählich den Verhältnissen der HWS. Die Gelenkspalte stehen auf einem nach vorn offenen Bogen. Der dorsale Öffnungswinkel liegt bei Th2–Th11 um die 220°. Bei dieser Gelenkstellung ist jede Bewegungsrichtung möglich, lediglich ventral gerichtete Scherkräfte werden neutralisiert.

Nach ihren Funktionsmerkmalen kann man die BWS in drei Abschnitte einteilen.

Am Übergang von der HWS in die BWS wandelt sich die Funktion im Verlauf mehrerer Segmente. Die Rotation in der oberen BWS entsteht nur als fortgeleitete HWS-Drehbewegung etwa bis Th3 hinunter. Dieser Abschnitt wird auch als *zervikothorakaler Übergangsbereich* (ZTÜ) bezeichnet.

Kräfte der Schultergürtelbewegungen beeinflussen die *obere BWS* vor allem bis Th6. Das verteilt die Bewegungsbelastung der Halswirbelsäule bis in die obere Brustwirbelsäule.

In der *mittleren BWS* (Th4–Th9) wird der „Käfigcharakter“ des Thorax durch das eingebundene Sternum am deutlichsten. Mehrsegmentale Funktionsstörungen der Wirbelsegmente sind hier häufiger als in anderen Wirbelregionen und sollten dann immer den Verdacht auf viszerovertebrale reflektorische Reaktionen lenken.

Das Funktionsverhalten von BWS zu LWS wechselt abrupt. Der Übergangswirbel ist meistens Th12, selten L1. Er trägt kranial thorakale und kaudal lumbale Gelenkformen. Meistens hat das Segment Th12/L1 lumbales Verhalten. Dieser Abschnitt wird auch als *thorakolumbaler Übergangsbereich* (TLÜ) bezeichnet.

Untersuchungen zu maximalen Bewegungsausschlägen der einzelnen thorakalen Segmente sind uns nicht bekannt. Die Summe von *Ante- und Retroflexion* lässt sich aus den Angaben von Kapandji für die BWS mit 70° errechnen. In die untere BWS setzt sich die Extensionsbewegung der LWS fort, die Flexion ist in dieser Region meist weniger ausgeprägt. Bei klinischer Untersuchung wird von Th1 an abwärts zunächst eine Abnahme der Bewegungsgrößen erkannt, das Beweglichkeitsminimum wird bei Th6–Th8 getastet. Unterhalb davon nehmen die Ausschläge schnell zu und erreichen bei Th12 ihren größten Wert, um dann abrupt in die geringe Beweglichkeit des ersten Lumbalsegments überzugehen. Daran ist das Übergangssegment klinisch zu erkennen.

Die *Rotationsbeweglichkeit* der BWS wird mit insgesamt 35° angegeben. An der Rumpfrotation mit synkinetischer Seitneige sind in harmonischem Spannungsbogen untere BWS und LWS beteiligt. Segmentale Messungen der Drehbewegungen während des Gehens zeigen die größten Rotationsausschläge im Bereich Th7–Th12. In Übereinstimmung damit ist bei klinischer Untersuchung die größte Rotationsbeweglichkeit in der unteren BWS zu finden. Allerdings werden beim Gehen synkinetische Rotationen, die die Seitneige begleiten, gemessen und wahrscheinlich nicht die maximale Rotation. Die Gesamtbeweglichkeit der Rumpfrotation liegt bei jungen Erwachsenen zu jeder Seite bei 60°–80°. Bei steifem Bewegungstyp im späteren Erwachsenenalter kann sie auf 30°–40° zurückgehen.

Die *Seitneigebewegung der BWS* wird für die ganze BWS mit 20° auf jeder Seite angegeben. Der Krümmungsbogen der langen BWS ist bei Seitneige deshalb viel flacher als der der LWS, die den gleichen Neigungswinkel auf nur fünf Segmente verteilt. Seitneige und Rotation sind miteinander synkinetisch verbunden. Während der Seitneigung schieben sich wie in der LWS die Gelenkfacetten der Neigungsseite übereinander und auf der Gegenseite gleiten sie auseinander (➤ Kap. 8.2).

Während passiv eingestellter Seitneige zeigen die Segmente der oberen und mittleren BWS einen an die Atemphasen gekoppelten alternierenden Spannungswechsel (➤ Kap. 9.7.4).

9.1.2 Anatomische Funktionsmerkmale und Bewegungen des Brustkorbs

Thoraxbewegungen entstehen durch folgende Kräfte:

- Die *elastischen Kräfte* der passiven Konstruktion streben eine bestimmte Ruhestellung an.
- Die *Muskelkräfte* bewirken Bewegungen durch Verformen des Brustkorbs auch gegen dessen Elastizität. Die Muskelkräfte wirken in verschiedenen Richtungen, teils regional, teils auf die ganze Thoraxregion.

An den *zwölf Brustwirbeln sind zwölf Rippenpaare* befestigt, jede Rippe mit zwei Gelenken: Das *Kostotransversalgelenk* verbindet sie mit dem Querfortsatz. Die Köpfchen der Rippen I, XI und XII verbinden sich im *Kostovertebralgelenk* mit dem gleichnamigen Wirbelkörper. Die Köpfchen der übrigen Rippen liegen am nächsthöheren Bandscheibenraum, haben mit den Kanten der beiden benachbarten Wirbelkörper je eine Gelenkverbindung und dazwischen eine Bandbefestigung an der Bandscheibe, die das Kostovertebralgelenk in zwei Kammern teilt. Die Bewegungsachse der Rippen geht durch das Rippenköpfchen und das Kostotransversalgelenk. Diese Achsen verlaufen schräg von vorn innen nach hinten seitlich, wodurch das Rippenpaar bei Inspiration nach vorn gehoben wird. Die Achsen der unteren Rippen divergieren weniger und die Rippen führen stärker seitwärts gerichtete, flügelähnliche Bewegungen aus. In der kostosternalen Verbindung bestehen keine Gelenke, obwohl hier Spalte auftreten können. Schmerz in diesem Bereich ist am häufigsten myofaszial verursacht.

9

Bei der Aufrichtung der BWS wirkt die interskapulare Muskulatur als Gegenspieler der vorderen Brustwandmuskulatur mit.

Außenrotation der Arme streckt die BWS und beeinflusst dadurch die Ventilation.

Die Bewegungen des Thorax sind Bestandteil der *Ventilation* und begleiten die beschriebenen Bewegungen der BWS. Beide Bewegungsanteile kombinieren und beeinflussen sich. Deshalb muss für die Untersuchung der Ventilation eine definierte Ausgangsstellung des Rumpfs eingenommen werden (➤ Kap. 9.2.6). Die thorakalen Ventilationsbewegungen bewirken eine Erweiterung des Thoraxraums während der Inspiration und eine Verkleinerung des Thoraxvolumens während der Exspiration. Bei der Inspiration müssen die Muskelkräfte der Thoraxwand den nach einwärts gerichteten Zugkräften des Zwerchfells sowie der Bauchwandmuskulatur einen Gegenhalt bieten. Für die Thoraxmotorik steht die Ventilation so im Vordergrund, dass sogar die Muskeln der Thoraxwand in die Kategorien Exspirations- und Inspirationsmuskeln eingeordnet werden.

Der Thorax erweitert sich inspiratorisch nach seitlich, hinten und vorn. Die obere Hälfte erweitert sich vor allem im anteroposterioren Durchmesser, die untere in den Flanken vorwiegend seitwärts. Es scheint eine Korrelation zwischen einerseits flacher BWS-Krümmung und großer Thoraxexkursion während der Atmung und andererseits starker BWS-Kyphose und wenig beweglichem Thorax zu geben. Die Art der Thoraxbewegung ist von der Körperlage abhängig. In Bauchlage führt die inspiratorische Erweiterung zu mehr Kyphosierung (Anteflexion) der BWS. Das wird bei der orientierenden Beweglichkeitsprüfung („Atemwelle") (➤ Kap. 7.6) ausgenutzt.

Von der Rippenmotorik erwarten wir, dass die Bewegungen symmetrisch erfolgen und dass sich die Interkostalräume während der Inspiration erweitern und während der Exspiration verschmälern. Darauf bauen Untersuchungsverfahren der Rippenbeweglichkeit auf. Ausgeprägte Skoliosen stören die Symmetrie.

9.1.3 Funktionsbeziehungen zu den Nachbarabschnitten

Beziehungen zur LWS

Die Fascia thoracolumbalis ist in der unteren BWS und in der LWS als sehr feste aponeurotische Platte ausgebildet. Zusammen mit den hinteren Anteilen dieser Wirbelsäulenabschnitte baut sie eine osteofibröse Röhre auf, die der autochthonen Rückenmuskulatur dieses Bereichs erst zu ihrer ökonomischen Wirksamkeit verhilft.

Die LWS ist in Rückbeuge beweglicher als die BWS; bei Störungen der BWS-Streckung wird in die LWS ausgewichen. Lordotische Neutralhaltungen der unteren BWS sind verlängerte oder verschobene lumbale Lordosen. Sie entstehen bei einem Übergewicht des dorsolumbalen M. erector spinae gegenüber der oberen Bauchwandmuskulatur. Das hat auch Beziehungen zu Ventilationsstörungen (thorakale Hochatmung).

Die unteren Rippen sind über den M. serratus posterior inferior und den M. quadratus lumborum mit der LWS verbunden und vermitteln Funktionsbeziehungen von BWS und LWS.

Das Zwerchfell als Hauptmuskel der Ventilation trennt räumlich die Organe im Thorax von denen im Bauchraum und gleichzeitig ist es Durchgangsraum für die Verbindungen, die ihre Funktion gewährleisten (arterielle und venöse Gefäße, Oesophagus, Lymphbahnen wie der Ductus thoracicus, etc.).

Beziehungen zur HWS und zum orofazialen System

Die Beziehungen zur HWS ergeben sich aus dem Weiterlaufen von HWS-Bewegungen in die obere BWS einerseits und dem Einfluss der Ventilationsmotorik auf die zervikothorakale Übergangsregion andererseits. Das gilt vor allem bei unökonomischer Ventilation. Eine der pathogenetischen Beziehungen besteht darin, dass die erste und zweite Rippe bei thorakaler Hochatmung durch die Mm. scaleni angehoben werden.

Vermittler sind außerdem die vom Thorax zum Kopf ziehenden Muskeln, die auch für die HWS-Statik bedeutsam sind. Die orofaziale

Muskulatur liegt im Netzwerk der motorischen Verkettungen des Körpers am kranialen Ende. Kaumuskeln und hyoidale Muskeln kompensieren zusammen mit den tiefen Halsbeugern die Wirkung verspannter Nackenstreckmuskeln bei der Balancierung des Kopfes (➤ Kap. 11.1.3)

Die Region zwischen C2 und Th4, die Kopfgelenke und das orofaziale System sind folglich bei HWS-, BWS-, Rippen- oder Ventilationsstörungen immer zu beachten.

Beziehungen zum Schultergürtel

Die Schultergürtelmuskeln gurten Arm und Schulterblatt stabilisierend an den Thorax an. Der Thorax ist das ideale Widerlager für Bewegungen des Schultergürtels. Gleichzeitig richtet die Interskapularmuskulatur als Pelotte die Brustwirbelsäule auf und wölbt den Thorax nach vorn.

9.1.4 Funktionsbeziehungen zu den inneren Organen

Durch die segmentale Ordnung im Bereich der Spinalwurzeln besteht eine neurophysiologische Verbindung zwischen dem Bewegungssystem und den inneren Organen. Reaktionen (reflektorisch-algetische Krankheitszeichen, RAK) auf afferente Reize entstehen in den Segmenten, aus denen der Reiz stammt. Die Lokalisation der RAK aus inneren Organen ist entsprechend ihrer Innervation immer mehr segmental. Eine Systematik der reflektorischen Reaktionen innerer Organe im Bewegungssystem wurde von Hansen und Schliack empirisch erhoben und zusammengestellt. ➤ Tab. 9.1 zeigt Organe, deren reflektorische Reaktionen sich an den Thoraxgeweben (Haut, Muskeln, Periost, Wirbelsegmente) manifestieren.

Köberle fand bei obstruktiven Atemwegserkrankungen Funktionsstörungen vorrangig in den Segmenten Th7–Th10.

Klinischer Hinweis

Die Summe der Beschwerden und Störungen eines inneren Organs in Kombination mit den lokalen und als Fernwirkung ausgelösten Funktionsstörungen und den reflektorisch-algetischen Zeichen aus dem Bewegungssystem wird *Verkettungssyndrom* genannt.

Tab. 9.1 Reflektorische Zeichen aus Erkrankungen der inneren Organe

Organ	Segmentale Zuordnung
Herz	Th3–Th6
Pleura	Th3–Th10
Leber und Galle	Th7–Th9 und Th11–L1 rechts
Magen	Th4–Th5 und Th7–Th8 links
Duodenum	Th4–Th5 und Th7–Th8 rechts
Nieren	Th10–Th12

Praktischer Hinweis

- In der Diagnostik muss entschieden werden, ob die Ursache der Reaktionen im Bereich der inneren Organe oder des Bewegungssystems oder in beiden Systemen liegt.
- Die Diagnostik muss immer erst die Aktualität und Ausprägung der inneren Erkrankung klären, bevor in der Wertung darüber entschieden werden kann, wann die Behandlung der reflektorischen Zeichen im Therapiekonzept beginnt.

9.2 Regionale orientierende Untersuchung der BWS und der Rippen

Folgende Hinweiszeichen aus der umfassenden orientierenden Untersuchung führen in die Region BWS und hier zur erweiterten orientierenden Untersuchung:

- Im Gehen und Sitzen zeigt sich eine Verschiebung der Hauptrotation aus dem unteren thorakalen Segment nach kranial (➤ Kap. 7.2.1, ➤ Kap. 7.5.1).
- Bei Seitneige des Rumpfs fehlen eine oder beide Anfangssynkinesen (➤ Kap. 7.4.2).
- Die „schräge Vorneige" ergibt asymmetrische oder beidseits erhöhte Spannungszeichen (➤ Kap. 7.5.3).
- Atemwelle in Bauchlage (➤ Kap. 7.6):
  - Fehlende Entfaltung einer BWS-Strecke bei Einatmung lässt Flexionsstörung, fehlende Annäherung der Dornfortsätze bei Ausatmung Retroflexionstörung vermuten.
  - Bei aktiver Flexion und Retroflexion des Rumpfs konnte die Bewegungshemmung ebenfalls gesehen werden (➤ Kap. 8.3.2, ➤ Kap. 8.3.3).
- Ein asymmetrischer Thoraxeindruck ist grober Hinweis auf eventuelle Bewegungsstörungen der Rippen (➤ Kap. 9.2.5).
- Im myofaszialen Zehnertest sind die Tests 3–5 auffällig, Asymmetrien in den Tests 7–9 können mit zu den Hinweisen zählen (➤ Kap. 7.7).

Klinischer Hinweis

Bei Verdacht auf Weichteilverletzungen und Strukturkrankheit der Wirbelsäule ist die isometrische Anspannung vor den passiven und segmentalen Untersuchungen angezeigt.

Praktischer Hinweis

Ausgangsstellung für alle orientierenden Untersuchungen der ➤ Kapitel 9.2.1 bis ➤ Kap. 9.2.4 ist der Reitsitz am Bankende. Durch die Fixation des Beckens werden die Bewegungen stärker in die BWS geleitet. Hüftkranke, die den Reitsitz nicht ausführen können, sitzen mit geschlossenen Beinen und müssen die Knie zusammendrücken.

➤ Tab. 9.2 gibt einen Überblick über die regionale orientierende Untersuchung von BWS und Rippen.

9

Tab. 9.2 Regional orientierende Untersuchung von BWS und Rippen

Regional orientierende Untersuchung im Sitzen und Liegen	Mögliche Lokalisation einer Funktionsstörung
Isometrische Schmerzprüfung	
Alle Richtungen schmerzhaft	Möglicher Stabilitätsverlust
Einzelne Richtung/en schmerzhaft	Schmerzhafte Muskelverspannung
Rumpfrotationstest im Sitzen*	
Symmetrie der Rotationsbeweglichkeit	Gesamte BWS
Symmetrie der Rotationsspannung	Gesamte BWS
Rotationssegment	ZTÜ oder weiter kranial?
*„Schräge Vorneige"**	ZTÜ
Retroflexion im Reitsitz aktiv	Auffälligkeiten in oberer, mittlerer und unterer BWS
Anteflexion im Reitsitz, aktiv und passiv	Auffälligkeiten in oberer, mittlerer oder unterer BWS
„Atemwelle in Bauchlage"*	
Blick tangential von der Seite	Gestörter Bereich der Hebung → VD Flexionsstörung, gestörter Bereich der Senkung → VD Extensionsstörung
Blick von kranial oder kaudal	Thoraxasymmetrie
Seitenvergleichende Palpation der Thoraxbewegung bei Atmung	Differenzierung Senkungs- oder Hebungsstörung
Betrachtung von der Seite	Ventilationstyp
Palpation der Zwerchfellspannung	• Ausgeglichen/verspannt/schmerzhaft verspannt • Symmetrie/Asymmetrie
Federungsprüfung in Bauchlage	• *Segmentale Eingrenzung der Orientierungsbefunde* • Klinische Differenzierung lokale Hypermobilität

Mit * gekennzeichnete Untersuchungen sind Teil der umfassenden orientierenden Untersuchung.

9.2.1 Isometrische Anspannung in allen Bewegungsrichtungen

Der Widerstand gegen die *Rotationsrichtung* wird gleichzeitig an beiden Schultern gegeben: von hinten an der Schulter der Rotationsrichtung, an der Gegenschulter von vorn (➤ Abb. 9.1).

Widerstand gegen die *Retroflexionsspannung* gibt der Behandler mit einer Hand am oberen Thorax von hinten und den Gegenhalt mit der anderen am unteren Sternum (➤ Abb. 9.2).

Bei *Prüfung der Anteflexion* gibt die Hand am oberen Sternum den Widerstand, die andere den Gegenhalt über der unteren BWS (➤ Abb. 9.3).

Der Widerstand für die isometrische Anspannung der *Seitneige* wird an der Schulter der Neigungsseite gegeben, die andere Hand hält am Beckenkamm gegen (➤ Abb. 9.4).

Klinischer Hinweis

- Schmerz in einer Richtung ist Hinweis auf die in dieser Richtung aktiven Muskeln.
- Schmerz in (fast) allen Richtungen ist Hinweis auf Stabilitätsverlust der BWS (z. B. durch Osteoporosefrakturen, Trauma, Metastase) und erfordert ärztliche differenzialdiagnostische Klärung!

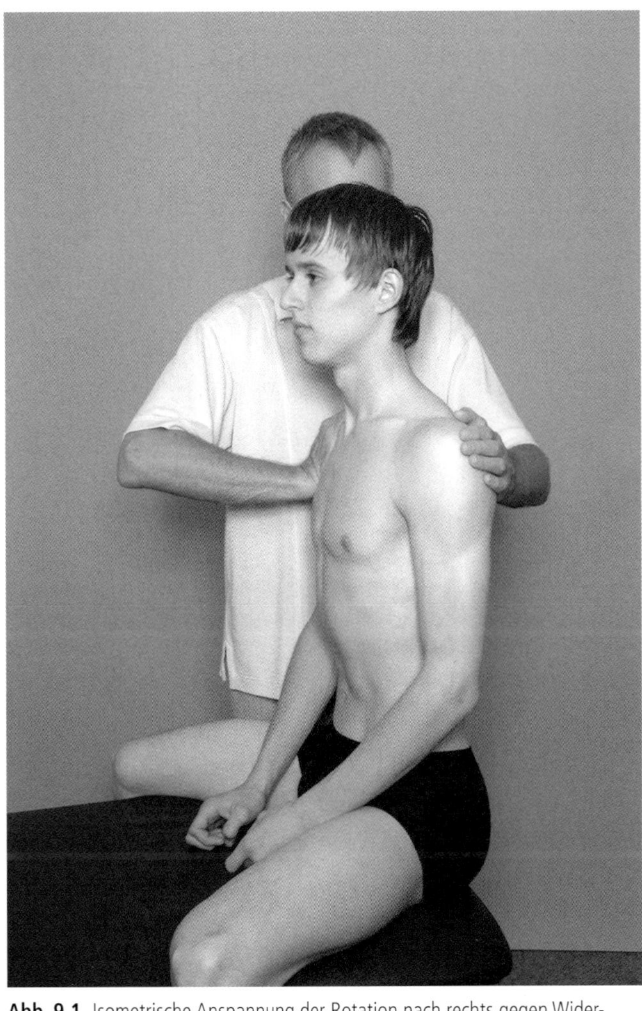

Abb. 9.1 Isometrische Anspannung der Rotation nach rechts gegen Widerstand. [K325]

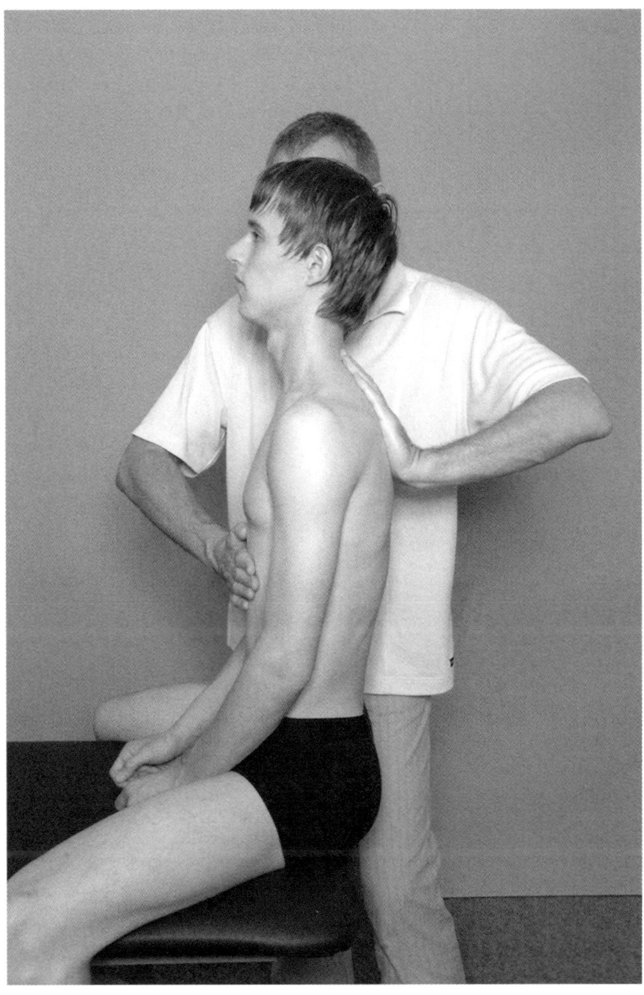

Abb. 9.2 Isometrische Anspannung der Retroflexion gegen Widerstand. [K325]

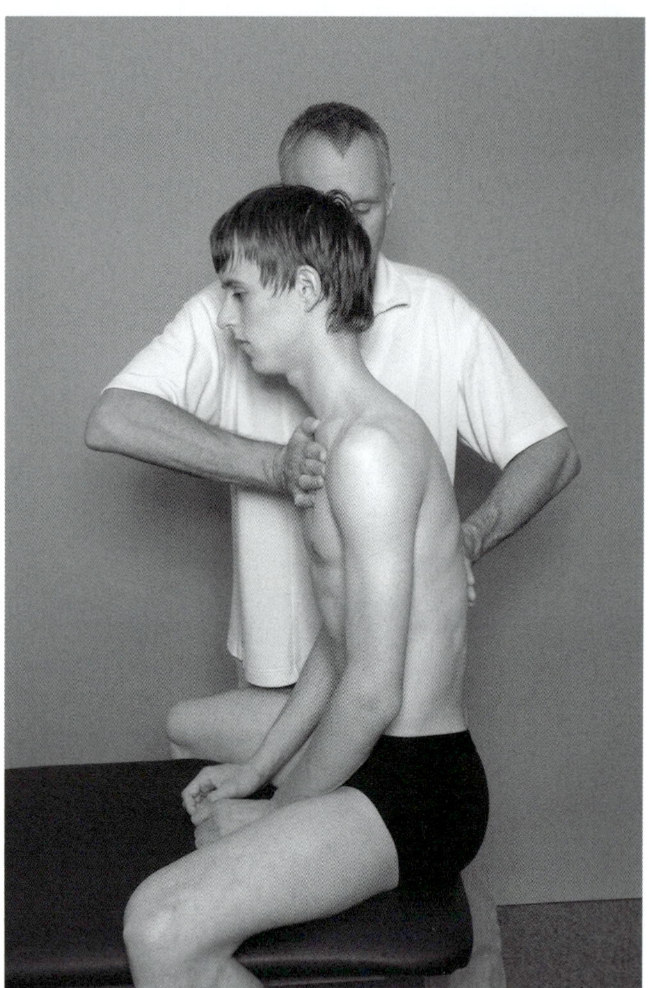

Abb. 9.3 Isometrische Anspannung der Anteflexion gegen Widerstand. [K325]

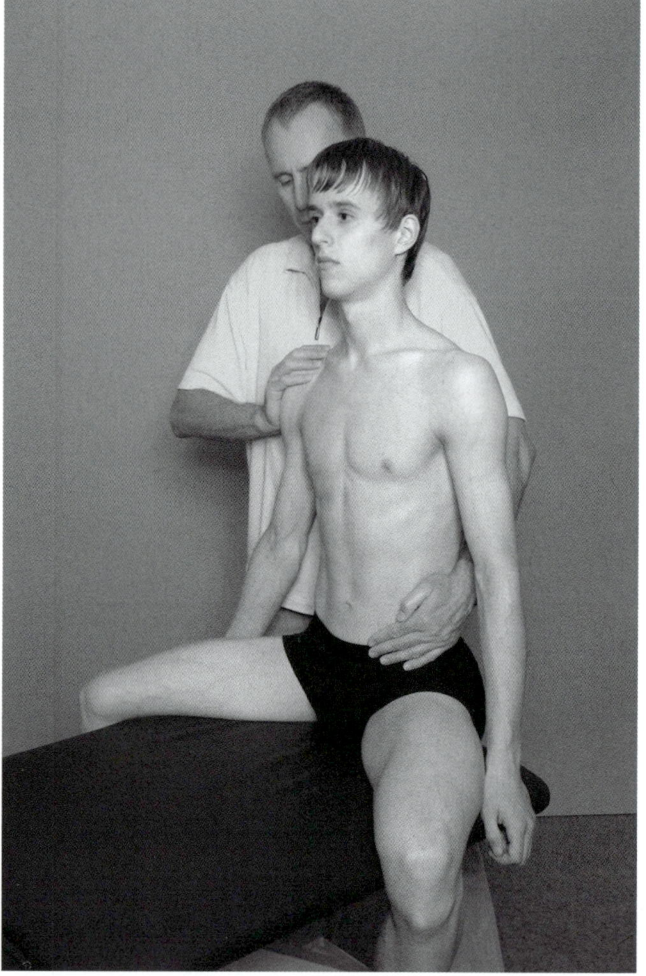

Abb. 9.4 Isometrische Anspannung der Seitneige nach rechts gegen Widerstand. [K325]

9.2.2 Retroflexion im Reitsitz

➤ Abb. 9.5: Der Patient legt seine Hände in den Nacken. Er spreizt die Ellbogen zur Seite. Das stabilisiert HWS und Schultergürtel und führt die Bewegung bevorzugt in die BWS. So ist die Rückbeuge auch für Schwindelpatienten ausführbar. Der Untersucher steht hinter dem Patienten, der sich aktiv zurückbeugt.

Klinischer Hinweis

Die Wirbelsäule folgt der Retroflexionsbewegung in harmonischem Bogen. Bereiche, die unharmonisch steil gestellt bleiben, weisen auf Funktionsstörungen hin.

9.2.3 Anteflexion im Reitsitz

➤ Abb. 9.6: Der Patient legt seine Hände in den Nacken, die Ellbogen sind nach vorn gerichtet. Er führt die Ellbogen zum Nabel, damit buckelt vor allem die BWS aus.

Bewertung

Die BWS bildet einen harmonischen Bogen. Der thorakolumbale Übergang ist normalerweise etwas flacher konturiert, der zervikothorakale etwas vorgebuckelt. Steilgestellte Bereiche weisen auf Funktionsstörungen hin.

Der Untersucher steht seitlich und fasst die Ellbogen des Patienten von oben. Er prüft, ob die aktiv erreichte Anteflexionsstellung sich passiv vergrößern lässt (➤ Abb. 9.6). Fehlender Zuwachs kann aus aktiven oder passiven Strukturen kommen. Sofort anschließend kann die Irritation eines Interspinalbands palpatorisch differenziert werden (➤ Kap. 9.7.1).

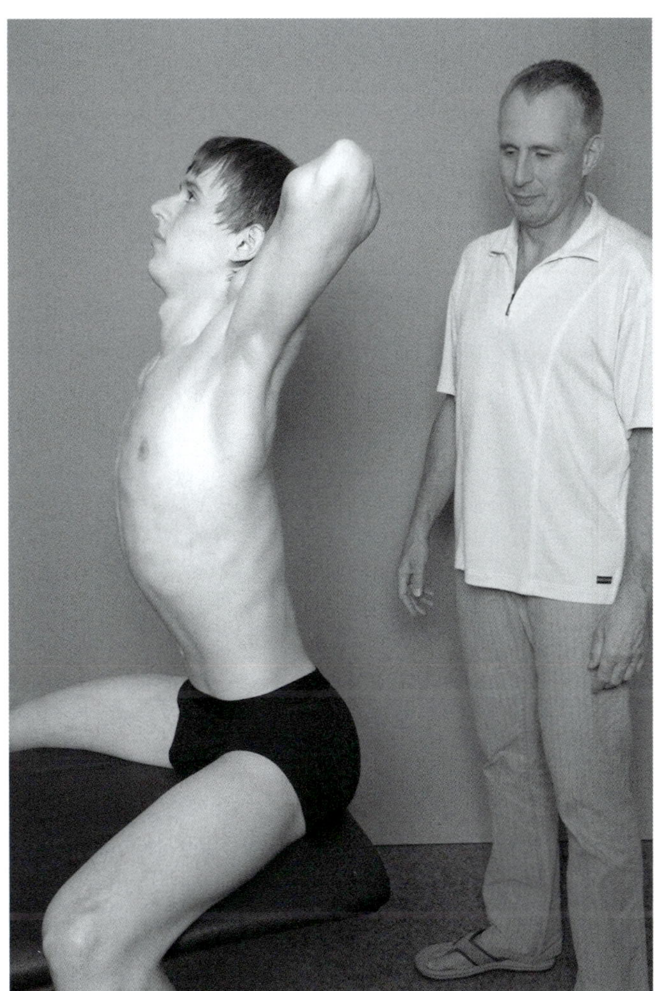

Abb. 9.5 Aktive Retroflexion im Reitsitz am Bankende. Zur Stabilisierung des Schultergürtels sind die Ellbogen zur Seite gespreizt. [K325]

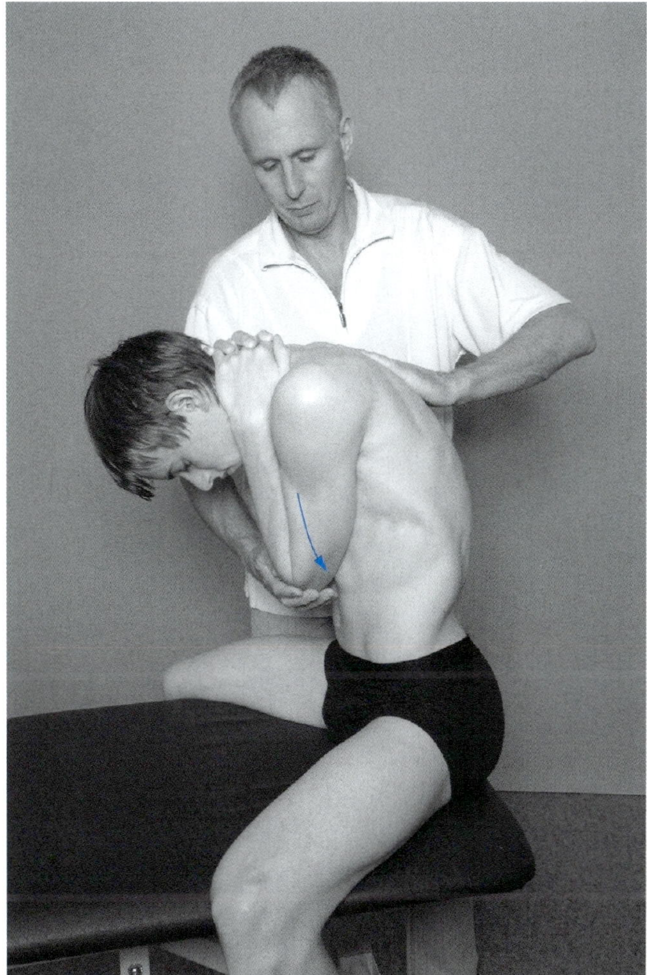

Abb. 9.6 Aktive Anteflexion der BWS im Sitzen mit passiver Weiterführung der Bewegung. [K325]

9.2.4 Seitenvergleich der aktiven und passiven Rotation im Reitsitz

Seitenvergleichende aktive Rotation ist Teil der umfassenden orientierenden Untersuchung. Dabei wird auf Symmetrie der aktiven Bewegung geachtet und darauf, ob die Bewegung harmonisch bis zum thorakolumbalen Übergang durchläuft (➤ Kap. 7.5.1). Erweitert wird diese Information in der regionalen Orientierung durch Umfang der aktiven Beweglichkeit und die Elastizität bei passivem Nachführen.

➤ Abb. 9.7: Der Patient hält die Hände im Nacken verschränkt, die Ellbogen sind nach vorn gerichtet. Die Untersucherin steht hinter ihm.

1. Der Patient *dreht aktiv seinen Oberkörper* langsam zur einen und dann zur anderen Seite bis zum Bewegungsende. Die Untersucherin schätzt die erreichten Rotationswinkel. Ihr Ausmaß sollte symmetrisch sein und etwa 50°–60° erreichen.
2. Die Untersucherin steht hinter dem Patienten, fasst vorn die geschlossenen Ellbogen des Patienten und führt von dort die *Rotation passiv* bis zum Bewegungsende. Sie vergleicht den Bewegungsausschlag beider Seiten und tastet die Härte des Widerstands („Anschlags") am erreichten Bewegungsende.

Klinischer Hinweis

Asymmetrie der Rotation im Reitsitz und harter Endwiderstand sind Hinweise auf Funktionsstörungen der BWS oder der Rippen sowie Muskelverspannung. Starke Asymmetrie und erhebliche beidseitige Einschränkung sind Hinweise auf Funktionsstörung thorakolumbal mehrsegmental, evtl. pathomorphologisch bedingt (frühes Zeichen des Morbus Bechterew).

9

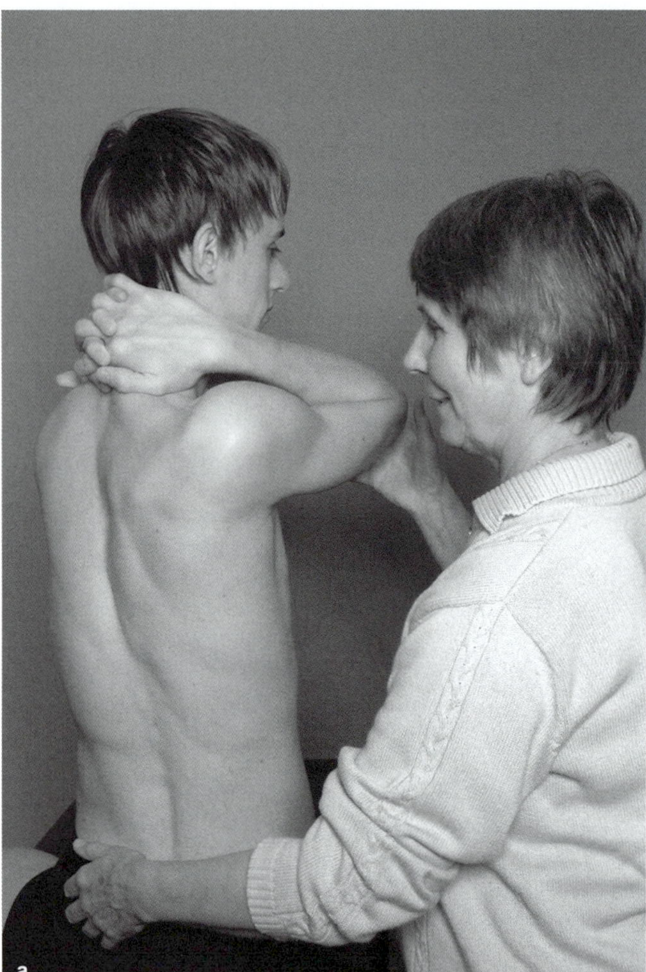

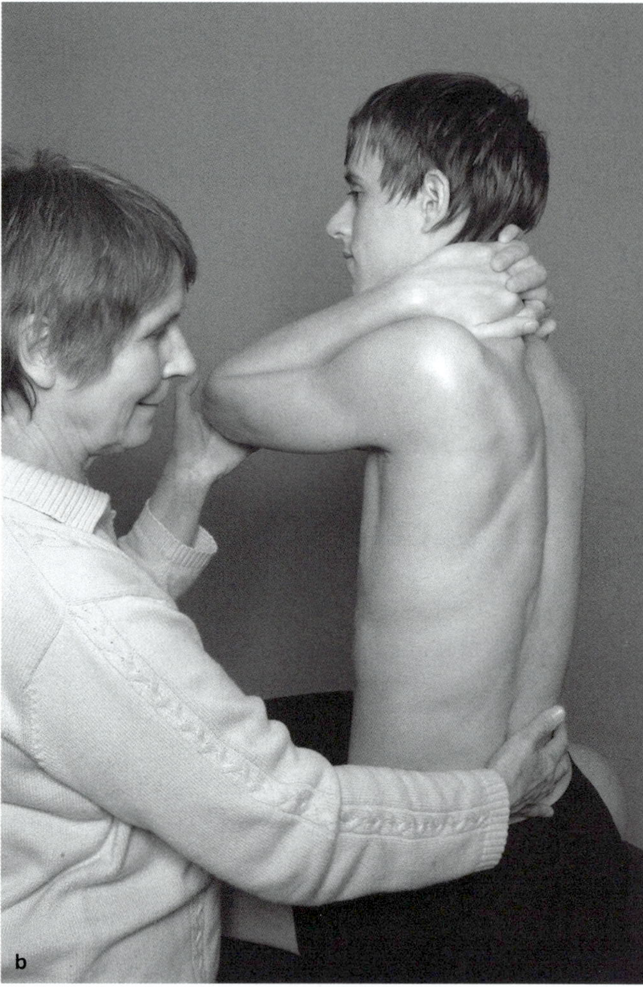

Abb. 9.7 Orientierende Untersuchung der Gesamtrotation der BWS.
a) Nach rechts in geführter aktiver Bewegung. Sichtbar ist eine langstreckige Störung thorakolumbal und eine kurzbogige Störung etwa in Höhe Th4.
b) Nach links in geführter aktiver Bewegung zum Seitenvergleich mit rechts. Die Rotationskurve ist im Vergleich zu rechts harmonischer. [K325]

9.2.5 Inspektion der Thoraxform und Palpation der Thoraxbewegung in Bauchlage

9

Durch die Beobachtung vom Kopf- oder Fußende her können aus der Thoraxform Rückschlüsse auf die Rippenbewegung gezogen werden. Das Schauen ist hierbei auf den *Formeindruck,* nicht auf den Bewegungseindruck gerichtet. Erwartet wird, dass beide Thoraxhälften einen symmetrischen Eindruck vermitteln. Asymmetrien mit einseitig flacherem oder höherem Thorax deuten auf Rippenbewegungsstörungen hin. Ob sich die flacher erscheinende Seite in der Atembewegung nicht ausreichend hebt oder die höhere Seite nicht vollständig senkt, ist aus diesem Befund nicht zu erschließen. Es bedarf dazu der nachfolgend beschriebenen Untersuchung mit Palpation

Praktischer Hinweis

Nur deutliche Befunde haben orientierenden Charakter. Sie sind von der Kopflage (nach rechts oder links rotiert) unabhängig. Bei groben Formveränderungen des Thorax, z. B. bei Skoliosen, ist diese orientierende Untersuchung nicht sinnvoll.

➢ Abb. 9.8: Der Patient liegt entspannt auf dem Bauch. Der Untersucher steht seitlich und legt die flachen Hände auf den Thorax. Sie folgen der Bewegung beider Thoraxhälften und registrieren Ablauf und Ausmaß der Bewegung bei der Atmung. Erwartet wird seiten-

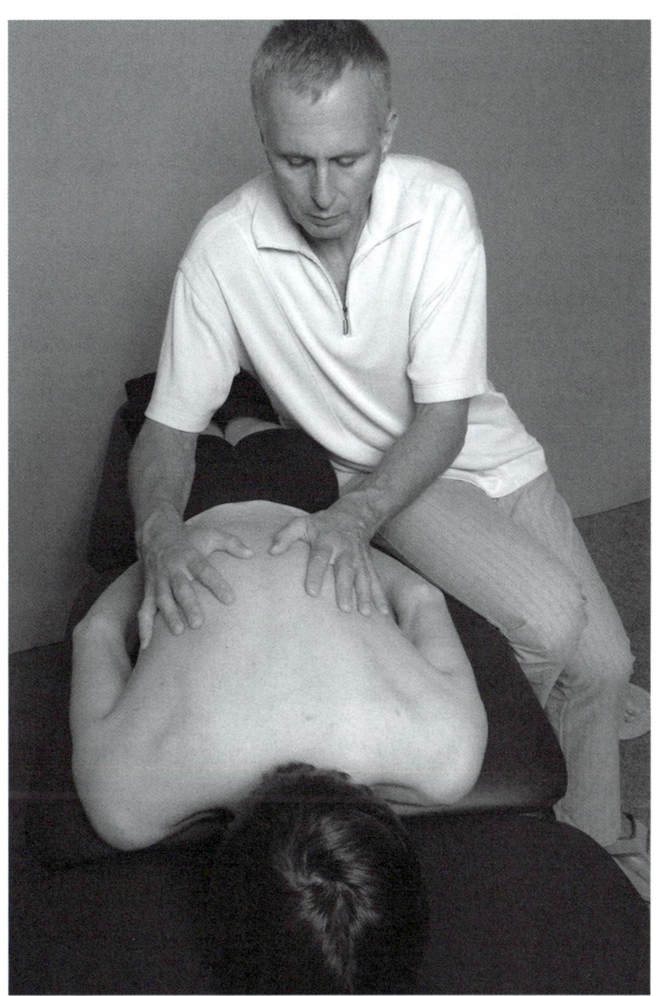

Abb. 9.8 Orientierende Untersuchung der Atembewegungen des Thorax. Palpationsmerkmal: vorzeitiges Ende der Inspirations- oder Expirationsbewegung einer Seite. [K325]

gleiche Entfaltung und Senkung. Asymmetrie im Beginn oder Ende der Hebung sprechen für Bewegungsstörung einer oder mehrerer Rippen. Verspäteter Beginn oder vorzeitiges Ende der Hebung einer Thoraxhälfte weisen auf Einatmungsstörung hin, verspätete Senkung oder vorzeitiges Ende der Senkungsbewegung auf Ausatmungsstörung. Es muss sich dabei nicht allein um Funktionsstörungen der Rippengelenke handeln. Viszerale Verursachung muss immer mitbedacht werden (➤ Kap. 9.2.6).

Klinischer Hinweis

- Eine einzelne gestörte Rippe kann die Bewegung der ganzen Thoraxseite verändern, bei Asymmetrie der Thoraxbewegung schließt sich die gezielte Untersuchung nach der sog. „Schlüsselrippe" an.
- Bewegungsstörungen mehrerer Rippen erfordern differenzialdiagnostische Erwägungen in Richtung viszeraler Erkrankung.

9.2.6 Betrachtung der motorischen Abläufe bei der Ventilationsbewegung in Rückenlage

Funktionsstörungen von BWS und Rippen sind eng mit der Atmung gekoppelt. In der orientierenden Untersuchung wird einerseits die Atembewegung zur Beurteilung der *Wirbelsäulen-Rippen-Bewegung* genutzt (Atemwelle ➤ Kap. 7.6), andererseits verlangen Bewegungsstörungen auch, die Qualität der Ventilationsbewegung zu beachten.

Zur Orientierung über den Ablauf der *Ventilationsbewegung* schaut der Untersucher von der Seite auf Bauchwand, Flanken, Sternum, Schultern, Rücken (➤ Tab. 9.3). Die Rückenlage verdeutlicht die Bauchwand- und Sternumbewegung. Einziehungen der seitlichen Bauchwand sind Ausdruck des gestörten Synergismus von Zwerchfell und Bauchmuskulatur. Die wichtigste und häufigste Störung ist die thorakale Hochatmung, die meist mit einer deutlichen Hemmung der Flankenatmung und mit vermehrter Sternumhebung, im Extremfall sogar mit einem Zurücksinken der Bauchwand, als *paradoxe Atmung* bezeichnet, einhergeht.

Klinischer Hinweis

Die orientierende Betrachtung der Ventilationsbewegung liefert wichtige Befunde für differenzialdiagnostische Überlegungen und bei der Festlegung zur Kontraindikation für manualmedizinische Therapie. Die Ventilationsbewegung kann gestört sein durch:
- innere Krankheiten,
- Störungen im Bewegungssystem oder durch
- psychisch-emotionale Ursachen.

9

Tab. 9.3 Beobachtung der Ruheatmung, orientierende Wertungsstufen für das Verhältnis von Thorakalatmung und Abdominalatmung [L106]

Untersuchungspositionen	Beobachtungsmöglichkeiten
Im Sitzen und Stehen	• von allen Seiten
In Bauchlage	• vom Kopf (den Füßen) her • von der Seite
In Rückenlage	• vor allem von der Seite • vom Kopf her, von den Füßen her
Atemtyp in Rückenlage	**Beobachtung von der Seite zeigt**
1. Reine Abdominalatmung 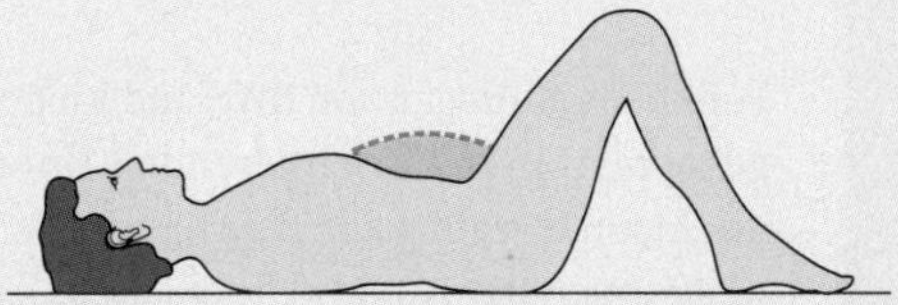	• große Atemexkursionen der Bauchwand • fehlende Sternumexkursionen
2. Vorwiegende Abdominalatmung 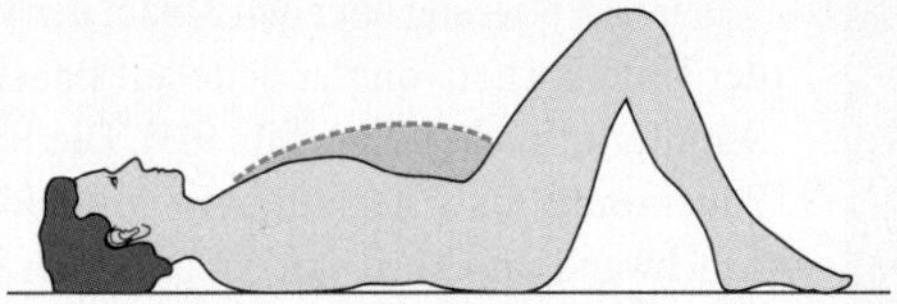	• große Atemexkursionen der Bauchwand • leichte Sternumexkursionen nach ventral
3. Gleichstarke Abdominal- und Thorakalatmung 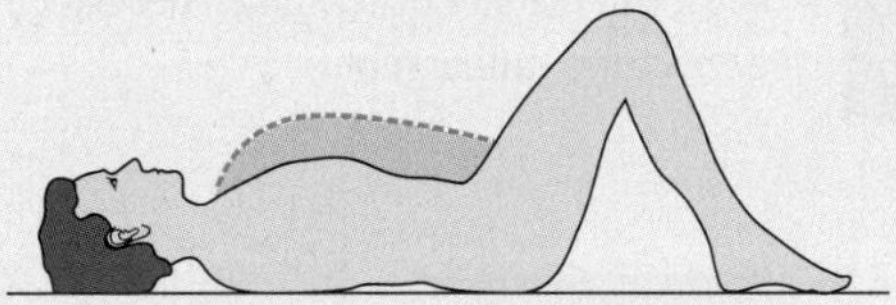	• deutliche Bauchwandexkursionen • gleichstarke Sternumexkursionen nach ventral oder ventrokranial
4. Vorwiegende Thorakalatmung 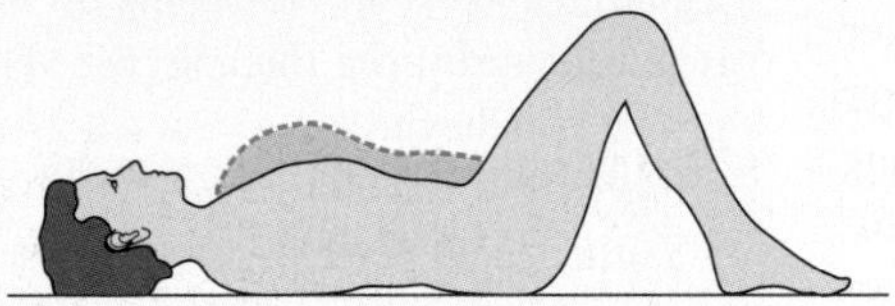	• leichte Bauchwandexkursionen • große ventrokraniale Thoraxexkursion
5. Reine Thorakalatmung 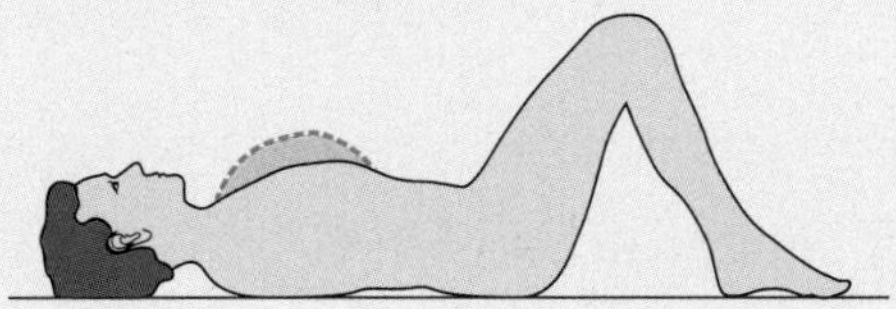	• fehlende Bauchwandexkursion • große ventrokranialwärts oder rein nach kranial gerichtete Sternumbewegungen (thorakale Hochatmung) • Extremfall „paradoxe Atmung“ (Bauchwandbewegungen invers)

9

9.2.7 Palpation der Zwerchfellspannung in Rückenlage

Die Befunde aus der umfassenden orientierenden Untersuchung – Ablauf der Ventilationsbewegung (➤ Kap. 7.4.3, ➤ Kap. 7.6) und Spannung der oberen Thoraxapertur (➤ Kap. 7.5.3) – werden vervollständigt durch die Palpation der Zwerchfellspannung. Sie wird in jedem Fall durchgeführt, wenn bei den globalen myofaszialen Spannungstests eine Spannungsasymmetrie am unteren Thorax (Test 4) begegnete.

➤ Abb. 9.9: Der Patient liegt auf dem Rücken; zur Entspannung der Bauchdecke sind die Beine angestellt. Der Untersucher steht rechts in Nabelhöhe. Die rechte radiale Handkante legt er am unteren Rippenbogen flach auf den Bauch. Die linke Hand liegt flach über den unteren Rippen. Sie schiebt den Thorax über die rechte Hand, die synchron weich unter die Rippen gleitet und die Ansätze des Zwerchfells palpiert.

Zur Untersuchung der linken Seite tritt er auf die andere Bankseite und wechselt die Hände.

Klinischer Hinweis

- Zeichen einer Störung sind
  - einseitige oder beidseitige Spannungserhöhung,
  - Gesamtspannungserhöhung,
  - mangelnde oder fehlende Verschieblichkeit der Gewebsschichten.
- Beidseitige Spannungserhöhung gekoppelt mit Einziehung der lateralen Bauchwand (M. obliquus abdominis externus beidseits) und Bewegungsminderung der Rippen VII–IX sprechen für Dysbalance im Stereotyp „posturale Funktion der Atmung“ mit Zwerchfellverspannung.
- Beidseitige Spannungserhöhung, gekoppelt mit thorakaler Hochatmung (➤ Kap. 9.2.6), sprechen für eine viszerale Komponente der Spannung, vor allem aus den Thoraxorganen.
- Einseitige Spannungserhöhung weist auf Spannungen der Anheftungsstrukturen innerer Organe am Zwerchfell hin:
  - Rechts: Leber, rechte Colonflexur, rechte Niere, rechte Pleura
  - Links: Magen, Milz, linke Colonflexur, linke Niere, linke Pleura.

Praktischer Hinweis

Immer wenn der Verdacht auf Beteiligung eines viszeralen Organs am Beschwerde- und Spannungsbild besteht, muss zuerst die Diagnostik in Richtung innere Erkrankung erfolgen, bevor die Behandlung der begleitenden Funktionsstörungen an den myofaszialen Strukturen erwogen wird.

Ist die innere Erkrankung bekannt und nach den Regeln der inneren Medizin therapiert, kann zusätzliche Funktionsverbesserung durch die erkannten assoziierten Funktionsstörungen nützlich sein. Die ärztliche Differenzialdiagnostik wird die Indikation oder Kontraindikation dazu ergeben.

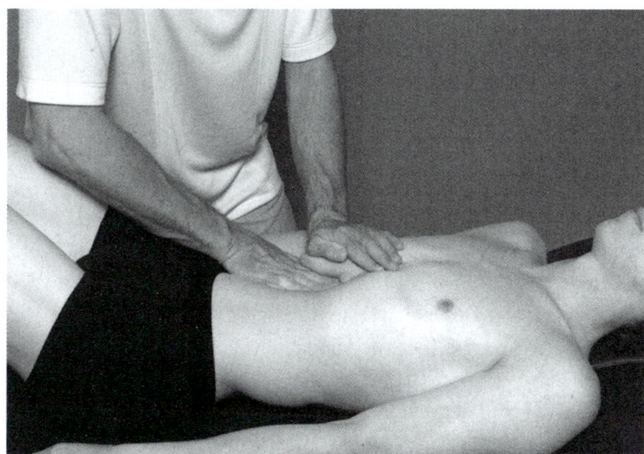

Abb. 9.9 Palpation der Zwerchfellspannung rechts: Dazu legt sich die palpierende Hand weich unter den Rippenbogen, den die linke Hand darüber schiebt. [K325]

9.2.8 Federungsprüfung

Die Federungsprüfung in der BWS wird in gleicher Weise wie in der LWS durchgeführt (➤ Kap. 8.6). In der täglichen Praxis werden fast immer LWS und BWS in einem Zuge untersucht und gewertet. Die Federungsprüfung lässt sich etwa bis in Höhe Th4 hinauf durchführen.

Klinischer Hinweis

- Zeichen der hypomobilen Funktionsstörung sind harte Endespannung und fehlende Federung.
- Verdacht auf hypermobile Funktionsstörung kommt auf, wenn der Weg bis an die Barriere spannungsfrei möglich ist, die Endfederung aber schmerzhaft.
- Es kann sowohl das Segment oberhalb als auch jenes unterhalb des gefederten Wirbels betroffenen sein.

9.3 Segmentale Untersuchung der BWS und der Rippen

Nach ihren Funktionsmerkmalen kann man die BWS in drei Regionen einteilen (➤ Kap. 9.1.1), für die sich die Techniken für Untersuchung und Behandlung z. T. unterscheiden.

9.3.1 Retroflexionsuntersuchung in Seitlage und Reitsitz

Die *Ausgangsstellung Seitlage* hat den Vorteil, dass der Patient gut entspannen kann und Größenunterschiede zwischen Patient und Behandler keine Rolle spielen (➤ Abb. 9.10).

Die *Untersuchung im Sitzen* sollte selten und nur dann gewählt werden, wenn der Patient schon sitzt, aber noch eine segmentale Kontrolle erforderlich ist. (➤ Abb. 9.11).

Untersuchung in Seitlage

➤ Abb. 9.10: Der Patient liegt entspannt auf der Seite, die Beine angebeugt, die Hände im Nacken verschränkt, die Ellbogen vorn geschlossen. Der Untersucher steht in Brusthöhe vor ihm. Mit dem kopfseitigen Arm greift er von kaudal unter den Oberarmen bis zur unten liegenden Schulter und trägt so Schultergürtel und Kopf. Unterarm und Hand des anderen Arms stützen den Thorax von hinten und sichern die Seitlage; der tastende Finger liegt zwischen zwei Dornfortsätzen. Der Untersucher schiebt mit dem tragenden Unterarm den Patiententhorax auf der Unterlage nach dorsal bis an das Segment heran.

Klinischer Hinweis

- Fehlende Bewegung im Segment oder hartes Bewegungsende zeigen die Blockierung an.
- Bei hypermobilen Segmenten könnte die Schmerzabwehr eine Blockierung vortäuschen. Bei solchem Befund ist es vorteilhaft, vor dem Bewegungsende kurz innezuhalten, bevor langsam weiter in die Retroflexion geführt wird.

Untersuchung im Reitsitz

➤ Abb. 9.11: Der Patient sitzt, hält die Hände im Nacken, die Ellbogen vorn geschlossen. Der Untersucher steht direkt neben ihm. Er greift mit einer Hand ellbogennah unter die Oberarme des Patienten; die Arme „ruhen“ auf der Hand. Mit der Handwurzel der anderen Hand stützt er den Rücken. Ein tastender Finger liegt zwischen zwei

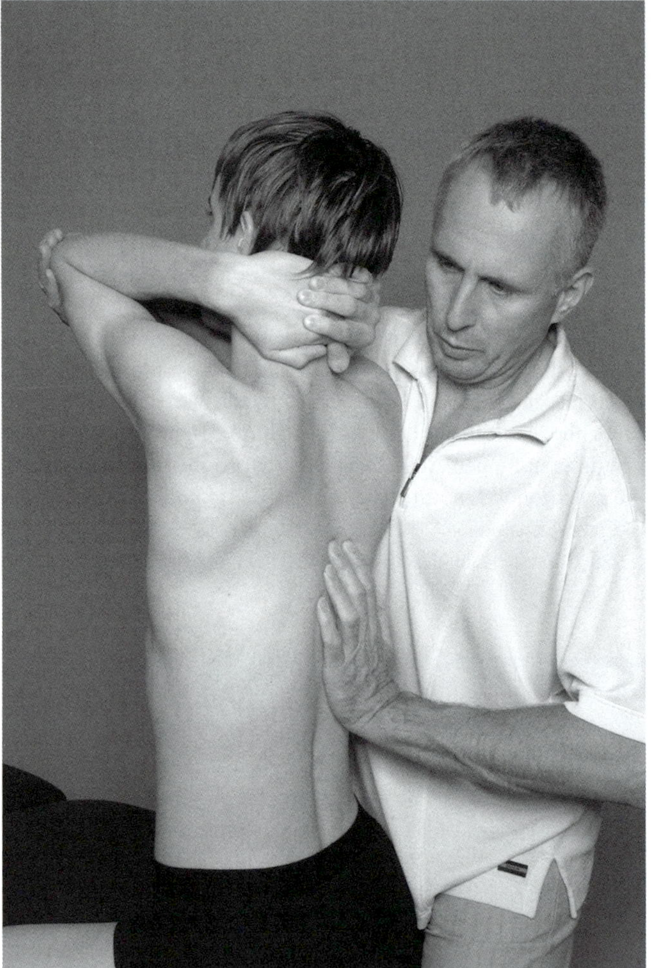

Abb. 9.11 Segmentale Untersuchung der Retroflexion in der BWS im Reitsitz. [K325]

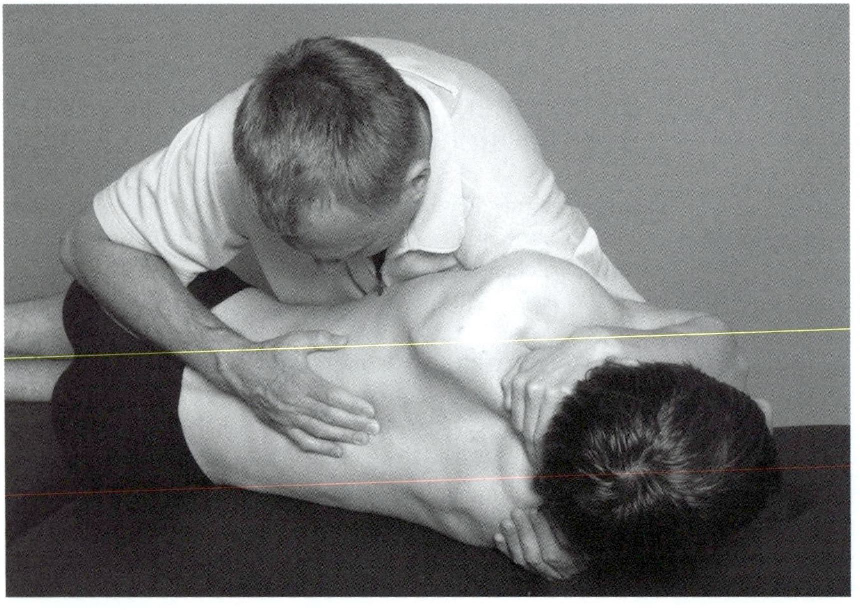

Abb. 9.10 Segmentale Untersuchung der Retroflexion in der BWS in Seitlage. Der Patient hat die Hüften rechtwinklig gebeugt, um die Mitbewegung der LWS zu mindern. [K325]

Dornfortsätzen. Die vordere Hand führt die Retroflexionsbewegung des Oberkörpers an das Segment heran. Der tastende Finger spürt die Annäherung der Dornfortsätze und beurteilt den Spannungsverlauf bei der Endfederung.

Klinischer Hinweis

Für *segmentale Funktionsstörung* sprechen:
- fehlende Annäherung der Dorne,
- abrupt einsetzende Endespannung und
- fehlende Endfederung.

Praktischer Hinweis

Die Ellbogen des Patienten müssen vorn geschlossen bleiben, damit die Bewegung unmittelbar in die Wirbelsäule übertragen wird und nicht zur Elevation der Schulter führt. Das gilt vor allem für hypermobile Patienten.

Die Technik ist nur zur Untersuchung geeignet!

9.3.2 Anteflexionsuntersuchung in Seitlage

Zur Anteflexionsuntersuchung wird eine Seitlage mit kyphosierter LWS gewählt. Im Untersuchungsablauf wird dann Segment für Segment von oben nach unten eingestellt. In den Segmenten Th10–L1 kann die Anteflexionsuntersuchung auch wie bei der LWS-Untersuchung von kaudal nach kranial durchgeführt werden (➤ Kap. 8.7.1). Dieses Vorgehen empfiehlt sich bei hypermobilen Patienten, weil es die Spannungseinstellung erleichtert.

Die Untersuchung der Anteflexion im Reitsitz ist nicht zu empfehlen, auch nicht, wie bei der Retroflexion vorgeschlagen, zur zeitsparenden Befundkontrolle. Durch ungenügende Körperführung ist der Kraftaufwand für den bewegenden Arm groß und segmentale Befunde sind nicht reproduzierbar.

Untersuchung in Seitlage

➤ Abb. 9.12 *mittlere und untere BWS:* Der Patient liegt entspannt auf der Seite, die Beine angebeugt, die Hände im Nacken verschränkt, die Ellbogen vorn geschlossen. Die LWS wird durch die Beinbeugung stabilisiert. Das erleichtert die Vorspannung in der BWS. Die Untersucherin steht in Brusthöhe vor dem Patienten und umfasst mit der kopfseitigen Hand die unten liegende Schulter bis zum Schulterblatt. Ihr Oberarm liegt von kranial auf den Ellbogen des Patienten. Fußseitiger Unterarm und Handwurzel liegen stabilisierend auf dem Rücken, ein tastender Finger zwischen zwei Dornfortsätzen. Sie zieht die Schulter und den oberen Thorax nach vorn, dabei entsteht Anteflexionsvorspannung in der BWS.

Buckelungsdruck (dorsale Schubrichtung) aus dem Untersucheroberarm führt das Spannungsmaximum in das palpierte Segment. Die tastenden Finger palpieren Aufspreizen der Dornfortsätze sowie Spannungsablauf und Endfederung, vermittelt über das Interspinalband.

➤ Abb. 9.13 *obere BWS:* Will man die obere BWS *in Seitlage* untersuchen, greift die bewegungsführende Hand statt zur Schulter zu den im Nacken verschränkten Patientenhänden. Die Bewegung wird über Kopf und HWS geführt.

Klinischer Hinweis

Für *segmentale Funktionsstörung* sprechen:
- fehlende Dornspreizung,
- abrupt einsetzende Endespannung sowie
- fehlende Endfederung.

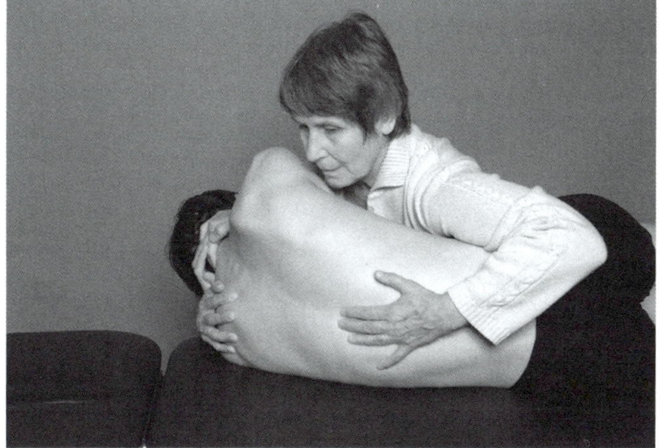

Abb. 9.12 Segmentale Untersuchung der Anteflexion in der unteren BWS in Seitlage. Die bewegende Hand führt am Schultergürtel. [K325]

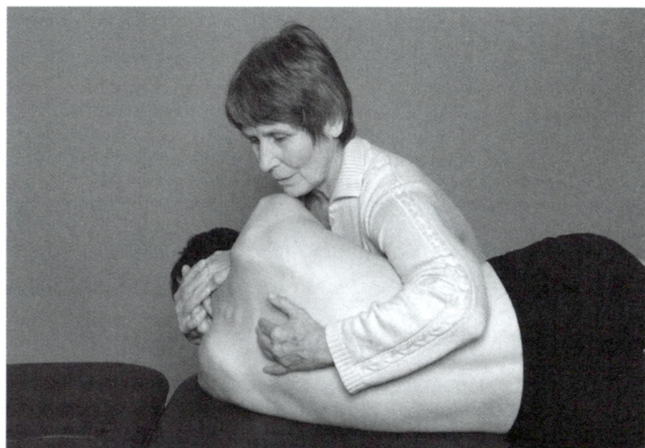

Abb. 9.13 Segmentale Untersuchung der Anteflexion in der oberen BWS in Seitlage. Die bewegende Hand stützt und führt die HWS. [K325]

Praktischer Hinweis

- Die Anteflexionsvorspannung der BWS darf nicht so stark sein, dass die Segmente bereits in Endespannung sind. Die segmental gezielte Einstellung ist dann nicht mehr möglich, eine Funktionsstörung wird vorgetäuscht.
- Ungezielt eingesetzter Stauchungsdruck bringt die Bewegung in andere, nicht palpierte Segmente.

Untersuchung in Seitlage von unten

Diese Untersuchung ist die Fortführung der Anteflexionsuntersuchung der LWS (➤ Kap. 8.7.1, ➤ Abb. 8.21). Sie erreicht die untere BWS.

9.3.3 Anfangsrotationsuntersuchung aktiv – mittlere und untere BWS im Reitsitz

Bei Rechtsrotation eines Wirbels weicht sein Dorn nach links ab, bei Linksrotation nach rechts. Die Rotation schreitet von oben nach unten fort. Die Dornbewegung beginnt am oberen Partner eines Segments deshalb immer etwas früher. Das ist als Vorlauf merkbar, wenn Fingerspitzen, die leicht auf die Dornfortsatzspitzen aufgesetzt sind, sich von diesen tragen lassen.

➤ Abb. 9.14: Der Patient hält die Hände im Nacken, die Ellbogen vorn geschlossen. Der Untersucher steht auf einer Seite. Er führt anfangs an den Ellbogen die wiederholte aktive Drehung des Patienten von einer Seite zur anderen, um ihm Rhythmus und Ausmaß der Bewegung zu vermitteln. Er gibt die Führung auf, wenn der Patient den richtigen Bewegungsablauf erlernt hat.

Mit den Kuppen von Zeige- und Mittelfinger der rückennahen Hand palpiert der Untersucher die Bewegung der benachbarten Dorne (➤ Abb. 9.14). Die ungewohnte Art der Palpation bedarf der Konzentration auf die Bewegungswahrnehmung. Vorteil dieses Vorgehens: *Bei geringem Kraftaufwand wird die Rotation der mittleren und unteren BWS für beide Richtungen gleichzeitig untersucht* ohne Seitenwechsel des Untersuchers. Nur die tastenden Finger wandern von Segment zu Segment.

Klinischer Hinweis

- Der Vorlauf des oberen Fingers zeigt die Funktionsfreiheit des Segments an.
- Bei bestehender Funktionsstörung bewegen sich beide Dorne und damit die Finger gleichzeitig, weil der obere Wirbelpartner den unteren sofort mitzieht.

Praktischer Hinweis

- Die anfängliche Bewegungsführung durch den Untersucher wird aufgegeben, damit die Wahrnehmung auf die palpierenden Finger fokussiert werden kann.
- Bewegt sich der Patient zu schnell, ist die Folgebewegung der Wirbeldorne zeitlich nicht aufzulösen.
- Zu große Bewegungen sind unnötig. Der Befund muss zu Beginn der Bewegung erhoben werden (Anfangsrotation!).
- Zu fest aufgesetzte Finger verhindern die Anfangsbewegung bzw. können von den Dornen nicht mitgetragen werden.

9.3.4 Rotationsuntersuchung der mittleren und unteren Brustwirbelsäule mit Endfederung – Reitsitz

➤ Abb. 9.15: Der Patient sitzt im Reitsitz extrem weit am Bankende, Hände im Nacken, Ellbogen vorn geschlossen. Die Untersucherin steht mittig hinter dem Patienten.

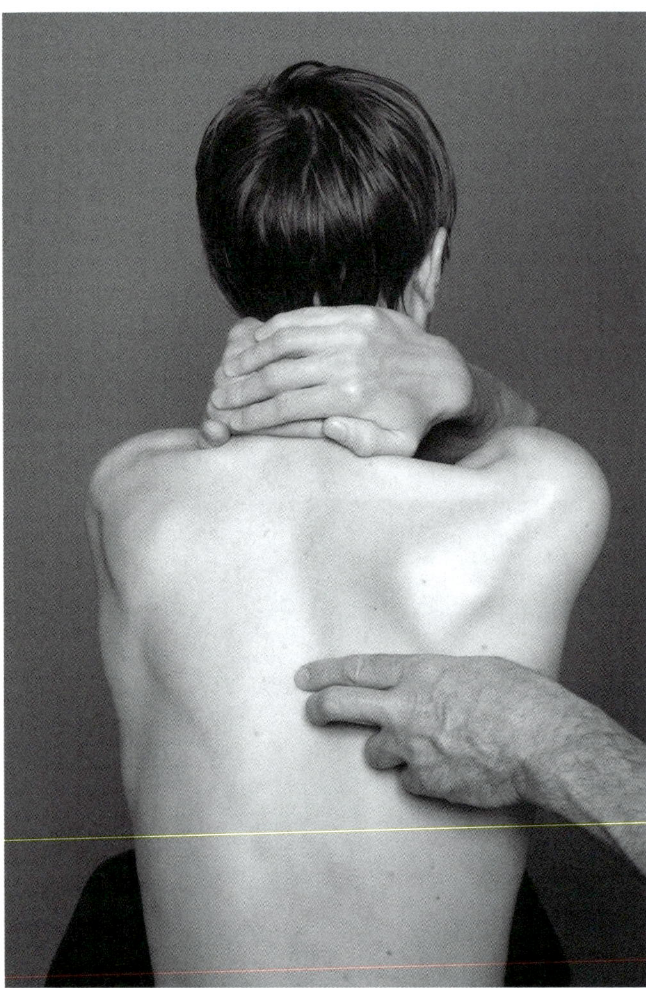

Abb. 9.14 Untersuchung der segmentalen aktiven Rotation der mittleren und unteren BWS in kleinen Bewegungsausschlägen rechts und links der Mittelstellung (Anfangsrotation). Im Bild erkennbarer Vorlauf des kranialen Wirbels, darüber mehrere rotationsgestörte Segmente. [K325]

9

Zur Untersuchung der Rechtsrotation nimmt die linke Hand Kontakt am unteren Partnerwirbel: Der tastende linke Daumen schiebt die Weichteile gegen den unteren Partnerdorn. Die Daumenspitze palpiert die Spannung zwischen den Segmentpartnern. Die Finger der Hand werden schräg abwärts auf die nächsttieferen Rippen abgelegt (➤ Abb. 9.15a). Durch den abgespreizten Ellbogen wird der Kontakt des Daumens am unteren Segmentpartner unterstützt. Die Untersucherin bleibt unverrückbar hinter dem Patienten stehen, wenn sie mit der rechten Hand unter der rechten Achselhöhle hindurchgreift. Ihr Arm umschließt den vorderen oberen Thorax und trägt den Schultergürtel an der gegenseitigen Schulter, bei ungünstigen Körperproportionen zwischen Patient und Untersucher auch an den Ellbogen. Erst jetzt stellt sie für die geplante Rechtsrotation das rechte Bein leicht außenrotiert ein wenig zurück und führt dann die Rotation der BWS bis an die Segmentspannung. (➤ Abb. 9.15b). Bewegung und Endfederung werden getastet.

Die Untersuchung wird als Sequenzuntersuchung von Segment zu Segment geführt. Dann geht der Bewegungszuwachs bzw. sein Fehlen in die Funktionsbewertung mit ein.

Praktischer Hinweis

Am besten erlernt sich diese Untersuchungstechnik, wenn die Schritte konsequent in immer der gleichen Reihenfolge nacheinander geübt werden. Wichtig sind:

- die konsequente Abstützung des Patienten durch den Untersucher von hinten sowie
- die Kontaktnahme zur Rumpfführung erst nach Sicherung der Einstellung der palpierend fixierenden Hand.

Während der rechte Arm die Rechtsrotation ausführt, muss links palpierend fixiert werden. Dies gelingt am besten unter einer Bewegungsvorstellung des linken Unterarms zur Translation nach rechts. Erfahrene Untersucher stellen so eine submaximale Vorspannung im Segment ein. Das verkürzt den Rotationsweg und verdeutlicht die Endfederungskomponente.

- Geht die palpierende Hand mit in Rotationsrichtung, wird die Segmentspannung nicht wahrgenommen, die Bewegung läuft über das Segment hinweg.
- Verlassen der strengen Rotationsachse durch Seitabweichungen oder lordotische Einstellungen können Funktionsstörungen vortäuschen, kyphotische zum Übersehen führen.

9.3.5 Rotationsuntersuchung der oberen Brustwirbelsäule mit Endfederung – Reitsitz

Die oben beschriebene Rotation wirkt durch die Führung der geschlossenen Arme auf die mittlere und untere BWS. Für den oberen BWS-Bereich (Th3–Th6) muss anders vorgegangen werden.

➤ Abb. 9.16: Der Patient sitzt im Reitsitz extrem weit am Bankende. Für die Rechtsrotationsprüfung legt er die rechte Hand des elevierten Arms auf den ZTÜ, die Fingerspitzen sind auf die linke untere Schulterblattspitze gerichtet. Die Untersucherin steht mittig hinter ihm. Sie greift mit der rechten Hand von vorn durch den angehobenen Patientenarm. Mit der ulnaren Handkante fixiert sie die Patientenhand, ihre Fingerspitzen folgen der Richtung der Patientenfinger. Zeige- oder Mittelfinger suchen segmentalen Kontakt am Dorn des oberen Partnerwirbels. Der Ellbogen hat von vorn Kontakt am gehobenen Patientenarm. Der Daumen der linken, tastenden Hand nimmt über Weichteilverschiebung von lateral Kontakt am Dorn des unteren Segmentpartners. Die Finger werden am Thorax über dem Schulterblatt abgelegt, der Unterarm in Verlängerung des Daumens eingestellt.

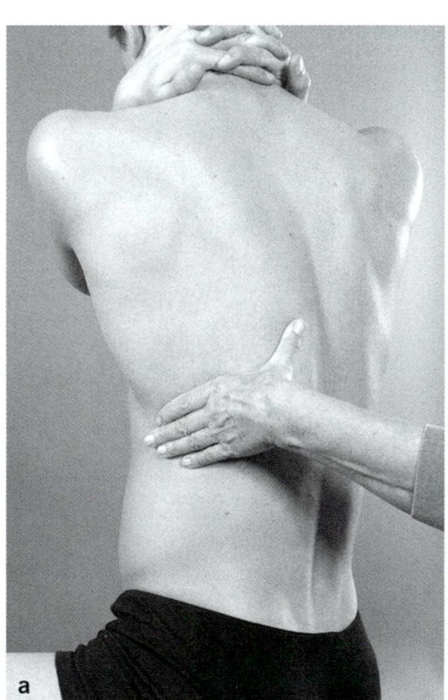

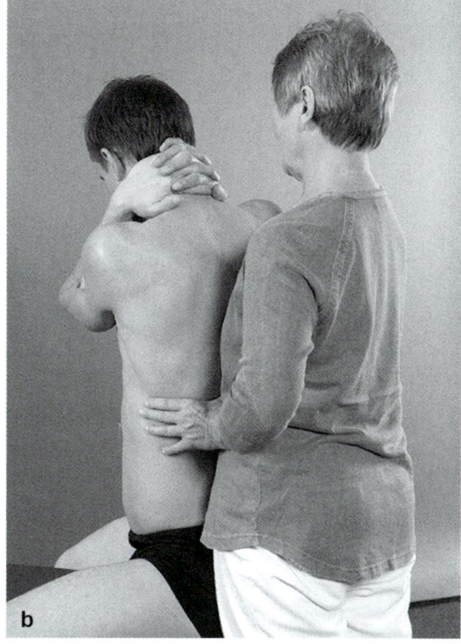

Abb. 9.15 Segmentale Untersuchung des Bewegungsendes der unteren BWS in Rechtsrotationsrichtung.
a) Detail: palpierend-fixierende Kontaktnahme am unteren Segmentpartner. Bei exakter Ausführung ist der palpierende Daumen vom Körper der Untersucherin verdeckt.
b) Endstellung bei der Rotationsuntersuchung eines unteren BWS-Segments. [K325]

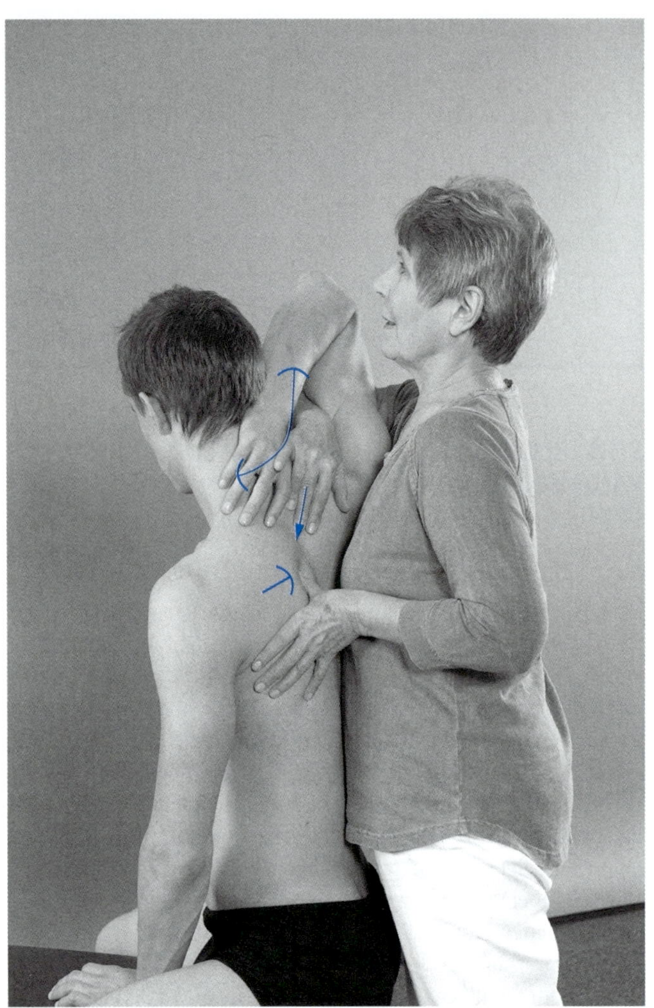

Abb. 9.16 Segmentale Rotationsuntersuchung der oberen BWS nach rechts über den rechten Patientenarm. Der Pfeil über dem rechten Zeigefinger zeigt die Richtung der Endfederungsprüfung an. [K325]

Die Untersucherin richtet sich auf, blickt aufwärts. Synkinetisch entsteht über den Armhebel eine vermehrte Elevation des Patientenarms, die resultierende Pektoralisspannung bringt die Rippen in Vorspannung, die sich auf die Bewegungssegmente überträgt. In dieser Bewegungskette resultiert zervikothorakal an der Hand eine Traktions- und Extensionskomponente (Ventralschub). Über diese drei Komponenten werden die oberen BWS-Segmente verriegelt.

Diagnostisch erfolgt Lateralfedern am Dorn des jeweiligen oberen Partnerwirbels Der linke Daumen registriert den Befund.

Klinischer Hinweis

Zeichen der *segmentalen Funktionsstörung* sind:
- harte, plötzlich einsetzende Endespannung und
- fehlende Endfederung.

9.4 Segmental gezielte Mobilisation der Brustwirbelsäule

9.4.1 Retroflexionsmobilisation nach postisometrischer Relaxation – Seitlage

Indikation

Retroflexionsstörungen der mittleren und unteren BWS, vor allem, wenn sie mit muskulären Spannungsbefunden in der vorderen Brustwandmuskulatur und in der Bauchmuskulatur verbunden sind.

Behandlungsablauf

➤ Abb. 9.17: Der Patient liegt mit angebeugten Beinen auf der Seite, die Hände sind im Nacken verschränkt, die Ellbogen vorn geschlossen. Die Behandlerin steht vor ihm und umgreift mit der kopfseitigen Hand (bei Linkslage mit der rechten) die aufliegende Schulter für die Behandlung an der mittleren und unteren BWS.

9

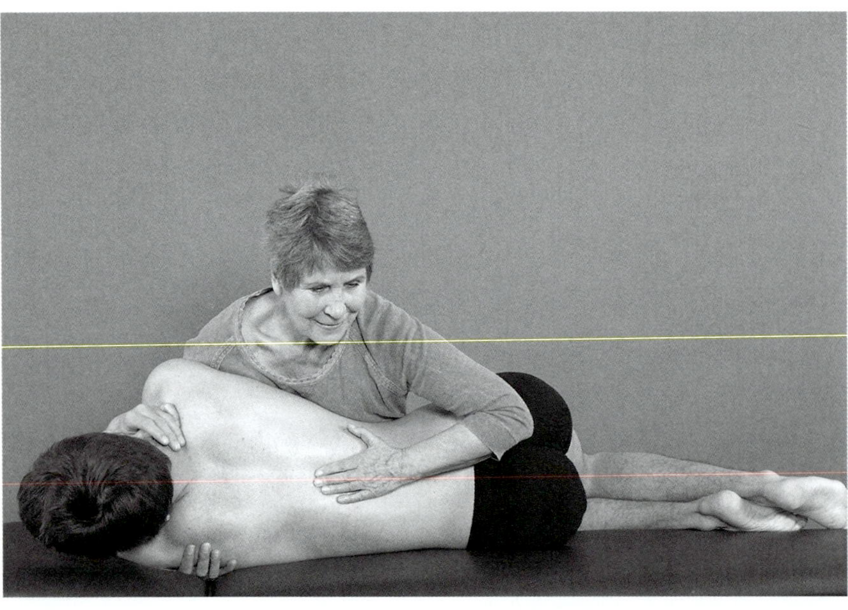

Abb. 9.17 Segmental gezielte Mobilisation der Retroflexion in der mittleren BWS. Die Beine liegen mindestens rechtwinklig in den Hüften gebeugt. [K325]

Zur Behandlung der oberen BWS trägt sie den Patientenkopf. Ihr Oberarm liegt von kaudal ellbogennah an den Patientenoberarmen. Unterarm und Hand des anderen Arms stützen den Thorax von hinten und sichern die Seitlage; der tastende Finger liegt zwischen zwei Dornfortsätzen Sie schiebt mit dem tragenden Unterarm den Patiententhorax auf der Unterlage nach dorsal bis an das Segment heran.

Der Patient drückt seine Ellbogen zum eigenen Bauchnabel (gegen den Behandlerarm). Entsteht am Segment die aufspreizende Spannung, entspricht das der geforderten Minimalkraft. Nach fünf Sekunden Haltezeit atmet er ein, löst die Spannung und atmet aus. Die Phasen der Spannung und Entspannung werden drei- bis max. fünfmal wiederholt, bis der Entspannungsgewinn tastbar ist. Erst dann führt die Behandlerin den Patienten über Dorsalschub am Schultergürtel zur neuen Retroflexionsspannung im Segment.

Praktischer Hinweis

- Spannungsauftrag: „Ellbogen zum Bauchnabel drücken und einatmen" – Atmung dient der Spannungsverstärkung und -verlängerung.
- Spannung nachlassen: „Nicht mehr drücken und ausatmen."
- Nach drei bis fünf Wechselphasen neue Bewegungsfreiheit passiv nach dorsal schiebend einstellen. Bei auffällig verspannter ventraler Rumpfmuskulatur mehr die Retroflexionskomponente betonen.

9.4.2 Anteflexionsmobilisation der oberen Brustwirbelsäule nach postisometrischer Relaxation – Seitlage

Indikation

Anteflexionsstörungen der BWS-Segmente Th1/2 bis Th9/10

Behandlungsablauf

➤ Abb. 9.18: Der Patient liegt mit angebeugten Beinen auf der Seite, die Hände im Nacken verschränkt, die Ellbogen vorn geschlossen. Die Behandlerin steht vor ihm. Sie schiebt ihre kopfseitige Hand unter Kopf und Hals des Patienten und legt die Finger dorsal auf die Patientenhände. Mit dem Oberarm führt sie die BWS-Flexion aus, indem sie die Patientenellbogen an den Thorax heranführt. Der fußseitige Unterarm liegt als Gegenhalt auf dem Patientenrücken. Zwei Finger halten tastend die Querfortsätze oder den Dornfortsatz des unteren Partnerwirbels. Das entspricht der Untersuchungsstellung von ➤ Kap. 9.3.2.

Der Patient drückt mit den Ellbogen gegen den haltenden Arm der Behandlerin kopfwärts. Wird die Spannung am Segment gerade tastbar, entspricht das der geforderten Minimalkraft. Nach fünf bis sieben Sekunden Haltezeit folgt die Aufforderung zum Lösen der Spannung *ohne Atemauftrag.* Tasten die palpierenden Finger nach drei bis fünf Spannungswechseln deutliche Entspannung im Segment, führt die Behandlerin die Anteflexion bis zur erneuten Segmentspannung. In das eingestellte Segment soll der Patient gezielt mehrmals einatmen.

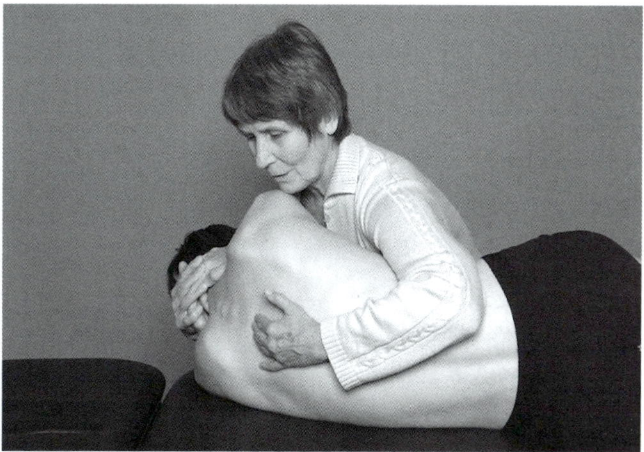

Abb. 9.18 Segmental gezielte Mobilisation der Anteflexion in der oberen BWS (hier liegen die am häufigsten in dieser Richtung gestörten Segmente). [K325]

Aus dieser Vorspannungseinstellung kann eine evtl. notwendige weitere Behandlungsfolge anschließen.

Praktischer Hinweis

- Die vorbereitende Anspannung erfolgt in die Retroflexionsrichtung. Da die Einatmungsbewegung der BWS eine Flexionsbewegung ist, entfällt in der Spannungsphase der Atemauftrag.
- In der Mobilisationsphase kann die flektierende Kraft der Einatmung ausgenutzt werden.

9.4.3 Anteflexionsmobilisation der unteren Brustwirbelsäule in Seitlage

Die Technik entspricht dem Vorgehen in der Lendenwirbelsäule, sowohl als Fremdmobilisation (➤ Kap. 8.9.2, ➤ Abb. 8.33), als auch als Selbstübung (➤ Kap. 8.12.9, ➤ Abb. 8.64). Die Segmenteinstellung erfolgt von unten her.

9.4.4 Rotationsmobilisation der Brustwirbelsäule in Bauchlage – Kreuzgriff

Unabdingbare Voraussetzung: Kyphosierungslagerung, Behandlungssegment möglichst im Kyphosescheitel

Indikation

Mehrsegmentale Rotations-Extensionsstörungen der BWS.

Behandlungsablauf

➤ Abb. 9.19: Der Patient liegt in entspannter Bauchlage, BWS über einem Kyphosierungskissen (Deckenberg), die Arme hängen frei herab. Die Behandlerin steht mit Blick zum Patientenrumpf links seitlich in Höhe der zu behandelnden Region.

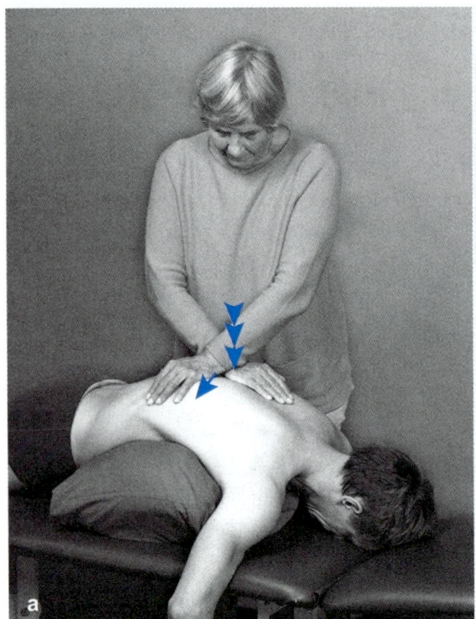

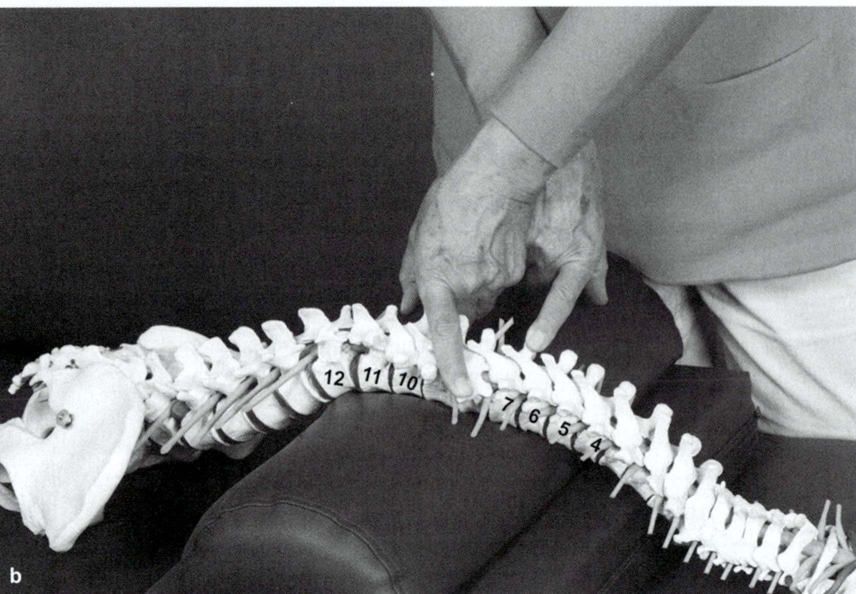

Abb. 9.19 Mobilisation einer Rechtsrotationsstörung der BWS.
a) Kontakt der Ossa pisiformia beider Hände an den Querfortsätzen (rechtes Pisiforme links am oberen, linkes rechts am unteren Segmentpartner). Mobilisationsimpulse am oberen Segmentpartner.
b) Am Skelett Verdeutlichung des Kontakts an den Querfortsätzen, Beispiel Segment Th7/Th8. [K325]

Mobilisation Rechtsrotationsstörung: Die Unterarme werden gekreuzt, die rechte Ulna legt sich über das linke Handgelenk (Tabatiere). Es entsteht ein rechtwinkliges Kreuz („Kreuzgriff", ➤ Abb. 9.19a). Die Ossa pisiformia beider Hände modellieren sich an die Querfortsätze an (Kontakt rechts am oberen, links am unteren Segmentpartner, ➤ Abb. 9.19b).

Zur Behandlung einer Linksrotationsstörung wechseln die überkreuzten Unterarme.

Aufbau der Barrierespannung mit ventraler Druckkomponente zwischen beiden Kontakten durch Zehenstand und WS-Streckung der Behandlerin – ventrale Druckkomponente:

- Mobilisation bei gehaltener Barriere durch die natürlichen Spannungswechsel der Atmung
- Mobilisation durch rhythmische Druckerhöhungswechsel am oberen Partnerwirbel-Querfortsatz

Praktischer Hinweis

Die Druckerhöhung soll aus einem Einknicken im Hüftbereich erfolgen, nicht durch Druck aus der Schulter.

9.4.5 Rotationsmobilisation der mittleren und unteren Brustwirbelsäule mit Blickwendung – Sitz

Indikation

Methode der Wahl bei Rotationsstörungen dieser Region, aber auch für Seitneigestörungen, die sich nur in Rotation einstellen lassen.

Behandlungsablauf

➤ Abb. 9.20: Der Patient sitzt im Reitsitz weit hinten am Bankrand. Die Hände liegen im Nacken, die Ellbogen sind vorn zusammengeführt, die Unterarme liegen am Gesichtsschädel. Die Behandlerin steht stützend hinter ihm.

Kontakt: Zur Rechtsrotationsbehandlung nimmt der linke Daumen über Weichteilverschiebung Kontakt von links am Dornfortsatz des unteren Partnerwirbels. Der Ellbogen ist abgespreizt und unterstützt den Kontakt des Daumens am unteren Segmentpartner. Diese Stellung bleibt während des ganzen Behandlungsablaufs unverändert. Die Behandlerin bleibt unverrückbar hinter dem Patienten stehen, wenn sie mit der rechten Hand unter der rechten Achselhöhle hindurchgreift. Ihr Arm umschließt den vorderen oberen Thorax und trägt den Schultergürtel an der gegenseitigen Schulter. Das entspricht dem Vorgehen bei der Untersuchung der mittleren und unteren BWS (➤ Kap. 9.3.4, ➤ Abb. 9.15). Der Patient wird langsam nach rechts gedreht, bis im eingestellten Segment leichte interspinale Spannung erkennbar ist. Die eingestellte Vorspannung entspricht der Untersuchungsstellung.

Der Patient blickt nach links. Dadurch entsteht eine Links-Rotationsspannung – entgegen der Mobilisationsrichtung. (➤ Abb. 9.20a). Die Behandlerin fühlt die Spannung als Drehimpuls an den getragenen Armen und am unteren Segmentpartner mit dem tastend haltenden linken Daumen. Nach fünf Sekunden Haltezeit folgt eine vertiefte Einatmung. Mit der Ausatmung geht der Blick zurück zur Mitte. Nach kurzem Verharren wird der Blick weiter zur rechten Seite geführt (➤ Abb. 9.20b). Die Behandlerin folgt, den Rumpf an den Armen tragend, der Blickfolgebewegung nach rechts bis an die neue Segmentspannung. Sie dreht den Rumpf nicht passiv.

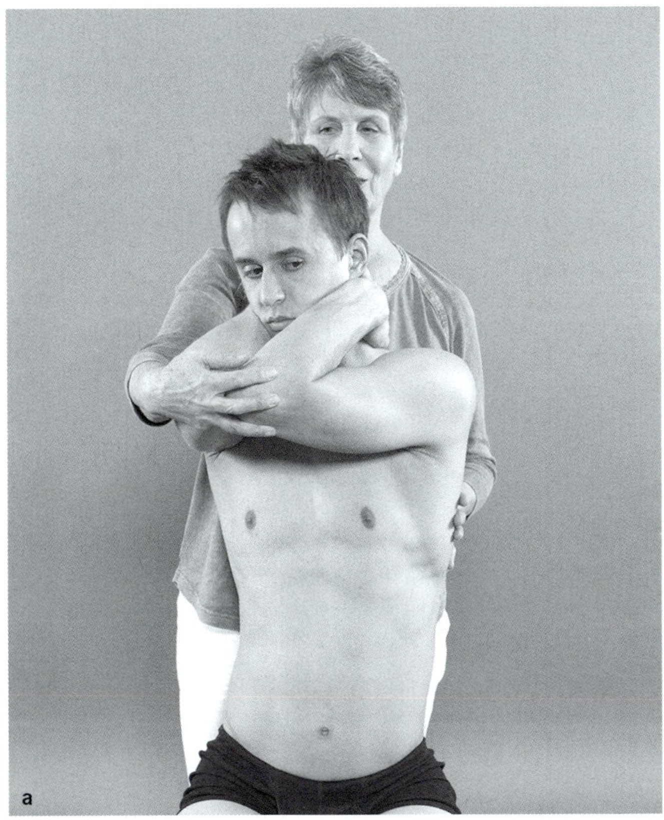

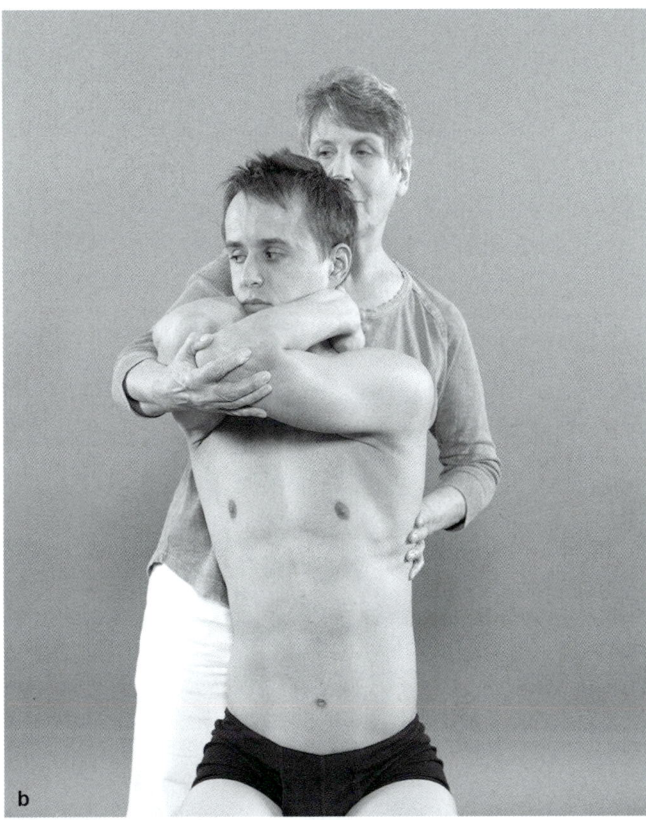

Abb. 9.20 Segmental gezielte Mobilisation der Rotation nach rechts in der unteren BWS mit Blickwendung.
a) Der Patient wurde an die Segmentspannung in Rechtsrotation eingestellt. Er schaut so weit nach links, dass Muskelspannung am Segment tastbar wird. Die Arme am Unterkiefer verhindern die Kopfrotation.
b) Mobilisationsphase. Der Patient blickt wieder geradeaus, dann nach rechts und folgt mit dem Rumpf der Augenbewegung. Die neu erreichte Spannungsstellung wird über mehrere Atemzüge beibehalten. [K325]

Praktischer Hinweis

- Spannungsführende und mobilisierende Kräfte sind Blick und Atmung. Deshalb werden Ein- und Ausatmungsphase durch Atemauftrag beeinflusst.
- Die Schienung des Gesichtsschädels durch die Patientenarme sichert die Weiterleitung der Blick-Rotations-Spannung in die BWS, indem sie eine Kopfrotation verhindert.
- Es ist günstig, für die Blickführung eine gedachte Horizontale an der Raumwand vorzugeben, weil der Blick nicht aufwärts gerichtet sein darf.

9.4.6 Rotationsmobilisation der mittleren und unteren Brustwirbelsäule nach postisometrischer Relaxation – Sitz

Indikation

Rotations- und Seitneigestörungen dieser Region. Geeignet für Patienten, die beim Blickauftrag in Rotationsrichtung die automatisch gekoppelte Rotationsspannung hemmen.

Behandlungsablauf

➤ Abb. 9.21: Der Patient sitzt im Reitsitz weit hinten am Bankrand. Die Hände liegen im Nacken, die Ellbogen sind vorn zusammengeführt. Die Behandlerin steht stützend hinter ihm und nimmt Kontakt wie in ➤ Kap. 9.4.5 beschrieben.

Der Patient dreht sich bei Rechtsrotationsstörung gegen den Halt des Behandlers mit geringer Kraft in die störungsfreie Richtung (➤ Abb. 9.21a). Die Anspannung ist korrekt, wenn am tastenden Daumen gerade eine Spannung erkennbar wird und keine Bewegung zustande kommt. Nach fünf Sekunden Haltezeit atmet der Patient zu weiterer Spannungssteigerung bewusst ein. Es folgt das Lösen der Anspannung, erleichtert durch die Ausatmung. Die Behandlerin spürt am Segment die Entspannung und führt die Rechtsrotation bis zur erneuten Segmentspannung (➤ Abb. 9.21b).

Nach einigen ruhigen Atemzügen beginnt der nächste Zyklus mit Anspannung in die störungsfreie Richtung.

Praktischer Hinweis

- Spannungsauftrag erfolgt vor Einatmungsauftrag, Entspannungsauftrag mit Ausatmungsauftrag.
- Der Behandlungsgewinn ist größer, wenn erst nach drei bis fünf Spannungswechseln an die neue Bewegungsbarriere geführt wird.

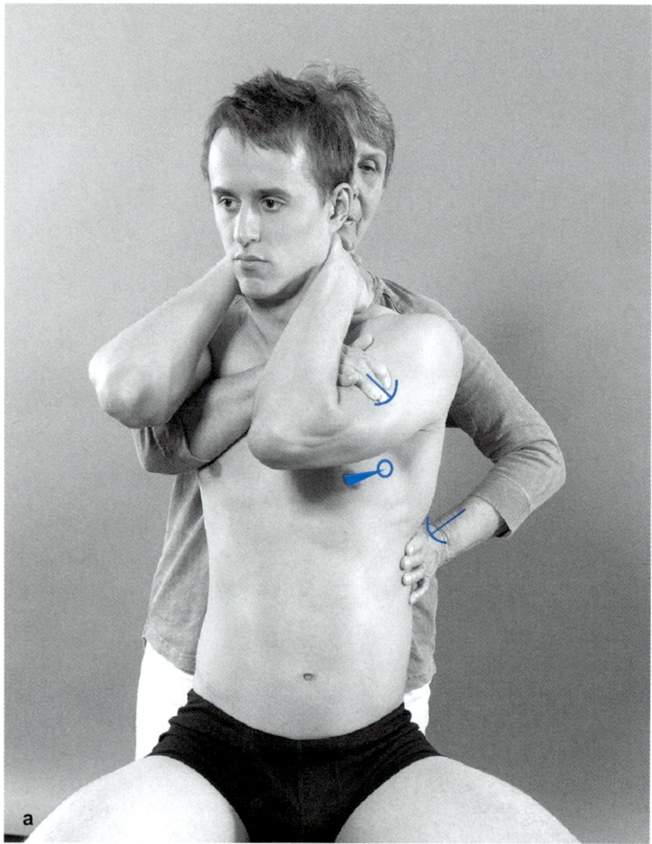

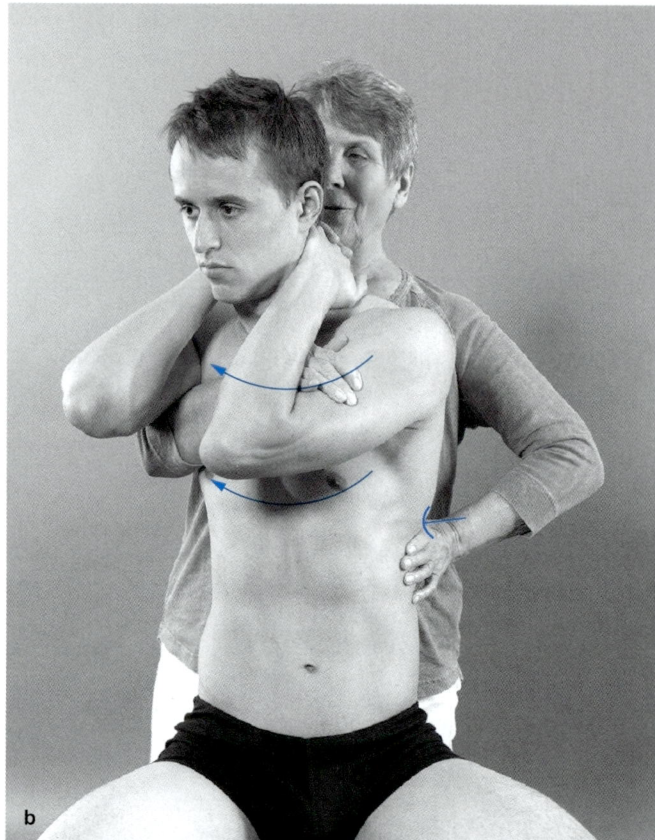

Abb. 9.21 Segmental gezielte Mobilisation der Rotation nach rechts in der unteren BWS.
a) Der Patient wurde unter Palpationskontrolle an die Segmentspannung in Rechtsrotation eingestellt. Zur Mobilisationsvorbereitung spannt er so viel nach links (siehe Pfeil am Rumpf), dass Muskelspannung am Segment tastbar wird.
b) Nach erfolgter Entspannung führt der Behandler (siehe Pfeile am Rumpf) den Entspannungsgewinn an die neue Rechtsrotationsbarriere. [K325]

9.4.7 Mobilisation des thorakolumbalen Übergangs

Im thorakolumbalen Übergangsbereich können Techniken angewendet werden, die den M. psoas aufgrund seines Ursprungs in dieser Region als mobilisierende oder fixierende Kraft einsetzen. Wir führen zwei Beispiele für die Rotationsmobilisation an.

Rotationsmobilisation der unteren BWS in Seitlage mit Psoasfixation

Indikation
Beweglichkeitsstörungen der thorakolumbalen Segmente in Rotation/Seitneige und Anteflexion. Vorrangig bei Blockierungen, die aus der Dysfunktion des M. psoas bei Atemstörungen resultieren.

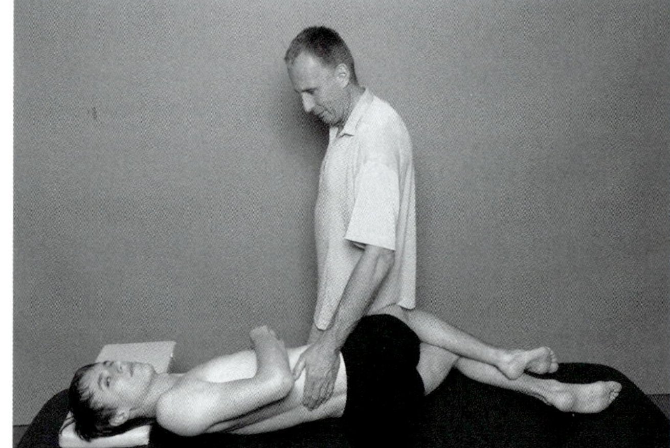

Abb. 9.22 Rotationsmobilisation der unteren BWS-Segmente mit Psoasfixation der LWS. Der Beugedruck des oben liegenden Beins wird nie aufgegeben, die Augen bleiben nach rechts (hinten) gerichtet. [K325]

Behandlungsablauf
➤ Abb. 9.22: Der Patient liegt bei einer Rechtsrotationsblockierung von Th12 auf der linken Seite. Der rechte Arm ruht gebeugt auf dem Thorax. Das rechte Bein, in Knie und Hüfte gebeugt, wird mit dem Fuß auf dem Knie des fast gestreckten linken Beins abgelegt. Der Behandler steht oder sitzt am Bankrand seitlich vor dem Becken des Patienten und trägt das gebeugte Knie. Der Patientenoberschenkel liegt fest an seinem Rücken an. Der Behandler kontrolliert mit der linken Hand im thorakolumbalen Segment den Spannungsverlauf.

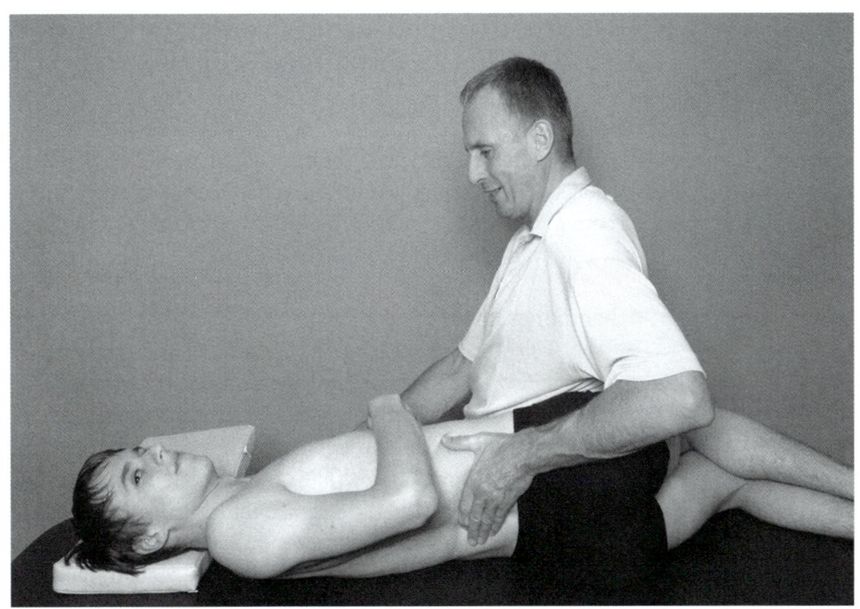

Abb. 9.23 Rotationsmobilisation der unteren BWS durch rhythmische Zugspannung des M. psoas. Der Blick sichert die Einstellung von oben; rhythmisch repetitive Spannungswechsel vom Oberschenkel her. [K325]

Der Patient drückt kräftig mit dem Oberschenkel gegen den Rücken des Behandlers. Unter ständig gehaltenem Druck (Psoasspannung zur Fixierung der LWS) wandert sein Blick langsam entlang einer gedachten Linie an der Zimmerdecke nach rechts; Kopf und Oberkörper folgen rotierend nach rechts. Der Blick bleibt rechts und sichert die Segmenteinstellung von oben, von unten sichert die Psoasspannung. Der Patient atmet mehrmals ruhig und langsam ein und aus. Bei jeder Ausatmung wird der Hüftbeugedruck erinnert. Zunehmendes Absinken des Oberkörpers nach hinten zeigt die Mobilisationswirkung.

Praktischer Hinweis

- Mobilisiert wird ein oberhalb von Th12 liegendes Segment.
- Der Oberschenkeldruck gegen den Behandler fixiert von unten. Nachlassen der Psoasspannung bei Ausatmung darf deshalb nicht zugelassen werden.
- Der Blick nach hinten führt die Rotationsrichtung der Mobilisation.

Rotationsmobilisation der unteren BWS in Seitlage durch rhythmische Zugspannung des Psoas

Indikation

Beweglichkeitsstörungen der thorakolumbalen Segmente in Rotation/Seitneige und Anteflexion, vorrangig bei Blockierungen, die aus der Dysfunktion des M. psoas bei Störungen der Rumpfstatik resultieren.

Befundkombination von thorakolumbalen Blockierungen mit Triggerpunkt-Symptomatik aus dem M. psoas.

Behandlungsablauf

➤ Abb. 9.23: Die Technik gleicht in der Ausgangsstellung dem zuvor beschriebenen Vorgehen mit Psoasfixation. Die Segmenteinstellung wird von oben durch den Blick nach hinten und von unten durch die Psoasspannung gesichert. Während bei der vorher beschriebenen Technik die mobilisierende Kraft allein aus den Spannungswechseln bei der Atmung resultiert, erhöht der Behandler hier den Haltedruck gegen den Patientenoberschenkel am Ende der Ausatmung mehrmals rhythmisch. Das erzeugt eine repetitive Mobilisationswirkung von kaudal her.

Praktischer Hinweis

Vorteil der Technik: Reaktivierung des durch die Triggerpunktlöschung relaxierten Psoas bei gleichzeitiger Segmentmobilisation.

Rotationsmobilisation der unteren BWS in Bauchlage unter Iliumzug

Indikation

Behandlungsbeispiel: Rechtsrotationsstörung Th10/11

Behandlungsablauf

➤ Abb. 9.24: Der Patient liegt entspannt auf dem Bauch, die Arme hängen frei herab. Zur Behandlung einer Rechtsrotationsstörung steht die Behandlerin rechts in Höhe der LWS mit Blick auf den Patienten. Sie umfasst mit der linken Hand die linke Spina iliaca anterior, Daumenkuppe oder Pisiforme der rechten Hand modellieren sich dornnah am linken Querfortsatz Th10 an.

Zur Segmenteinstellung wird das Ilium bis zur Spannung am gehaltenen Querfortsatz Th10 nach dorsal angehoben. Die Mobilisation erfolgt 1. durch natürliche Spannungswechsel der Atmung bei gehaltener Barrierespannung und 2. durch rhythmische Druckerhöhung am Querfortsatz nach ventrolateral während Ausatmung.

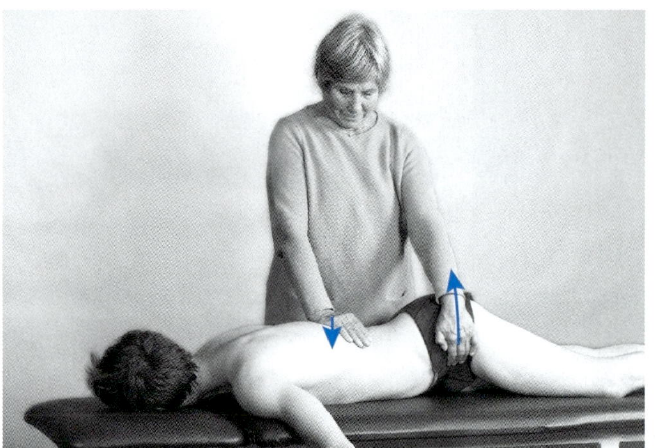

Abb. 9.24 Rotationsmobilisation der unteren BWS in Bauchlage unter Iliumzug. Spannungseinstellung am unteren Partnerwirbel durch Anheben des Ilium nach dorsal. Mobilisation über den Daumenballen am Querfortsatz des oberen Partnerwirbels auf der gehobenen Iliumseite. [K325]

9.4.8 Rotationsmobilisation der oberen Brustwirbelsäule nach postisometrischer Relaxation

Indikation

Rotations- und Retroflexionsstörungen der oberen BWS-Segmente mit hohem Verspannungspotenzial in den Mm. pectorales und im M. serratus posterior superior sowie bei assoziierten Funktionsstörungen der Kostotransversal- und Kostosternalgelenke.

Behandlungsablauf

➤ Abb. 9.25: Ausgangsstellung und Einstellung der Segmentspannung entsprechen denen bei der Untersuchung dieser Segmente (➤ Kap. 9.3.5, ➤ Abb. 9.16). Der Patient sitzt im Reitsitz am Bankende. Bei Rechtsrotationsstörung liegt seine rechte Hand am ZTÜ, die Fingerspitzen sind auf die linke untere Schulterblattspitze gerichtet. Der Behandler steht mittig hinter ihm. Mit der rechten Hand greift er von vorn durch den angehobenen Patientenarm, fixiert mit der ulnaren Handkante die Patientenhand. Zeige- oder Mittelfinger

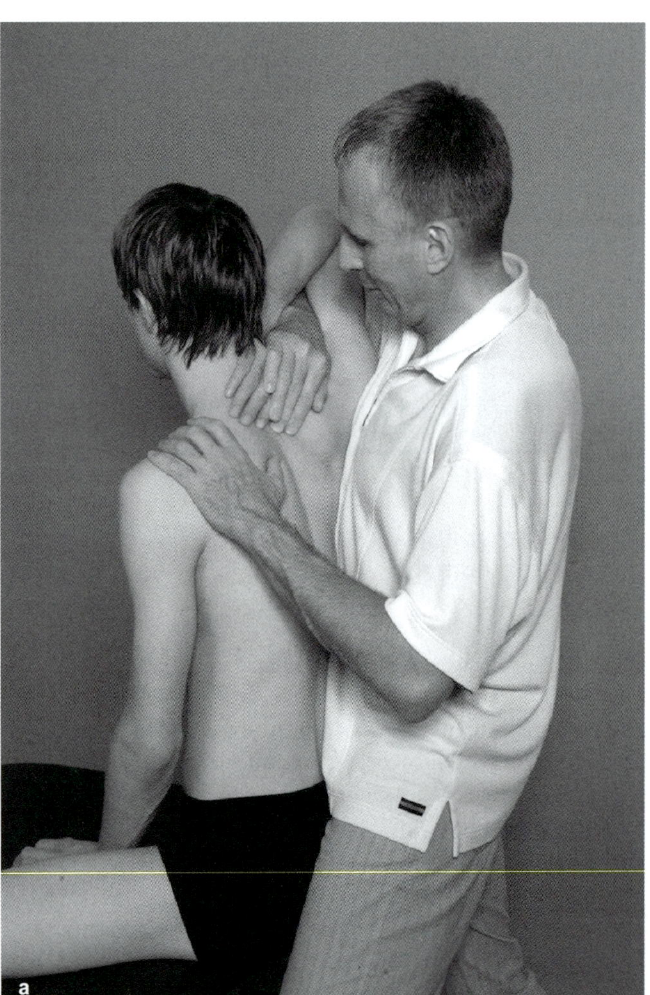

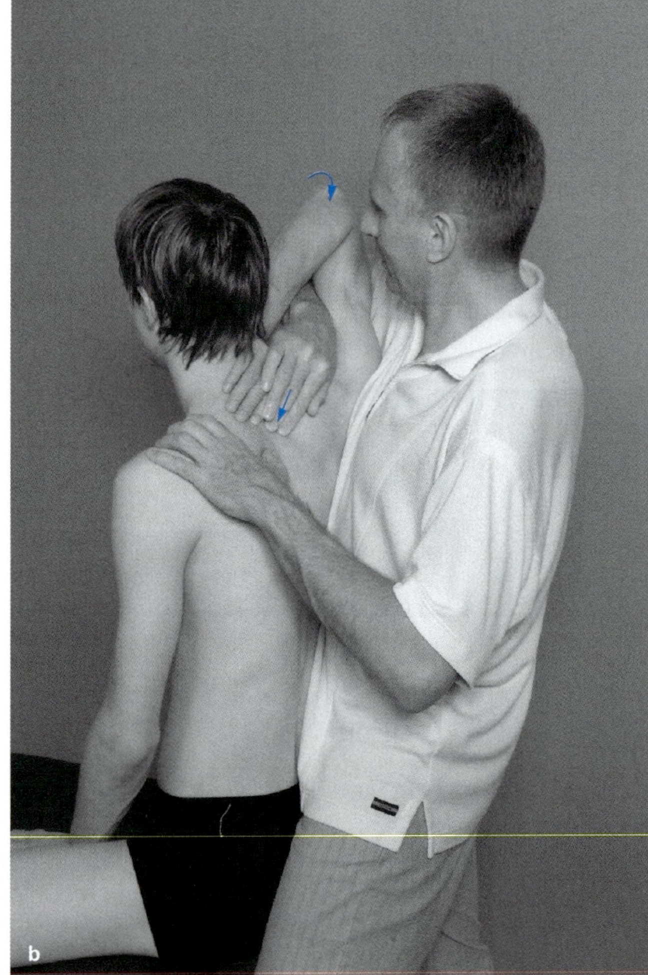

Abb. 9.25 Segmental gezielte Mobilisation der Rechtsrotation in der oberen BWS über den rotationsseitigen Arm nach Vorbereitung durch PIR.
a) Anspannungsphase: Der Patient drückt leicht gegen den Behandlerarm in Richtung des eigenen Bauchnabels.
b) Mobilisationsphase: Nach völliger Entspannung wird die Bewegung durch Armhebung und den Druck auf den oberen Dorn nach links (Rotationskomponente) weitergeführt. [K325]

9

suchen segmentalen Kontakt am Dorn des oberen Partnerwirbels. Der Ellbogen hat von vorn Kontakt am gehobenen Patientenarm. Der Daumen der linken, tastenden Hand nimmt über Weichteilverschiebung von links lateral Kontakt am Dorn des unteren Partnerwirbels, der Unterarm wird in Verlängerung des Daumens eingestellt, die Finger werden am Thorax (über dem Schulterblatt) abgelegt.

Durch die Aufrichtung des Behandlers wird der Patientenarm vermehrt eleviert. Die Pektoralisspannung steigt und bringt die Rippen in Vorspannung, die sich auf die Bewegungssegmente überträgt. Zervikothorakal an der Hand resultieren eine Traktions- und Extensionskomponente (Ventralschub). Über diese drei Komponenten werden die oberen BWS-Segmente verriegelt.

Der Patient spannt den Ellbogen mit geringer Kraft nach vorn abwärts (zum Bauchnabel) (➤ Abb. 9.25a). Die Anspannung ist korrekt, wenn der palpierende Finger gerade die Muskelanspannung tastet. Nach fünf Sekunden folgt langsame Einatmung. Die Entspannung wird mit der Ausatmung gekoppelt. Der Behandler schöpft den muskulären Entspannungsgewinn durch Neueinstellung der Armhebung aus und stellt die optimale Segmentspannung ein. (➤ Abb. 9.25b).

Praktischer Hinweis

Ausgangsstellung

- Reitsitz des Patienten weit hinten am Bankrand, der Therapeut steht hinter ihm und sichert die aufrechte Körperachse.
- Schräge Anlage der Patientenhand zervikothorakal (Fingerspitzen auf gegenseitige untere Schulterblattspitze gerichtet), gesichert durch die bewegende Behandlerhand, ebenfalls schräg angelegt.
- Spannungseinstellung über Pektoralisspannung durch Armelevation und Traktion mit Extension (Ventralschub) in oberer BWS.

Mobilisation

- Spannungsauftrag erfolgt vor Einatmungsauftrag, Entspannungsauftrag mit Ausatmungsauftrag.
- Erst wenn die Entspannung vollständig abgelaufen ist, wird am oberen Partnerwirbeldorn durch Lateralverschiebung bis zur neuen Rotationsspannung bewegt.

9.4.9 Rotationsmobilisation ZTÜ in Bauchlage an Traktions-Rotationsbarriere

Indikation

Kombinierte Rotations-Extensions-Dysfunktion zervikothorakal mit wenig reflektorischer Begleitreaktion.

Behandlungsablauf

➤ Abb. 9.26: Patient liegt in entspannter Bauchlage, die Arme hängen frei herab, der obere Thorax ist unterlagert oder das Kopfteil der Behandlungsliege abgesenkt. So ist die HWS kyphosiert gelagert. Der Behandler steht seitlich in leichtem Ausfallschritt etwas über Schulterhöhe.

Beispiel Rechtsrotationsstörung C7/Th1: Die Behandlerin steht rechts. Der feste Daumenballen der kranialen Hand modelliert sich am Querfortsatz Th1 rechts an. Der Daumen ist auf den Dornfortsatz gerichtet, der Unterarm wird abgesenkt. Der kaudale Unterarm überkreuzt diesen Unterarm. Die Hand stellt über Kontakt am Hinterkopf 15° HWS-Seitneige nach rechts (zu sich hin) ein. Die Handwurzel modelliert sich am linken Hinterkopf an. Der linksbetonte Traktionszug am Hinterhaupt erzeugt die zervikothorakale Barrierespannung und an der HWS eine Rotation von etwa 15° nach links (von der Behandlerin weg).

Mobilisation durch rhythmisch repetitive Druckerhöhung mit ventraler Komponente auf den Querfortsatz Th1 rechts (entspricht einer Rotation Th1 nach links, relativ C7 nach rechts).

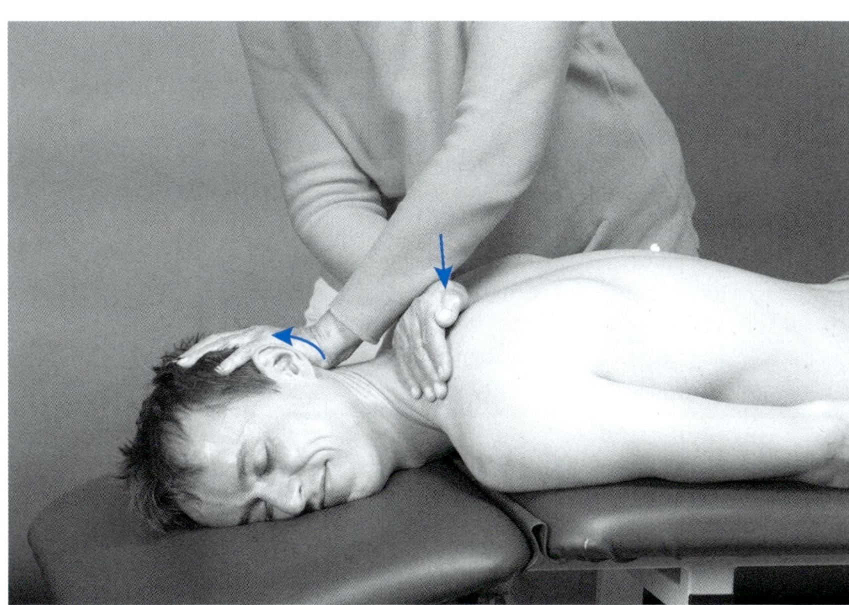

Abb. 9.26 Mobilisation einer Rechtsrotationsstörung C7/Th1 durch Kreuzgriff unter Einstellung an Traktions-Rotationsbarriere. Der Daumenballen der rechten Hand nimmt Kontakt am Querfortsatz Th1 rechts, die linke Hand führt am linken Hinterkopf die Traktion und Rotation der HWS nach links. Mobilisationsimpuls: ventral gerichteter Druck auf den Querfortsatz. [K325]

9

Praktischer Hinweis

Wie bei allen „Kreuzgriffen" ist die kyphosierende Ausgangsstellung der behandelten Region wichtig!

9.5 Untersuchung der Rippen

Die klinische Erfahrung hat gezeigt, dass die meisten Rippenfunktionsstörungen assoziierte Störungen von Wirbelsäulenfunktionsstörungen sind. Nach der Behandlung der BWS-Segmente stellt sich die harmonische Rippenbewegung von selbst ein. Deshalb gilt die Regel: Weitergehende Untersuchung und Behandlung der Rippenmobilität erfolgen erst nach der Behandlung der Brustwirbelsäule und ihrer Übergangsbereiche zu HWS und LWS. Das bedeutet aber auch, dass nach der Behandlung der Brustwirbelsäule die orientierende Untersuchung von Thorax und Rippen wiederholt wird (➤ Tab. 9.2). Verbliebene Rippenstörungen lassen den Verdacht aufkommen, dass sie Teil eines weiteren Funktionsstörungskomplexes sind. Meist begegnen dann Verspannungen des Zwerchfells, der Strukturen des oberen Thoraxeingangs, des Schultergürtels und eine veränderte Ventilationsbewegung. Immer muss auch an viszerovertebrale Verkettungen gedacht werden.

9.5.1 Indikation zur gezielten Untersuchung der Rippen

- Die „schräge Vorneige" ergibt asymmetrische oder beidseits erhöhte Spannungszeichen (➤ Kap. 7.5.3).
- Im myofaszialen Zehnertest bleiben die Tests 4, 5, 8 und 9 auffällig (➤ Kap. 7.7).
- In Bauchlage verbleibt ein asymmetrischer Thoraxeindruck (➤ Kap. 9.2.5).
- Nach der Wirbelsäulenbehandlung gibt eine verbleibende Bewegungshemmung bei aktiven Rumpfbewegungen grobe Hinweise auf eventuelle Bewegungsstörungen der Rippen (➤ Kap. 8.3).

9

Klinischer Hinweis

- Die Bewegungshemmung einer Thoraxseite kann von einer Rippe bestimmt sein. In diesem Fall sprechen wir von der führenden „Schlüsselrippe".
- Bei der Einatmungshemmung ist dies meist die oberste Rippe einer Gruppe, bei der Ausatmungshemmung die untere.
- Die erste Rippe kann „Schlüsselrippe" für beide Formen der Funktionsstörungen sein.
- Nach Behandlung der führenden Rippe stellt sich oft Symmetrie der Thoraxbewegung ein.

9.5.2 Federungsuntersuchung der ersten Rippe

Die erste Rippe hat in Funktion, Funktionspathologie, Untersuchung und Behandlung eine deutliche Sonderstellung. Sie hat enge funktionelle und pathogenetische Beziehungen nicht nur zum Thorax, sondern auch zur HWS. Deshalb werden in der Sprechstunde Untersuchung und Behandlung der ersten Rippe immer auch mit der Untersuchung und Behandlung der Halswirbelsäule verbunden.

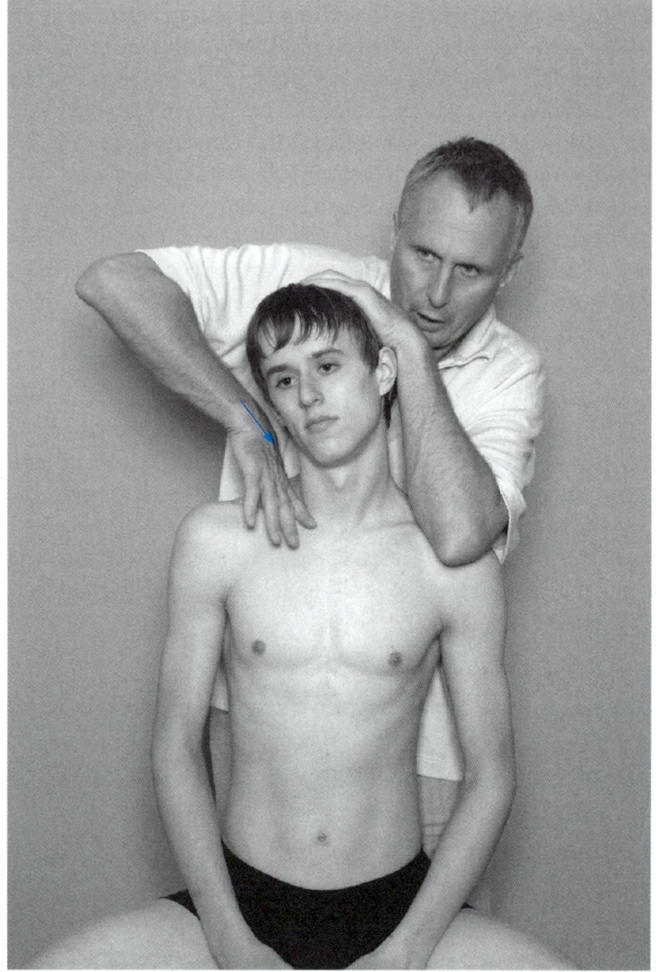

Abb. 9.27 Federungsprüfung der ersten Rippe rechts. Der Zeigefinger liegt tastend auf dem dorsomedialen Ende der Rippe. Der Unterarm ist für den Federungsimpuls in Verlängerung der Zeigefingerachse (siehe Pfeil) eingestellt. [K325]

➤ Abb. 9.27: Der Patient sitzt aufrecht. Der Untersucher steht abstützend hinter ihm. Die Radialkante des leicht gebeugten rechten Zeigefingers modelliert sich vom dorsomedialen Ende her über der rechten ersten Rippe an. Der Unterarm stellt sich in Verlängerung der Zeigefingerrichtung auf, oft nahezu senkrecht. Der linke Ellbogen liegt auf der linken Schulter, Unterarm und Hand stützen Hals und Kopf seitlich. Die Finger liegen auf dem Scheitel und drehen und neigen den Kopf gering nach rechts.

Ein zarter Federungsschub aus dem rechten Ellbogen und Schultergürtel nach kaudal, etwa in Richtung auf das gegenseitige Hüftgelenk zu, wird von der Zeigefingerkante auf die Rippe übertragen und wieder gelöst.

Klinischer Hinweis

- Zeichen der Funktionsstörung ist ein harter Widerstand der Strukturen unter dem Zeigefinger ohne federndes Nachgeben.
- Zu heftiger Federungsschub bewirkt eine Seitneige der unteren HWS. Das verfälscht das Ergebnis.
- Schmerzhafte Druckpunkte in Muskeln der Region können die Untersuchung behindern.

9.5.3 Federungsuntersuchung der Rippen II–V in Seitlage

Die Untersuchung ist in Seitlage und im Sitzen (➤ Kap. 9.5.4) möglich. Die Untersuchung in Seitlage ist vorzuziehen, wenn man nach Behandlung der BWS-Störung und Nachuntersuchung weiterbestehende, somit eigenständige Rippenfunktionsstörungen findet und von dieser Untersuchung sofort in die Behandlung übergehen möchte.

➤ Abb. 9.28: Der Patient liegt entspannt mit gebeugten Beinen auf der linken Seite. Der rechte Oberarm ist maximal eleviert, Hand und Unterarm hängen oberhalb des Kopfs. Der Untersucher steht vor ihm, fasst mit der rechten Hand von vorn in die Ellbeuge des Patienten und trägt den Arm. Die tastenden Finger der linken Hand liegen rechts über dem Angulus costae der Rippe. Hand und Unterarm schienen weich von dorsal den Thorax. Der Patientenellbogen wird nach dorsal geführt bis zur Spannung unter den tastenden Fingern. Das Endfedern, von der beginnenden Spannung ausgehend, wird bewertet.

Klinischer Hinweis

Zeichen der Funktionsstörung sind:

- harter Widerstand am Arm und
- fehlendes Federungsgefühl vor allem dann, wenn im Reihenfolgevergleich kaudal davon wieder ein weicheres Federn besteht.

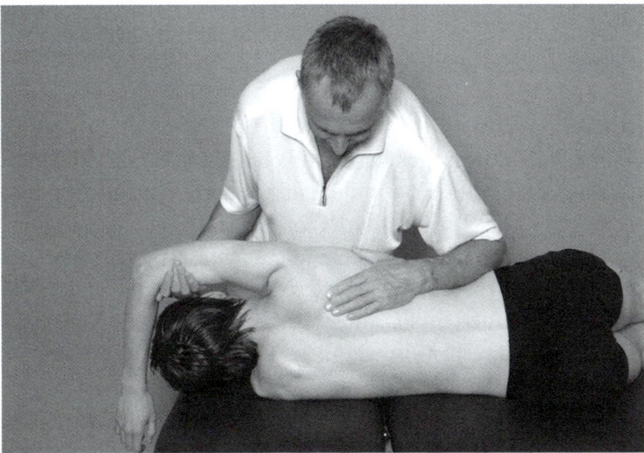

Abb. 9.28 Federungsuntersuchung der Rippen II–V rechts in Seitlage. [K325]

9.5.4 Federungsuntersuchung der Rippen II–V im Reitsitz

➤ Abb. 9.29: Der Patient sitzt am Bankende im Reitsitz. Sein rechter Unterarm ist auf dem Kopf abgelegt Der Untersucher steht auf der Gegenseite seitlich vor der Patientenschulter und stützt ihn leicht mit dem Körper. Von vorn greift er den gehobenen Patientenarm am Ellbogen, sein Unterarm ist dadurch sagittal ausgerichtet. Die andere Hand stützt von hinten den Thorax. Die tastenden Fingerspitzen liegen über der untersuchten rechten Rippe, etwa am Angulus costae.

Unter sagittal gerichtetem Dorsaldruck wird der Oberarm weiter gehoben. Dadurch wird die Schulterblattbewegung ausgeschöpft, die Mm. pectorales werden in Spannung gebracht und die obere BWS leicht gestreckt. Die oberen Kostotransversalgelenke kommen in Endespannung.

Auf einen zarten federnden Druck gegen den Ellbogen geben die Rippen normalerweise federnd nach. Über den Rippen II–V, manchmal auch noch tiefer, wird nacheinander im Reihenfolgevergleich getastet, ob das federnde Nachgeben tastbar ist.

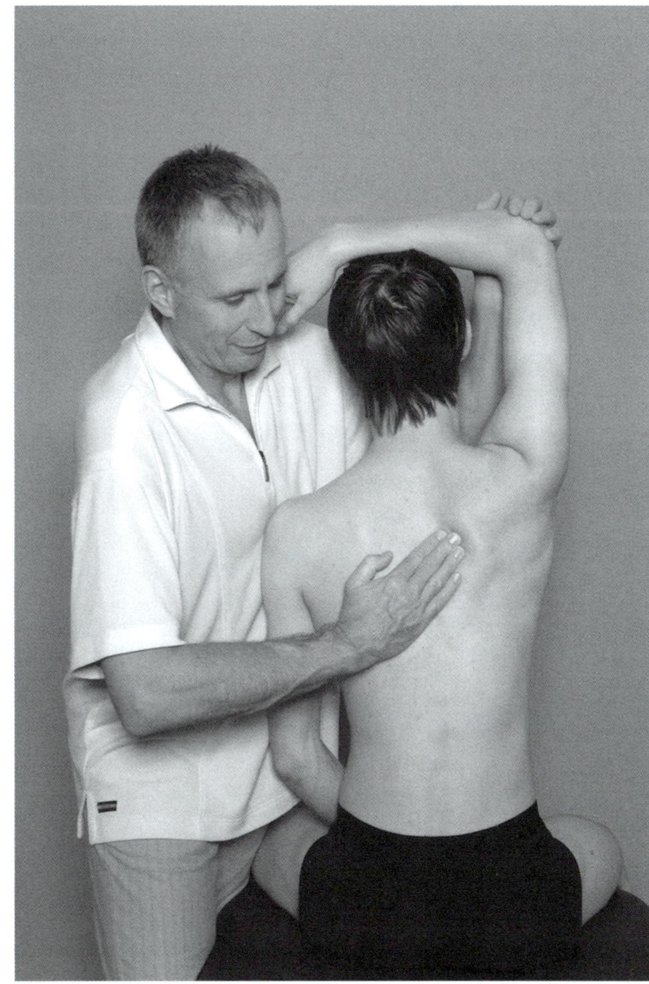

Abb. 9.29 Federungsuntersuchung der Rippen II–V rechts im Reitsitz. [K325]

Klinischer Hinweis

- Zeichen der Funktionsstörung sind hartes Bewegungsende und abrupter Widerstand gegen den Federungsimpuls.
- Der Schulterblattrand kann in dieser Stellung einzelne Rippenwinkel überdecken. Die Spannungsabläufe sind dennoch tastbar. Sie werden von den Schulterblattstrukturen vermittelt.
- Eine Rotationsbewegung des Rumpfs muss vermieden werden, deshalb die streng sagittale dorsale Schub- und Federungsrichtung.

9.5.5 Untersuchung der unteren Rippen in Bauchlage

➤ Abb. 9.30: In Bauchlage werden die Daumen dorsal in korrespondierenden Interkostalräumen an den Rippenrand gelegt. Man spürt die zeitliche Symmetrie der Erweiterung bzw. der Verschmälerung der Interkostalräume, während sich die Rippen mit der „Atemwelle" heben und senken. Steht der Untersucher am Kopf, wird vergleichend die Bewegung zweier Rippen eines Interkostalraums nacheinander von oben (beginnend bei ICR 6/7) untersucht; steht er unten, erfolgt die Untersuchung in der Sequenz von unten, beginnend im ICR 11/12.

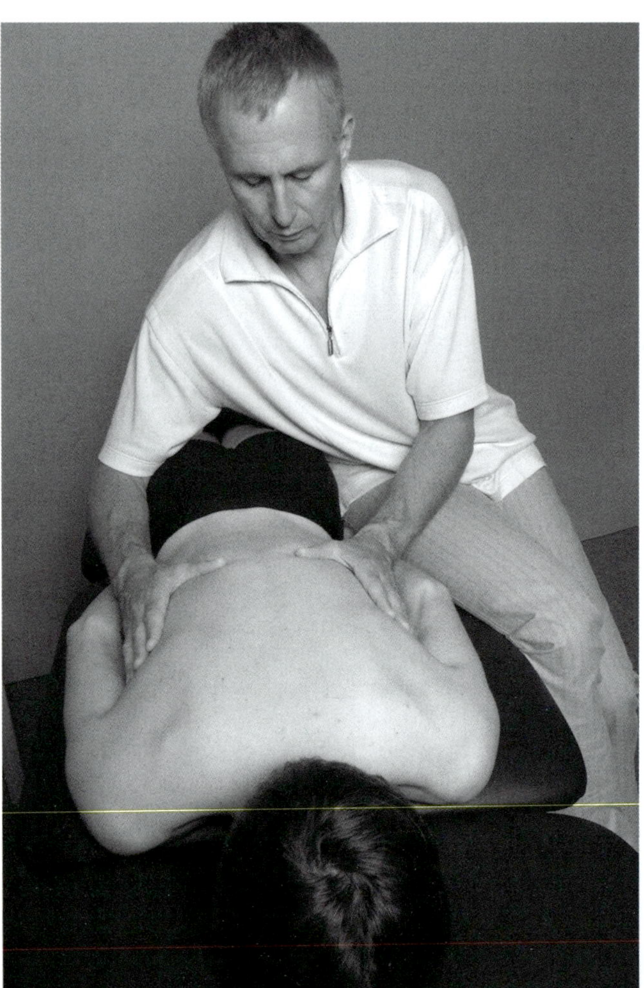

Abb. 9.30 Vergleichende Untersuchung der Bewegung zweier Rippen bei der Atmung durch Palpation im Interkostalraum. [K325]

Klinischer Hinweis

Die zeitliche Asymmetrie im Bewegungsablauf benachbarter Rippen ist Ausdruck von Funktionspathologie (➤ Kap. 9.6.7).

9.6 Mobilisation der Rippen

9.6.1 Passiv repetitive Federungsmobilisation der ersten Rippe

Indikation

Federungsstörung der ersten Rippe ohne schmerzhafte Verspannung der Skaleni.

Behandlung

Wie zur Untersuchung der ersten Rippe (➤ Kap. 9.5.2, ➤ Abb. 9.27) wird die Spannung eingestellt. Dann wird sie federnd leicht erhöht, nachgelassen und wieder aufgenommen. Mehrfache Wiederholungen bewirken die Mobilisation.

Praktischer Hinweis

- Der Federungsschub aus dem rechten Ellbogen über die Zeigefingerkante auf die erste Rippe geht in Richtung der gegenseitigen Hüfte. Die Hand-Unterarm-Einstellung darf während der Behandlung nicht verändert werden.
- Das Loslassen der Spannung ist mindestens so wichtig wie die Einstellung der Endespannung.

9.6.2 Rhythmische Muskelzugbehandlungen der ersten Rippe im Sitz

Indikation

- Federungsstörung der ersten Rippe mit schmerzhafter Verspannung der Skaleni nach TrP- oder Verspannungsrelaxation
- Mobilisation der Rippengelenke unter Reaktivierung der relaxierten Muskulatur

Behandlungsablauf

➤ Abb. 9.31: Der Patient sitzt aufrecht. Der Behandler steht abstützend hinter ihm. Er legt die Handwurzel der rechten Hand in Höhe C7 von dorsolateral an die Halsbasis. Die weit gespreizten Finger der Hand stützen den angelehnten Kopf und Hals. Die linke Hand stabilisiert den Thorax seitlich an der linken Schulter.

Zwischen dosiertem Behandlerdruck von rechts und Patientengegenhalt nach rechts wird ein Gleichgewicht aufgebaut. Damit ist die HWS stabilisiert. Der Behandler steigert und vermindert rhythmisch drei- bis fünfmal den Druck gegen Kopf und Hals. Der Patient lässt keine HWS-Bewegung zu. Die rhythmischen Kontraktionen der Skaleni mobilisieren die erste Rippe kranialwärts.

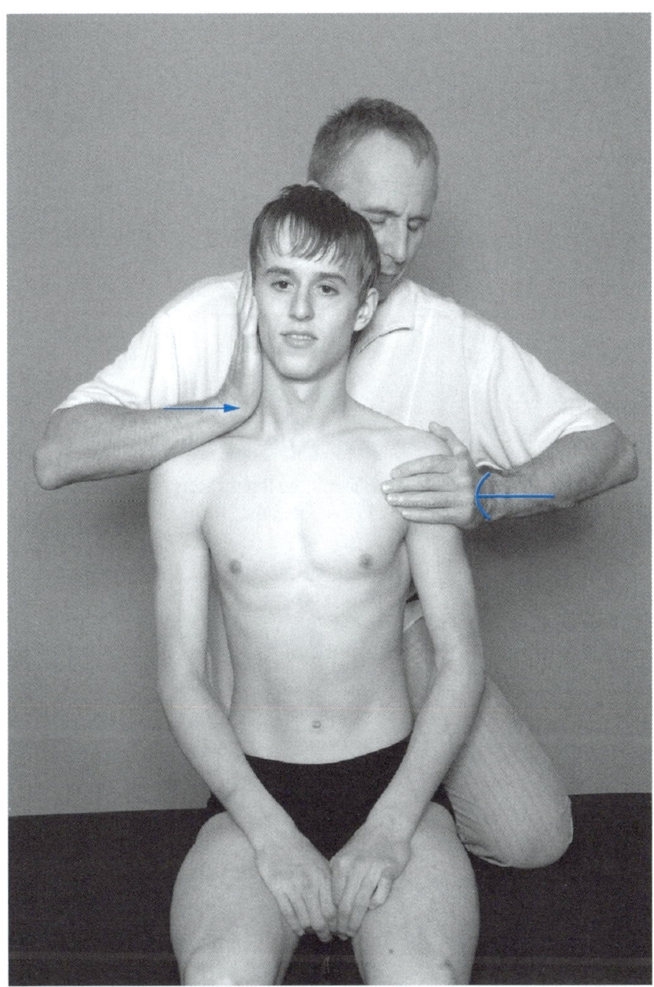

Abb. 9.31 Mobilisation der ersten Rippe durch rhythmischen seitlichen Druck des Behandlers an der Halsseite gegen den haltenden Widerstand des Patienten (Mobilisation durch direkten Muskelzug). [K325]

Praktischer Hinweis

- Der Behandler sollte dem Patienten den Ablauf vorher erklären und den Druck langsam aufbauen, damit keine ungewollten Kopfbewegungen entstehen.
- Wenn der Patient sich dem Druckrhythmus des Behandlers nicht anpassen kann, soll er den Rhythmus selbst bestimmen und den Seitneigedruck gegen den gehaltenen Widerstand des Behandlers ausüben.
- Bei der Anspannung einer Seite wird über die Antagonistenhemmung die andere Seite mit entspannt. Deshalb wird diese Technik meist beidseits ausgeführt, auch wenn nur eine einseitige Rippenblockierung besteht.

9.6.3 Mobilisation der ersten Rippe in Bauchlage („chin in")

Indikation

- Federungsstörung der ersten Rippe mit wenig reflektorischer Begleitreaktion

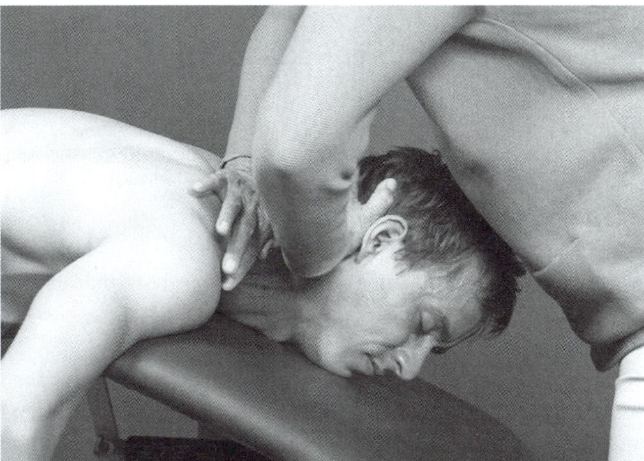

Abb. 9.32 Mobilisation der 1. Rippe rechts in Bauchlage mit Kinnauflage. Die Behandlerin steht am Kopfende. Ihre linke Hand umgreift die HWS von Okziput bis C7, der Daumen der rechten Hand modelliert sich im Verlauf der 1. Rippe an. Das Kinn liegt auf und bleibt so auch bei der Barriereeinstellung. [K325]

- Rezidivierende Funktionsstörungen der 1.Rippe aus Statikstörungen der HWS,

Behandlungsablauf

➤ Abb. 9.32: Der Patient liegt auf dem Bauch, das *Kinn ist aufgelegt.* Die Arme hängen frei herab. Die Behandlerin steht am Kopfende.

Die Finger der linken Hand der Behandlerin umgreifen großflächig schienend die HWS, der Daumen liegt links am Hinterkopf. Der adduzierte Daumen der rechten, unterkreuzenden Hand modelliert sich dorsal über der ersten Rippe rechts an.

Segmenteinstellung: Der Ablauf ist richtig, wenn das Kinn unverrückbar fest aufliegend bleibt. Der Daumen schiebt den Hinterkopf nach links (Linksseitneige). Gleichzeitig entsteht über die Finger ein geringer Druck in Richtung Rechtsrotation. Das verriegelt die HWS und erlaubt den Aufbau der zervikothorakalen Spannung. Mit beiden Händen wird in einer Ausatmungsphase Barrierespannung eingestellt.

Mobilisation über mehrere Atemzüge durch Gegenhalt an der Rippe bei Einatmung und Betonung eines ventrolateralen Drucks auf die sich senkende Rippe bei Ausatmung. Variante: rhythmisch repetitive Druckerhöhung an der Rippe bei Ausatmung.

Praktischer Hinweis

- Der *Erhalt der Kinnauflage* ist für diese Technik entscheidend, vergleichbar dem „unverrückbaren" Kinn-Sternum-Kontakt bei der orientierenden Untersuchung der Kopfgelenke (➤ Abb. 10.12).
- Lateralschub am Okziput sichert die Kinnauflage trotz begleitender Rotationskomponente.
- Modifiziert kann diese Technik auch zur Mobilisation von Rotationsstörungen C7/Th1 angewendet werden. Bei der beschriebenen Ausgangsstellung modelliert sich, für eine Rotationsstörung C7 nach rechts, der Daumen dornnah am rechten Querfortsatz von Th1 an. Der Mobilisationsschub am Querfortsatz Th1 nach ventral bewirkt eine Rotation von Th1 nach links, relativ C7 nach rechts.

9.6.4 Mobilisation der Rippen II–V in Seitlage nach postisometrischer Relaxation

Indikation

Funktionsstörungen der oberen Rippen. Sie resultieren meist aus:

- Statikstörungen der Halswirbelsäule,
- Störungen der Arm-Schultergürteldynamik,
- Hochatmung oder
- Muskeldysbalance im Sinne des oberen gekreuzten Syndroms.

Behandlungsablauf

➤ Abb. 9.33: Der Patient liegt entspannt mit angebeugten Beinen auf der linken Seite. Der rechte Oberarm ist maximal eleviert, Hand und Unterarm hängen oberhalb des Kopfs. Der Behandler steht vor ihm, fasst mit der rechten Hand von vorn in die Patientenellbeuge und trägt den Arm. Die tastenden Finger der linken Hand liegen rechts über dem Angulus costae der Rippe. Hand und Unterarm schienen weich von dorsal den Thorax. Er führt den rechten Arm bis zur beginnenden Spannung an der Rippe nach dorsal. Damit ist die Behandlungsstellung erreicht.

Der Patient drückt den rechten Ellbogen mit langsam zunehmendem Druck nach vorn in die tragende Behandlerhand. Unter den tastenden Fingern am Angulus costae entsteht Spannung. Der Druck wird fünf bis sieben Sekunden gehalten, dann gelöst und der Patient atmet vertieft ein. Ausatmung und weitere Atemzüge folgen automatisch. Solange in der Ausatmung Entspannung tastbar ist, führt der Behandler den Arm weiter nach dorsal zur neuen Spannung am Angulus costae. Danach beginnt ein neuer Zyklus mit Armdruck des Patienten.

Praktischer Hinweis

- Die isometrische Anspannung erfolgt ohne Koppelung an einen Atmungsauftrag.
- Erst nach der Entspannung werden die Spannungswechsel allein durch die Atmung verstärkt.
- Die Kopplung von Ausatmung und BWS-Streckung sowie Entspannung wird zur Mobilisation des eingestellten Kostotransversalgelenks genutzt.
- Wenn die Endespannung über der Rippe nicht erkannt wird, führt weitere Dorsalbewegung des Arms zum Ausweichen in eine lumbale Lordose.

9.6.5 Mobilisation der Kostotransversalgelenke III–XII durch „Kreuzgriff"

Indikation

Mehrsegmentale Rippenstörungen bei

- Atemfunktionsstörungen nach Pneumonie, Pleuritis,
- viszerovertebralen Verkettungssyndromen und
- Zwerchfellfunktionsstörung aus viszeralen Verkettungen.

Behandlungsablauf

➤ Abb. 9.34: Der Patient liegt in entspannter Bauchlage, die BWS wird stark kyphosiert gelagert (Kyphosierungskissen). Die Arme

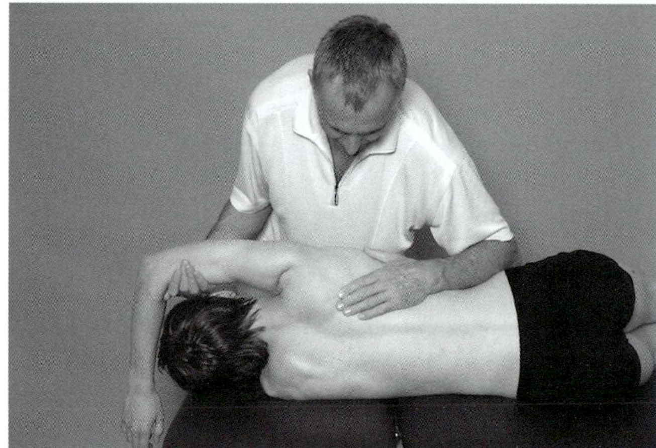

Abb. 9.33 Gezielte Mobilisation einer oberen Rippe rechts nach Vorbereitung durch PIR. Der Patient legt seinen Arm entspannt auf die Hand des Behandlers; dieser führt ihn nach dorsal. [K325]

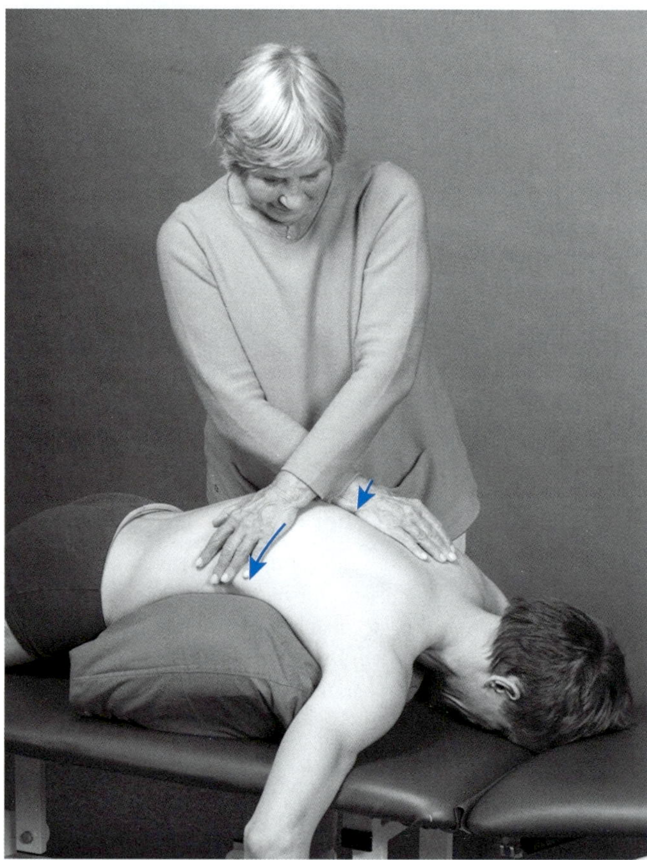

Abb. 9.34 Behandlung einer Rippenstörung im Kreuzgriff. Zur Mobilisation einer rechten Rippe wird der zugehörige Wirbel am linken Querfortsatz gehalten. Die Ulnarkante der überkreuzenden Hand gibt Mobilisationsdruck an der Rippe nach lateroventral. [K325]

hängen frei herab. Die Behandlerin steht auf der Gegenseite (links) mit Blick auf den Rumpf.

Bei überkreuzten Unterarmen wird das Os pisiforme der von kaudal kommenden Hand am linken Querfortsatz des Wirbels anmodelliert.

Die Ulnarkante der von kranial kommenden Hand nimmt rechts Kontakt am Angulus costae der zugehörigen Rippe.

Aufbau der Barrierespannung durch Haltedruck am Querfortsatz und Verstärkung der Druckspannung an der Rippe nach lateral und ventral (gering).

Mobilisation:

- Bei gehaltener Barrierespannung durch die natürlichen Spannungswechsel bei vertiefter Ein- und Ausatmung.
- Alternativ: Mobilisation durch rhythmische Druckerhöhung über der Rippe während der Ausatmung.

Praktischer Hinweis

- Kyphosierungslagerung ist unabdingbare Voraussetzung.
- Die Kontaktpunkte sind sicher zu erreichen, wenn die Hände mit Tabatiere-Ulna-Kontakt rechtwinklig gekreuzt werden.

9.6.6 Mobilisation der unteren Rippen unter Iliumzug

Indikation

Rezidivierende Rippenfunktionsstörungen durch:

- Diaphragmastörungen mit kranial gerichteten Verkettungen,
- Zwerchfellatemfunktionsstörung bei Fehlstatik.

Behandlungsablauf

➤ Abb. 9.35: Der Patient liegt entspannt auf dem Bauch, die Arme hängen frei herab. Zur Behandlung einer rechten Rippe steht die Behandlerin links in Höhe der LWS mit Blick auf den Patienten. Sie umfasst mit der rechten Hand die rechte Spina iliaca anterior, die Ulnarkante des linken Armes modelliert sie an der Rippe lateral des Rippenhalses an.

Das Ilium wird nach dorsal angehoben, bis Spannung an der gehaltenen Rippe entsteht. Mobilisation:

- Durch natürliche Spannungswechsel der Atmung bei gehaltener Barrierespannung.
- Durch rhythmische Druckerhöhung an der Rippe nach lateral (im Rippenverlauf) und gering ventral während Ausatmung.

Praktischer Hinweis

- Durch die Anhebung vom Ilium her nach dorsal wird Druck vom Thorax genommen, eine Kyphosierungslagerung ist nicht erforderlich.
- Bei Kontakt der kranialen Hand am Querfortsatz eignet sich die Technik auch zur Rotationsmobilisation am Segment (➤ Kap. 9.4.7, ➤ Abb. 9.24).

9.6.7 Drucktechnik an den unteren Rippen in Bauchlage

Indikation

Rippenfunktionsstörungen, die resultieren können aus:

- Atemfunktionsstörungen
- Zwerchfelldysfunktion durch viszerofasziale Spannungsbelastung, z. B.:
  - nach Pleuritis, Endokarditis, Hepatitis,
  - bei Ptose im Bauchraum durch Schwäche des Muskelkorsetts,
  - bei Narbenzug nach Operationen im Bauch- oder Brustraum.

Behandlungsablauf

Bei verminderter Atmungsbewegung der unteren Rippen legt sich der Patient entspannt auf den Bauch. In dieser Stellung war die aktive Atmungsbewegung in den Interkostalräumen geprüft worden (➤ Kap. 9.2.5). Der Behandler steht seitlich neben ihm.

➤ Abb. 9.36: Bei vorzeitigem Ende der Einatmungsbewegung einer Rippe (Einatmungsstörung) steht der Behandler auf der Gegenseite unterhalb der Störung, legt beide Daumen lateral des Angulus costae weich gegen den unteren Rippenrand und drückt kranialwärts. Der Druck kann bei Ausatmung gegen die Rippensenkung im Sinne der isometrischen Anspannung verstärkt werden. Bei Einatmung wird der Rippenhebung gefolgt.

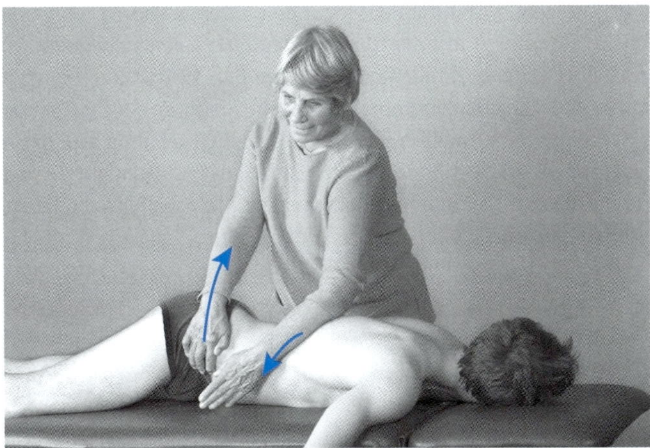

Abb. 9.35 Behandlung einer Rippenstörung unter Iliumzug. Spannungseinstellung durch Rotation von unten über Anheben des Ilium nach dorsal. Mobilisation über die anmodellierte Ulnarkante des kranialen Armes der Behandlerin. [K325]

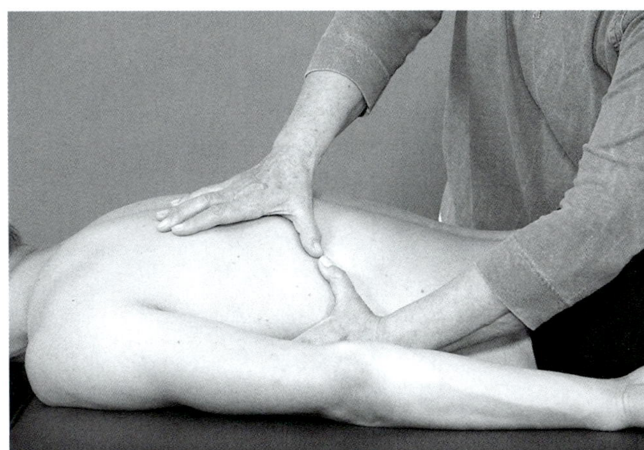

Abb. 9.36 Passiv mobilisierender Druck gegen eine untere Rippe nach kranial. Der Behandler steht auf der Gegenseite, beide Daumen liegen im kaudalen Interkostalraum. [K325]

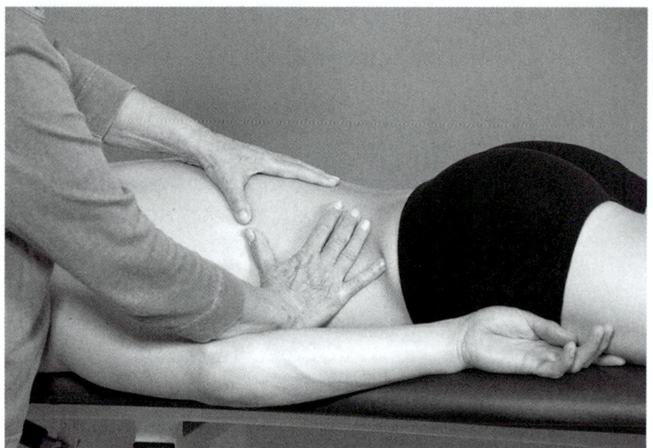

Abb. 9.37 Passiv mobilisierender Druck gegen eine untere Rippe nach kaudal. Der Behandler steht auf der gleichen Seite, beide Daumen liegen im kranialen Interkostalraum. [K325]

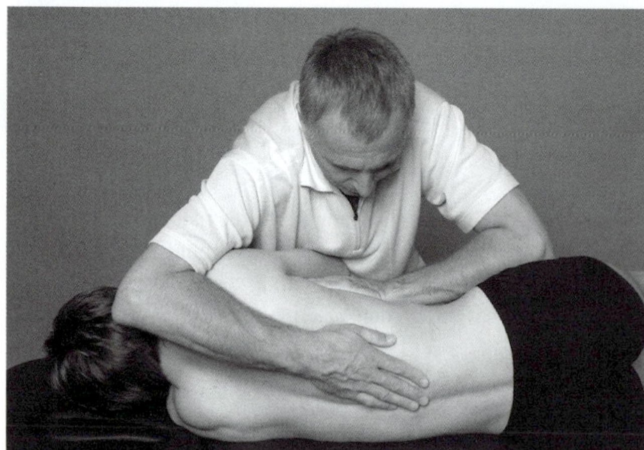

Abb. 9.38 Thoraxmobilisation in Seitlage bei Einatmungsstörung mit viszeraler Komponente. Kompressions- und Tangentialkräfte erzeugen im Thorax und am Zwerchfell die Behandlungsspannung. [K325]

➤ Abb. 9.37: Bei vorzeitigem Ende der Ausatmungsbewegung (Ausatmungsstörung) steht der Behandler auf der gleichen Seite oberhalb und legt beide Daumen weich lateral des Angulus costae gegen den oberen Rippenrand. Der Druck ist kaudalwärts gerichtet, gibt Widerstand gegen die Einatmungsbewegung und folgt der Ausatmungsbewegung.

9.6.8 Thoraxmobilisation in Seitlage

Indikation

Die Indikation ergibt sich aus folgender *Befundkonstellation:*

- In der Anamnese (Langzeit oder aktuell) berichtet der Patient über eine durchgemachte innere Erkrankung der Thoraxorgane oder der Organe des Oberbauchs oder es besteht medikamentöse Langzeitbelastung (Leber, Nieren).
- Die myofaszialen Spannungstests am Thorax sind auffällig (➤ Kap. 7.7).
- Bei Betrachtung der Thoraxbewegung in Bauchlage (➤ Kap. 7.6) und Palpation der Atembewegung (➤ Kap. 9.2.5) besteht Asymmetrie.
- In der Untersuchung der Anfangsrotation begegnen mehrsegmentale Störungen (über drei Segmente) mit assoziierten Rippenfunktionsstörungen (➤ Kap. 9.3.3).
- Mehrsegmentale RAK in typischem Organmuster; zusammen mit den Befunden im Bewegungssystem also Hinweis auf ein Verkettungssyndrom (➤ Kap. 9.1.4).
- Zeichen der Zwerchfellverspannung und der Spannung am oberen Thorax sind beidseitig oder bei viszeraler Beteiligung einseitig betont (➤ Kap. 7.4.3, ➤ Kap. 7.5.3, ➤ Kap. 9.2.7).

Mobilisation über eine laterolaterale Achse

Bei erkannter Einatmungsstörung mit viszeraler Komponente ist die nachfolgend beschriebene Technik als Einstiegsbehandlung besonders günstig, weil sie alle Störungskomponenten vorbereitend einschließt.

Behandlungsablauf

➤ Abb. 9.38: Der Patient liegt auf der nicht gestörten Seite, der Behandler steht vor ihm. Er legt die Handwurzel der kopfseitigen Hand dorsal medial des Rippenwinkels auf die Schlüsselrippe (➤ Kap. 9.6.7) und die Finger auf den unteren Thorax. Die fußseitige Hand liegt mit der ulnaren Handkante ventral gegenüber am Thorax. Beide Hände komprimieren den Thorax und bringen tangential verschiebend eine zusätzliche Spannungskomponente ein. Sie wird über mehrere vertiefte Atemzüge gehalten und dann langsam gelöst. Oder es erfolgt ein plötzliches Loslassen am Beginn einer erneuten Einatmung (Rückschnellen). Danach wird die Funktionsfähigkeit der „Schlüsselrippe“ kontrolliert.

Mobilisation um eine kraniokaudale Achse

Diese Technik eignet sich besonders, wenn Rippenfunktionsstörungen und Zwerchfellverspannung sowohl aus viszeraler Genese als auch aus Störungen der LWS- oder HWS-Statik resultieren.

Behandlungsablauf

➤ Abb. 9.39: Der Patient liegt auf der nicht gestörten Seite. Der Behandler steht vor ihm. Die kopfseitige Behandlerhand wird von dorsolateral mit der Zeigefinger-Daumen-Gabel über die siebte Rippe gelegt. Die Gabel der fußseitigen Hand legt sich von anterolateral über die achte Rippe. Beide Hände komprimieren den Thorax, während sie sich gleichzeitig gegeneinander verwringen. Die entstandene Spannung wird über mehrere vertiefte Atemzüge gehalten und dann langsam nachgelassen. Möglich ist auch ein plötzliches Rückschnellen am Beginn einer weiteren Einatmungsphase. Danach wird der Zwerchfellbefund kontrolliert.

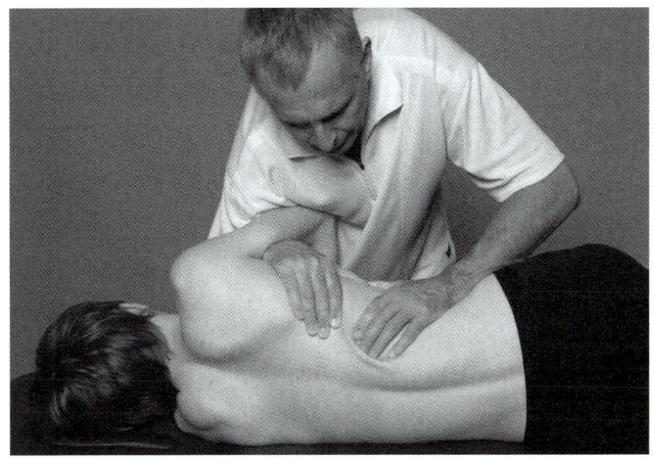

Abb. 9.39 Thoraxmobilisation in Seitlage bei Rippenfunktionsstörungen mit Zwerchfellverspannung. Die Verwringung des Thorax mit den Händen erzeugt am Zwerchfell die Behandlungsspannung. [K325]

KLINISCHES FALLBEISPIEL

Thoraxwandschmerz

Anamnese: Die 61-jährige Frau berichtet vom Auftreten des Schmerzes dorsal an der unteren rechten Thoraxseite nach intensiver Rotations-Hebe-Belastung beim Möbelrücken, anfangs rechts paravertebral lokalisiert mit geringer Ausbreitung über den hinteren Brustkorb. Heftigkeit und Ausbreitung – bis in die vordere untere Thoraxregion rechts – nähmen seit 14 Tagen trotz Eigenbehandlung mit Einreibungen und Wärmepackungen zu; Atemabhängigkeit bestünde nicht; verstärkend wirken Druck der Stuhllehne und Rückenlage.

Klinischer Status im Hinblick auf die Beschwerden: Perkussion und Auskultation der Lunge unauffällig, Herztöne regelrecht, RR im Altersdurchschnitt, Puls rhythmisch; kein Stauchungsschmerz an WS und Thorax.

Funktionsbefunde:

- *Orientierend:* Rotation des Rumpfs nach rechts eingeschränkt. Paravertebrale Nozireaktion Th5–Th8 rechts (Spannungserhöhung in Haut, Unterhaut und segmentaler Muskulatur, verstärkter Dermografismus) mit Punctum maximum bei Th7, sichtbare Thoraxasymmetrie in BL.
- *Segmental* erhöhte Endespannung und verminderte Endfederung: Th7/8 Rotation nach links, Th/L Rotation nach rechts, Z/Th Extension und Rotation bds. Senkungsstörung Rippen VII und VIII rechts, Zwerchfellverspannung rechts ventral.

Arbeits-/Funktionsdiagnose: akute segmentale thorakale Dysfunktion

Therapie (in der Reihenfolge des Vorgehens): direktes manuelles Zwerchfell-Release, Mobilisation Rotation Th7/8 nach PIR, Manipulation Th/L; Manipulation Z/Th nach mobilisierender Vorbereitung durch Pektoralisentspannung (➤ Kap. 9.4.8) und Aktivierung der unteren Schulterblattfixatoren (➤ Kap. 10.3.2, sog. „Pumpenschwengel").

Wirkungskontrolle: sofortiges Verschwinden der segmentalen RAK, Rumpfrotation läuft bds. bis Th/L durch und die Endespannung ist symmetrisch. Die Rippen senken sich bds., keine Thoraxasymmetrie mehr.

Wertung: Bestätigung der Arbeitsdiagnose; Rippenstörungen waren nicht eigenständig, sondern Teil der Segmentfunktionsstörung. Verlaufsbeobachtung kann zur Bekräftigung oder Ablehnung der Funktionsdiagnose führen.

Wiedervorstellung nach 14 Tagen: Beschwerden sind nicht mehr aufgetreten; die Nachuntersuchung ergibt keine Rezidive der Funktionsstörungen. Schlussfolgerung: Die Beschwerden können als Folge von Funktionsstörungen angesehen werden. Aktuell ist keine weitere Strukturdiagnostik notwendig.

9.7 Untersuchungs- und Behandlungstechniken bei heftigem Thoraxschmerz

Bei heftigem Thoraxschmerz gilt die bereits mehrfach beschriebene Bedingung der manualmedizinischen Differenzialdiagnose zur pathomorphologischen Erkrankung ganz besonders. Wegen der möglichen akuten Lebensbedrohung, z. B. infolge eines Herzinfarkts oder einer Lungenembolie, wird erst nach Ausschluss einer solchen möglichen Verursachung manualtherapeutisch behandelt.

Das klinische Bild bei akutem Thoraxschmerz ist bunt. Es begegnen Fehlhaltung mit Überhang und Verwringung an BWS/Thorax und thorakolumbalem Übergang und starre Haltung der gesamten Wirbelsäule. Kopf- oder LWS-Flexion leitet den Schmerz bis in die Kopfhaut und zum Sakrum (Fascia thoracolumbalis), vergleichbar den Befunden bei meningealer Reizung.

Stehen Rippenstörungen und Zwerchfellbeteiligung im Vordergrund der Störung, werden Fehlatmung – Hochatmung – oder Hemmung einer Thoraxseite stärker zu beobachten sein.

Die manualmedizinische Untersuchung soll aufzeigen, ob der Schmerz von reflektorischen Verspannungen mit Gelenkfunktionsstörungen oder von aktiven Triggerpunkten unterhalten wird. Welche der nachfolgend beschriebenen Behandlungstechniken angewendet wird, bestimmt das Spannungsmuster der gestörten Region. Oft ruft allein geringer Druck auf die Rippen heftigen Schmerz hervor. Techniken im Liegen werden dann nicht toleriert.

9.7.1 Palpation der Schmerzpunkte an der Wirbelsäule

Segmentale Nozireaktionen im medialen Anteil des M. erector spinae gelten als Ausdruck von Facettenstörungen im jeweiligen Segment; Mm. rotatores, Mm. interspinales und Mm. intertransversarii werden in segmentaler Anordnung von den Rami dorsales der Spinalnerven versorgt. Die Mm. rotatores regulieren die Feineinstellung der Wirbelbogengelenke.

Mehrsegmentale schmerzhafte Spannungserhöhungen sind eher Manifestationen einer dekompensierten Statikstörung; Mm. multifidi sichern die Verspannung des Wirbelsäulenbands zusammen mit den inter- und spinotransversalen Muskeln des lateralen Anteils des M. erector spinae. Über die Fascia thoracolumbalis können segmentale und regionale myofasziale Störungen kraniale und kaudale Verkettungsreaktionen verursachen. Umgekehrt können sich auch Störungen der HWS und LWS über diesen Weg an der BWS auswirken. Die Kombination Th4 und Th7 sprecht für HWS, Th/L und Th7 für LWS.

Die höchste Informationsdichte über die o. g. Störungsformen ergibt die Palpation seitlich an den Dornen und über den Facettengelenken.

Am jeweiligen Dorn wird beidseits von lateral weich auf die Dornwurzel zu palpiert, die Spannung verglichen und die Schmerzäußerung registriert. Jede Ausgangsstellung ist möglich; es wird die gewählt, die am wenigsten schmerzhaft erreicht werden kann.

Prüfung der Interspinalräume auf Druckempfindlichkeit

➤ Abb. 9.40: Besteht Schmerz in einem Segment ohne Bewegungseinschränkung, wird der Interspinalraum geprüft.

Der Patient sitzt im Reitsitz am Bankende, die Arme vor dem Körper verschränkt. Der Untersucher steht seitlich, umschließt vorn die verschränkten Arme des Patienten und fasst die gegenseitige Schulter. Durch Druck gegen die Ellbogen wird die Wirbelsäule maximal gebeugt und so gehalten. In dieser Stellung sind die Dornfortsätze aufgespreizt und die interspinalen Muskel- und Bandfasern sind gespannt. Der Daumen, der von hinten kommt, schiebt sich von schräg unten zwischen die Dorne.

9

Praktischer Hinweis

Der tastende Finger darf nicht senkrecht aufgesetzt werden. Dann tastet er gegen das Periost des kaudalen Dorns, nicht gegen die interspinalen Weichteile.

Klinischer Hinweis

- Normalerweise löst dosierter Druck des Daumens auf das angespannte interspinale Gewebe keinen Schmerz aus.
- Schmerz deutet auf einen Reizzustand des Interspinalraums im geprüften Segment hin und erfordert zarte, präzise Untersuchung der Beweglichkeit des gestörten Segments und der Nachbarsegmente.

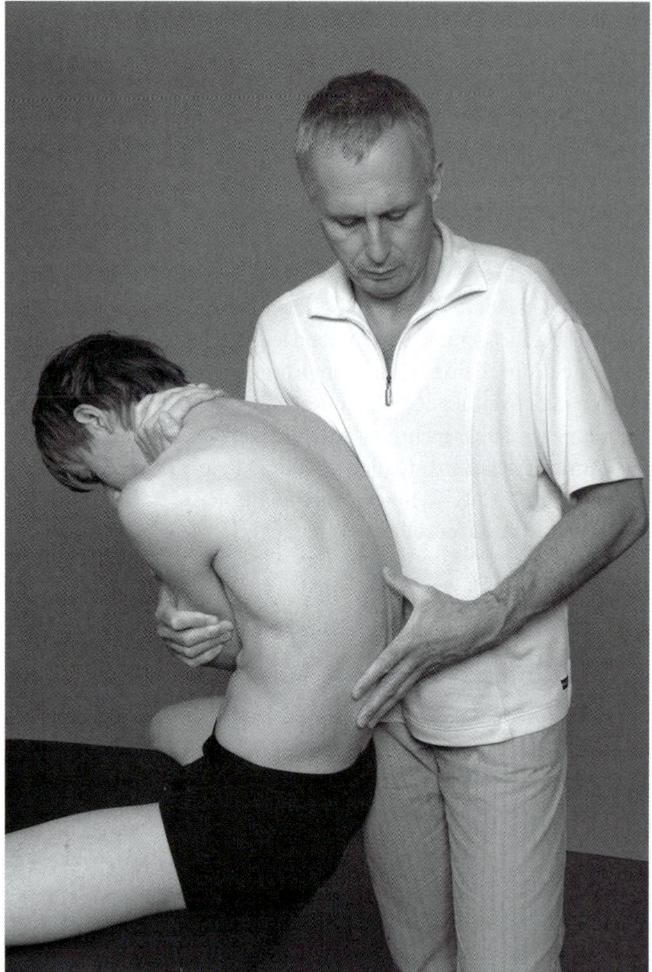

Abb. 9.40 Schmerzprüfung durch Palpation interspinal bei Vorspannung durch Anteflexion. [K325]

9.7.2 Palpation der Schmerzmaximalpunkte am Angulus costae

➤ Abb. 9.41: Der Patient sitzt und legt zur Untersuchung der rechten Seite die rechte Hand auf seine linke Schulter. Der Untersucher steht hinter ihm, umfasst mit dem linken Arm von vorn den Thorax, fasst zur rechten Schulter, zieht sie nach vorn und dreht den Patienten maximal nach links. Die freiliegenden Rippenwinkel können mit der freien rechten Hand aufgesucht und palpiert werden (➤ Tab. 9.4).

Praktischer Hinweis

Bei zarter Palpation sind reflektorische Veränderungen als „Gewebsquellung" oder Muskelverspannung zu tasten. Stärkerer Druck provoziert Schmerz.

Klinischer Hinweis

Schmerz und Verspannung kommen vor allem aus Verspannung und Triggerpunkten des M. iliocostalis. Rippenfunktionsstörungen können assoziiert sein.

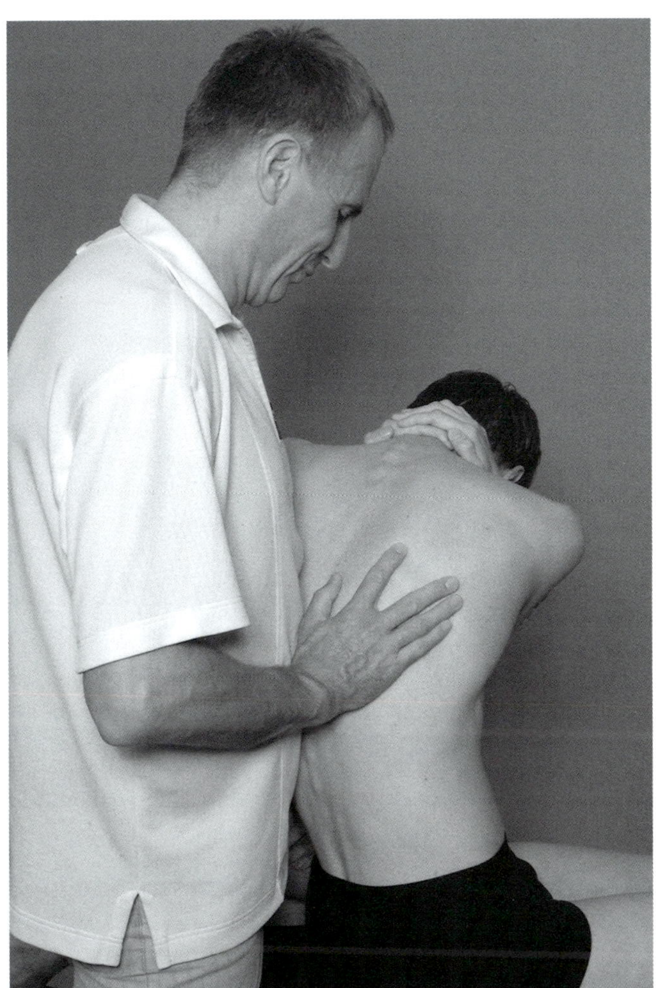

Abb. 9.41 Palpation der Schmerzmaximalpunkte am Angulus costae (Ansatz des M. iliocostalis). [K325]

Tab. 9.4 Palpationssequenz der Schmerzpunkte im Bereich BWS-Thorax

Position	Palpationsort	Dysfunktionsspannungen als Schmerzursache
Stehen Sitzen Seitlage Bauchlage	Dornfortsatzwurzeln	Tiefe autochthone Muskulatur (Mm. rotatores, Mm. multifidi, Mm. interspinales, Mm. intertransversari)
	Über den Gelenkfacetten	Facettengelenkstrukturen
	Paravertebral Th5–Th7	Fascia thoracolumbalis (Verkettungsreaktionen aus der HWS, ZTÜ)
	Paravertebral Th7–L2	Fascia thoracolumbalis (Verkettungsreaktionen aus LWS/Becken)
Reitsitz	• Interspinal • Angulus costae	• Interspinaler Bandapparat • Mm. intertransversarii • Mm. intercostales • M. iliocostalis
Rückenlage	Sternokostal	Zugehörige Rippenstörung
	Subklavikulär bis 1. Interkostalraum	• M. subclavius • Prävertebrale Faszie – HWS-Statik • VD vertebroviszerale oder viszerovertebrale Verkettungsreaktion
	Sternoklavikulargelenk 2, 4, 7 links, Periostpunkte VII. Rippe links	VD kardiale Beteiligung

9.7.3 Schmerz aus aktiven myofaszialen Triggerpunkten

Funktionsstörungen der Brustwirbelsäule und des Thorax entwickeln sich in engen Wechselbeziehungen zu den Funktionen der Atmung und Haltung, zu den Nachbarabschnitten HWS und LWS und zum Schultergürtel. Triggerpunkte können nach jetzigem Erkenntnisstand Ausdruck einer segmentalen Funktionsstörung sein (z. B. in den Mm. multifidi) oder sich im Rahmen einer myofaszialen Kette entwickeln. ➤ Tab. 9.5 zeigt eine Zusammenfassung der häufigsten Schmerzübertragungsmuster am Thorax aus TrP von Travell und Simons.

Ein typisches Beispiel ist das Übertragungsmuster der Mm. scaleni (➤ Abb. 10.47).

Behandlung

Werden bestehende TrP als Ursache der akuten Schmerzerkrankung erkannt, ist ihre Behandlung die Methode der Wahl. Die Manuelle Medizin kennt sehr verschiedene Herangehensweisen zur Löschung von TrP. Wir favorisieren eine *Kombination* von *Positionierung der betroffenen myofaszialen Kette* in der größtmöglichen Entspannung mit *Relaxation nach Aktivierung mit Minimalkraft*, bezeichnet als *„PIR in Annäherung"*. Latente Triggerpunkte bedürfen selten einer gezielten Behandlung. Sie lösen sich mit der Verbesserung der Beweglichkeit und der Aktivierung der Muskelketten im Rahmen des manualmedizinischen Behandlungsablaufs.

9.7.4 Relaxation und Mobilisation schmerzhaft gestörter Segmente mit Atmungstechnik im Sitz

Die Grundspannung des Körpers verändert sich in den Atemphasen: Während der Einatmung steigt sie, bei der Ausatmung wird sie geringer. An der Wirbelsäule, am stärksten an der Brustwirbelsäule, können weitere atemabhängige Wechsel der Spannung palpiert werden. Neben Segmenten, deren Spannung gleichsinnig zur Ganzkörperspannung wechselt, begegnen solche, deren Spannung im Vergleich zur Spannung in den Atemphasen bei Ausatmung größer wird (Palpationsübung ➤ Kap. 6.5). An der Wirbelsäule mit guter posturaler Stabilität sind wechselnde Sequenzen des Atemverhaltens zu tasten.

Indikation

Bei akuten, heftigen Schmerzbildern sind die aktive und die passive orientierende Untersuchung oft nicht möglich. Die segmentale Spannungsprüfung durch Seitverschiebung bei minimaler Seitneigeeinstellung ist dagegen fast immer möglich, auch in der Region des größten Schmerzes.

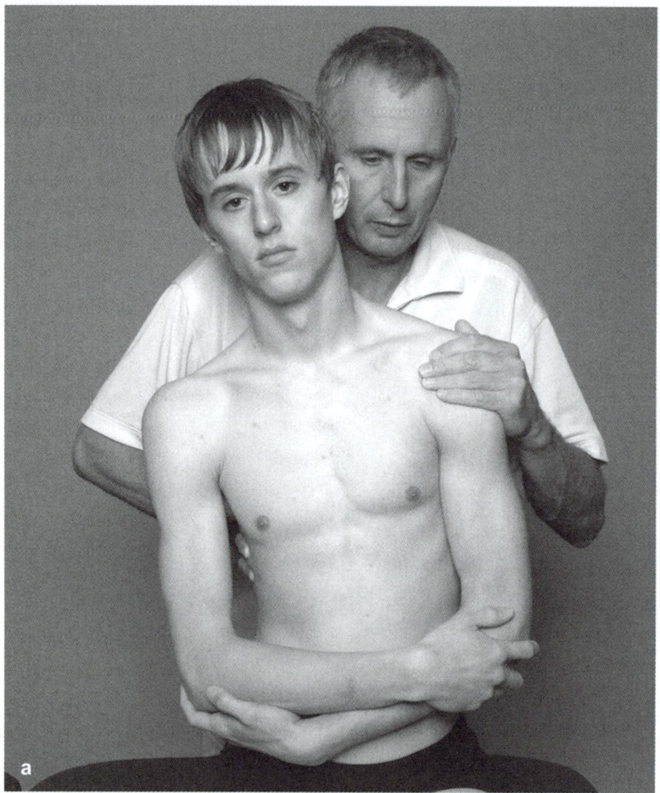
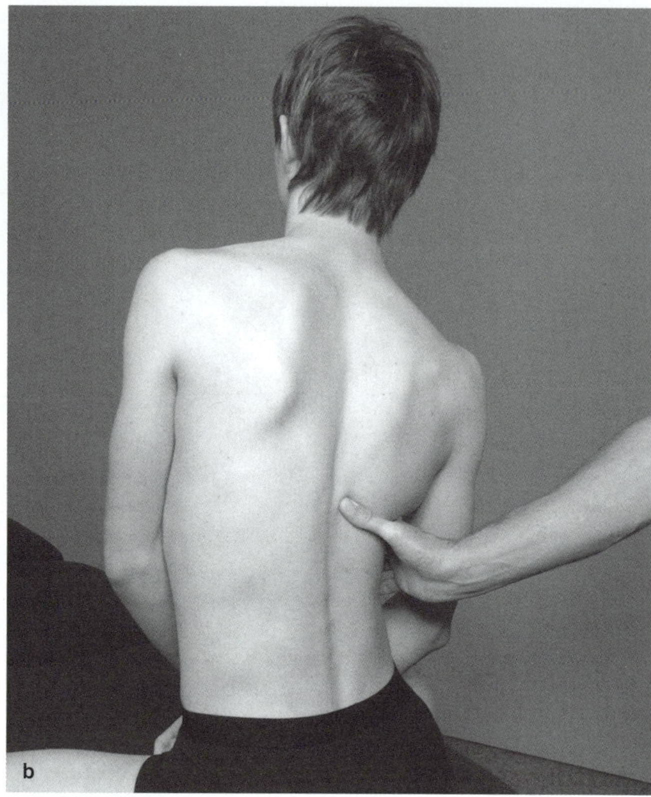

Abb. 9.42 Palpationsuntersuchung des segmentalen Spannungsverhaltens während der Atemphasen.
a) Segmentale Einstellung der Seitneige.
b) Detail: Die Handeinstellung am Segment wird durch Aufgabe des stützenden Körperkontakts sichtbar gemacht. Der Daumen liegt am lateralen Rand des M. erector spinae in Dornhöhe des oberen Partnerwirbels, d. h. am kaudalen Partnerwirbelbogen medial des Angulus costae. [K325]

Praktischer Hinweis

Bei Seitverschiebung z. B. nach links fällt das Scheitelsegment in geringe Rechtsseitneige. Diese Segmenteinstellung erleichtert es dem Untersucher, das aktuelle charakteristische Spannungsverhalten des Segments zu erkennen.

9

Palpation des segmentalen Spannungsverhaltens bei Atmung, Einstellung im Reitsitz

➤ Abb. 9.42: Der Patient sitzt im Reitsitz am Bankende, die Unterarme sind vorn übereinandergelegt. Er lehnt sich an den Untersucher an, der hinter ihm steht und den Patientenrumpf stabilisiert. Die linke Hand liegt an der linken Schulter (➤ Abb. 9.42a), die rechte Hand stützt den Thorax seitlich in Höhe des Segments mit den Fingern. Der Daumen weist auf der Rippe nach dorsal-medial (➤ Abb. 9.42b). Diese Hand schiebt den Rumpf etwas nach links und die BWS sinkt dabei in die Rechtsseitneigung. Unterhalb des eingestellten Segments bleibt der Rumpf aufrecht. Der Patient atmet langsam und tief.

Praktischer Hinweis

- Die langen Finger der palpierenden Hand sollen dem Rippenverlauf abwärts folgen, um die Bewegung der darüber liegenden Rippen freizugeben.
- Daumen und radiale Zeigefingerkante palpieren, wie die Spannung im Segment mit der Ein- und Ausatmung wechselt.
- Daraus ergibt sich die Zuordnung als „Ein-Aus“- oder „Aus-Ein“-Segment für die Behandlung.

Klinischer Hinweis

- Bei Funktionsstörung fehlt die anschmiegende Neigung, das Segment „sperrt sich“.
- Die *segmentale Spannungssteigerung* fühlt sich wie eine *lokale Aufrichtung* des Segments an. Geschieht das bei Einatmung, wird das Segment als „Ein-Aus“-Segment bezeichnet; richtet sich das Segment bei Ausatmung auf, betrachten wir es als ein „Aus-Ein“-Segment.
- Schmerzhaft unbewegliche Segmente zeigen häufiger das „Aus-Ein“-Verhalten, besonders bei mehrsegmentalen Störungen.

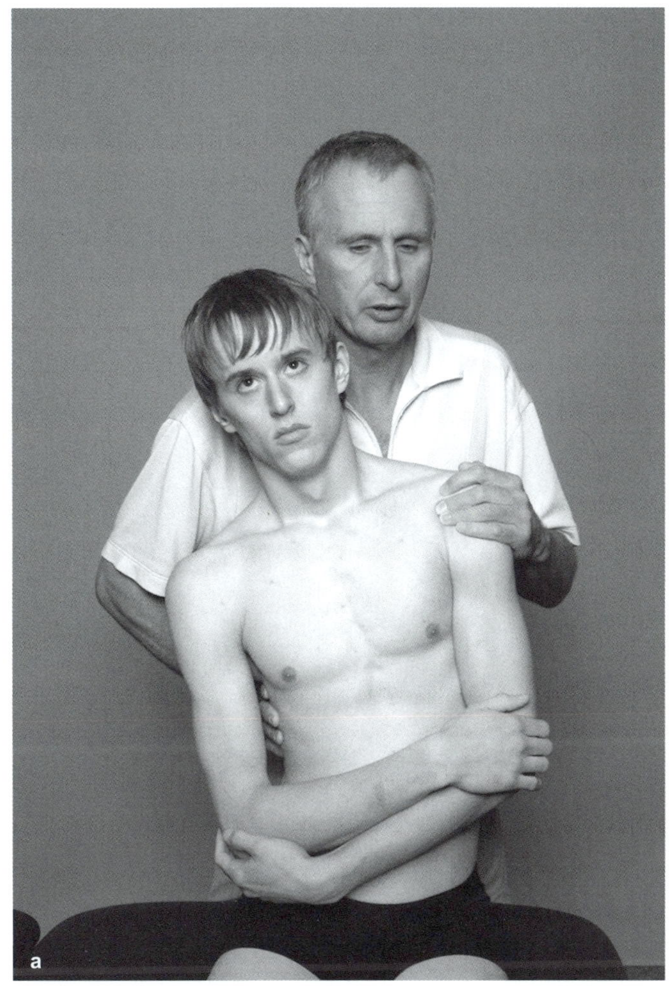

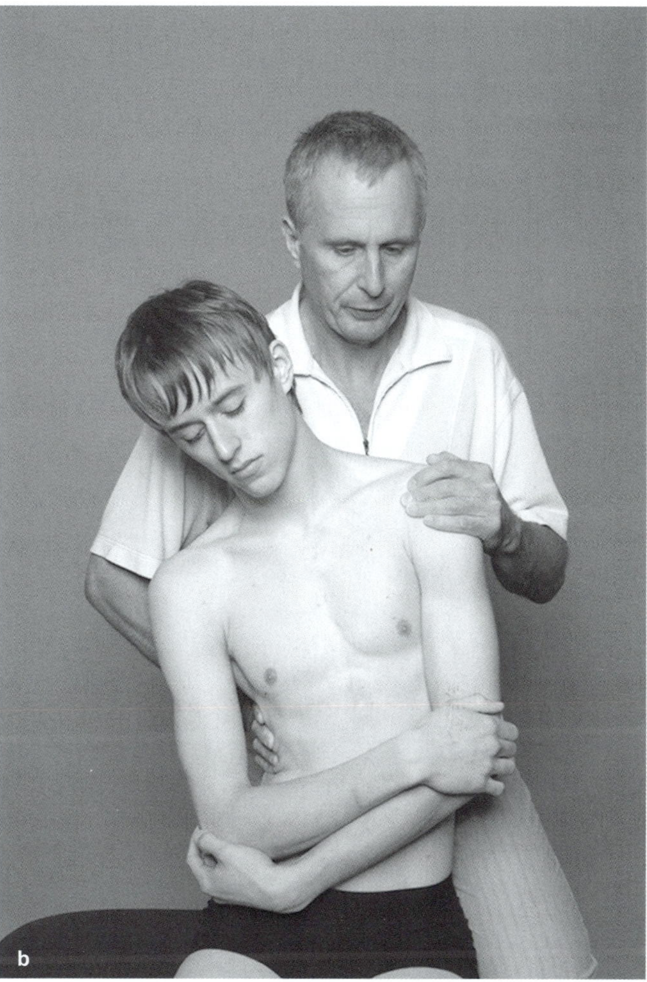

Abb. 9.43 Segmental gezielte Relaxation eines mittleren BWS-Segments mit E/A-Verhalten in Seitneigeeinstellung.
a) Anspannungsphase: Der Patient schaut nach oben und verlängert die Zeit der Einatmung.
b) Mobilisationsphase. Während der Exspiration blickt der Patient abwärts. [K325]

Relaxationstechnik im Sitz für ein „Ein-Aus"-Segment

Behandlungsablauf

➤ Abb. 9.43: Die Einstellung zur Behandlung eines „Ein-Aus"-Segments erfolgt wie zur Untersuchung eines BWS-Segments mit Seitneigestörung auf das Atemverhalten (siehe vorhergehender Abschnitt).

Der Patient blickt stirnwärts und atmet langsam, tief und lange ein (➤ Abb. 9.43a). Danach senkt er den Blick bodenwärts und atmet ruhig und geräuschlos aus. Bei Entspannung sinkt der Thorax über die haltende Hand (➤ Abb. 9.43b). Allein die Schwerkraft ist die mobilisierende Kraft und darf nicht passiv unterstützt werden. Der Behandler verhindert an der Schulter ein Abweichen nach vorn oder hinten.

Praktischer Hinweis

- In der Mobilisationsvorbereitung wird die Spannungsphase verstärkt und verlängert. Hochschauen bewirkt Aufrichtungsspannung, ihr folgt die Einatmung. Auf der Höhe der Einatmung wird kurz gehalten.
- Fehlerhafte Reihenfolge der Aufträge verkürzt die Wirkungszeit der Blickwendung, deshalb immer zuerst Blickwendungs-, dann Atmungsauftrag.
- Die Entspannung wird durch Hinunterschauen eingeleitet, die Ausatmung geschieht automatisch. Dabei sinkt das Segment in die weitere Seitneige (Taschenmesser).

Relaxationstechnik im Sitz für ein „Aus-Ein"-Segment

Behandlungsablauf

➤ Abb. 9.44: Die Einstellung zur Behandlung eines „Aus-Ein"-Segments erfolgt wie zur Untersuchung eines BWS-Segments mit Seitneigestörung auf das Atemverhalten (siehe oben).

Der Patient atmet langsam und lange aus. In der folgenden ruhigen, nicht verlängerten Einatmung sinkt der Thorax über die haltende Hand ab, die Schwerkraft wirkt mobilisierend. Der Behandler führt die Absinkbewegung, verstärkt aber nicht!

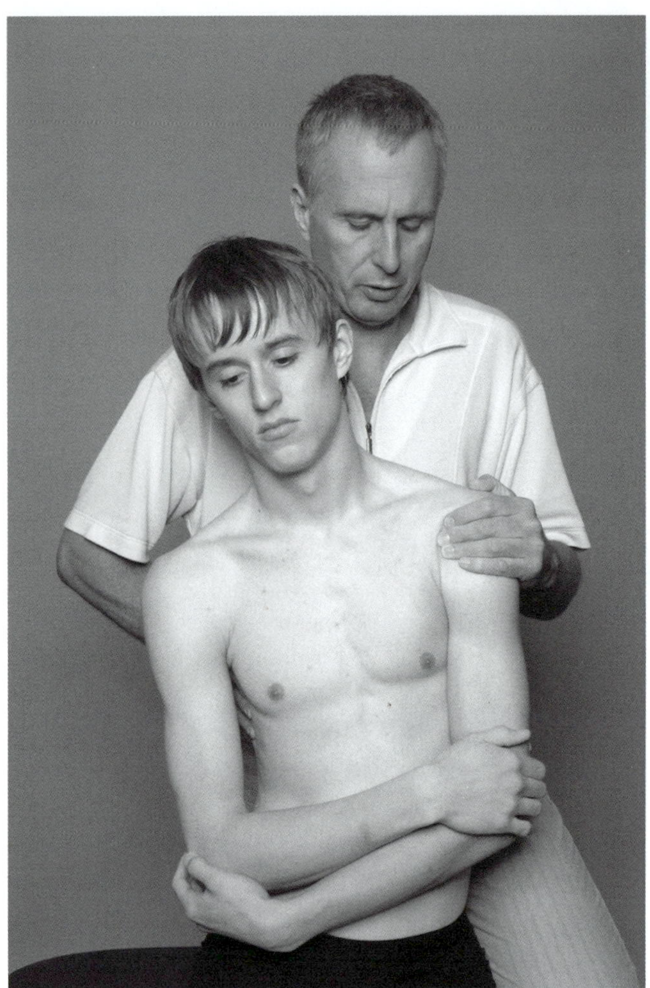

Abb. 9.44 Segmental gezielte Relaxation eines mittleren BWS-Segments mit A/E-Verhalten in Seitneigeeinstellung. Verlängerung der Exspirationsphase ohne Blickauftrag. [K325]

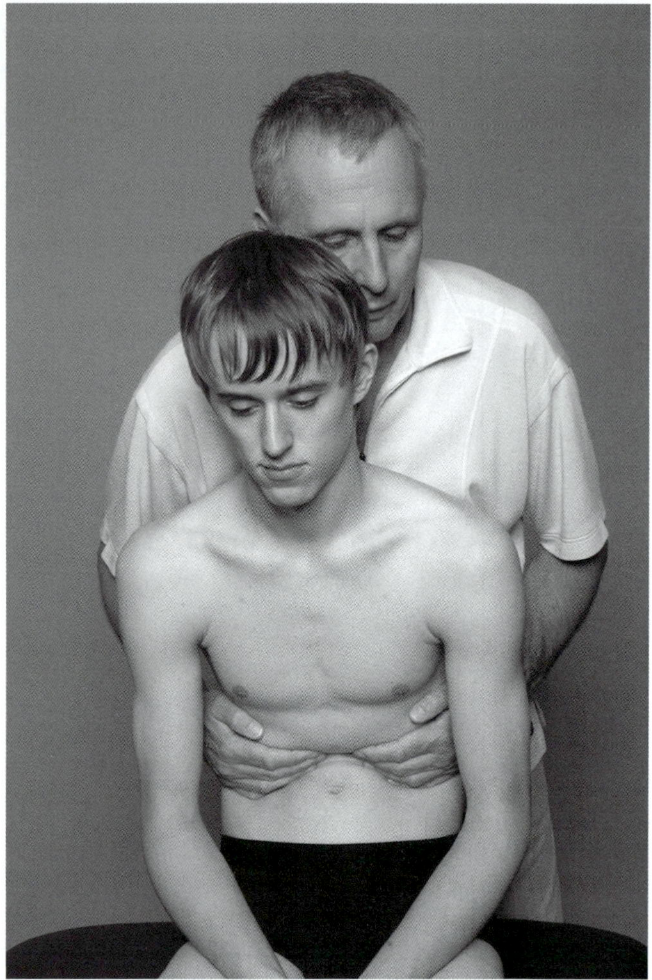

Abb. 9.45 Subkostale Entspannungstechnik für das Zwerchfell mit beidseitigem Kontakt. [K325]

Praktischer Hinweis

- In der Mobilisationsvorbereitung wird die Spannungsphase Ausatmung verstärkt und verlängert. Der Therapeut gibt dazu innerhalb der Ausatmungsphase wiederholend den Auftrag.
- Die Einatmung geschieht automatisch.
- Ein Blickwendungsauftrag wirkt bei „Aus-Ein"-Segmenten störend.

9

9.7.5 Auf das Zwerchfell gerichtete Relaxationstechniken

Indikation

Die Indikation für die nachfolgenden Techniken ergibt sich nicht so sehr aus der viszeralen oder parietalen Charakteristik der Befunde, als vielmehr aus der einseitigen oder beidseitigen Ausdehnung der Verspannung (myofaszialer Test 1 und 7). Ist die Verspannung sehr heftig und länger andauernd, ist die Spannungsausbreitung auch im Epigastrium tastbar. Weich aufgesetzte Fingerbeeren von Zeige- und Mittelfingern palpieren im Epigastrium diese Spannung.

Subkostale Entspannungstechnik im Sitzen beidseitig – Thoraxmobilisation über eine dorsoventrale Achse

Behandlungsablauf

➤ Abb. 9.45: Der Patient sitzt mit hängenden Armen auf der Bank. Der Behandler steht hinter ihm, ein Knie auf der Liege abgestützt. Er stützt von hinten den Rumpf, greift unter den Armen nach vorn und legt die Hände am unteren Thoraxrand auf den Bauch; die Zeigefingerkanten liegen direkt unter den Rippenbögen. Der Patient sinkt in einer verstärkten Ausatmungsphase in die Lumbalkyphose. Dabei sinken die Behandlerhände in den Bauch. Fast gleichzeitig neigt sich der Behandler nach vorn und nimmt den Patientenrumpf mit in entspannte Kyphose. Leichte Supination der Hände führt zum Zwerchfellkontakt unter den Rippenbögen.

Der Behandler verschiebt den Brustkorb nach rechts und links. In der Stellung mit der geringsten Spannung verharrt er über mehrere

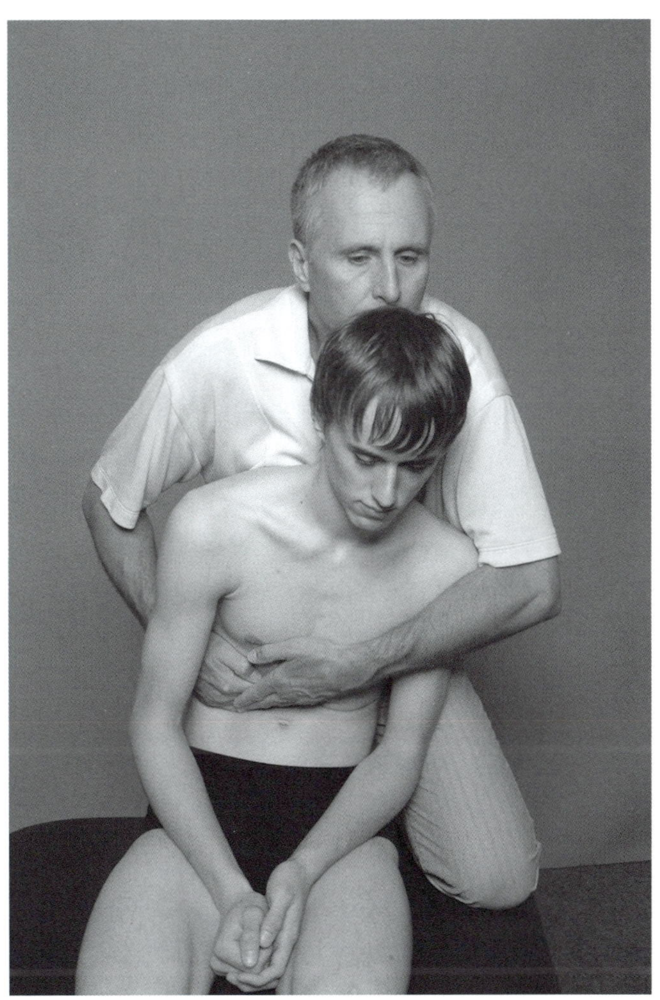

Abb. 9.46 Subkostale Entspannungstechnik für das Zwerchfell einer Seite. [K325]

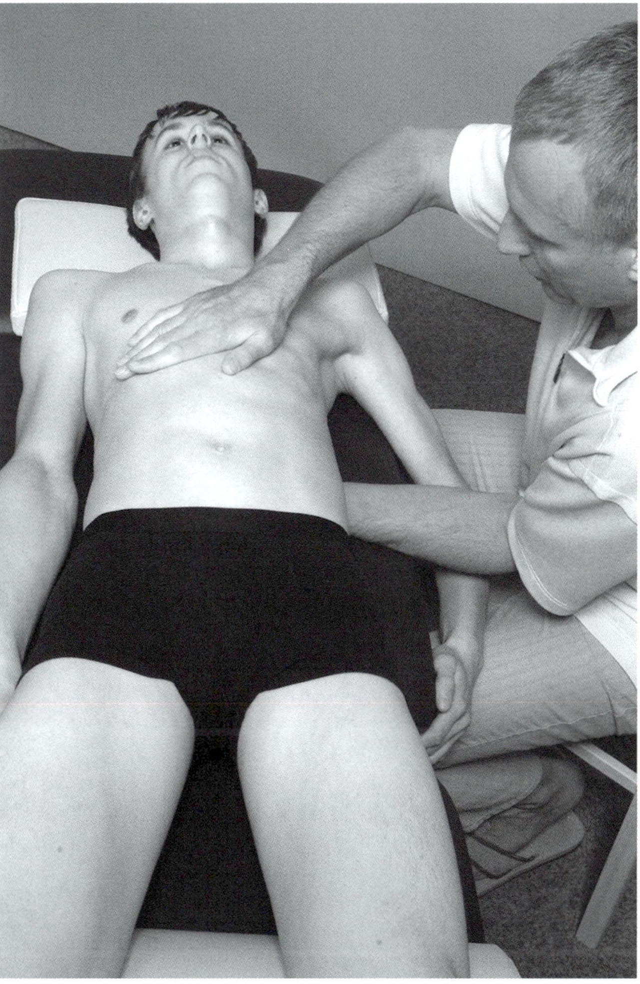

Abb. 9.47 Auf das Zwerchfell gerichtete Entspannungstechnik durch gehaltene Kompression des Thorax zwischen Sternumspitze und thorakolumbalem Übergang. [K325]

Atemzüge und folgt der Entspannung mit dem Thorax in die freie Richtung (mehrdimensional).

Praktischer Hinweis

- Die palpierenden Hände sinken ohne Druck in die Tiefe, wenn der Patient die LWS kyphosiert.
- Die Kyphose der BWS stellt der Therapeut passiv ein. Diese weitere Entspannung ermöglicht den Zwerchfellkontakt ohne Abwehrspannung.

Subkostale Entspannungstechnik im Sitzen einseitig

Behandlungsablauf

➤ Abb. 9.46: Die Ausgangsstellung von Patient und Behandler gleicht der vorhergehenden. Zur Behandlung der rechten Seite greift der Behandler rechts um den Thorax zum vorderen unteren Rippenbogen. Mit dem linken Arm greift er über die linke Schulter und legt die Hand rechts unterstützend auf die andere Hand. In einer verstärkten Ausatmungsphase sinkt der Patient über diese haltenden Hände in entspannte Kyphose.

Wie bei der beidseitigen Technik sucht der Behandler durch Thoraxverschiebung die Ausgangsstellung mit der geringsten Spannung. Dann folgt er dem Entspannungsgewinn, der bei weiterer ruhiger Atmung einsetzt.

Entspannungstechnik bei Spannungsausbreitung ins Epigastrium

Eine optimale Zwerchfellspannung ist die beste Voraussetzung für die Wirksamkeit des komplexen manualmedizinischen Behandlungsprogramms. Wenn der Patient liegen kann, gehört die hier beschriebene Technik zu den Grund- und Einstiegstechniken manualtherapeutischer Behandlung.

Behandlungsablauf

➤ Abb. 9.47: Der Patient liegt in entspannter Rückenlage, der Behandler sitzt seitlich in Höhe der unteren Rippen. Seine fußseitige Hand legt er quer unter den thorakolumbalen Übergang (dorsaler Zwerchfellansatz), die kopfseitige Hand flach über den epigastrischen Winkel.

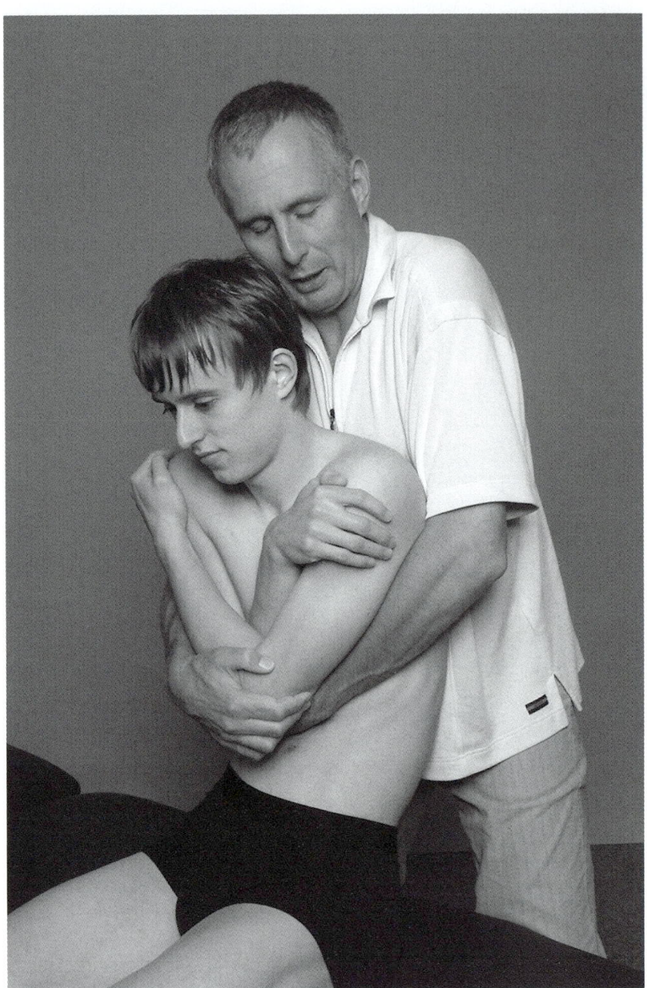

Abb. 9.48 Unspezifische Traktion der oberen BWS im Sitzen. Die Ellbogen werden an den Körper herangezogen, die Behandlerunterarme am Thorax erzeugen die Traktion. [K325]

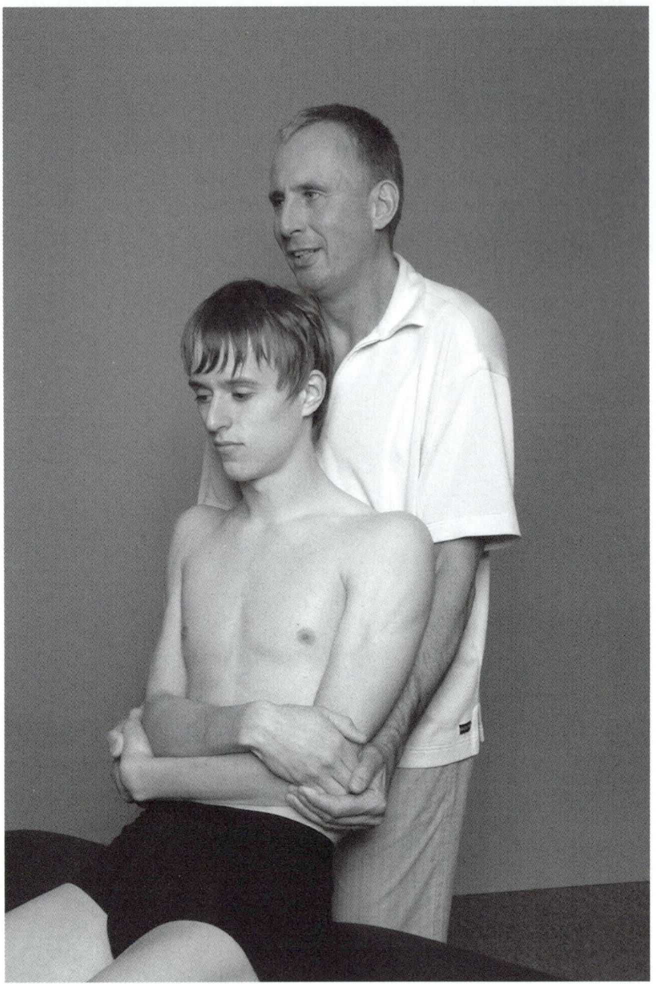

Abb. 9.49 Unspezifische Traktion der unteren BWS im Sitzen. Die Unterarme des Behandlers übertragen die Traktionsspannung auf den Thorax des Patienten. [K325]

Durch Kompression von ventral baut er Spannung zwischen beiden Händen auf, die das Zwerchfell einschließt. Die Spannung wird über mehrere ruhige Atemzüge gehalten. Unter den Händen wird die einsetzende Entspannung palpiert.

Praktischer Hinweis

- Vorn hat die Hand Kontakt auf dem Sternum und den Rippen VII–IX, hinten in Höhe Th11–L1. Der Kompressionsdruck der ventralen Hand muss deshalb nach dorsokaudal gerichtet sein.
- Liegt die vordere Hand zu tief, komprimiert sie nicht den Thorax, sondern den Bauch. Dieser Reiz kann sogar eine Verstärkung der Zwerchfellspannung bewirken.

9.7.6 Relaxation schmerzhaft verspannter Thoraxregion unter Traktion und Atmung

Indikation

Heftiger Thoraxschmerz, der bei Traktion nachlässt.

Traktion im angelehnten Sitz

Behandlungsablauf

➤ Abb. 9.48, ➤ Abb. 9.49: Der Behandler steht in kleinem Ausfallschritt hinter dem Patienten, der sich entspannt an den Behandler angelehnt.

Zur *Behandlung der oberen und mittleren BWS* kreuzt der Patient die Unterarme vor dem Thorax und legt die Hände auf die Schultern. Der Behandler greift mit der linken Hand den rechten und mit der rechten Hand den linken Patientenellbogen und legt seine Unterarme seitlich an den Thorax (➤ Abb. 9.48).

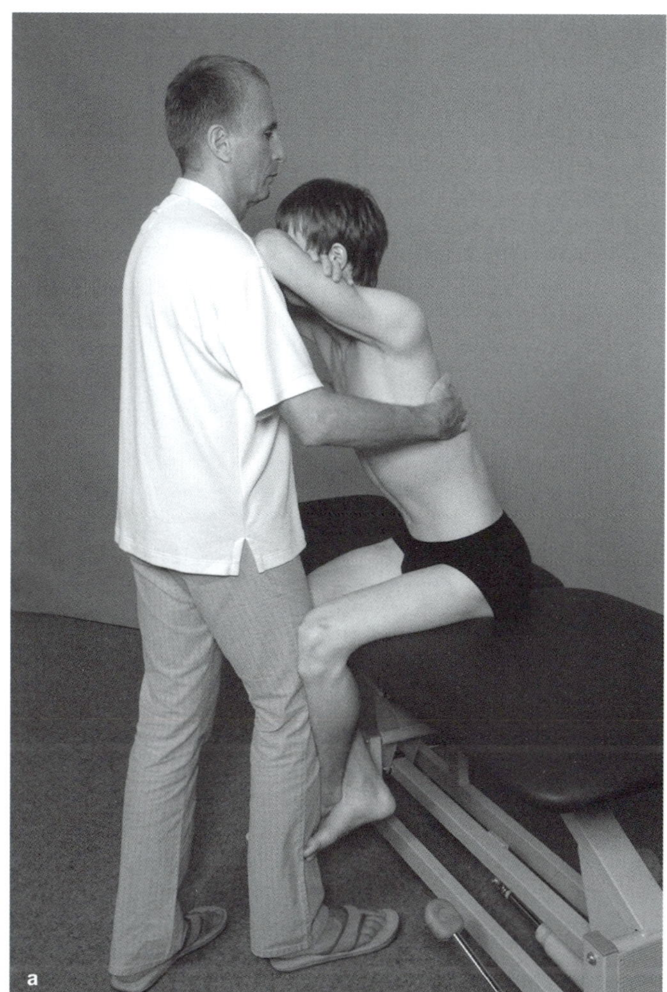

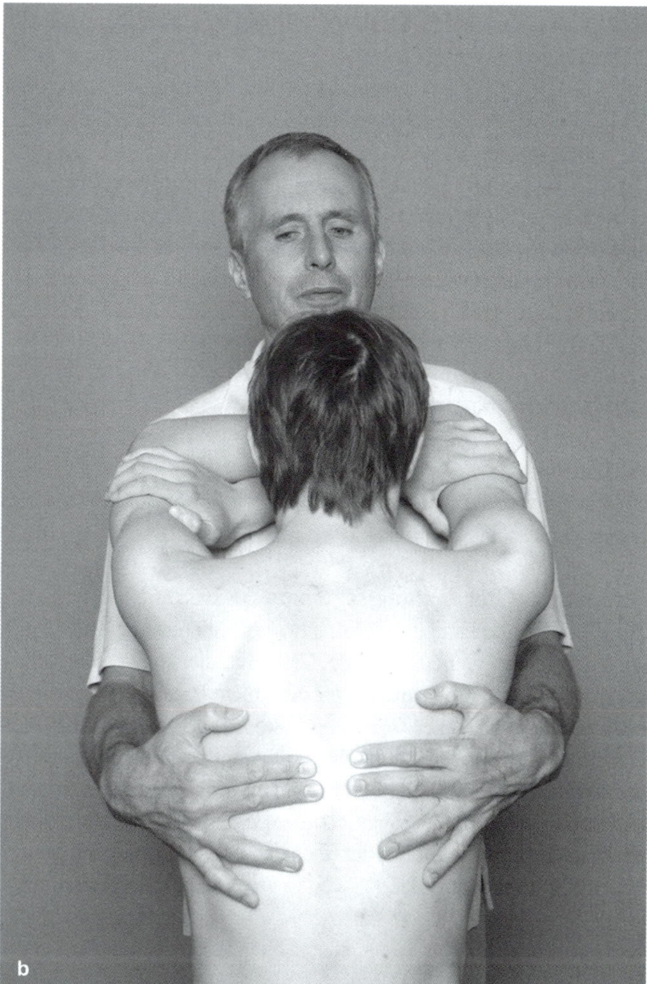

Abb. 9.50 Traktion der BWS im Sitzen mit Segmenteinstellung in Retroflexion nach PIR.
a) Ausgangsstellung mit Abstützen der Patientenbeine.
b) Detail der Handhaltung zur Traktion am oberen Partnerwirbel (Rippenwinkel). [K325]

Zur *Behandlung der unteren BWS* legt der Patient seine Unterarme aufeinander und die Hände über die gegenseitigen Ellbogen. Der Behandler legt seine Arme an die seitliche Thoraxwand unterhalb der Schultern und die Hände von vorn auf die gleichseitigen Patientenellbogen (➤ Abb. 9.49). Die Sitzhöhe ist am günstigsten, wenn die Ellbogen des Patienten vom Behandler mit gestreckten Armen gut umfasst werden können.

Durch Gewichtsverlagerung auf das hintere Bein bei unveränderter Oberkörperhaltung werden die Arme an den Körper herangezogen. Unter Führung der Arme seitlich am Thorax wird die BWS passiv gestreckt. Auf der Höhe der Traktion wird einige Sekunden abgewartet und die Zugkraft dann langsam nachgelassen.

Praktischer Hinweis

- Die Gewichtsverlagerung des Therapeuten nach hinten leitet die Traktion ein.
- Sie wird von den Armen des Therapeuten auf Thorax und BWS übertragen, nicht durch Zug an den Patientenarmen.

Traktion in Retroflexion nach postisometrischer Relaxation

Behandlungsablauf

➤ Abb. 9.50: Der Patient sitzt seitlich auf der Bank. Die Füße sind zur Stabilisierung überkreuzt. Der Behandler steht vor dem Patienten im Ausfallschritt. Der Fuß des vorgestellten Beins stützt die gekreuzten Patientenfüße des Patienten (➤ Abb. 9.50a). Er umfasst den Thorax und legt die Finger quer über den oberen Partnerwirbel (➤ Abb. 9.50b).

Indem er sich aufrichtet und sein Gewicht gering zurückverlagert, entsteht Traktionsspannung im gehaltenen Segment. Die Spannungszunahme während der Einatmung und das Nachgeben der Spannung während der Ausatmung werden zur Mobilisation genutzt.

Die mobilisierende Wirkung kann verstärkt werden, wenn der Patient gezielt in das zu mobilisierende Segment einatmet und es dadurch ausbuckelt. Gelingt das nicht, kann er die Ellbogen gegen den Behandler abwärts drücken, nach fünf bis sieben Sekunden Haltezeit einatmen und mit der Ausatmung entspannen. Indem der Behandler sich danach weiter aufrichtet, verstärkt die entstehende Traktion die Extension.

Praktischer Hinweis

- Die überkreuzten Füße sind wichtig für die Stabilisierung des Beckens. So wird sichergestellt, dass der Aufrichtungsimpuls am Thorax wirksam wird und nicht in eine Hüftbeugung weiterläuft.
- Zu starke aktive Ausbuckelung läuft bis in die LWS. Die Segmentwirkung wird geringer.

9.7.7 Relaxation schmerzhaft verspannter Thoraxregion unter axialer entlastender Annäherung und Atmung

Indikation

Heftiger Thoraxschmerz, der bei Traktion zunimmt, aber bei axialer entlastender Annäherung nachlässt.

Festlegen des Behandlungssegments

➤ Abb. 9.51: Der Patient sitzt aufrecht, Füße überkreuzt, Unterarme vor dem Thorax aufeinandergelegt. Der Behandler steht etwas rechts hinter ihm. Zeige- und Mittelfinger der linken Hand tasten auf zwei benachbarten Dornen.

Mit dem rechten Arm umgreift der Behandler von vorn den Patientenrumpf (➤ Abb. 9.51), führt *passiv* von kranial nach kaudal die Anfangsrotation von Segment zu Segment und vergleicht die Spannung. Das Segment mit der höchsten Anfangsspannung ist das Behandlungssegment.

Behandlungsablauf

1. Der Behandler stabilisiert mit seinem Thorax den Rumpf des Patienten.
2. Das Behandlungssegment wird an der Rotationsbarriere eingestellt (➤ Kap. 6.5).
3. In dieser Position prüft der Behandler durch Wechsel von Zug und Druck, welche der Komponenten eine weitere Entspannung im Segment erreicht. Diese Komponente bleibt eingestellt, in unserem Fall die axiale entlastende Annäherung. (➤ Abb. 9.51).
4. Das Atemverhalten des Segments – sinkt die Spannung in Ein- oder Ausatmung – wird ertastet und die Atemphase mit der geringeren Spannung über fünf bis sieben Sekunden gehalten.
5. Abschließende Anfangsrotationsprüfung (➤ Kap. 9.3.3) deckt das Ergebnis der Technik als Spannungssenkung auf.

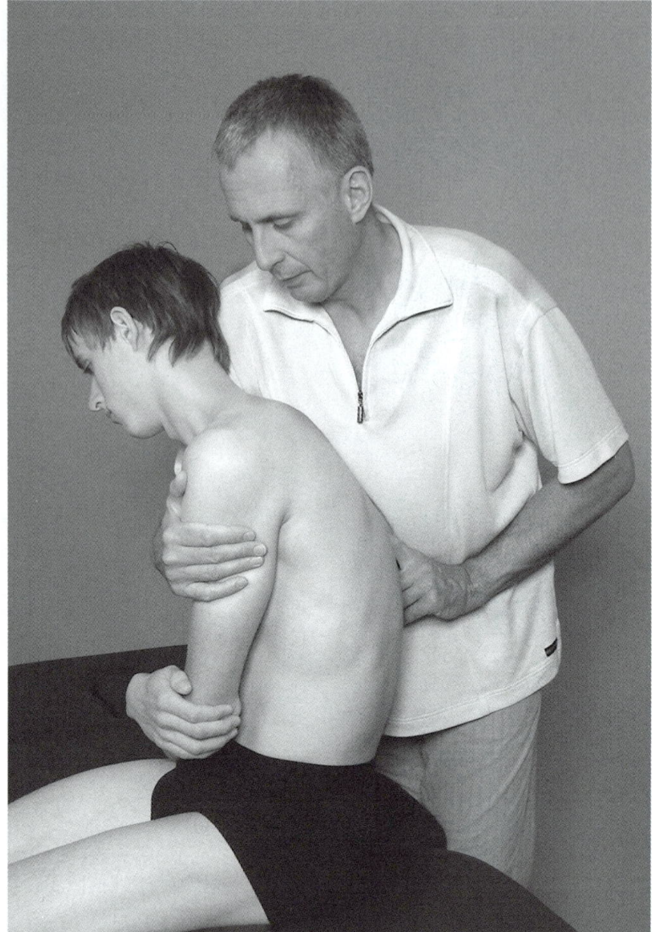

Abb. 9.51 Behandlung eines schmerzhaft gehemmten Bewegungssegments durch Positionierung am aktuellen Neutralpunkt, im Bild ein Segment in Rechtsrotation, Rechtsseitneige, Flexion, Kompression mit Verlängerung der Ausatmung. [K325]

Diese *Positionierungstechnik* kann bei fortgeschrittener Palpationsfähigkeit des Behandlers alle Bewegungsachsen und Ebenen einbeziehen, d. h. auch die Seitneige und laterale Translation, die Flexion/Extension und die anterior-posteriore Verschiebung.

Ausgefeilt wurden diese Techniken der Manuellen Medizin als sog. functional technics. Sie sind besonders effektiv bei Funktionsstörungen mit viszerovertebraler Genese.

Tab. 9.5 Schmerz in der BWS-Thorax-Region aus myofaszialen TrP

Schmerzregion	Muskel-Triggerpunkte	Teilbefunde im Manualmedizinischen Syndrom (n. Buchmann et al.)	Ausbreitungsschmerz (teilweise scheinbar radikulär)
Vordere Brustwand			
Zervikal betont	• Mm. scaleni • M. sternocleido mastoideus	**Oberes SOT** (Syndrom der oberen Thoraxapertur), fakultativ oberes SOT	• Lateraler Oberarm, radial betont • Handrücken (C6)
Ventrale Schulter	M. subclavius	**Mittleres SOT**	• Ventraler Oberarm • Lateraler Unterarm • Finger I–III (C6)
Ventrale Schulter und oberer Thorax	• M. pectoralis major • M. pectoralis minor	**Unteres SOT**	• Oberarm ulnar • Unterarm ulnar • Finger IV+V (C8)
	• M. sternalis • M. iliocostalis cervicis	**Ventrales thorakales Syndrom (VTS)**	Über dem Sternum
Dorsaler Thorax			
Oberer Thorax	M. levator scapulae	**Dorsales interskapulares Syndrom (DIS)**	Nacken-Schulter-Winkel, medialer Skapularand
	M. serratus posterior superior		• Unterer Rücken mit Rippen • Epigastrium, untere Rippen „Sodbrennen"
	Mm. scaleni dorsales		Medialer Skapularand
	Mm. rhomboidei		Medialer Skapularand (selten!)
	Regionale Mm. multifidi	**Triggerpunkt-assoziierte Schmerzen**	Lokal dem TRP zuzuordnende Schmerzen
	M. splenius cervicis		Hals-Schulter-Winkel
Mittlerer, unterer Thorax	M. trapezius ascendens		Nackenregion (TrP 3), medialer Skapularand (TrP 4) ZTÜ
	M. latissimus dorsi		Mittlerer Rücken, unterer Skapularand
	M. serratus posterior inferior	**Thorakolumbales abdominales Syndrom (TAS)**	• Unterer Rücken mit Rippen • Epigastrium, untere Rippen „Sodbrennen"
	• M. obliquus abdominis externus • M. rectus abdominis		Epigastrium, untere Rippen
Thorax-Schulterregion	• M. teres major • M. teres minor	**Dorsales skapuläres Syndrom (DSS)**	Hintere Deltaregion
	M. deltoideus, hintere Region	*Obligat bei DSS*	Dorsale Schulter und Oberarm
	M. supraspinatus		Tiefer Schulterschmerz, Schulterhöhe, lat. Ellbogen
	M. triceps brachii (Caput longum)	*Fakultativ bei DSS*	Dorsale Schulter, Nacken, lat. Ellbogen
	M. subscapularis		Hintere Schulter, Skapulafläche
	M. latissimus dorsi		Unterer Skapularand

9.8 Behandlungstechniken bei rezidivierenden Funktionsstörungen

Rezidive von Funktionsstörungen entstehen sowohl bei bestehenden Strukturerkrankungen im Bewegungssystem als auch als viszerovertebrale Reaktionen bei bekannten Erkrankungen innerer Organe. Zur *Verbesserung der Lebensqualität* dieser chronisch kranken Menschen ist die Rezidivbehandlung wichtig.

Die häufigste Ursache rezidivierender Funktionsstörungen sind Fehlbelastungen des Bewegungssystems im Arbeits- und Lebensalltag. Sie entstehen auch bei bestem Trainingszustand des stabilisierenden Muskelsystems. Deshalb ist es so wichtig, den Patienten mit der Vermittlung von effizienten Selbstübungen Hilfe zur Selbsthilfe zu geben.

9.8.1 Selbstübung in Anteflexion in „Päckchenstellung"

Indikation

Rezidivierende Anteflexionsstörungen mit assoziierten Rippenfunktionsstörungen bei:

- Flachrücken
- Hochatmung oder
- interspinalem Bänderschmerz (Th4, Th7 als statisch am häufigsten fehlbelastete Segmente mit lokaler Hypermobilität).

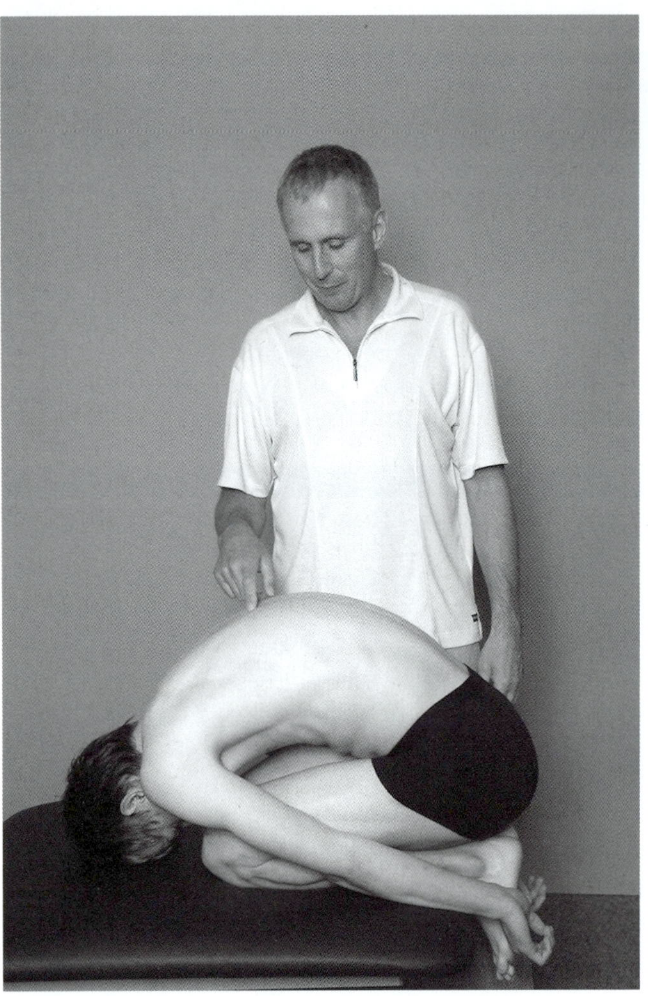

Abb. 9.52 Selbstübung der Anteflexion in der BWS. Während der Inspiration gibt der Behandler als Führungshilfe Kontakt am ehemals gestörten Segment, damit der Patient „dorthin gezielt einatmen" kann. [K325]

Übungsablauf

➤ Abb. 9.52: Der Patient sitzt auf den Fersen, die Knöchelgegend unterlagert oder die Fußspitzen über den Bankrand hängend. Er senkt den Oberkörper nach vorn, bis der Kopf mit dem Scheitel die Unterlage erreicht, und legt die Arme innenrotiert entspannt neben dem Körper ab. In dieser Stellung sind die oberen Schulterblattfixatoren entspannt und die Hochatmung ist gehemmt. Nach Möglichkeit wird das „Päckchen" so gepackt, dass der Scheitelpunkt des Buckels von dem Segment gebildet wird, das mobilisiert werden soll. Diese Lage verstärkt die Dorsalatmung mit Anteflexion der BWS-Segmente. Der Patient lernt, die Einatmung und damit die Flexionsspannung gezielt in das zur Funktionsstörung neigende Segment zu leiten. Ist das gelungen, kann die Übung zu Hause ausgeführt werden.

Praktischer Hinweis

Päckchenlagerung: Rezidivzone als Scheitelpunkt der Kyphose, Atmung in das Segment leiten, Betonung der Einatemphase.

9.8.2 Selbstübung der Retroflexion in Rückenlage oder im Sitzen

Indikation

Rezidivierende Retroflexionsstörungen bei:

- statischer Fehlbelastung des zervikothorakalen Übergangsbereichs oder
- kyphotischer Fehlhaltung der mittleren BWS.

Übungsablauf

➤ Abb. 9.53: Der Patient liegt entspannt auf dem Rücken (zu Hause z. B. auf einem Teppich). Die Arme sind seitlich ausgestreckt, Handflächen zeigen zur Decke, Finger leicht gespreizt. Die Beine sind so weit aufgestellt, dass die LWS-Lordose ausgeglichen wird. Bei stärkerer BWS-Kyphose wird der Kopf unterlagert.

9

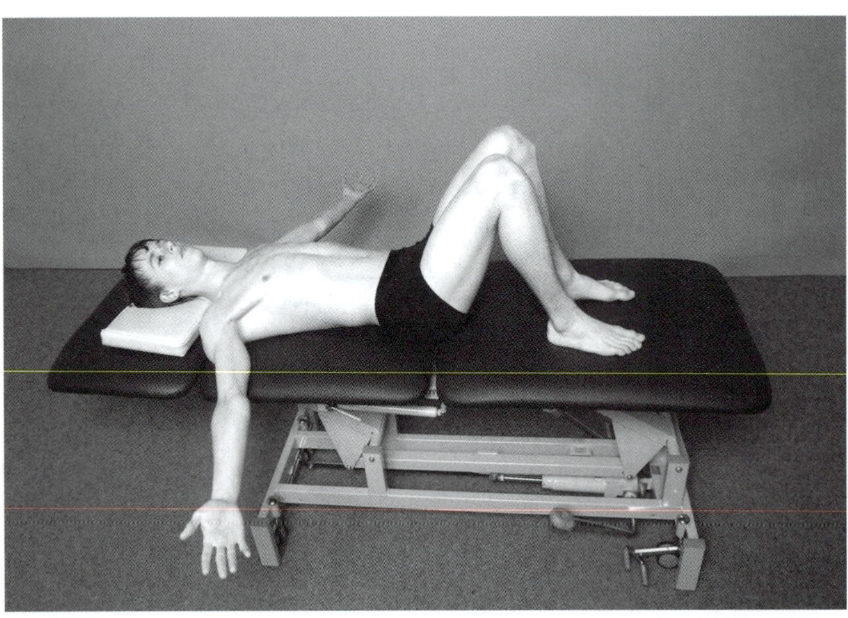

Abb. 9.53 Selbstübung für die Retroflexion der BWS in Rückenlage (Anspannen der interskapularen Muskelpelotte). [K325]

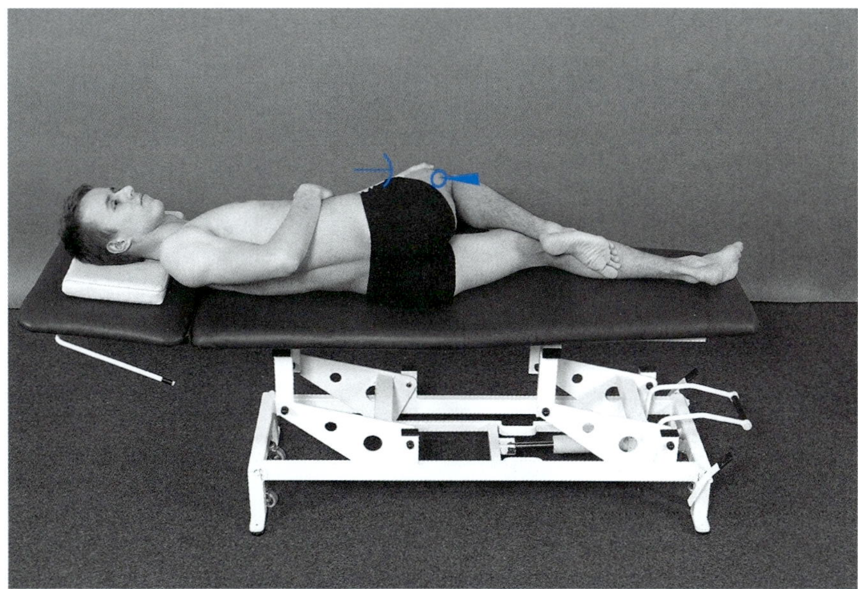

Abb. 9.54 Selbstübung der Rotation für die unteren Thorakalsegmente in Seitlage. Der Patient drückt das rechte Knie zur Unterlage und gegen die gegenhaltende eigene Hand in die Hüftbeugerichtung (Pfeilrichtung). [K325]

Zum Erlernen übt der Patient, indem er nacheinander und sich ergänzend die folgenden Aufträge jeweils für einige Sekunden ausführt:

1. Schulter- und Oberarmspannung nach dorsal, d. h. „auf den Boden drücken".
2. Unterarm- und Handspannung, d. h. „Finger spreizen, verlängern, Daumen auswärts drehen".
3. Kopfeinstellung mit Kinn anziehen, d. h. „abwärts schauen".

Wird diese Reihenfolge beherrscht, führt der Behandler die Atmung in die Übung ein:

4. „Einatmen", „langsam Ausatmen" und dabei Arme auf den Boden drücken, Finger spreizen und lang werden lassen, Kinn anziehen und abwärts schauen.

Praktischer Hinweis

- Die Anspannungsphase fällt nur in die Ausatmung.
- Die Armhaltung bestimmt die erreichbare Region. Sie entspricht etwa der Höhe, in der die Ellbogen liegen. Eine genaue Segmenteinstellung ist nicht möglich.
- Die streckende Wirkung entsteht durch die Anspannung der unteren interskapularen Muskulatur.

9.8.3 Selbstübung der Rotation der unteren BWS in Seitlage

Indikation

Thorakolumbale Rotationsstörungen rezidivieren häufig bei Muskeldysbalancen der LWS-Becken-Statik. Die Selbstübung mit Rotationseinstellung in unteren BWS-Segmenten ist notwendig, solange die muskuläre Stabilisierung noch nicht ausreicht.

Übungsablauf

➤ Abb. 9.54: Der Patient liegt zur Übung der Rechtsdrehung auf der linken Seite. Das untere Bein ist gering gebeugt, das obere Bein wird in der Hüfte etwa rechtwinklig gebeugt und auf einem Polster auf der Unterlage abgelegt, um Hüftadduktion zu vermeiden. Der Patient legt die Finger der linken Hand direkt oberhalb der Kniescheibe zwischen Knie und Polster und stützt die Handwurzel gegen die Vorderseite des Oberschenkels. Seinen rechten Arm legt er gebeugt auf dem Körper ab.

Gegen den Widerstand des gestreckten linken Arms drückt der Patient den rechten Oberschenkel kräftig in die Beugung – Psoasspannung (➤ Abb. 9.55). Er hält den Druck für die Dauer der Übung unverändert fest. Er schaut zur Decke und leicht nach hinten und atmet mehrmals langsam ein und aus. Vor allem während der Ausatmung muss er den Kniedruck bewusst beibehalten

Praktischer Hinweis

- Die Anleitung zu dieser Selbstübung soll besonders sorgfältig erfolgen.
- Lässt die Psoasspannung in der Ausatmung nach, läuft die Rotation in die LWS. Die mobilisierende Wirkung thorakolumbal geht verloren.
- Liegt die Hand nicht unter, sondern auf dem Knie, wird Abduktion fazilitiert. Das muss unbedingt vermieden werden: Tensorspannung kann Schmerz provozieren.

9.8.4 Selbstübung mit Muskelzugmobilisation der ersten Rippe

Rezidive von Funktionsstörungen der ersten Rippe sind besonders häufig. Weil sie bei fast allen länger anhaltenden Funktionsstörungen in die Kompensationsreaktionen einbezogen wird, gilt sie als *„die Schlüsselrippe"*. Die nachfolgend aufgelisteten Ursachen sind die wesentlichen und dennoch nur beispielhaft. Alle Rezidive von Funktionsstörungen, gleich welcher Lokalisation, zwingen zu erneutem Überdenken der Funktionsdiagnose mit Einordnung und Wertung der Befunde auf der Grundlage der Kenntnis zur Funktionspathologie des Bewegungssystems.

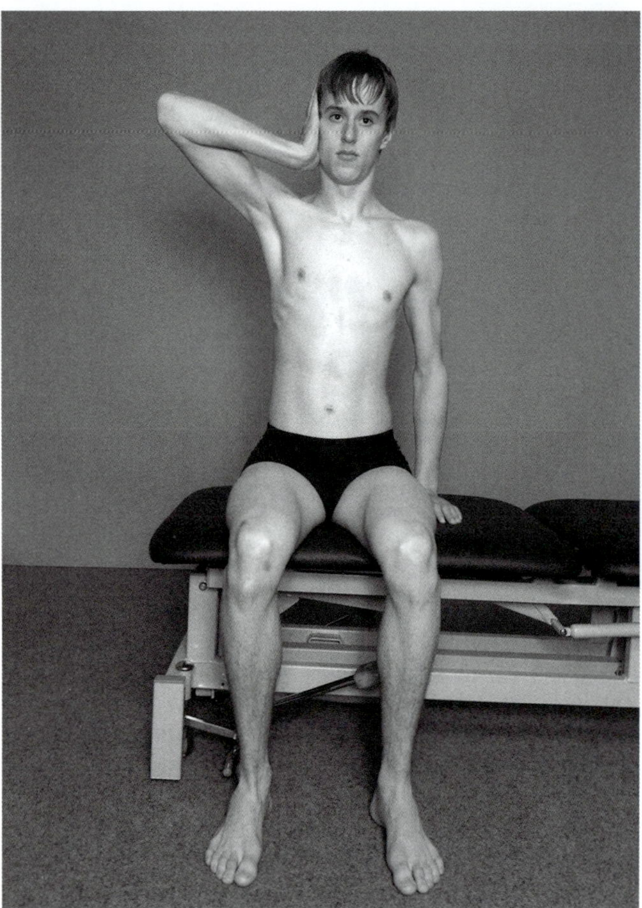

Abb. 9.55 Selbstübung für die erste Rippe rechts. Der Patient hält mit der Hand gegen die Halsseite und drückt mit dem Kopf rhythmisch zur Seite dagegen. [K325]

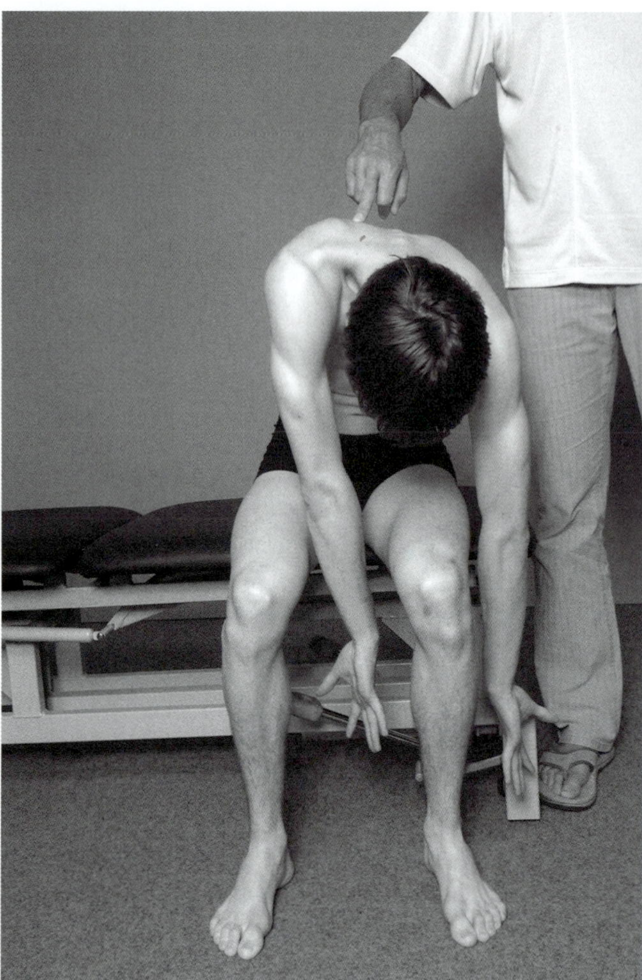

Abb. 9.56 Selbstübung für die dritte Rippe rechts im Sitzen. Gezielte Inspiration in den zur Störung neigenden Bereich, der durch Rotation, Seitneige und Flexion als höchster Punkt (im Bild gut erkennbar) eingestellt ist. [K325]

Indikation

Rezidivierende Funktionsstörungen der ersten Rippe bei:

- myofaszialer Dysbalance der HWS-Statik und des orofazialen Systems,
- myofaszialen Engesyndromen des oberen Thoraxeingangs (Mm. scaleni),
- myofaszialer Dysintegration der Schulterstatik und Schultergürteldynamik (M. subclavius),
- Hochatmung infolge Zwerchfellverspannung im Rahmen der sensomotorischen Dysintegration von Körperstatik und Dynamik (Verkettungen) sowie
- Hochatmung infolge von Ventilationsstörungen bei Erkrankungen innerer Organe (Verkettungssyndrome).

Übungsablauf

➤ Abb. 9.55: Der Patient sitzt aufrecht und angelehnt. Zur Behandlung der ersten Rippe rechts hebt er den Arm, um die rechte Hals- und Kopfseite mit der Handfläche und den weit gespreizten Fingern seitlich abzustützen. Der Daumenballen liegt unter dem Mastoid. Mit der anderen Hand stützt er sich auf der Sitzfläche ab und stabilisiert so die aufrechte Haltung.

Zuerst werden Kopf und Hals durch langsame gegensinnige Druckerhöhung des Armes und des Kopfes stabilisiert. Anschließend mindern und erhöhen Kopf und Arm diesen gegensinnigen Druck rhythmisch repetitiv etwa drei- bis fünfmal. Der Patient kann selbst entscheiden, ob er den Druck mehr vom Arm oder vom Kopf her auslöst. Wird Bewegung vermieden, mobilisiert der rhythmische Spannungswechsel in den Mm. scaleni die Rippe.

9.8.5 Selbstübung bei Funktionsstörungen der Rippen II–V im Sitzen

Indikation

Rezidivierende Funktionsstörungen zervikothorakal, häufig bei:

- Schreibtischarbeit mit und ohne Computer,
- dekompensierter HWS-Lordose,
- Hochatmung bei Dysstress oder
- Dysstress psychogener Genese.

Übungsablauf

➤ Abb. 9.56: Der Patient sitzt vorgebeugt mit leicht gespreizten Beinen; bei rechtsseitiger Störung hängt der rechte Arm zwischen den Beinen, der linke neben dem linken Bein herab. Er lässt die linke

Schulter absinken und dreht den Kopf ein wenig nach rechts. Der gestörte Rippenwinkel wird zum höchsten Punkt des Thorax. In der Einübungsphase legt der Behandler einen Finger auf den Angulus costae der gestörten Rippe als Führungswiderstand.

Der Patient verstärkt die Ausbuckelung, indem er den rechten Arm einwärts dreht. Dann atmet er gezielt in diese Region. Mehr Innenrotation des rechten Arms und „Verlängern" der gespreizten gestreckten Finger beider Arme verstärken die Wirkung. In der Ausatmungsphase sinkt die linke Schulter weiter ab.

Über den Schultergürtel übertragen diese Bewegungen die Spannung in die gestörte Region und wirken mobilisierend. Sobald der Patient die Spannungseinstellung verstanden hat, führt er die Übung zu Hause mit fünf Atemzügen je Übung aus.

Praktischer Hinweis

Der schmerzende Punkt soll in der Übung immer als höchster Punkt der Ausgangsstellung erkennbar sein (➤ Abb. 9.56). Von hier wirkt die Schwerkraft in allen Richtungen relaxierend über die Zeit und verlängernd nach Anspannung.

9.8.6 Selbstübung bei rezidivierenden Rotationsstörungen zervikothorakal

➤ Abb. 9.57: Der Patient sitzt oder steht aufrecht. Er hebt die Arme seitlich zwischen 70° und 80°. Er dreht einen Arm in Außenrotation, und schaut zu dem anderen, den er nach innen rotiert hat. Zur Mobilisation wechselt er mehrfach zwischen Kopfdrehung zur einen und zur anderen Seite. Zur Stabilisierung der BWS durch die Schultermuskulatur dreht er gleichzeitig die Arme. Der Blick geht immer zur Hand des innenrotierten Armes (Daumen nach vorn).

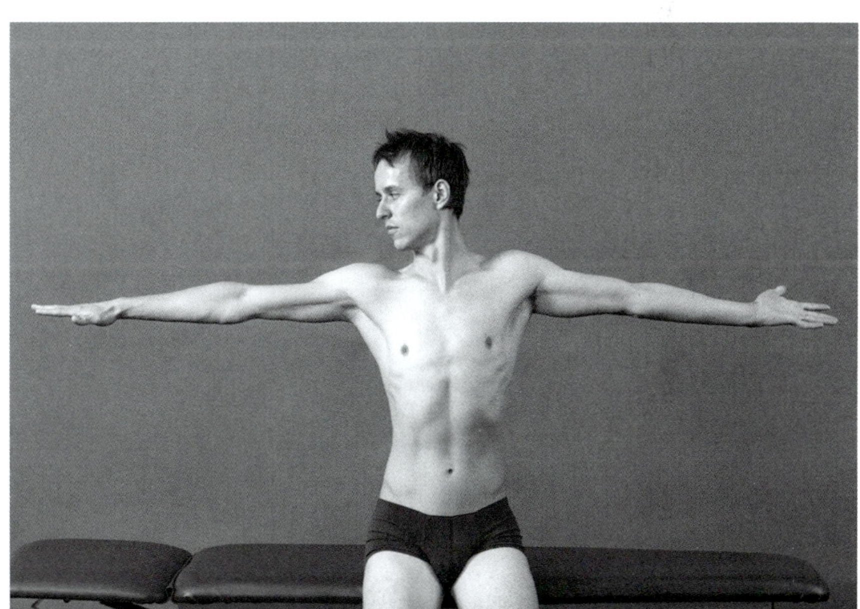

Abb. 9.57 Selbstübung bei rezidivierenden Rotationsstörungen ZTÜ – Kopfdrehung bei muskulär stabilisierter BWS. [K325]

KAPITEL

10 Untersuchung und Behandlung der Halswirbelsäule und der Kopfgelenke

10.1 Vorbemerkungen zur funktionellen Anatomie

Die Halswirbelsäule hat in vielerlei Hinsicht eine Sonderstellung. Schon äußerlich setzt sich ihr Abschnitt vom übrigen Rumpf deutlich ab. Die deskriptive Anatomie rechnet sieben Wirbel zur Halswirbelsäule. Funktionell anatomisch lassen sich innerhalb der HWS drei Regionen unterscheiden, die in der Untersuchung und Behandlung ihre eigenen Regeln haben. Bei der orientierenden Untersuchung wird der zervikale Wirbelsäulenabschnitt in drei Etagen untersucht: Bauplan und Funktionsverhalten der Segmente der *mittleren HWS* (C3–C6) entsprechen den für die Halswirbelsäule beschriebenen Bedingungen. Zum *zervikokranialen Übergang* gehören die als Kopfgelenke bezeichneten bandscheibenlosen ersten beiden Bewegungssegmente und das Übergangssegment C2/3. Unterhalb von C6 – *zervikothorakaler Übergang* – geht die HWS im Gelenkbau langsam in die typisch thorakale Form über. Die Funktion der Kopfbewegungen läuft unterschiedlich weit in die obere BWS (Th2/3 oder sogar Th3/4).

10.1.1 Anatomische Besonderheiten der Halswirbelsäule

➤ Abb. 10.1: Die zervikalen *Spinalnervenwurzeln* tragen, im Gegensatz zu denen der übrigen Wirbelsäule, die Ordnungszahl des *darunterliegenden Wirbels.* Die Wurzel zwischen Okziput und Atlas heißt deshalb nicht Okzipitalwurzel, sondern C1. Die Wurzel zwischen C7 und dem ersten Thorakalwirbel erhält die Bezeichnung C8. Diese Wurzel versorgt ein gleichnamiges Segment mit Dermatom, Myotom und Enterotom, hat aber keinen gleichnamigen Wirbel. Damit bestehen auch acht zervikale *Bewegungssegmente* (➤ Abb. 7.2a). Um Missverständnisse zu vermeiden, werden zur Beschreibung der zervikalen Bewegungssegmente deshalb auch beide benachbarte Wirbel genannt. Das Bewegungssegment zwischen Kopf und Atlas erhält somit die Bezeichnung Okziput/C1, abgekürzt O/C1, das unterhalb C7 heißt C7/Th1.

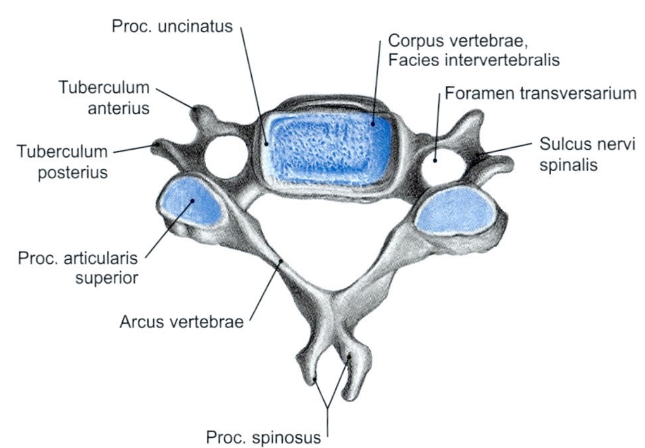

Abb. 10.1 Halswirbel schräg von hinten oben gesehen. [S000]

Eine weitere Besonderheit der Halswirbelsäule ist die Beziehung der mittleren und oberen HWS zur *A. vertebralis.* Diese tritt von kaudal in das Foramen processus transversarii von C6 ein und verläuft, durch diese Foramina geführt, aufwärts bis C2. Hier biegt sie in einer Schleife nach lateral zum Foramen transversarium des Atlas. Oberhalb davon zieht sie nach dorsomedial, hinten um die Massa lateralis des Atlas herum in das Foramen magnum des Hinterhaupts. Diese „Atlasschleife" scheint eine Längenreserve der Vertebralarterie zu sein, die bei ungestörter Atlasbeweglichkeit die Längsspannung der Arterie bei Kopfdrehung mindert.

Zwischen Kopf und Thorax verlaufen einige anatomische Strukturen ohne direkten Kontakt an der HWS. Der M. sternocleidomastoideus verläuft vom Thorax zum Kopf. Er zieht den Kopf nach vorn und beugt die HWS. Am Mastoid setzt er hinter der queren Bewegungsachse der Kopfgelenke an und kann hier retroflektieren. Der X. Hirnnerv zieht durch die Halsweichteile zum Thorax, sein rekurrierender Ast kehrt zum Kehlkopf zurück. Trachea und Ösophagus liegen unmittelbar vor den Wirbelkörpern und sind dadurch vor Zerrungen bei HWS-Bewegungen geschützt. Der Kehlkopf ist einerseits am Zungenbein und damit an Unterkiefer und Schädelbasis aufgehängt, andererseits ist er mit dem Sternum vertäut. Diese Strukturen vermitteln die Kehlkopfeinstellung bei Atmung und Artikulation. Sie verbinden die thorakale Ventilationsfunktion mit dem orofazialen System. Störungen dieser Durchgangsfunktionen können über reflektorische Wirkungen und Muskelfunktionsstörungen pathogenetische Verkettungen mit der HWS bewirken.

Aufgaben der Zervikalregion und der HWS

Die Aufgaben der Zervikalregion und der HWS sind:

- das Tragen und Führen des im Verhältnis zur grazilen Wirbelkonstruktion relativ schweren Schädels in allen Körperpositionen,
- die Gewährleistung einer sehr großen Beweglichkeit für den Kopf sowie

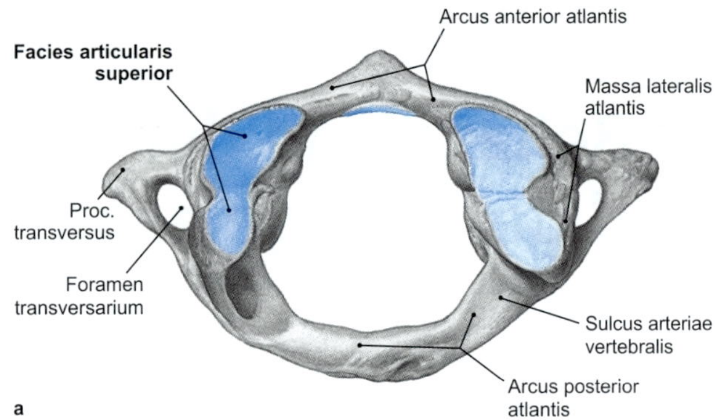

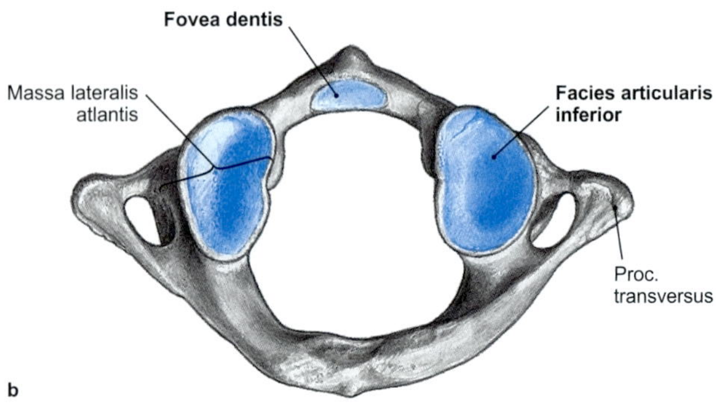

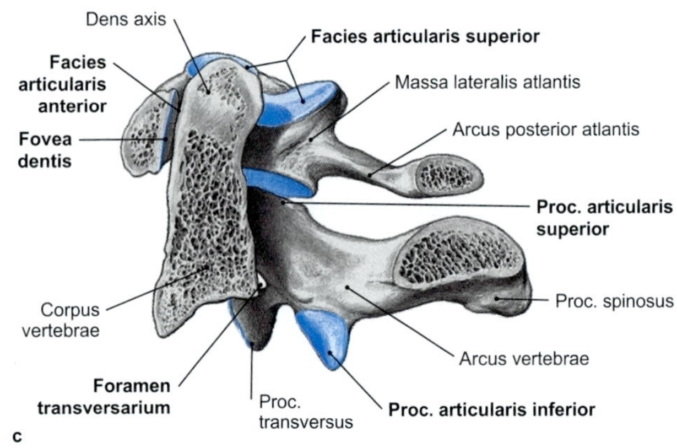

Abb. 10.2 Atlas in drei Ansichten. a) Oberseite mit den Gelenkflächen für die Hinterhauptkondylen; b) Blick von unten; c) Medianschnitt mit Darstellung des Axis. [S000]

- die Schutzfunktion für das Rückenmark mit seinen vitalen Zentren und für die A. vertebralis.

Eine weitere Funktion besteht im Schutz der zwischen Kopf und Thorax durchlaufenden inneren Organe, Nerven und Muskeln.

Die besondere Vulnerabilität der HWS und ihrer Muskulatur ergibt sich aus der Tragefunktion der HWS für den Schädel. Bei sitzenden Tätigkeiten leistet die Muskulatur lange Haltearbeit. Sie bremst passive, häufig abrupte Beschleunigungsbewegungen durch Eigenreflexe und sekundäre Willküraktivierungen ab. Traumatisierende Kräfte können Muskulatur und inerte Weichteilgewebe über ihre Zerreißgrenze hinaus belasten. Jedes Schädeltrauma bezieht die zervikalen Gewebe mit ein. Deshalb sollte jedes Schädeltrauma mit klinischen Erscheinungen wie ein Beschleunigungstrauma der HWS auf Weichteil- und Gewebsschädigungen untersucht werden. Dies gilt vor allem, wenn sich die Symptome erst nach einem freien Intervall von Stunden oder wenigen Tagen einstellen.

Anatomisch-funktionelle Besonderheiten

Einige *morphologische Besonderheiten* der HWS (➤ Abb. 10.1, ➤ Abb. 10.2, ➤ Abb. 10.3) haben unmittelbare Beziehung zur Funktion, zum pathogenetischen Potenzial und zu den Untersuchungs- und Behandlungsmethoden. Die quer-oval geformten *Bandscheiben* der Segmente C2/3 bis C6/7 sind durch kammartig hochgezogene Seitenkanten der Deckplatte des unteren Wirbelkörpers lateral verschmälert und aufwärts gekrümmt. Hier haben die benachbarten Wirbelkanten engen Kontakt. Gleichzeitig ist die Vorderkante der Deckplatte des unteren Wirbels abgerundet, es entsteht eine Gleitbahn, die translatorische Scherbewegungen nach ventral (Beugebewegungen) begünstigt, seitliche Bewegungen und Rotationen aber eher hemmt.

Die *Gelenkflächen der HWS* sind stark nach vorn gekippt. Sie stehen um 55°–65° gegen die Deckplattenebene geneigt. Die Gelenkspalte unterhalb des dritten Halswirbels stehen fast frontal. Im Segment C2/3 ist der dorsale Öffnungswinkel meistens kleiner als 180°. Möglicherweise hängen damit die besondere Funktion und Funktionspathologie dieses Segments zusammen.

Zwischen Rotation und Seitneige besteht in der ganzen HWS eine feste Synkinese, unabhängig von Beugung oder Streckung. Rotation und Seitneige verlaufen immer gleichsinnig. Bei der Untersuchung ist dies am besten am Dornfortsatz von C2 zu erkennen: Bei Kopfseitneige nach rechts folgt der Dorn nach links, d. h. C2 dreht sich bei Kopfseitneigung in Neigungsrichtung. Die unterhalb liegenden Bewegungssegmente werden unterschiedlich weit in die Rotation mitgenommen; bei Rechtsneigung etwa bis C5, bei Linksneigung bis in die obere BWS. Das wird als latente Skoliose bezeichnet. Die Rotation des Axis ist immer die stärkste in der Reihe. Jirout erklärt diese Synkinese als Zugwirkung der Weichteile vom Kopf her auf die Dornfortsätze von C2 und von dort weiter nach abwärts und nicht als reine Summation der Gelenkbewegungen. Damit korreliert, dass bei der Seitneige die Schädelbasis zur Neigungsgegenseite ausweicht und den C2-Dorn mitnehmen kann, während der Doppelkeil des Atlas relativ zum Schädel in die Neigungsseite gleitet.

Bei Seitneige ohne Kopfdrehung dreht sich Axis gleichsinnig zur Neigung in die Rotation und damit gleichsam unter dem Atlas weg. *Atlas* kommt gegenüber C2 in eine *gegensinnige Rotationsstellung,* obwohl er in der Sagittalebene bleibt. Die Rechtsneigung mit Rechtsdrehung von Axis im Raum führt damit zu einer Linksrotation im Segment C1/2. Das bedeutet, dass eine Rechtsseitneige O/C1 mit einer Linksrotation von C1/2 fest gekoppelt ist. Ab einer Kopfrotation von 60° ist die gekoppelte Seitneige O/C1 nahezu ausgeschöpft; nur noch ein Endfedern in Seitneige ist zu erwarten. Diese Tatsache wird bei der gezielten segmentalen Untersuchung O/C1 ausgenutzt. Die Bewegungskopplung bedeutet auch, dass bei primärer Rotation von C1/2 immer eine gegensinnige Seitneige von O/C1 entsteht.

Blickwendung nach rechts (oder links) bewirkt auch am manuell in Mittelstellung festgehaltenen Kopf eine Rotation des Axis nach links (oder rechts), d. h. zu einer Rotationsstellung des Segments C1/2 in

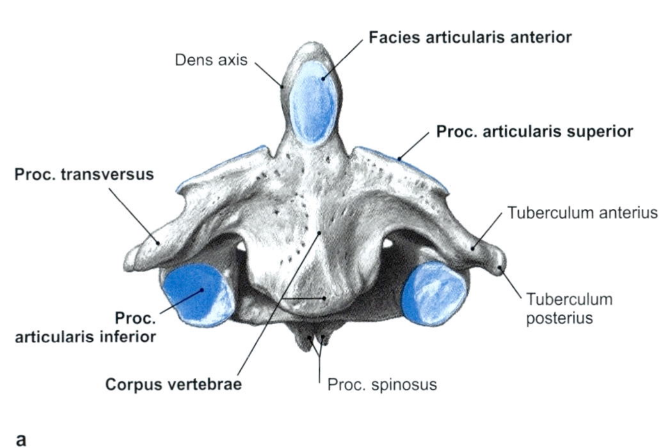

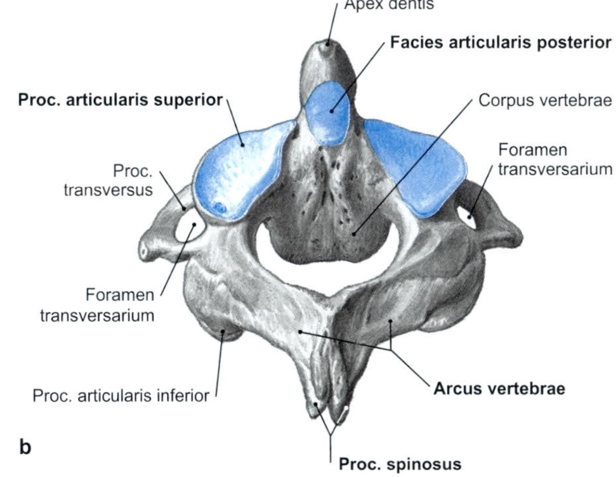

Abb. 10.3 Axis in zwei Ansichten. a) von vorn, b) von hinten. [S000]

der Blickrichtung. Das weist auf automatisierte Kopplung zwischen Blick zur Seite und Kopfrotation hin.

Praktischer Hinweis

Die Gelenkflächenstellung (➤ Abb. 10.1)

- begünstigt Ante- und Retroflexion. Sie führt dabei zu einer anterior-posterioren Wirbelkörperverschiebung (Scherbewegung des Bandscheibenraums).
- behindert die Seitneige und die Rotation, die als gekoppelte Bewegungen gemeinsam auftreten.
- ermöglicht passive seitliche Verschiebungen als gelenkspielähnliche Bewegungen.

Praktische Schlussfolgerungen

Die *Verriegelung* von Wirbelabschnitten wird durch Bewegungen entgegen dem natürlichen Bewegungsverhalten erreicht. Das bedeutet, es muss gegensinnig zur Neigung gedreht werden.

Kopfdrehungen von 30°–60° sperren die Segmente von C1/2 abwärts und erleichtern dadurch die gezielte Untersuchung und Behandlung von O/C1.

Der *Querfortsatz* entspringt unterhalb des Foramen intervertebrale mit zwei Spangen, zwischen denen die Öffnung (das Foramen processus transversarii) für den Durchtritt der A. vertebralis frei bleibt (➤ Abb. 10.1). Die Querfortsätze sind rinnenförmig gestaltet, in der Rinne läuft der durch das Foramen intervertebrale hindurchtretende Spinalnerv. Intervertebralforamen und Querfortsatz weisen schräg nach vorn außen. Die Querfortsätze bieten vielen Muskeln Ansatzmöglichkeiten (z. B. M. levator scapulae, Mm. scaleni, M. iliocostalis cervicis). Vielleicht sind deshalb die gut palpierbaren Strukturen um die Querfortsätze meistens sehr empfindlich und auf Druck schmerzhaft. Sie eignen sich darum nicht gut für den Kontakt bei der Untersuchung und Behandlung. Die haltende Hand soll auch bei lateralem Bewegungsdruck von schräg hinten an den Wirbel gelegt werden, denn Dorn- und Gelenkfortsätze (➤ Abb. 10.1) ermöglichen guten Kontakt. *Wirbelbogen* und Gelenkfortsatz der Halswirbelsäule gehen für die palpierenden Finger unmerklich ineinander über. Die Zeigefinger-Daumen Gabel einer Hand kann den Bogen bequem von hinten über den Dorn hinweg von einem Gelenkfortsatz zum anderen umgreifen. Dadurch wird die segmentale Untersuchung der zervikalen Bewegungssegmente sehr präzise möglich.

Die *Dornfortsätze* der Halswirbelsäule vom Axis nach kaudal sind schräg nach abwärts gerichtet. Die Dornfortsätze sind individuell gestaltet, meistens am Ende verdickt oder sogar gespalten. Sie dienen Muskeln, direkt oder über das Lig. nuchae, als Ansatz. Der Atlas trägt keinen Dorn, nur einen kleinen Höcker am hinteren Bogen, der in der Tiefe nicht tastbar ist. Der Dorn des Axis ist der breiteste und als kranialster Dornfortsatz unterhalb des Hinterhaupts gut palpierbar. Er überdeckt den kleinen Dorn von C3 so weit, dass dieser oft nicht palpiert werden kann. In der unteren HWS werden die Dorne schmaler und länger. Sie gleichen sich allmählich der thorakalen Form an. Der am stärksten vorspringende Dorn dieser Region gehört meistens zu C7, manchmal aber zu Th1 (Vertebra prominens). Der Dorn C7 bleibt auch bei voller Rückbeuge tastbar, während sich der von C6 so an ihn anschmiegt, dass er während der Retroflexion in der Tiefe zu verschwinden scheint. Das ist für die Zählung der Brustwirbel von Bedeutung.

10.1.2 Funktionelle Anatomie der zervikokranialen Bewegungssegmente

Als *Kopfgelenke* werden die ersten beiden Bewegungssegmente der Wirbelsäule zusammengefasst. Mit den *tragenden Synovialgelenken* und den fehlenden Bandscheiben haben sie eine funktionelle Sonderstellung innerhalb der Halswirbelsäule.

Für die palpatorische Orientierung an den Kopfgelenken eignen sich der markante, meistens mittelständige Axisdorn und die Querfortsatzspitzen des Atlas zwischen Mastoid und Unterkiefer. Manchmal sind die C1-Querfortsätze auch von dorsal unterhalb von Okziput bzw. Mastoid tastbar. Die Bewegungen verteilen sich unterschiedlich auf die beiden Segmente. Während sie an der Vor- und Rückbeuge etwa gleichmäßig beteiligt sind, übernimmt bei der Rotations-Seitneige-Synkinese C1/2 die Rotation und O/C1 die Seitneige. Daraus resultiert bei passiver Kopfseitneige die tastbare Bewegung des C2-Dorns zur konvexen Seite.

Das Bewegungssegment C2/3 ist das kranialste Bewegungssegment mit einer Bandscheibe. Es hat die geringste Beweglichkeit für die Ante- und Retroflexion in der Halswirbelsäule. Möglicherweise wirkt es als Puffer zwischen der eigentlichen Halswirbelsäule und den stark beweglichen Kopfgelenken. Als Übergangssegment kann es sowohl zu den Kopfgelenken als auch zur mittleren HWS gerechnet werden. Ist die Funktion von C2/3 eingeschränkt, kann dies die Bewegungstests nahezu aller Etagen der HWS einschließlich des zervikothorakalen Übergangs störend beeinflussen. So wird verständlich, weshalb Blockierungen dieses Segments so häufig am akuten steifen Hals beteiligt sind.

Der erste Halswirbel – der Atlas – ist ein Ring ohne Wirbelkörper (➤ Abb. 10.2). Seine wichtigsten Bestandteile sind die beiden seitlichen Knochenmassive, die Massae laterales, die vorn durch den kurzen und flachen vorderen Bogen und hinten über den um den Spinalkanal herumlaufenden, schlanken runden dorsalen Bogen miteinander verbunden werden. Von der Massa lateralis geht seitlich die vordere Spange des Querfortsatzes ab; die hintere Spange entspringt vom dorsalen Bogen und verläuft in der Verlängerung des Bogens nach vorn seitlich zur Querfortsatzspitze, der einzigen gut tastbaren Struktur des Atlas.

Die Massae laterales tragen oben und unten Gelenkflächen. Die oberen Gelenkflächen (➤ Abb. 10.2) für die *Atlas-Kondylen-Gelenke* steigen nach seitlich, vorn und hinten halbschalenförmig an. Beide zusammen ließen sich zu einer quer liegenden, ovalen Schale ergänzen. Die schaukelstuhlähnlichen Kondylen des Okziput passen sich in diese variable Hohlform ein. Die Gelenke beider Seiten wirken wie ein Gelenk, weshalb bei Bewegungsstörungen nur unter Einbeziehung der Flexions- und Extensionsspannung der Bezug auf eine Seite möglich ist. Die Gelenkform erlaubt Bewegungen in der Sagittal- und Frontalebene.

Bei Vorbeuge gleiten die okzipitalen Kondylen in den Schalen der Atlasgelenkflächen nach dorsal, bei Rückbeuge nach ventral. Bei Seitneigung im Atlanto-Okzipital-Gelenk liegt die sagittale Bewegungsachse deutlich oberhalb der Kondylen, sie verläuft etwa durch die Nase. Die Kondylen bewegen sich deshalb gegenüber dem Atlas zur Neigungsgegenseite wie die Schädelbasis und das Kinn. Diese Bewegungen des Segments sind in allen Kopfstellungen möglich. Rotationsbewegungen sind vom Gelenkbau benachteiligt und werden durch Bänder so weit eingeschränkt, dass nur am Ende der Kopfdrehung eine federnde Rotationsbewegung bis 5° möglich ist.

Das *Bewegungssegment C1/2* umfasst vier atlantoaxiale Gelenke: zwei Gelenke tragen den Atlas und zwei Gelenke führen ihn bei der Rotation um den Dens (➤ Abb. 10.3a). An der Rückseite des vorderen Atlasbogens liegt eine Gelenkfläche für den Kontakt mit der Vorderseite des Dens axis (➤ Abb. 10.3a). An der Rückseite des Axiszahns liegt eine Gelenkfläche für die Gelenkverbindung mit dem Atlasquerband (➤ Abb. 10.3b).Die tragenden oberen Gelenkflächen des Axis liegen auf den seitlichen Gelenkfortsätzen wie Schultern neben dem Wirbelkörper und oberhalb der Querfortsätze. Die Gelenkspalte zwischen C1 und C2 fallen von innen nach außen ab. Die darüberliegende Massa lateralis des Atlas hat in dieser Ansicht die Form eines Prismas. Sie schiebt sich auf beiden Seiten wie ein Keil zwischen die Hinterhauptkondylen und die Axisschultern.

Die *Kopfrotation* ist die wichtigste Funktion des Bewegungssegments C1/2. Die ersten 10°–20° aktiver Kopfdrehung von der Neutralstellung nach rechts und links laufen in diesem Segment ab. Das entspricht den häufigen kleinen Alltagskopfbewegungen beim Lesen und orientierenden Vorwärtsschauen. Die tieferen Halssegmente sind dadurch vor den belastenden Rotationsbewegungen geschützt.

Ante- und Retroflexion sind zwischen Atlas und Axis gut möglich. Bei der Anteflexion gleitet der vordere Atlasbogen am Dens axis abwärts. Sein unterer Rand drückt sich gegen den Dens, der obere löst sich. Ein straffes Atlasquerband verhindert stärkeres, röntgenologisch messbares Abwinkeln. In Retroflexion gleitet der vordere Atlasbogen am Dens aufwärts zur Spitze hin. Wenn die Kopfanteflexion aus aufrechter Körperposition durchgeführt wird, hängt der Kopf gewissermaßen mit dem Atlas auf dem Atlasquerband. Seitneigebewegungen zwischen Atlas und Axis wurden bisher nicht röntgenologisch belegt.

Die Lastübertragung des Kopfs erfolgt über die breit seitlich neben dem Foramen magnum liegenden Kondylen auf die Massae laterales des Atlas und von diesen auf die seitlichen Gelenke des Axis. Erst hier wird dann der Druck nach median auf den Wirbelkörper und die Bandscheibe C2/3 weitergegeben. Die seitlich liegenden Gelenke kombinieren so Lastübertragung mit großer Beweglichkeit.

Die Stabilität dieser Gelenkkonstruktion wird durch *spezielle Bandverbindungen* gewährleistet. Der vordere und hintere Atlasbogen werden durch flächige Bindegewebszüge, Membranae atlantooccipitales anterior et posterior, mit dem Okziput verbunden. Nach kaudal schließt sich an den vorderen Atlasbogen das vordere Längsband an und sichert das Segment C1/2. Die Densspitze ist durch ein kurzes Band gewissermaßen am Vorderrand des Foramen magnum aufgehängt und im gegebenen Abstand gehalten. Es überspringt beide Kopfgelenksegmente. Dorsal vom Dens axis liegt das Lig. cruciforme, dessen kräftige quere Fasern als Lig. transversum atlantis, von einer Massa lateralis atlantis zur anderen verlaufend, den Dens axis in festem Kontakt mit dem vorderen Atlasbogen halten und bei Kopfvorbeuge das Kopfgewicht tragen. Die schwächeren longitudinalen Fasern des Bands verlaufen aufwärts zum Unterrand des Klivus und abwärts zur Rückseite des Wirbelkörpers C2. Sie halten das Querband in seiner Position im Gelenkkontakt zum Dens axis. Besondere Bedeutung wird den Ligg. alaria für die Begrenzung der Rotation C1/2 beigemessen. Sie steigen von den Seiten der Densspitze zu den Seitenrändern des Foramen magnum auf. Die Membrana tectoria deckt diese Bänder zum Spinalkanal hin ab. Die Strukturschädigung der Bänder bedeutet verminderte Stabilität der Kopfgelenke für eine oder mehrere Bewegungsrichtungen. Eine Strukturschädigung kann bei C1/2 (eine typische Lokalisation der Rheumatoidarthritis an der Wirbelsäule) bis zur Luxation einer Massa lateralis nach vorn (Querband) mit akutem Schiefhals und Wirbelkanaleinengung führen.

Die tiefen Muskeln der Wirbelsäule sind im Kopfgelenkbereich als gut definierte Einzelmuskeln ausgebildet. Sie gewährleisten die Feinbewegungen dieser Segmente. Sie sind stark mit Rezeptoren ausgestattet und an der normalen propriozeptiven Information über die Kopfstellung zum Rumpf, an der Steuerung der Statik und – im Falle der häufigen pathologischen Spannungsvermehrung – an der Funktionspathologie der Kopfgelenke beteiligt. Bei liegendem Patienten sind die tiefen subokzipitalen Muskeln in *Kopfanteflexion* über dem darunterliegenden Atlasbogen palpatorisch erreichbar.

10.1.3 Funktionelle Anatomie der zervikothorakalen Übergangssegmente

Die oberen Thorakalsegmente werden in Kopfhaltung und Kopfbewegung einbezogen. Die anatomischen Merkmale zeigen dementsprechend allmähliche Übergänge. Die Gelenkfacetten stellen sich unterhalb von C6 steiler. Die Querfortsätze von C7 stehen seitlich und nicht mehr schräg nach vorn gerichtet, sie sind kräftiger. Der Dornfortsatz von C7 ist deutlich verlängert und am Ende ungeteilt; die folgenden oberen Brustwirbeldorne stehen stärker nach dorsal und weniger nach abwärts gerichtet als die tieferen Brustwirbel. Eindeutig definiert ist jeder Brustwirbel durch die Anhaftung der Rippen.

Den Formbesonderheiten entspricht eine allmähliche Bremsung der Kopfbewegungen innerhalb des zervikothorakalen Übergangs. Ungestörte aktive Bewegungen des Kopfs setzen sich je nach Beweglichkeit des Untersuchten bis Th2/3 oder sogar Th3/4 fort. Hier liegt klinisch die kaudale Grenze des zervikothorakalen Übergangbereichs. Das gilt für die Rotation und die Anteflexion, für die Retroflexion liegt sie manchmal noch tiefer.

Die Summe von *Vor- und Rückbeuge* in der HWS unterhalb C2 ist im Erwachsenenalter bei C5/6 am größten, die Winkelgrade werden mit dem Alter kleiner. In den Segmenten O/C1 und C1/2 wurde diese Summe mit je 10°–18° gemessen. Bei Kindern liegen größere Messwerte und andere Verteilungen vor. Anatomisch, funktionell und klinisch ist die erste Rippe in den zervikothorakalen Übergang fest eingebunden. Sie verläuft in einem engen Bogen von der Oberkante des ersten Thorakalwirbels nach vorn zum Manubrium sterni. Der dorsale Teil des Rippenbogens wird vom Oberrand des M. trapezius überlagert. Im seitlichen Halsdreieck ist die Rippe der Palpation gut zugänglich. Der vordere Teil einschließlich der kostosternalen Verbindung wird vom Schlüsselbein überlagert. Die erste und zweite Rippe bieten den Mm. scaleni bogenförmig auf beiden Seiten um die HWS herum Ansätze für die Stabilisierung und Bewegung der HWS.

Jirout konnte röntgenologisch bei Lastheben mit einem Arm im Sitzen eine Rotation der unteren Halswirbel zur Gegenseite nachweisen. Die Asymmetrie der Muskelkräfte an der Schulter zieht häufiger und stärker in die Linksrotation und hemmt die Rechtsrotation der unteren HWS. Das bedeutet, auch wenn äußerlich die Kopfmittelstellung beibehalten wird, rotiert asymmetrischer Muskelzug einzelne Halssegmente.

10.2 Regionale orientierende Untersuchung der Halswirbelsäule und der Kopfgelenke

Folgende Hinweiszeichen aus der umfassenden orientierenden Untersuchung führen in die Region Kopfgelenke/HWS und hier zur erweiterten orientierenden Untersuchung:

- Auffälligkeiten der HWS-Statik beim Gehen und Stehen (➤ Kap. 7.2)
- Spannungsbefunde bei der orientierenden Palpation (➤ Kap. 7.3)
- Asymmetrie oder vermehrte Endespannung bei den orientierenden Untersuchungen Rotation, „gedrehte Seitneige", passive Seitneige der mittleren HWS-Etage, „schräge Vorneige" (➤ Kap. 7.5.3)
- im myofaszialen Zehnertest sind die Tests 5 und 8 bis 10 auffällig, Asymmetrien in den Tests 4, 7 und 8 können mit zu den Hinweisen zählen (➤ Kap. 7.7).

Die im Folgenden beschriebenen, darüber hinausgehenden orientierenden Untersuchungstechniken werden angewendet, wenn besondere Fragestellungen das erfordern.

10.2.1 Isometrische Spannungstests zur Schmerzprüfung

Die besondere Indikation der *isometrischen Spannungstests* ergibt sich aus dem Warncharakter von Schmerz. Zusammen mit den Hinweiszeichen aus der vorangehenden klinischen Diagnostik weist dieser wichtige Teil der manualmedizinischen Diagnostik auf *Kontraindikationen* für die manualmedizinische und manualtherapeutische Behandlung hin oder auf Strukturen, auf die die weitere Diagnostik zielen sollte. Er stellt somit die Weichen für das weitere Vorgehen und ist Teil der Untersuchungen, die dokumentiert werden müssen, um bei seltenen Komplikationen nachweisen zu können, dass eine Ausschlussdiagnostik vorgenommen wurde, z. B. nach jedem HWS- und Schädel-Trauma als erste Untersuchung.

Indikation

Indikationen für die isometrische Schmerzprüfung sind:

- Verdacht auf stabilitätsmindernde Strukturkrankheiten
- Verdacht auf myogenen Schmerz → jeder steife Hals, jede Zwangshaltung

Provozieren die Tests Schmerz, werden anschließende passive Bewegungsuntersuchungen zurückhaltend durchgeführt, oft aber auch unterlassen und eine Strukturdiagnostik veranlasst.

Bei der Anspannung darf keine Bewegung zugelassen werden. Der Widerstand soll nur mäßig stark sein und der Patient muss wissen, dass er die Behandlerhand nicht wegdrücken soll.

Technik, Ausgangsstellung (➤ Abb. 10.4, ➤ Abb. 10.5, ➤ Abb. 10.6, ➤ Abb. 10.7, ➤ Abb. 10.8): Der Patient sitzt entspannt und bequem auf fester Unterlage, der Untersucher steht abstützend hinter ihm. Nacheinander werden die Hände an Kopf und Hals so angelegt, dass der Patient gegen den Druck der Behandlerhände Widerstand leisten kann, ohne dabei zu wackeln.

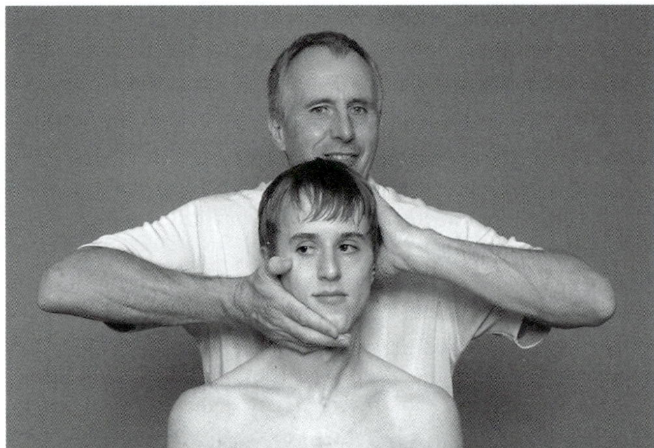

Abb. 10.4 Isometrische Anspannung der Rechtsrotation mit rotationsseitigem Halt an Kinn und Gesichtsseite und gegenseitig am Hinterkopf. Der Kopf wird zur Stabilisierung am Körper des Behandlers abgestützt. [K325]

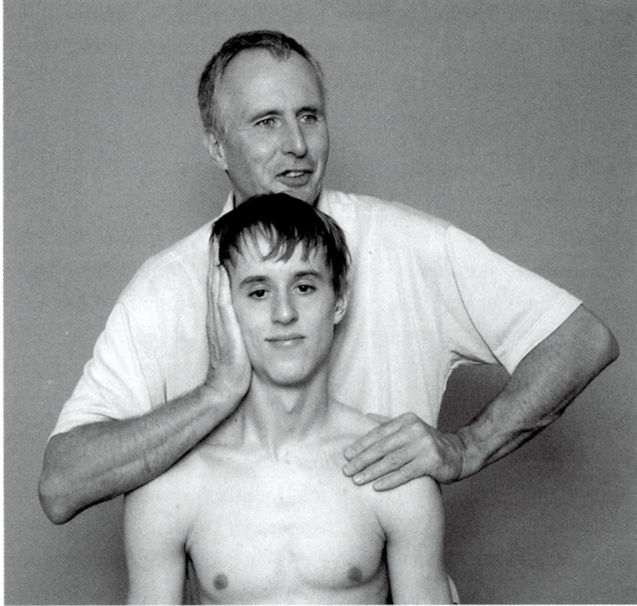

Abb. 10.5 Isometrische Anspannung der Rechtsseitneige mit Halt an Hals und Kopf auf der Neigungsseite und stabilisierendem Halt an der gegenseitigen Schulter. [K325]

10

Bewertung

Klinischer Hinweis

Schmerz bei der isometrischen Prüfung in ein oder zwei Richtungen ist Hinweis auf:

- Läsionen oder schmerzhafte Verspannungen in einem Muskel, dessen Zugrichtungen der schmerzhaften Spannung entsprechen oder in seinen Ansätzen am Knochen.
- Mögliche Fraktur (Röntgenkontrolle!) mit Beziehung zu einem in der schmerzhaften Richtung ziehenden Muskel.

Die Gelenke werden bei adäquater Prüfungstechnik kaum bewegt, sie können daher als Schmerzursache vernachlässigt werden.

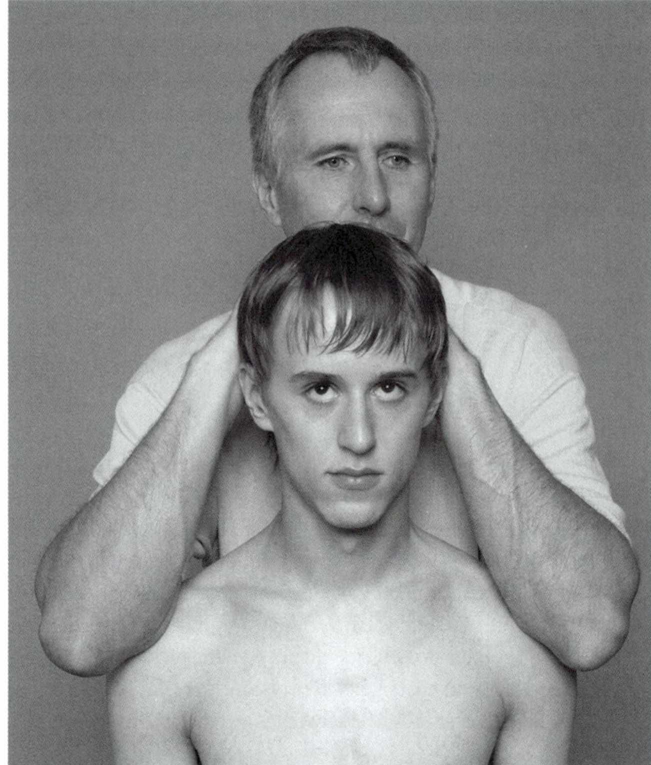

Abb. 10.6 Isometrische Anspannung der Retroflexion mit Halt am Okziput. [K325]

Schmerz bei isometrischer Anspannung in (fast) allen Spannungsrichtungen ist dringlicher Hinweis auf:

- Gewebeläsionen und Kontinuitätstrennung (Bandscheibe) im Bewegungssegment, destruktiv oder traumatisch.
- Stabilitätsminderung oder Fraktur der knöchernen Wirbelstrukturen.
- Ausgedehnte Läsionen von Weichteilstrukturen um die HWS (z. B. Beschleunigungstrauma).
- Ängstliche Patienten mit der Furcht, die Untersuchung könne Schmerz provozieren. Deshalb muss die Untersuchung schonend und dem Zustand des Patienten angepasst erfolgen.

Isometrische Rotationsspannung

➤ Abb. 10.4: Der Widerstand zur isometrischen Rotationsspannung wird mit einer Hand rotationsseitig an Kinn und Jochbogen, mit der anderen gegenseitig am Hinterkopf des Patienten gegeben. Die Arme des Untersuchers können dabei weich auf den Schultern des Patienten abgestützt werden.

Klinischer Hinweis

Bei isometrischer Rotationsspannung aktive (schmerzhafte) Muskeln:

- M. sternocleidomastoideus, M. scalenus anterior der Rotationsgegenseite
- M. scalenus posterior, M. levator scapulae, Mm. splenius capitis et cervicis, M. longissimus capitis der Rotationsseite.

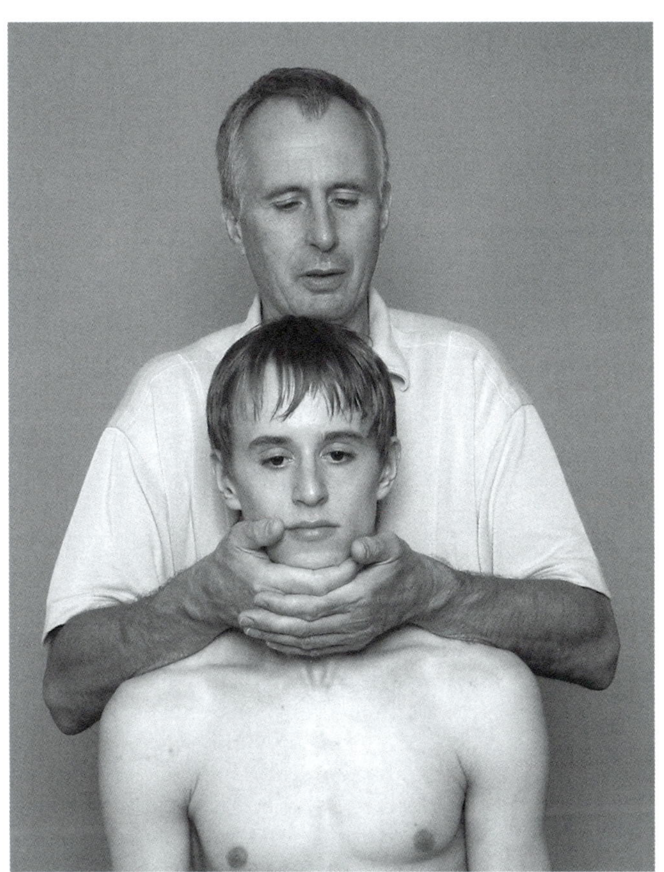

Abb. 10.7 Isometrische Anspannung der Anteflexion mit Halt unter dem Kinn. [K325]

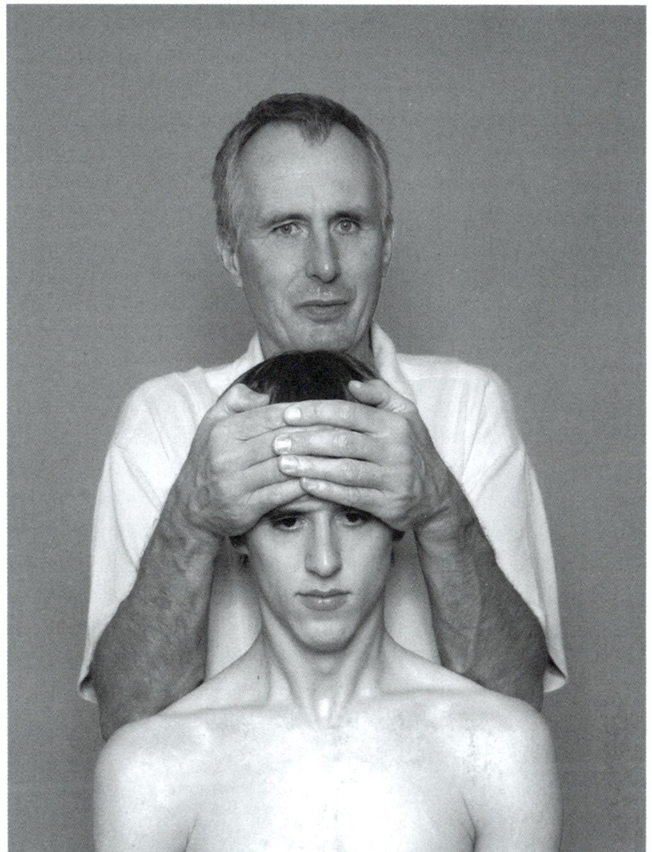

Abb. 10.8 Isometrische Anspannung der Anteflexion mit Halt an der Stirn. [K325]

Isometrische Seitneigespannung

➤ Abb. 10.5: Der Widerstand zur isometrischen Seitneigespannung wird von einer Hand gegeben, die gleichzeitig an Hals und Kopf des Patienten dorsolateral schienend anliegt. Die andere Hand stabilisiert die Gegenschulter von lateral. Zusätzlich wird der Kopf vom Körper des Untersuchers abgestützt und stabilisiert.

Klinischer Hinweis

Bei isometrischer Spannung in Seitneigerichtung aktive (schmerzhafte) Muskeln:
Mm. scaleni (alle), M. sternocleidomastoideus, M. trapezius, M. levator scapulae und alle Nackenmuskeln der Neigungsseite.

Isometrische Retroflexionsspannung

➤ Abb. 10.6: Der Widerstand zur isometrischen Retroflexionsspannung wird mit beiden Händen am Okziput gegeben. Die Ellbogen des Behandlers stützen von vorn den Schultergürtel des Patienten, der am Behandler sicher angelehnt sitzt.

Klinischer Hinweis

Bei isometrischer Spannung in Retroflexionsrichtung aktive (schmerzhafte) Muskeln:

- alle dorsal liegenden Muskel mit Streckfunktion beidseitig, tiefe (M. erector spinae) und oberflächliche Nackenstrecker (Mm. splenii, M. trapezius, M. levator scapulae)
- M. sternocleidomastoideus als Strecker der obersten HWS beidseitig.

Isometrische Anteflexionsspannung

➤ Abb. 10.7: Zum Widerstand gegen die isometrische Anteflexionsspannung werden beide Hände unter dem Kinn angelegt (➤ Abb. 10.7). Die Unterarme des Untersuchers liegen auf den Schultern des angelehnten Patienten.

Klinischer Hinweis

Bei diesem isometrischen Anteflexionstest aktive (schmerzhafte) Muskeln:

- tiefe Halsbeuger beidseitig (Mm. longus colli et capitis, Mm. scaleni)
- oberflächliche Halsbeuger beidseitig (infrahyoidale und suprahyoidale Gruppe)
- manchmal M. sternocleidomastoideus beidseitig.

Bei Schmerzhaftigkeit dieses Tests ist es vorteilhaft, den Anteflexionstest in Rückenlage anzuschließen (Kap. 10.2.2).

➤ Abb. 10.8: Für eine etwas andere Spannungsrichtung der Anteflexion werden beide Untersucherhände als Widerstand auf die Stirn des Patienten angelegt und die Ellbogen zur Stabilisierung auf die Schultern gestützt. Die Spannung betrifft vor allem den M. sternocleidomastoideus. Zwangsläufig neigt der Patient dazu, das Kinn vorzuschieben, es kommt zu einer aktiven Reklination der Kopfgelenke. Die Schmerzhaftigkeit kann deshalb auch von den tiefen subokzipitalen Muskeln ausgehen, die untersucht werden sollten (Kap. 10.2.3).

Klinischer Hinweis

Bei diesem isometrischen Anteflexionstest kommen als Schmerzursache in Betracht:

- Beidseitig M. sternocleidomastoideus, Mm. scalenus anterior et medius
- Schmerzhafter dorsaler Atlasbogen mit verspannten tiefen subokzipitalen Streckmuskeln (dann folgt Untersuchung der Nackenstrecker in Anteflexion, Kap. 10.2.2)
- Schmerzhafte Funktionsstörungen der Kopfgelenke

10.2.2 Anteflexionstest in Rückenlage als Schmerzprovokationstest

Die *passive Anteflexionsspannung* prüft bei gehaltener Spannung die Stabilität der Atlas-Axis-Verbindung (Atlasquerband). Die Palpation der verspannten tiefen subokzipitalen Strecker lokalisiert Verspannung und Schmerzpunkte über dem dorsalen Atlasbogen.

➤ Abb. 10.9: Der Patient liegt entspannt auf dem Rücken, der Untersucher steht am Kopfende. Er nimmt den Kopf in beide Hände und führt ihn passiv nach vorn in die Anteflexion mit angezogenem Kinn. In dieser Stellung wird der Kopf mindestens zehn Sekunden gehalten. Der nach Latenz auftretende Schmerz wird dem Lig. transversum atlantis zugeordnet. Dieses ist vorwiegend bei Hypermobilität der Kopfgelenkregion (bei Kindern) oder entzündlich-struktureller Erkrankung irritiert.

Klinischer Hinweis

Sofortschmerz im Anteflexionstest ist Hinweis auf:

- Stabilitätsminderung im Atlas-Axis-Bereich,
- Anteflexionsblockierung der Kopfgelenke.

Latenzschmerz im Anteflexionstest ist Hinweis auf:

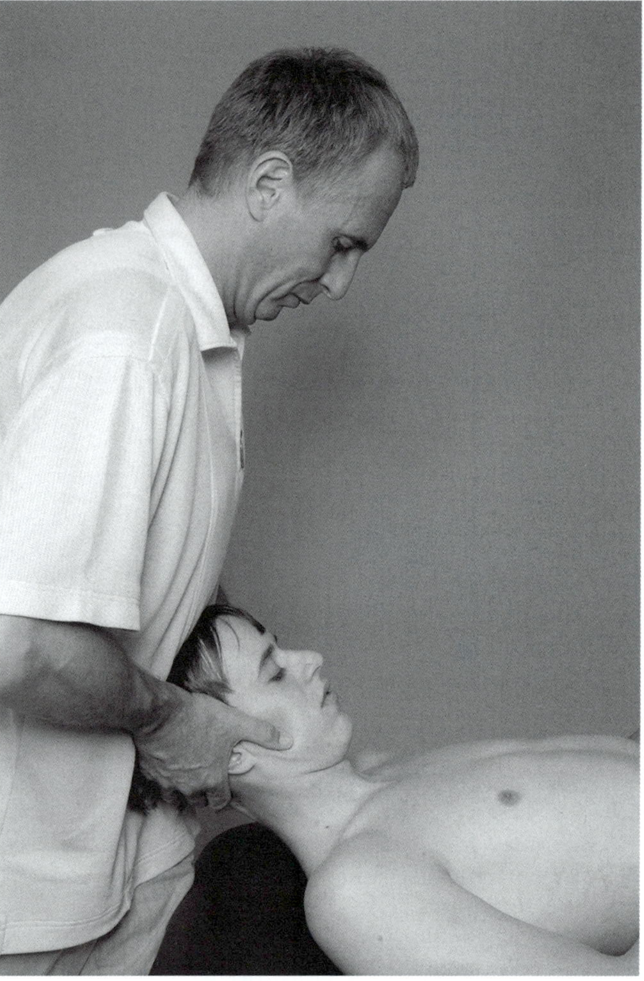

Abb. 10.9 Gehaltene Anteflexionslagerung des Kopfs zur Prüfung auf Muskel- und Bandschmerz und zur Palpationsuntersuchung der tiefen subokzipitalen Nackenstrecker. [K325]

- Atlasbogenschmerz (dann folgt Untersuchung der Nackenstrecker in Anteflexion, Kap. 10.2.3),
- Bandschmerz C1/2, Lig. transversum atlantis oder
- (rheumatische) Entzündung im atlantoaxialen Bereich, z. B. Grisel-Syndrom nach eitriger Tonsillitis bei Kindern.

10.2.3 Palpation der tiefen subokzipitalen Nackenstreckmuskeln

Verspannungen in den tiefen subokzipitalen Extensoren über dem dorsalen Atlasbogen können Ursache des in Anteflexion auftretenden Schmerzes sein. Häufiger wird bei ihrer Aktivierung während der Kopfreklination und im Anspannungstest (Kap. 10.2.1) Schmerz provoziert.

Der Patient liegt wie beim Anteflexionstest entspannt auf dem Rücken, der Behandler am Kopfende hebt den Kopf in die Anteflexion und palpiert mit Zeigefinger oder Mittelfinger die Weichteile beidseits unterhalb des Okziput über dem Atlasbogen (➤ Abb. 10.9).

Tab. 10.1 Schmerzprüfung in der orientierenden Untersuchung der HWS

Isometrische Anspannung in alle Bewegungsrichtungen	
Indikation	• Jeder steife Hals, jede Zwangshaltung → Verdacht auf myogenen Schmerz • Verdacht auf stabilitätsmindernde Strukturkrankheiten • Klinische Erstuntersuchung nach jedem HWS- und Schädel-Trauma; muss dokumentiert werden • Ängstliche Patienten
Bewertung	*Schmerz in ein oder zwei Richtungen* ist Hinweis auf: • Läsion oder schmerzhafte Verspannungen in Muskeln mit Zugrichtung der schmerzhaften Spannung oder in ihren Ansätzen am Knochen • Mögliche Fraktur mit Beziehung zu Muskel mit Zug in schmerzhafter Richtung *Schmerz in (fast) allen Spannungsrichtungen* ist dringlicher Hinweis auf destruktive oder traumatische Gewebeläsion und Kontinuitätstrennung im Bewegungssegment, Stabilitätsminderung knöcherner Wirbelstrukturen, ausgedehnte Läsionen von HWS-Weichteilstrukturen
Anteflexionstest in Rückenlage	
Indikation	Verdacht auf Instabilität der Atlas-Axis-Verbindung (Atlasquerband)
Bewertung	*Sofortschmerz* ist Hinweis auf: • Meningismus • Stabilitätsminderung im Atlas-Axis-Bereich *Latenzschmerz* ist Hinweis auf: • Atlasbogenschmerz • Bandschmerz C1/2, Lig. transversum atlantis • Entzündung im atlantoaxialen Bereich (z. B. nach eitriger Tonsillitis, RA) • Kann auch bei Anteflexionsblockierung der Kopfgelenke positiv sein

Klinischer Hinweis

Die Verspannungen begleiten Blockierungen des Segments O/C1 und treten als Teil muskulärer Inkoordinationen (unökonomische Statik) und vor allem bei Hypermobilität auf.

➤ Tab. 10.1 fasst die Indikationen und Wertungen aller in diesem Kapitel für die HWS empfohlenen Schmerzprüfungen zusammen.

10.2.4 Orientierende Gesamtbewegung aktiv und passiv im Sitzen

Bei der Betrachtung der *aktiven Gesamtbewegung* werden Bewegungsablauf, Bewegungsausmaß und Symmetrie beobachtet. Retroflexion und Rotation zeigen am häufigsten diagnostisch brauchbare Abweichungen. *Die passive orientierende Gesamtbewegung* wird meist so untersucht, dass am Ende der aktiven Bewegung passiv weitergeführt wird. Der Spannungsverlauf am Bewegungsende interessiert. ➤ Tab. 10.2 gibt einen Überblick über die nachfolgend beschriebenen Untersuchungstechniken.

Rotation mit aufrechter Kopfhaltung aktiv und passiv

➤ Abb. 10.10: Der Patient sitzt, der Untersucher steht hinter ihm. Er hält das Kinn des Patienten zwischen Daumen und Zeigefinger der rechten Hand. Der linke Arm stützt sich mit dem Ellbogen auf die Patientenschulter, die Fingerspitzen legen sich locker auf den Scheitel, der Daumen an das Hinterhaupt. Der Patient dreht den Kopf nach rechts. *Achsabweichung* des Kopfes bei der Bewegung wird beachtet und der *erreichte Rotationswinkel* geschätzt. Bis zur *passiven Endespannung* führt der Untersucher mit dem Zeigefinger am Kinn. Der Handkontakt am Hinterkopf verhindert Ausweichbewegungen nach hinten und zur Seite. Zur Bewegung in die Gegenrichtung wechseln die Behandlerhände Anlage und Funktion.

Bewertung

Zur Beurteilung dienen die Bewegungsausschläge im Seitenvergleich und die Unterschiede im Endwiderstand der passiven Endrotation. Bei der Untersuchung ist der passive Ausschlag nur wenig größer als der aktive. Die Gesamtrotation beträgt auf jeder Seite etwa 60°–80°. Das Segment C1/2 ist daran mit 20°–40° beteiligt. Oberhalb von 80° liegt beim Erwachsenen der Bereich der Hypermobilität. Hinzmann beschreibt bei jungen Männern einen Normbereich bis 95°, bei jungen Frauen bis 100°.

Klinischer Hinweis

- Rotationsasymmetrie im Bewegungsausmaß und in der passiven Endespannung ist Hinweis auf Funktionsstörungen in der HWS mit Muskelverspannungen.
- Grobe Einschränkungen weisen eher auf die obere HWS hin.
- Artikuläre Funktionsstörungen der Rotation finden sich besonders häufig bei C1/2 und C2/3.
- Bei den häufigen Bandscheiben- und Gelenkschäden in der mittleren HWS ist die freie Rotationsfunktion der Kopfgelenke besonders wichtig.

Tab. 10.2 Regional orientierende Untersuchung der HWS auf Bewegungsqualität und Spannungssymmetrie

Bewegungsqualität/ Spannungssymmetrie	Bewertung
Rotation aktiv/passiv	*Asymmetrie →* • Facettengelenkstörungen oder Muskelverspannung der Antagonisten der Bewegungsrichtung • Seitenbezug
Seitneige aktiv/passiv	*Behinderte Seitneige →* • Facettenschließungsstörung auf der Neigungsseite • Facettenöffnungsstörung auf der Gegenseite • Verspannung der seitlichen Halsmuskeln und ihrer Faszien auf der Gegenseite der Neigung
Flexion aktiv/passiv	*Behinderte Anteflexion →* Facettenöffnungsstörung *Bei erhöhter Endespannung →* • Verspannung der kurzen Nackenstrecker • Funktionelle Verkürzung der Nackenmuskulatur oder des Lig. nuchae • Hypermobilität der Kopfgelenkregion mit Bandschmerz und Abwehrspannung
Extension aktiv	*Behinderte Retroflexion →* • Facettenschließungsstörung, vor allem: – Kopfgelenkregion – Zervikothorakaler Übergang (ZTÜ) • Muskelverspannung • Hypermobilität der Kopfgelenkregion mit Bandschmerz und Abwehrspannung *Ängstliche Abwehr →* • Schwindel • Radikuläre Kompression • Strukturschädigung an der WS oder in der (ventralen) Muskulatur *Bei ängstlicher Abwehr → Verzicht auf passive Extensionsuntersuchung!*
Hyoidpalpation	*Asymmetrie →* Kopfgelenke, Kiefergelenk, hyoidale Muskulatur, prätracheale Faszie

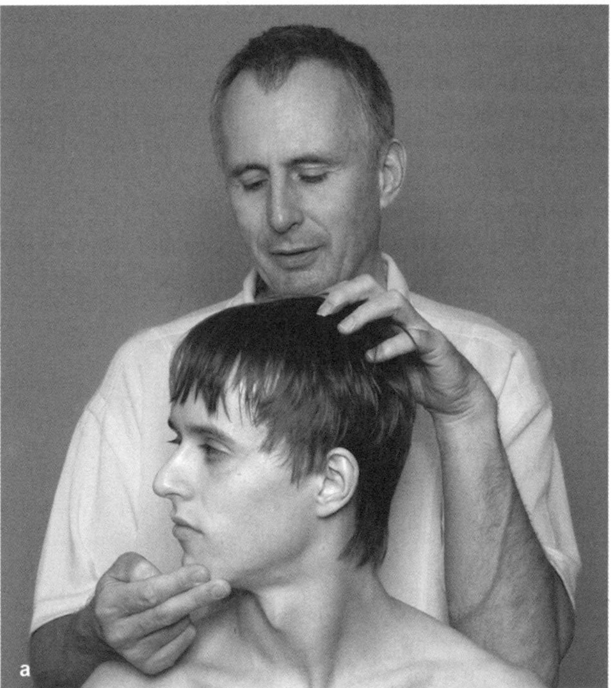

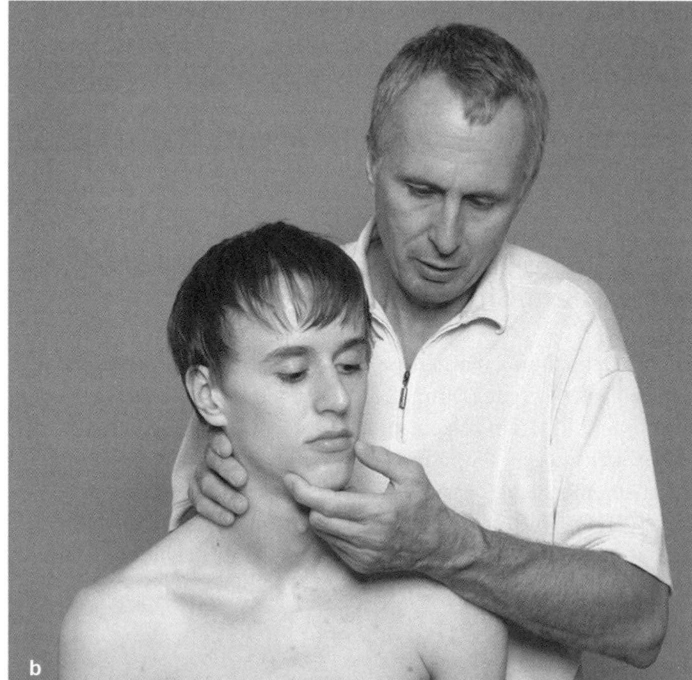

Abb. 10.10 Orientierend aktive Rotation der HWS mit passiver Weiterführung. Der tastende Finger am Kinn beurteilt den Endwiderstand. Im Seitenvergleich a) nach rechts und b) nach links wird eine starke Asymmetrie zugunsten rechts sichtbar. [K325]

10

Anteflexion aktiv und passiv

➢ Abb. 10.11: Bei der *aktiven Anteflexion* wird darauf geachtet, ob sich alle Segmente an der Vorbeugebewegung beteiligen oder ob eine Region steilgestellt oder sogar lordosiert bleibt. An solchen Stellen zeigt die Palpation über dem Lig. nuchae seine Verspannung/Verkürzung. Bei freier Beweglichkeit sollte das Kinn bis an das Sternum herangeführt werden können. Ist das nicht möglich, schließt sich die *passive Prüfung* des hemmenden Widerstands an. Der Untersucher legt eine Hand unter das Kinn des Patienten und schiebt mit der

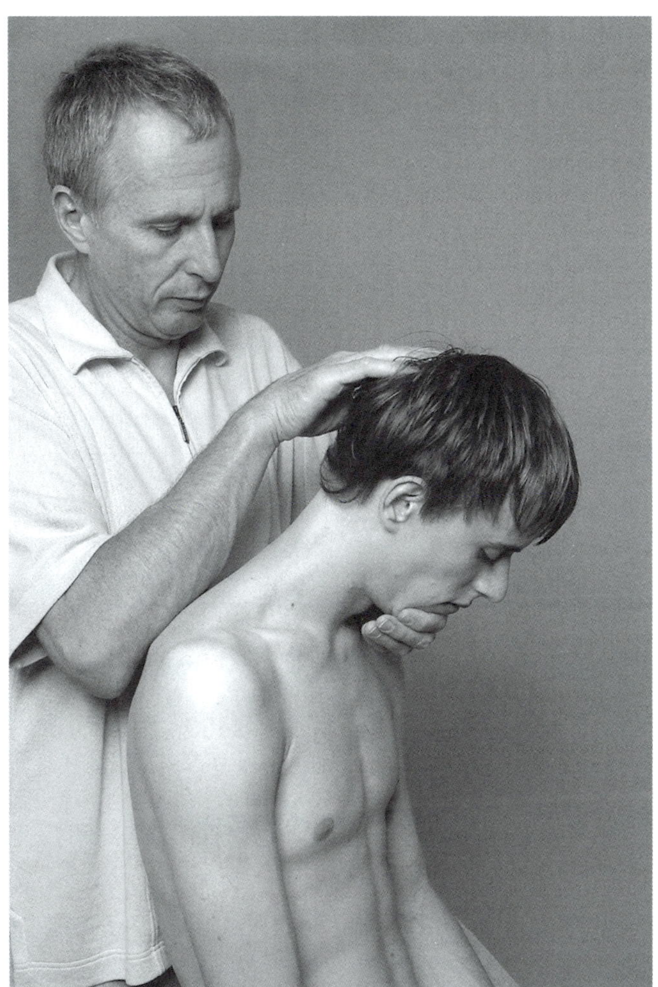

Abb. 10.11 Nach aktivem Bewegungsbeginn wird die Anteflexion des Kopfs vom Hinterkopf her passiv weitergeführt. [K325]

anderen Hand am Hinterkopf weich in die weitere Anteflexion. Die Bewegung ist durch Band- und Muskelspannung begrenzt.

Klinischer Hinweis

- Einschränkungen der Anteflexion – mit oder ohne Schmerz – sind meistens durch muskuläre Verspannungen und Fixationen (bei Stabilitätsverlust) bedingt.
- Typisch für Anteflexionsstörungen der tieferen Segmente ist die verstärkte Endespannung bei Anteflexion im Vergleich zur Retroflexion.
- Spannungen weisen hin auf:
  - Funktionsstörungen O/C1,
  - Verspannung der kurzen Nackenstrecker,
  - Verkürzung der Nackenmuskulatur oder des Lig. nuchae oder
  - Hypermobilität der Kopfgelenkregion mit Bandschmerz und Abwehrspannung.
- Vorschieben des Kopfs bringt die untere HWS und den zervikothorakalen Übergang isoliert in Anteflexion. Die obere HWS wird dabei zwangsläufig lordosiert. Bei Wurzelkompressionen der unteren Zervikalwurzeln wird der Kopf deshalb häufig nach vorn verschoben gehalten.

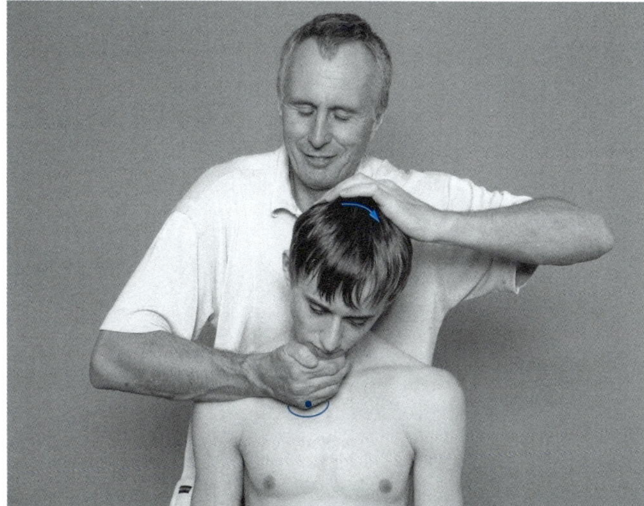

Abb. 10.12 Orientierende Untersuchung der Rotation in der oberen HWS (Kopfgelenke) aus maximaler Kopfanteflexion. Die Hand am Hinterkopf führt die Bewegung. [K325]

Rotation mit abgestützter Kopfanteflexion passiv

➤ Abb. 10.12: Der Patient sitzt, der Untersucher steht hinter ihm. Zur Prüfung der Rechtsrotation liegt seine rechte Hand am Sternum. Der Patient senkt seinen Kopf zur maximalen HWS-Flexion nach vorn, das Kinn liegt dann in der Hand des Untersuchers. In dieser Stellung ist die Beweglichkeit der HWS durch Bandspannung begrenzt. Die linke Untersucherhand führt den Kopf von der rechten Hinterhauptseite leicht ziehend nach links. Geprüft wird die Synkinese der Kopfgelenke (Linksseitneige mit Rechtsrotation). Der größte Bewegungsausschlag dieser Bewegung liegt am Hinterhaupt. Zur Prüfung der Gegenseite greifen die Hände um.

Bewertung
Spannungs- und Bewegungsasymmetrie sprechen für Funktionsstörungen in der Kopfgelenkregion. Am Bewegungsende sind häufig Muskelanspannungen auf der Rotationsseite sichtbar (Neigungsgegenseite).

Praktischer Hinweis

- Die stützende Untersucherhand liegt unbewegt, „unverrückbar" fest am Sternum.
- So kann sie verhindern, dass die HWS-Flexion aufgegeben wird.
- Nur in maximaler Flexion kann die Rotation nicht in die HWS weiterlaufen.

10

Klinischer Hinweis

Asymmetrie der Rotation in Anteflexion ist Hinweis auf:
- Funktionsstörung der Kopfgelenkregion (Seitneige/Rotation)
- Verspannung mit Verkürzung der Nackenmuskulatur

Auf diese orientierende Untersuchung kann man verzichten, wenn Befunde in der vorangehenden orientierenden Untersuchung „ge-

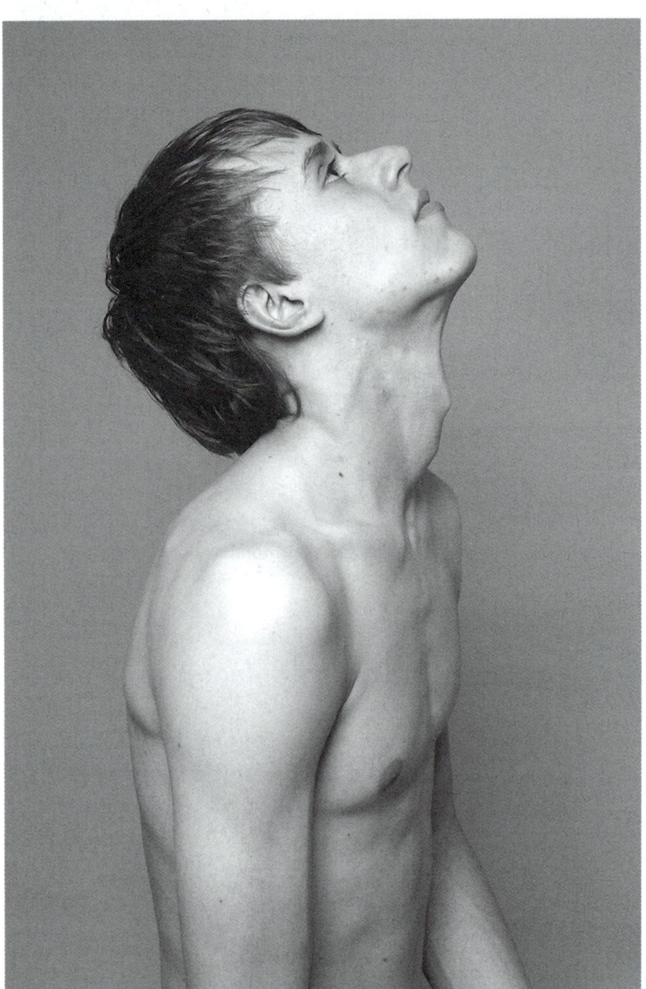

Abb. 10.13 Aktive Retroflexion der HWS. Die deutliche Einschränkung im zervikothorakalen Übergang ist sichtbar. Bei Einschränkung oder Schmerz folgt sofort die segmentale Prüfung. [K325]

drehte Seitneige" (➤ Kap. 7.5.3) zusammen mit der Etagenprüfung HWS-Seitneige bereits auf die Kopfgelenkregion hinweisen und zwingend zur gezielten Untersuchung führen. Die

Retroflexion aktiv

10

Die Untersuchung ergänzt als Gegenbewegung zur Anteflexion die Beurteilung der Beweglichkeit in der Sagittalebene. Für die Dokumentation von Behandlungserfolgen und für Gutachten ist sie genauso notwendig, wie die anderen zuvor aufgezählten Untersuchungen.

➤ Abb. 10.13: Der Patient sitzt aufrecht, seine Füße sollen fest auf dem Boden stehen. Der Untersucher korrigiert eine eventuelle thorakale Kyphosierung. Der Patient beugt den Kopf aktiv zurück. Von der Seite betrachtet der Behandler den Bewegungsablauf. Die aktive Rückbeuge wird durch die Spannung der vorderen Halsweichteile begrenzt. Im einzelnen Segment kann es am Bewegungsende zum „Facettenschluss" der Gelenke kommen. Bei ökonomisch gut koordinierter aktiver *Rückbeuge der Halswirbelsäule* verlagert sich das Kopfgewicht nach hinten. Dabei wandert das Kinn im Bogen nach aufwärts-rückwärts. Solch ein Bewegungsablauf verteilt die Bewegungsbelastung der Retroflexion auf alle Segmente bis in die obere BWS und schont damit die Einzelsegmente.

Bewertung

Störungen des Bewegungsablaufs lassen sich am Anheben des Kinns ohne Rückführung des Kopfs erkennen. Zervikothorakale Unbeweglichkeit ist sichtbar und tastbar und erfordert die gezielte segmentale Untersuchung.

Praktischer Hinweis

- Wird die aktive Rückbeuge bei bewusster oder unbewusster Furcht vor Schwindel verweigert oder nur widerwillig ausgeführt, soll *keine passive Bewegung* in diese Richtung durchgeführt werden.
- Alternativ kann die aufrechte HWS passiv nach dorsal verschoben werden und so den Verdacht auf zervikothorakale Retroflexionsstörung erhärten.

Klinischer Hinweis

- Ausgeprägte zervikothorakale Retroflexionseinschränkungen sind oft mit einer kyphosierten Neutralhaltung der Region verbunden.
- Funktionspathologisches Verhalten des ZTÜ – unter Einschluss von Funktionsstörungen der ersten und zweiten Rippe – ist einerseits mit Funktionsstörungen des zervikokranialen Übergangs und andererseits mit solchen von Handwurzel und Ellbogen verkettet.
- Über der ersten Rippe dorsal liegt bei ihrer Funktionsstörung oft ein ausgeprägter Triggerpunkt im M. trapezius, der seinen Schmerz zum Hinterkopf überträgt.
- Auf eine Retroflexionsstörung der Kopfgelenke weist, bei asymmetrischem Spannungsbefund, auch die „gedrehte Seitneige" (➤ Kap. 7.5.3) hin. Die pathologische Härte der Endespannung ist häufiger links, d. h. in Rechtsrotation, zu palpieren.
- Bei ängstlicher Abwehr gegen Retroflexion muss an radikuläre Kompression, Strukturschädigungen an der WS oder in der (ventralen) Muskulatur und an Schwindel gedacht werden.

Passive Rotation des Kopfs in Retroflexion

Die Prüfung der Rotation in Retroflexionsstellung des Kopfs lässt Rückschlüsse auf die Funktion des zervikothorakalen Übergangs zu. *Die Indikation für diese Untersuchung ist streng zu stellen,* d. h., die aktive Retroflexion muss vorher vom Patienten toleriert worden sein und ihre Verträglichkeit erwiesen haben (siehe oben), was häufig nicht zutrifft. Wenn die orientierenden Untersuchungen „schräge Vorneige" (➤ Kap. 7.5.3) und Etagenprüfung der HWS-Seitneige Spannungshinweise für die zervikothorakale Übergangsregion ergeben, ist *diese weitere orientierende Untersuchung mit hohem schmerz- und schwindelauslösendem Potenzial verzichtbar.*

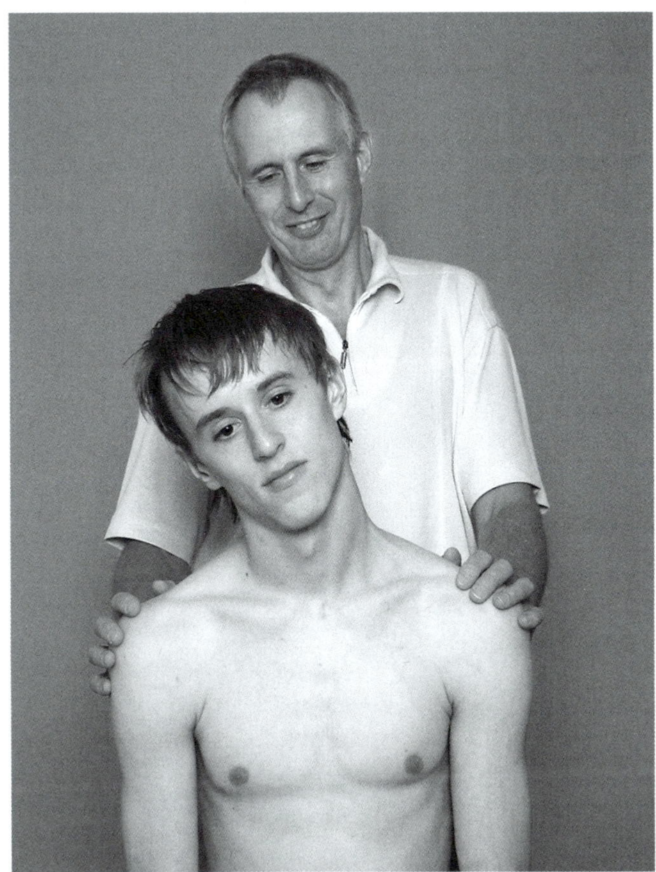

Abb. 10.14 Orientierende Inspektion von Ablauf und Ausmaß der aktiven Seitneige. Bei Asymmetrie und Einschränkung folgt die passive Prüfung in Etagen. [K325]

Seitneige aktiv und in drei Etagen passiv

➤ Abb. 10.14, ➤ Abb. 10.15, ➤ Abb. 10.16: Der Patient sitzt und neigt den Kopf aktiv zur einen und dann zur anderen Seite. Der Untersucher steht hinter ihm, betrachtet die Bewegung und schätzt das Ausmaß (➤ Abb. 10.14). Mit den Fingerspitzen auf den Schultern vergewissert er sich tastend, dass keine Ausweichbewegungen auftreten. Harmonischer Bewegungsablauf und symmetrischer Ausschlag werden erwartet. Bei eingeschränkter Beweglichkeit einer Seite schließt sich die passive Untersuchung in drei Etagen an.

Zur *passiven Etagenuntersuchung* stützt der Untersucher den sitzenden Patienten von hinten ab. Nacheinander legt er die Zeigefingerkante einer Hand von dorsolateral an den Wirbelbogen von C2 (➤ Abb. 10.15), an den Wirbelbogen von C5 und schließlich die Schwimmhaut von der Seite an den Wirbel Th1 mit dem Daumen an der Seite des Dornfortsatzes. Mit der anderen Hand schiebt er den Kopf über die tastende Hand, bis die Bewegung dort tastbar wird (➤ Abb. 10.16). Weiches Absinken der HWS über die haltende Hand wie „ein zusammenklappendes Taschenmesser“ wird erwartet. Steifigkeit und Schmerz sprechen für die Funktionsstörung der untersuchten Etage.

Praktischer Hinweis

Schmerz der höheren Etage hemmt die Seitneige darunter. Deshalb sollte die führende Hand mit dem Daumenballen die darüber liegenden Segmente von laterodorsal schienen. Die übrigen Finger führen die Seitneige.

Die stützende Hand muss weich anliegen; zu großer Krafteinsatz erzeugt Abwehrspannung.

Klinischer Hinweis

Seitneigehemmungen der HWS können resultieren aus:

- Funktionsstörungen der Lateralflexion (in allen Etagen möglich) oder
- Verspannungen der seitlichen Halsmuskeln und ihrer Faszien.

➤ Tab. 10.3 fasst jene regional orientierenden Untersuchungen der HWS zusammen, die wegen ihrer hohen Spezifität Teil der umfassenden orientierenden Untersuchung des Bewegungssystems sind (➤ Kap. 7). Sie sind deshalb auch für die Wirkungskontrolle manualmedizinischer/manualtherapeutischer Behandlung empfohlen.

10.3 Segmentale Rotationsuntersuchung und Rotationsbehandlung

Die Rotation des Kopfes lässt sich nur im Sitzen gut untersuchen. Die posturale Muskelspannung im Sitzen muss dann in Kauf genommen werden. Wie bei der orientierenden Untersuchung sitzt der Patient aufrecht mit gutem Bodenkontakt beider Füße. Er wird vom Untersucher von hinten abgestützt und die BWS dabei aufgerichtet. Die Rotationsuntersuchung gibt für die Segmente C1/2 bis C4/5 die wichtigsten diagnostischen Informationen, gefolgt von der Lateralverschiebung. Zervikothorakal sind die Verschiebetechniken zuverlässiger als die Rotationsprüfung.

10.3.1 Rotationsuntersuchung

Rotationsfederung O/C1 aus Endrotationsstellung der Halswirbelsäule

➤ Abb. 10.17: Der Patient sitzt aufrecht und an den Untersucher angelehnt. Er lässt den Kopf leicht nach vorn sinken. Der Untersucher führt den Kopf mit beiden Händen in maximale Rechtsrotation. Die Kopfgelenkregion erscheint dadurch leicht nach links geneigt. Die folgende Federungsprüfung ist nur möglich, wenn die beschriebene Stellung abwehrfrei zu erreichen ist. Der Untersucher legt den linken Zeigefinger in den Winkel zwischen Mastoid und aufsteigendem Unterkieferast links an den Querfortsatz des Atlas. Die Finger der rechten Hand ziehen an der linken Gesichtsseite (Jochbein) federnd weich nach rechts. Über dem Querfortsatz C1 verstreicht die Grube etwas, der Tastbefund einer Federungsbewegung wird erhoben.

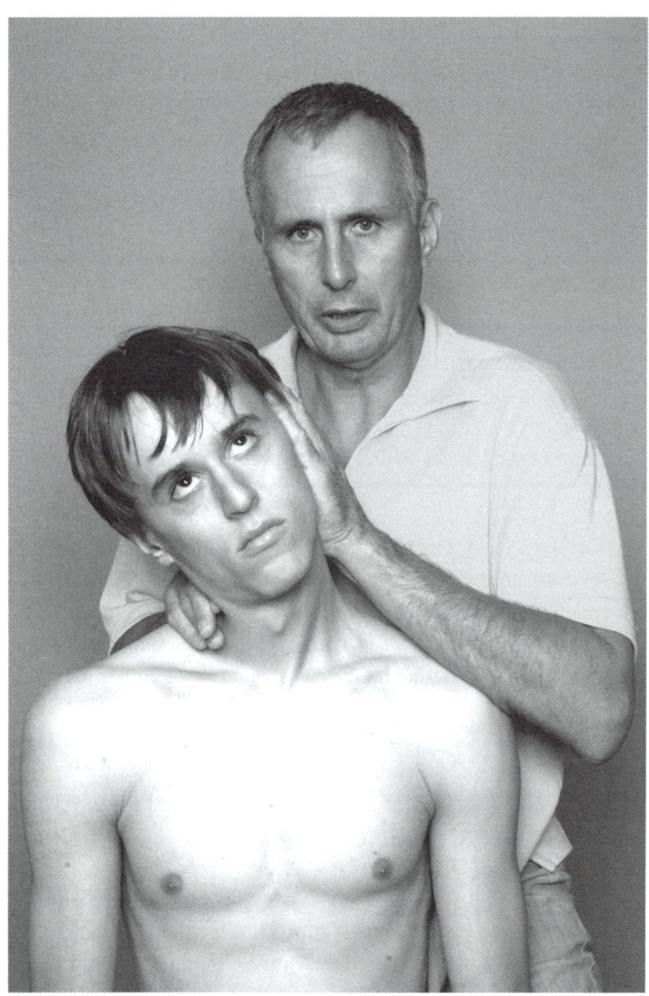

Abb. 10.15 Passive Seitneige der oberen Etage der HWS mit Abstützung von C2 und Bewegungsführung am Kopf. [K325]

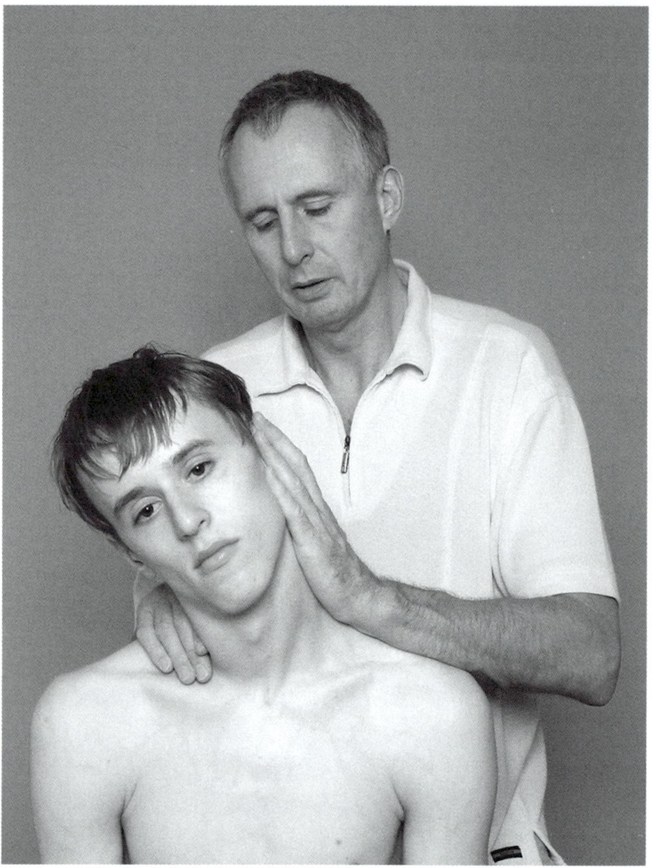

Abb. 10.16 Passive Seitneige der zervikothorakalen Etage mit Abstützen von Th1 und Schienung der oberen HWS durch die führende Hand. Im vorliegenden Fall vergrößert sich das Bewegungsausmaß bei geschienter HWS deutlich im Vergleich zur aktiven Gesamtneigung (➤ Abb. 10.13). [K325]

Tab. 10.3 Orientierende regionale Untersuchung der HWS auf spezifische Spannungsphänomene

Spannungsphänomene	Indikation	Hinweis auf
Gedrehte Seitneige*	Asymmetrie in der Rotations-Seitneige-Orientierung *+ Auffälligkeit in der Retroflexionsorientierung*	• Kopfgelenke • Orofaziales System
Seitneige, HWS in maximaler Flexion gehalten	Asymmetrie in der Rotations-Seitneige-Orientierung *+ Auffälligkeit in der Anteflexionsorientierung*	• Kopfgelenke • Tiefe Nackenstrecker
Seitneige in drei Etagen*	Asymmetrie in der Seitneigeorientierung	• Obere HWS • Mittlere HWS/Skaleni • ZTÜ
Schräge Vorneige*	Asymmetrie in der Rotations-Seitneige-Orientierung *+ Auffälligkeit in der Anteflexionsorientierung* *oder* beidseitige Spannungserhöhung	• Zervikothorakale Segmente • Strukturen der oberen Thoraxapertur
Schräge Rückneige (➤ Kap. 11)	Asymmetrie in der Rotations-Seitneige-Orientierung *+ Auffälligkeit in der Retroflexionsorientierung* *und bei Spannungsasymmetrie am Hyoid* *oder* beidseitige Spannungserhöhung	• Halsfaszien (oberflächliche, mittlere) • Orofaziales System • Skaleni

Mit * gekennzeichnete Untersuchungen sind Teil der umfassenden orientierenden Untersuchung.

10

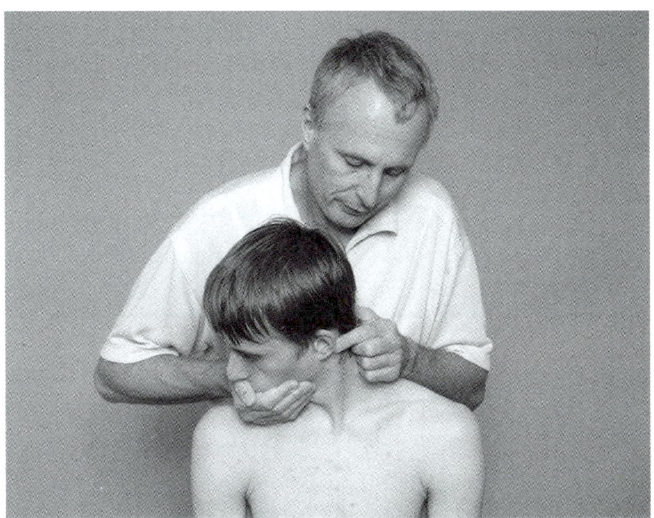

Abb. 10.17 Rotationsfederung O/C1 aus maximaler Rechtsrotation des leicht nach vorn geneigten Kopfs; Palpation im Winkel zwischen Mastoid und Unterkiefer. [K325]

Klinischer Hinweis

Unverändert bleibende Spannung spricht für eine Funktionsstörung im Segment O/C1.

Praktischer Hinweis

Bei der beschriebenen Ausgangsstellung ist die Barriere im Segment O/C1 bereits eingestellt, folglich wird die Fähigkeit zur Endfederung geprüft. Deshalb darf nur gefedert, nicht bewegt werden.

Rotationsuntersuchung im Segment C1/2 im Seitenvergleich

➤ Abb. 10.18: Der Patient sitzt aufrecht, der Untersucher steht hinter ihm und umfasst mit der Daumen-Zeigefinger-Gabel einer Hand dorsal den Bogen von Axis, um ihn tastend zu halten. Mit der anderen Hand hält er das Kinn des Patienten zwischen Daumen und Zeigefinger. Von hier führt er die Kopfrotation bis an die tastbar beginnende Spannung unter der haltenden Hand zunächst in eine, dann in die andere Richtung. Rotationswinkel und Endwiderstand werden im Seitenvergleich beurteilt.

Bei Unsicherheit im Befund können die Fingerbeeren von Daumen und Zeigefinger der palpierenden Hand dorsal an die Gelenkfortsätze angelegt werden. Die Rotation wird gegen den tastenden Daumen geführt. Für die Gegenseite muss dann umgegriffen werden.

Klinischer Hinweis

Asymmetrie ist Zeichen einer Rotationsblockierung Atlas/Axis in Richtung des härteren Endwiderstands und des kleineren Rotationswinkels.

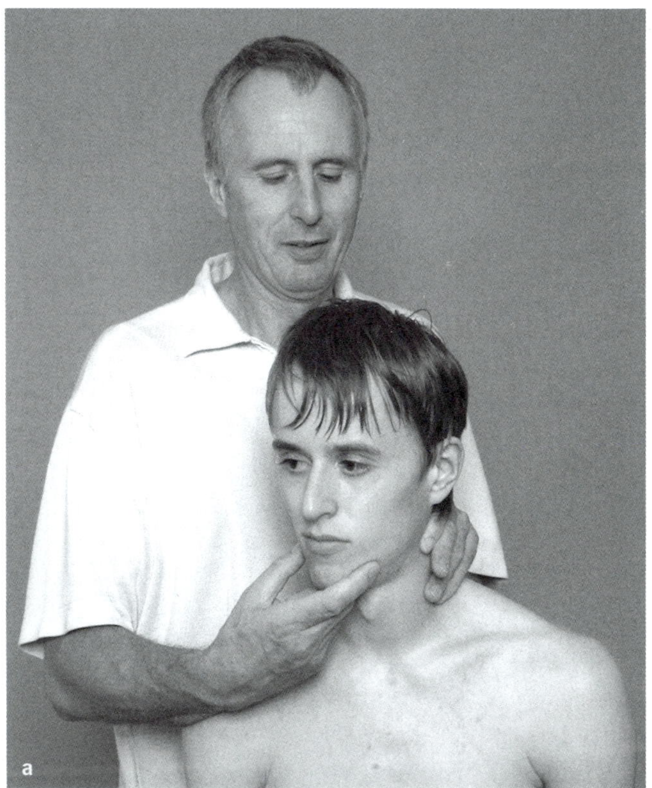

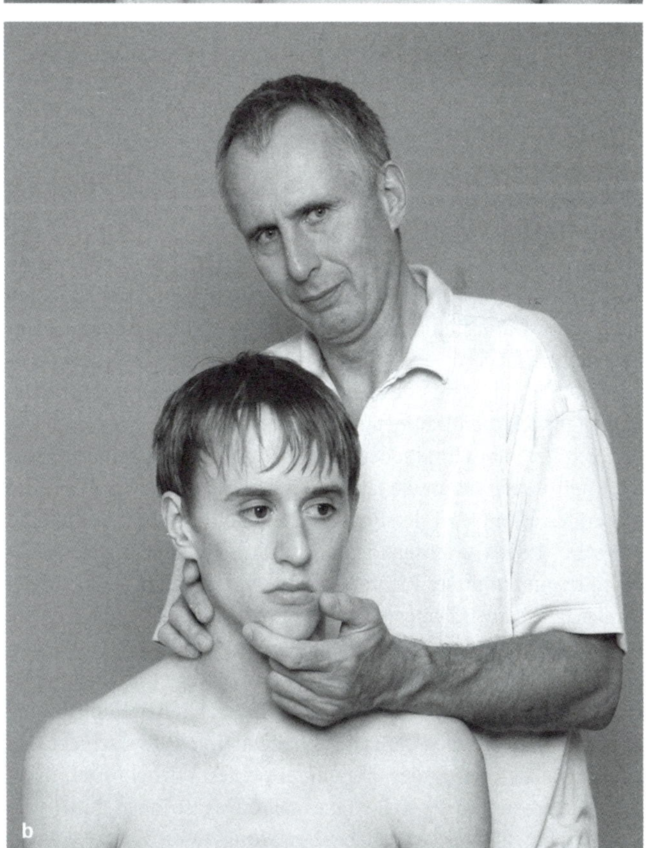

Abb. 10.18 Segmental palpierende Untersuchung von C1/2 in Rotation; am Kinn geführte Bewegung mit sanftem Zeigefingerzug am Kinn. Seitenvergleich: a) Rechtsrotation b) Linksrotation. [K325]

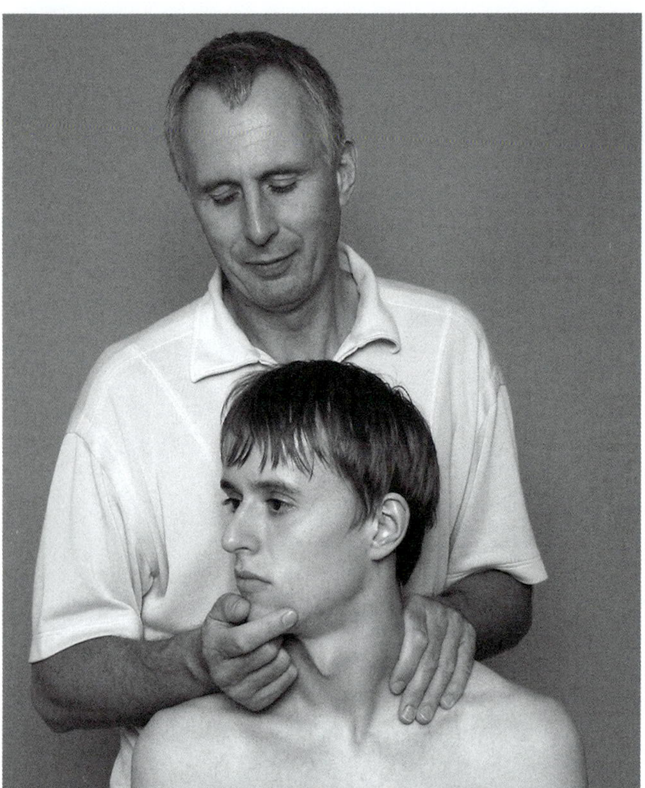

Abb. 10.19 Segmental palpierende Untersuchung der Rechtsrotation in den Segmenten C2–C6 als Sequenzuntersuchung. Im Bild ist C5/6 dargestellt. Der Bewegungszuwachs gegenüber C1/2 (➤ Abb. 10.18a) ist deutlich erkennbar. [K325]

Rotationsuntersuchung der Segmente C2–C6 als Sequenzvergleich

➤ Abb. 10.19: Der Patient sitzt aufrecht, vom Untersucher von hinten abgestützt. Die tastend haltende Hand umfasst mit der Daumen-Zeigefinger-Gabel von dorsal den Bogen des kaudalen Partnerwirbels, zuerst C2. Mit der anderen Hand hält der Untersucher das Kinn des Patienten zwischen Daumen und Zeigefinger, der gebeugte Mittelfinger stützt vom Mundboden her den Kopf. Der Zeigefinger führt die Kopfrotation bis an die tastbar beginnende Spannung unter der haltenden Hand. Auf der Rotationsendstellung C1/2 aufbauend (➤ Abb. 10.18a), werden die darunterliegenden Segmente nacheinander nun in dieser Richtung als Sequenz, d. h. im Reihenfolgevergleich fortlaufend untersucht (➤ Abb. 10.19 zeigt Segment C5/6). Dann folgt nach Umgreifen die andere Seite.

Die Endespannung wird eingestellt und bewertet. In jedem Segment wird der Zuwachs des Rotationswinkels in der Kopfstellung geschätzt. Der Daumen der tastend haltenden Hand verschiebt sich nach Erreichen der Endespannung um einen Wirbel (ein Fingerbreit) nach kaudal, der Zeigefinger folgt. Das ist meist nur bis C6 möglich. Es wird ein etwa gleicher Bewegungszuwachs von Segment zu Segment erwartet.

10

Praktischer Hinweis

- Es ist günstig, jeweils nur in die Richtung zu untersuchen, auf der der Daumen der haltenden Hand liegt.
- Eine Hyperlordose der HWS durch fehlerhafte Sitzhaltung des Patienten schließt die Facetten; die Rotationsbewegung wird erschwert.
- Eine Seitneige des Kopfs durch zu starken Zug des führenden Fingers erzeugt ebenfalls Verriegelung und muss deshalb vermieden werden.

Klinischer Hinweis

- Fehlender Bewegungszuwachs in einem Segment, gepaart mit harter Endespannung ist Hinweis auf dessen Funktionsstörung.
- Abnahme des Rotationsausschlags bei Kontaktnahme am Folgesegment spricht für schmerzhafte, reflektorisch muskulär geschützte Funktionsstörung.

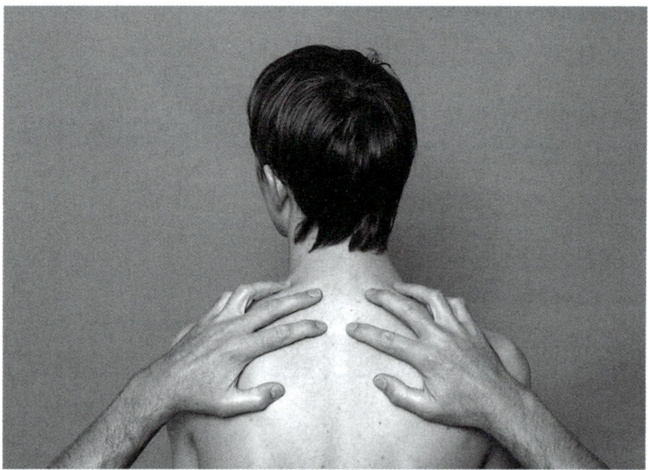

Abb. 10.20 Rotationsuntersuchung zervikothorakal durch Palpation und Beobachtung der Bewegung von zwei benachbarten Dornfortsätzen. Im Bild wird das Segment Th1/2 in Linksrotation untersucht. Als Zeichen der Beweglichkeit ist der Dorn Th1 nach rechts vorgelaufen. [K325]

Rotationsuntersuchung der zervikothorakalen Region

Die Rotation C6–Th2 wird *während aktiver Kopfrotation* untersucht. Ihr Ergebnis zeigt daher auch Einflüsse von aktiven Muskelkräften und ist – anders als die passiven Untersuchungen – für die Blockierungsdiagnose des Segments sehr unsicher. Diese Untersuchung eignet sich zur Befundbestätigung bei bekannter Blockierung im Segment vor der Entscheidung für eine Rotationsmobilisation.

➤ Abb. 10.20: Der Patient sitzt frei aufrecht. Der Untersucher steht hinter ihm und legt die Mittelfinger rechts und links von C6 etwa 2 cm neben den Dorn und die Zeigefinger senkrecht darunter rechts und links von C7. Der Patient dreht den Kopf aktiv nacheinander nach rechts und links.

Die Bewegung geht vom Kopf aus und setzt sich nach kaudal fort. Es wird erwartet, dass der Mittelfinger vom Dorn des kranialen Segmentpartners vor dem Zeigefinger (Dorn des kaudalen Segmentpartners) in die Rotation mitgetragen wird (➤ Abb. 10.20). Gleiches Vorgehen erfolgt in den Segmenten darunter. Die Befunde werden im Seitenvergleich bewertet.

Praktischer Hinweis

Die Rechtsrotation eines Wirbels trägt seinen Dorn nach links, die Linksrotation trägt ihn nach rechts. Bei Rechtsrotation wird ein Vorlauf des oberen Dorns nach links erwartet.

Klinischer Hinweis

Gleichzeitige Bewegung der tastenden Zeige- und Mittelfinger zur Rotationsgegenseite weist auf Rotationsblockierung des Segments hin.

10.3.2 Behandlung in Rotationsrichtung im Sitzen

Indikation

Rotationsstörungen mit starker muskulärer Komponente und erkennbarer Dysbalance der HWS-Statik sollten vorrangig mit Techniken behandelt werden, die die Entspannung der verspannten Muskulatur und die Reintegration der segmentalen Bewegung in die regionale Gesamtbewegung fördern. Als Beispiele für die Behandlung von artikulären Funktionsstörungen in der Rotationsrichtung wird hier für die drei zervikalen Regionen jeweils die wirksamste Behandlungsdurchführung beschrieben. Jede der drei Techniken folgt einem anderen technischen Prinzip.

Ist die Behandlung im Sitzen nicht möglich, wirken die Seitneigetechniken im Liegen mobilisierend auch in Rotationsrichtung (Kap. 10.5.5). Diese Wirkung beruht auf der Kopplung der beiden Bewegungsrichtungen in der HWS.

Hinweis

Die folgenden Technikbeschreibungen erfolgen immer für Rechtsrotationsstörungen.

Mobilisation der Rotation C1/2 und C2/3

Praktischer Hinweis

Mobilisation durch Blickwechsel zwischen oben und unten ist die Behandlungstechnik der Wahl für alle Funktionsstörungen im Segment C1/2.

Behandlungsablauf

➤ Abb. 10.21: Der Patient sitzt entspannt aufrecht, der Behandler steht stützend hinter ihm. Er umfasst den Bogen von C2 mit der Zeigefinger-Daumen-Gabel der linken Hand oder hält den Dornfortsatz C2 von links mit dem Daumen. Die rechte Hand führt den Kopf langsam in die Rechtsrotation bis zum tastbaren Spannungsbeginn am Segment. Diese Einstellung entspricht der Stellung bei der Rotationsuntersuchung C1/2 (➤ Abb. 10.18a).

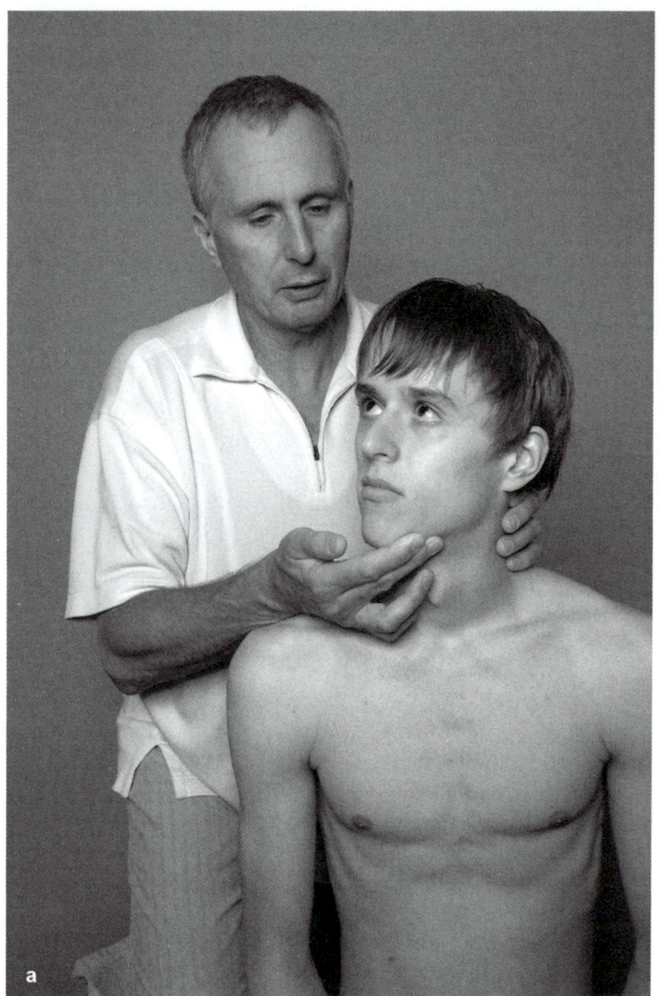

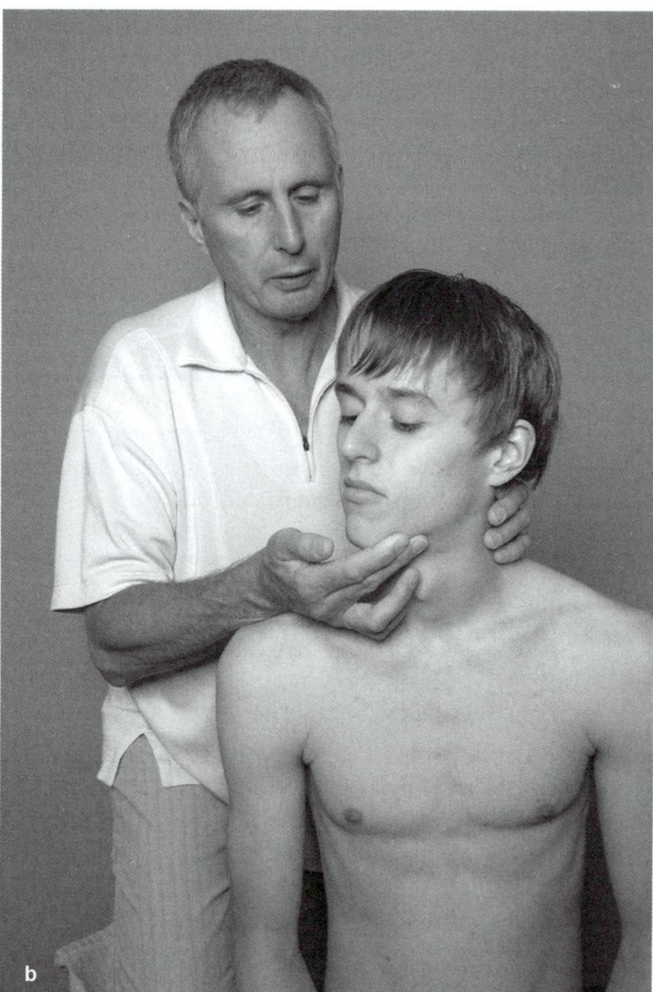

Abb. 10.21 Segmental gezielte Mobilisation C1/2 oder C2/3 in Rotation (rechts) im Sitzen.
a) Anspannungsphase mit Blickwendung aufwärts und langsamer Inspiration.
b) Entspannungsphase mit Blickwendung abwärts und Exspiration. [K325]

Der Patient schaut nach oben und atmet langsam und lange ein (➤ Abb. 10.21a). Anschließend schaut er abwärts und atmet entspannt ohne Nachdruck und Geräusch aus (➤ Abb. 10.21b). Am Wirbel C2 wird der Spannungswechsel bei Ein- und Ausatmung getastet. Nach zwei bis drei Atemzügen lässt die eingestellte Rotationsspannung nach. Das ermöglicht zunehmende Rotation nach rechts. Die Bewegung wird am Kinn geführt, bis die palpierende Hand am Wirbel C2 wieder Spannung wahrnimmt.

Soll das Segment C2/3 behandelt werden, liegt die tastend haltende Hand am Bogen (oder am Dornfortsatz) des Wirbels C3. Die Rotationsspannung wird an das Segment herangeführt und dann in gleicher Weise wie am Segment C1/2 behandelt.

Praktischer Hinweis

- Der Patientenkopf muss für eine gute Relaxation sicher abgestützt werden.
- Der Blickauftrag erfolgt immer vor dem Atemauftrag.
- Spannungsphase: aufwärts schauen – einatmen.
- Entspannungsphase: abwärts schauen – ausatmen.
- Nach zwei bis drei Wechseln wird die Rotation vom Behandler an die neue Barriere geführt.
- Atmet der Patient trotz wiederholter Erklärung sehr hastig oder presst bei der Atmung, ist die Behandlungstechnik zu wechseln.

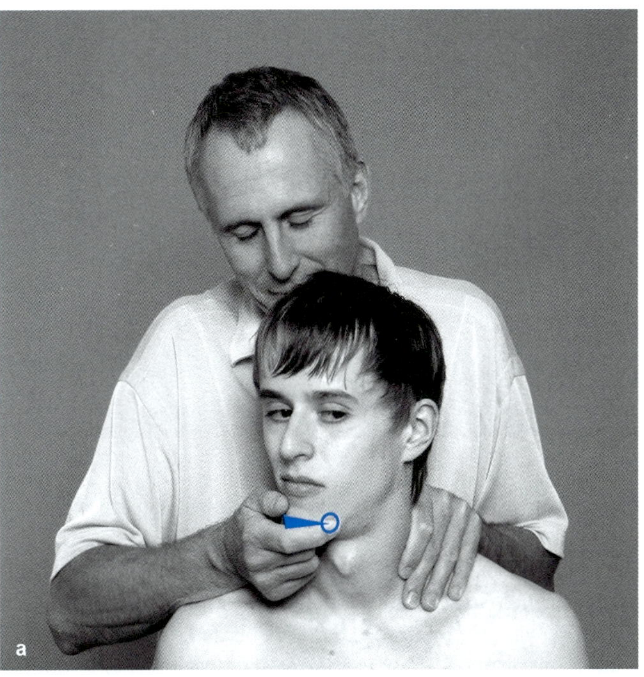

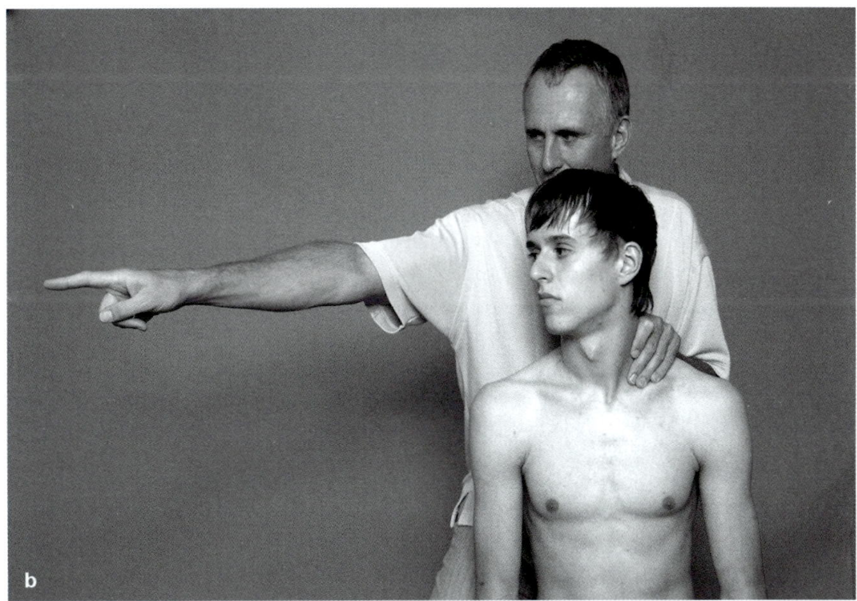

Abb. 10.22 Segmental gezielte Mobilisation der HWS in Rotation (rechts) im Sitzen.
a) Anspannungsphase mit horizontaler Blickwendung zur Gegenseite (links) bei Fingerhalt am Kinn.
b) Mobilisationsphase mit geführter Blickwendung zur Mobilisationsseite. [K325]

Mobilisation von Rotationsstörungen der Halswirbelsäule

Behandlungsablauf

➤ Abb. 10.22: Der Patient sitzt entspannt aufrecht. Der Behandler steht stützend hinter ihm. Der Wirbelbogen des unteren Partnerwirbels wird weich umfasst oder der Dorn von links mit dem linken Daumen gehalten. Die Finger der rechten Hand liegen haltend am Kinn und führen den Kopf in die Rechtsrotation bis zur tastbaren Segmentspannung. Diese Ausgangsstellung für die Behandlung entspricht der Einstellung bei der Rotationsuntersuchung der HWS-Segmente C2–C6 (➤ Abb. 10.19).

Patient und Behandler visualisieren eine *gedachte horizontale Linie in Augenhöhe des Patienten.* Der Patient blickt auf dieser Linie etwas nach links und atmet langsam und lange ein. Der Behandler verhindert durch Halten am Kinn die Linksdrehung (➤ Abb. 10.22a). Während der Ausatmung kehrt der Blick zur Mitte zurück. Erst danach wandert der Blick am Horizont nach rechts, der Kopf folgt dem Blick in die Mobilisationsrichtung. Der Behandler kann mit einem Finger der rechten Hand Führungshilfe geben (➤ Abb. 10.22b). Er beendet die Bewegung, wenn die Rotationsspannung im tastend gehaltenen Segment ankommt und verhindert ein „Durchlaufen“ der Spannung in tiefere Segmente. Der Blick wird dann an dem erreichten Horizontpunkt fixiert und über einige Atemzüge dort gehalten. Im

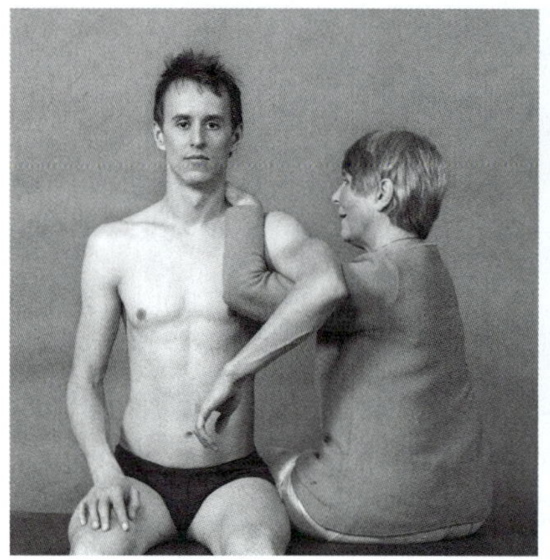

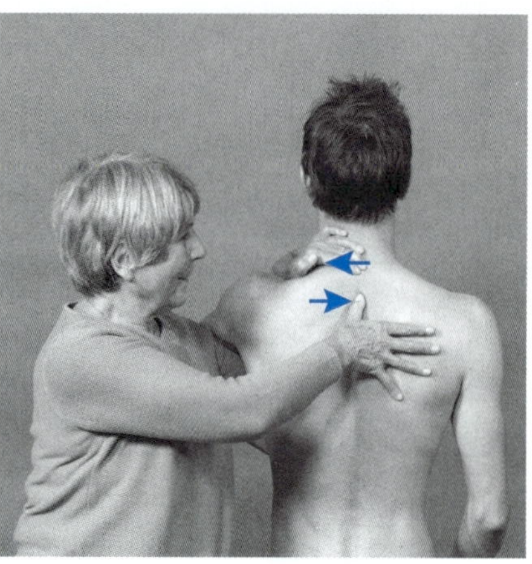

Abb. 10.23 Segmental gezielte Mobilisation im zervikothorakalen Übergang in Rotation (rechts) und Seitneige durch rhythmischen Muskelspannungswechsel.
a) Ausgangssituation: Der Patient drückt den abduziert gehaltenen Arm mehrmals abwärts gegen den Arm der Behandlerin.
b) Detail: Der rechte Daumen hält den unteren Partnerwirbeldorn von der linken Seite, die Finger liegen auf der Schulter. Der linke Zeigefinger ist von der rechten Seite am oberen Partnerwirbeldorn eingehängt, überträgt den Druck des Patienten auf den Dorn und zieht ihn in Rechtsrotation. [K325]

Segment ist weitere Entspannung zu tasten. Erst wenn die Entspannung vollständig ist, folgt für eine erneute Anspannungsphase die nächste Blickwendung nach links.

Von manchen Patienten werden Blickwendungen oder ihr häufiger Wechsel nicht gut verstanden. Dann wird der Kopf bis an die Spannung in Mobilisationsrichtung – in unserem Beispiel nach rechts – rotiert. Der Patient richtet den Blick in Nasenrichtung geradeaus auf den gedachten Horizont und atmet mehrmals sehr langsam und ruhig ein und aus. Jeweils in der Ausatmung nimmt die Entspannung im Segment zu, der Patient fühlt dies als Rotationszuwachs. Möglicherweise ist der von den Atemphasen abhängige Wechsel zwischen leichter Lordosierung und Begradigung der HWS dafür verantwortlich, der auch bei den Rotationsstörungen der Kopfgelenke so behandlungswirksam ist (siehe oben, Mobilisation der Rotation C1/2).

Praktischer Hinweis

- Blick- und Atemaufträge müssen präzise und in richtiger Reihenfolge erteilt werden.
- Blickauftrag zur freien Seite, gefolgt von Auftrag zum Einatmen.
- Beim Geradeausschauen wird ausgeatmet.
- Erst wenn die Entspannung im Behandlungssegment vollständig abgelaufen ist, soll der Patient den Blick zur gestörten Seite wenden.
- Der Kopf folgt dem Blick; Tempo und Ausmaß der Blickfolgebewegung kann der Behandler mit seiner Hand kontrollieren.
- Blick am eingestellten Punkt halten, ruhig weiteratmen.

Mobilisation zervikothorakaler Rotationsstörungen

Indikation

Rezidivierende zervikothorakale Funktionsstörungen

- aus Muskeldysbalancen im Sinne des oberen gekreuzten Syndroms (Janda),
- durch Fehlbelastung bei gestörter HWS-Statik mit zervikothorakalem Lymphstau,
- durch Fehlbelastung bei gestörter Schultergürteldynamik oder
- durch Dauerbelastung bei Hochatmung.

Behandlungsablauf

➤ Abb. 10.23: Der Patient sitzt aufrecht. Die Behandlerin sitzt oder steht links neben ihm, schraubt ihren linken Arm von hinten um den abduzierten Patientenoberarm und den vorderen oberen Thorax zum ZTÜ und hängt Zeige- und Mittelfinger der Hand von rechts am Dornfortsatz des oberen Partnerwirbels ein (➤ Abb. 10.23b). (➤ Abb. 10.23a). Ihren rechten Daumen schiebt sie von links an den Dornfortsatz des unteren Partners und hält ihn mit geringem Druck nach rechts fest (➤ Abb. 10.23b).

Mit geringer Kraft in ruhigem Rhythmus drückt der Patient seinen Oberarm gegen den Arm der Behandlerin (wie einen Pumpenschwengel). Die Kraft überträgt sich über die eingehängten Fingerspitzen als Zug am Dorn nach links, im Sinne der Rechtsrotation. Der Daumen am unteren Partnerwirbel hält der Bewegung entgegen. Die Mobilisationskraft wird in der Regel optimal, wenn der Patient aufgefordert wird, nicht den Arm, sondern den Ellbogen abwärtszudrücken.

Praktischer Hinweis

- Hält die Behandlerin den unteren Partnerwirbel unzureichend fest, läuft die Rotation über das Segment hinweg.
- Wenn der Patient den Arm vor jedem Abwärtsdruck nach oben bewegt – „Anlauf nimmt“ –, kann die segmentgerichtete Wirkung und die Aktivierung der unteren Schulterblattfixation geringer werden.
- Als Pumpbewegung zur Anregung des Lymphrückstroms aus der Region ist „Anlauf nehmen“ erwünscht.

Klinischer Hinweis

Die Technik verbessert die Koordination der Schulter-Arm-Bewegungen. Sie
- aktiviert die unteren Schulterblattfixatoren,
- hemmt den absteigenden Trapezius und
- kaudalisiert den Oberarmkopf.

Damit ist sie die Methode der Wahl zur Behandlung eingangs genannter Indikationen.

10.4 Segmentale Untersuchung und Behandlung der Ante- und Retroflexion – Kopfgelenke, Halswirbelsäule, zervikothorakaler Übergang

10.4.1 Untersuchung der Ante- und Retroflexionsstörungen

Funktionsstörungen der Beuge-Streckfunktion der Kopfgelenke zeigen sich bei den *Gelenkspieltechniken Dorsal und Ventralverschiebung.* Von C3/4 abwärts steht nur die Dorsalverschiebung als gelenkspielähnliche Technik zur Verfügung.

Der Vergleich der Seitneigespannung am gebeugten oder gestreckten Segment ist eine weitere Möglichkeit, Funktionsstörungen in der Sagittalebene zu erkennen. Sie zeigt den Anteil von Ante- oder Retroflexion an der segmentalen Funktionsstörung auf. Diese Technik eignet sich für Kopfgelenke und die gesamte HWS. Sie wird in Kapitel 10.6.1 beschrieben.

Untersuchung der Anteflexion O/C1 in Rückenlage

➤ Abb. 10.24: Der Patient liegt auf dem Rücken. Der Untersucher sitzt (oder steht) seitlich am Kopfende. Bei linksseitigem Sitz legt er seinen linken Unterarm auf die Bank und die entspannte Handfläche unter den Patientenhinterkopf. Daumen und Zeigefinger dieser Hand stützen von kraniodorsal beidseits den Atlasquerfortsatz ab. Er legt die Fingerspitzen von Zeige- und Mittelfinger der anderen Hand beidseits weich auf die Jochbögen, der Handteller kann dann auf der Stirn abgelegt werden. Diese Finger führen einen sanften Druck nach dorsal (Dorsalverschiebung der Okziputkondylen) aus. Die Dorsalverschiebung entspricht einer Anteflexion des Kopfes gegenüber Atlas. Die resultierende Schädelbewegung läuft in einem Bogen kinnwärts (Pfeil in ➤ Abb. 10.24).

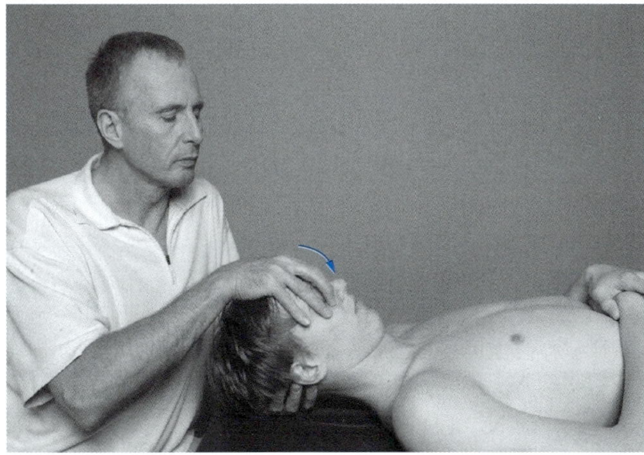

Abb. 10.24 Anteflexionsuntersuchung O/C1. Der Atlas wird von dorsokranial abgestützt, die Hand an der Stirn führt die Bewegung. Die Langfinger auf den Jochbeinen vermitteln die dorsal gerichtete Federungsprüfung. [K325]

Beginnende Spannung an den stützenden Fingern zeigt das Ende der Bewegung an. Am Ende wird ein weiches, einmaliges Dorsalfedern von den Jochbögen her ausgelöst und die Resonanz von den Fingern am Atlas wahrgenommen.

Klinischer Hinweis

Harter Endwiderstand ohne weiches Nachgeben spricht für Funktionsstörung. Eine Seitendifferenzierung ist selten möglich.

- Sofort auftretender harter Endwiderstand kann auch aus einer Störung im orofazialen System kommen. Lässt dieser Widerstand nach, wenn die Flexionsbewegung am Kinn geführt wird, ist die gezielte Untersuchung des orofazialen Systems indiziert.
- Der Widerstand muss immer nachlassen, wenn der Mund geöffnet wird (Entspannung der Mundöffner). Gleichbleibender Widerstand spricht für Funktionsstörungen des Kiefergelenks oder verspannte Kaumuskeln. Beide müssen dann gezielt untersucht werden.
- Anteflexionsblockierungen O/C1 werden von Verspannungen der tiefen subokzipitalen Muskeln begleitet und manchmal vorgetäuscht. Wenn Behandlungstechniken geplant sind, die nicht automatisch diese Muskeln relaxieren, sollten die Muskeln vorher untersucht (➤ Kap. 10.2.3) und bei starker Ausprägung der Störung auch behandelt (➤ Kap. 10.7.2, ➤ Kap. 10.7.4) werden.

Praktischer Hinweis

Schmerzpunkte über der Nasenwurzel bzw. im Augenbrauenbereich können von der bewegenden Hand irritiert werden. Unbewusste Abwehr des Patienten gegen die Hand über seinem Gesicht muss der Behandler erkennen und dann nur die weichen Fingerspitzen auf die Jochbögen setzen.

Untersuchung der Retroflexion O/C1 in Rückenlage

➤ Abb. 10.25: Der Patient liegt auf dem Rücken, er lässt seinen Kopf entspannt nach links rollen. So entsteht automatisch die erwünschte *spannungsfreie Rotation.* Tritt dennoch Spannung im rechten M. sternocleidomastoideus auf, führt der Untersucher den Kopf langsam zurück, bis sie sich auflöst. Er sitzt (oder steht) seitlich rechts am Kopfende und legt die linke Hand entspannt an die linke Gesichtsseite; die Fingerspitzen von Zeige- und Mittelfinger liegen unter dem Kinn. Der rechte Unterarm liegt auf der Behandlungsliege. Im weichen Handteller der rechten Hand liegt die rechte Okzipitalschuppe; die Fingerspitzen sind hinter dem Mastoid auf die Gelenkebenen (Nasenwurzel) gerichtet.

Die rechte Hand verschiebt („schaufelt") Okziput nach anterior. Die resultierende Retroflexionsbewegung des Kopfs führen die Finger am Kinn mit (Pfeilrichtung ➤ Abb. 10.25). Beide Hände arbeiten synchron, bis die Spannung am Okziput die korrekte Einstellung anzeigt. Ist die Endstellung der Retroflexion erreicht, lösen die Finger am Kinn

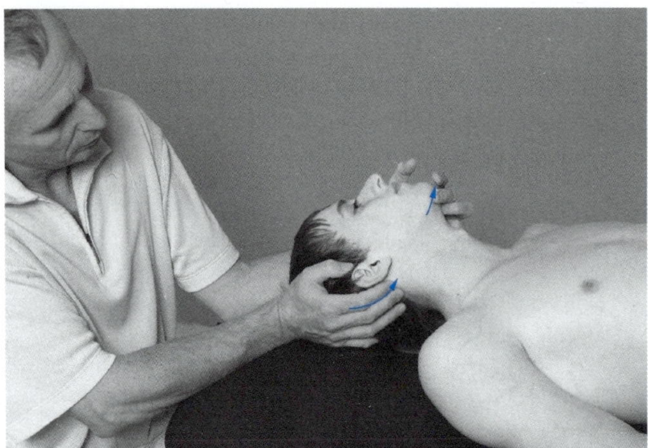

Abb. 10.25 Retroflexionsuntersuchung zwischen Okziput und Atlas bei spannungsfrei rotiertem Kopf. Die rechte Hand verschiebt Okziput in Pfeilrichtung nach vorn. Gleichzeitig führt die linke Hand das Kinn bis an die Endespannung der Retroflexion (Pfeil). Aus dieser Einstellung heraus folgt mit leichtem Druck gegen das Kinn stirnwärts die Endfederung, wahrnehmbar durch die rechte Hand unter dem Okziput. [K325]

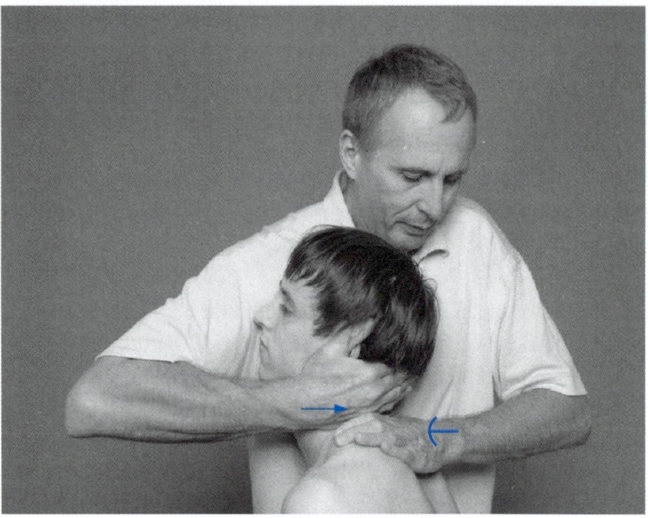

Abb. 10.26 Untersuchung der Retroflexion in der unteren HWS durch Dorsalverschiebung im Sitzen (C3–Th2). Der obere Partnerwirbel wird über Weichteilkontakt von vorn-lateral gegen den gehaltenen unteren Partnerwirbel nach dorsal verschoben. [K325]

die Endfederung aus. Das teilt sich der ruhenden tastenden Hand am Okziput als weiches Nachgeben mit.

Klinischer Hinweis

Harter Anschlag ohne Federung an der Retroflexionsendstellung spricht für eine Funktionsstörung.

Praktischer Hinweis

- Die Rotation soll mindestens 15°, höchstens 60° betragen und die Halsmuskulatur entspannt bleiben.
- Die Untersuchung kombiniert zwei Untersuchungsformen:
  - Gelenkspielbewegung – anteriores Gleiten der Okziputkondylen – zum Einstellen der Endespannung
  - Funktionsbewegung Retroflexion bei der Endfederung am Kinn

Untersuchung der Retroflexion C3–Th2 durch Dorsalverschiebung im Sitzen

10

Die segmentale Untersuchung erfolgt durch Dorsalverschiebung des oberen Partnerwirbels, eine gelenkspielähnliche Technik. Der notwendige Kontakt von vorn über dem Querfortsatz und damit die Anwendung dieser Technik sind erst ab C3/C4 möglich.

➤ Abb. 10.26: Der Patient sitzt aufrecht. Der Untersucher steht seitlich etwas vor ihm und stützt ihn mit seinem Körper ab.

In den *zervikalen Segmenten* wird der untere Partnerwirbel von hinten mit der Zeigefinger-Daumen-Gabel der dorsal liegenden Hand haltend umfasst. Die Ulnarkante der gestreckten anderen Hand wird von vorn über den Zeigefinger der haltenden Hand geschoben, bis die ulnare Handwurzel in den Halsweichteilen „hängenbleibt" (➤ Abb. 10.26) und so am oberen Partnerwirbel (Querfortsatz) Kontakt entsteht. Die gestreckten Finger dieser Hand zeigen die Schubrichtung an; die Untersucherschulter stützt den Kopf auf der anderen Seite und verhindert die Seitneige.

Der Untersucher blickt nach oben und richtet sich dadurch auf. Das bewirkt eine weiche Traktion am oberen Partnerwirbel und die HWS streckt sich, beides Bedingungen für die Verschiebebewegung. Wenn die Hand dann den oberen Partnerwirbel nach dorsal verschiebt, nimmt die Schulter die Bewegung auf und trägt den Kopf mit nach dorsal. Die Finger am unteren Partnerwirbel tasten die kleine Bewegung, die bis an die Endespannung geführt wird.

Zur Untersuchung der *kaudal folgenden Segmente* werden beide Hände jeweils um einen Wirbel kaudalwärts verschoben. Am Thorakalwirbel ist es vorteilhaft, den unteren Dorn mit dem quer darübergelegten Zeigefinger zu halten und mit ihm die Verschiebebewegung interspinal zu tasten. Die verschiebende Hand kommt zunehmend mehr von vorn lateral (vorderer Trapeziusrand). Der Ellbogen zeigt die Verschieberichtung.

Klinischer Hinweis

Harter Anschlag oder fehlende Verschiebebewegung sprechen für Funktionsstörung. Oft handelt es sich um traumatisch entstandene, schmerzhafte muskuläre Bewegungshemmungen.

Praktischer Hinweis

- Bei fehlender Traktion ist die Dorsalverschiebung erschwert; zu starke Traktion verriegelt und macht sie unmöglich.
- Die Dorsalbewegung wird am oberen Partnerwirbel geführt.

Untersuchung der Retroflexion C5–Th2 mittels Dorsalverschiebung in Seitlage

Der Vorteil der Untersuchung im Liegen besteht in der besseren Entspannung des Patienten. Die schlechtere Kontrolle der Kontaktfindung über die Halsweichteile und das Kopfgewicht erschweren sie. Für den Lernenden ist die Untersuchung im Sitzen einfacher.

➤ Abb. 10.27: Der Patient liegt entspannt auf einer Seite am vorderen Bankrand, die Untersucherin steht vor ihm. Die fußseitige Hand umgreift von hinten den Kopf und trägt ihn zunächst. Die andere Hand tastet sich zwischen Bank und Hals mit der ulnaren Handkante am vorderen Rand des M. sternocleidomastoideus in den zervikothorakalen Segmenten am vorderen Rand des M. trapezius ein und verschiebt die Weichteile in Höhe des oberen Partnerwirbels nach dorsal bis zum Kontakt am Querfortsatz. Bei erreichtem Kontakt legt die Untersucherin ihren Ellbogen auf der Behandlungsliege ab. Die weit geöffnete Hand stützt den Kopf und hält die HWS gestreckt. Zwischen dieser Hand und der Schulter der Untersucherin wird der Kopf getragen. Jetzt kann die andere Hand die Tragefunktion aufgeben und von hinten mit der Zeigefinger-Daumen-Gabel den Bogen des unteren Partnerwirbels umfassen. Sie tastet am oberhalb liegenden Interspinalraum. Die unter Hals und Kopf liegende Hand verschiebt mit den Weichteilen den oberen Partnerwirbel nach dorsal.

Klinischer Hinweis

Harter Anschlag oder fehlende Verschiebebewegung sprechen für Funktionsstörung.

Praktischer Hinweis

- Zu jeder Kontaktnahme der bewegenden Hand am nächsten Segment muss die segmental tastende Hand zunächst wieder den Kopf tragen, d. h., ein einfaches Wandern der Hände nach kaudal wie im Sitzen ist nicht möglich.
- Bei der Dorsalverschiebung im Segment muss der Kopf immer in Neutralstellung bleiben.
- Zur Abstützung des bewegend tragenden Arms kann es günstig sein, das kopfseitige Bein gebeugt auf die Bank zu legen.

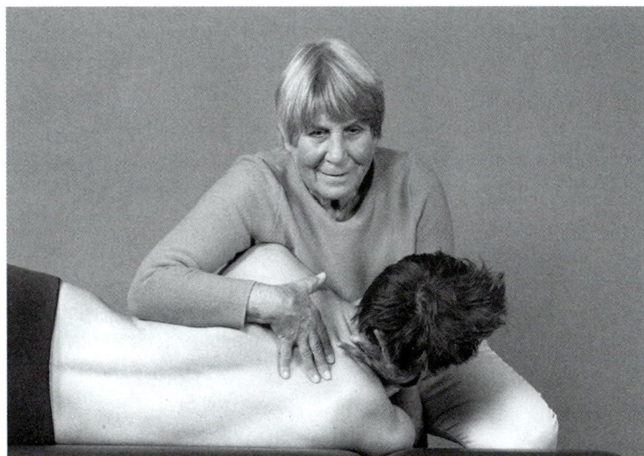

Abb. 10.27 Untersuchung der Retroflexion der unteren HWS durch Dorsalverschiebung C5–Th2 in Seitlage. Kopf und Hals mit dem oberen Partnerwirbel werden nach dorsal getragen; Gegenhalt am unteren Partnerwirbeldorn. [K325]

10.4.2 Behandlung der Ante- und Retroflexionsstörungen

Für eine Mobilisation nach PIR wird zunächst die Endespannung eingestellt. Die folgende isometrische Anspannung schafft wahrscheinlich im Segment die Voraussetzung für ein Geweberelease. Es ist günstig, erst nach mehreren Anspannungs-Entspannungs-Wechseln den Entspannungsgewinn in Bewegungsgewinn am Segment umzusetzen. Soll nach jedem Spannungswechsel passiv in die neue freie Beweglichkeit geführt werden, empfehlen sich lange Anspannungs- und Entspannungsphasen von 15 Sekunden. Die Phasenzeit von Techniken, bei denen die an Atmung und Blick gekoppelten Spannungsverläufe mobilisierend genutzt werden, ist wesentlich kürzer.

Anteflexionsmobilisation O/C1 in Rückenlage

Indikation

Funktionsstörungen der Beweglichkeit in der sagittalen Ebene:

- mit vorwiegender Verspannung der segmentalen Streckmuskulatur oder
- durch schmerzhaft verspannte tiefe Halsbeuger und hyoidale Muskeln.

Praktischer Hinweis

Es ist aus mehreren Gründen vorteilhaft, die Behandlung der HWS mit der Mobilisation in Richtung Anteflexion von O/C1 zu beginnen:

- Der Patient lernt in angenehmer Stellung die Blick-Atmungs-Techniken und automatisiert sie leichter.
- Die tiefen subokzipitalen Nackenstrecker können nach der isometrischen Anspannung relaxieren.
- Die verspannten Halsbeuger und die hyoidalen Muskeln sind in der Ausgangsstellung angenähert.

Bei aktiven Triggerpunkten in den tiefen Nackenstreckern empfiehlt sich dagegen der Beginn mit der Mobilisation in Richtung Retroflexion, d. h. in Annäherung dieser Muskelgruppe (siehe Technik ➤ Abb. 10.29).

Behandlungsablauf

➤ Abb. 10.28: Der Patient liegt entspannt auf dem Rücken, der Behandler steht oder sitzt seitlich am Kopfende. Er legt den Kopf in eine Hand und stützt mit Zeigefinger und Daumen beidseits den Atlasquerfortsatz von dorsokranial ab. Die Handwurzel der anderen Hand legt sich weich von oben an die Stirnhöcker und führt den Kopf in die Vornickung bis zur Endespannung. Die erreichte Stellung entspricht der bei der Untersuchung des Segments O/C1 in Anteflexion (➤ Kap. 10.4.1). Der Patient schaut aufwärts „zur Zimmerdecke über sich" und atmet langsam und lange ein (➤ Abb. 10.28a). Dann schaut er abwärts – „unter das Kinn" oder „zum Kehlkopf" – und atmet entspannt, ohne Nachdruck oder Geräusch aus (➤ Abb. 10.28b). Bei richtiger Ausführung zieht die Blickfolgebewegung das Segment automatisch aktiv in zunehmende Anteflexion, die der Behandler am

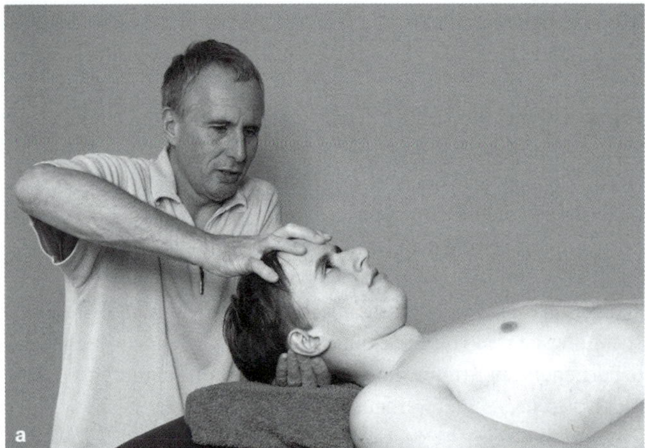

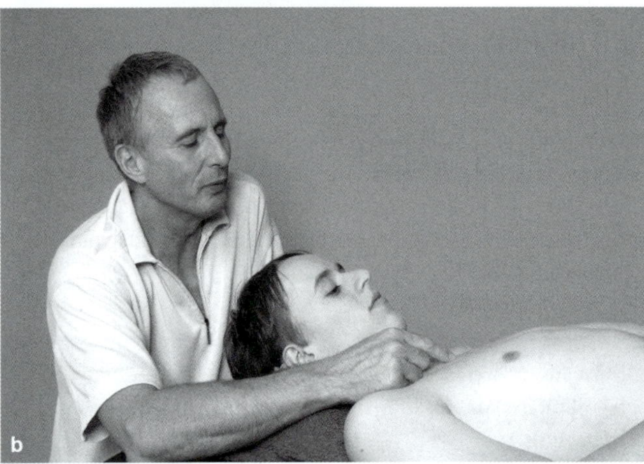

Abb. 10.28 Segmental gezielte Mobilisation O/C1 in Anteflexion.
a) Anspannungsphase mit deckenwärts gerichtetem Blick.
b) Mobilisationsphase, Fingerkontakt fordert Blickwendung in Richtung Kinn während der Ausatmung. [K325]

Atlasbogen tastet und abstützt. Bei der nachfolgenden erneuten Einatmung wird der Kopf in der erreichten Anteflexionsstellung gehalten.

BEWEGUNGSAUFTRAG

- Spannungsphase: „zur Decke (stirnwärts) schauen und einatmen".
- Mobilisationsphase: „unter das Kinn schauen und ausatmen".
- Nach drei Phasenwechseln führt der Behandler ggf. den Kopf an die Anteflexionsspannung.

Praktischer Hinweis

- Entsteht durch den Blick nach oben zu starke Spannung oder gar eine Retroflexionsbewegung, muss der Blick etwas zurückgenommen werden.
- Wenn der Patient den Blick nicht zum Kehlkopf zu richten weiß, zeigt der Behandler ihm die Richtung durch Fingerberührung an.
- Berichtet er über Druck des Kinns gegen den Kehlkopf, ist der Atlas von dorsal unzureichend gestützt. Die haltende Hand muss dann den Atlas etwas nach vorn aufwärts schieben.

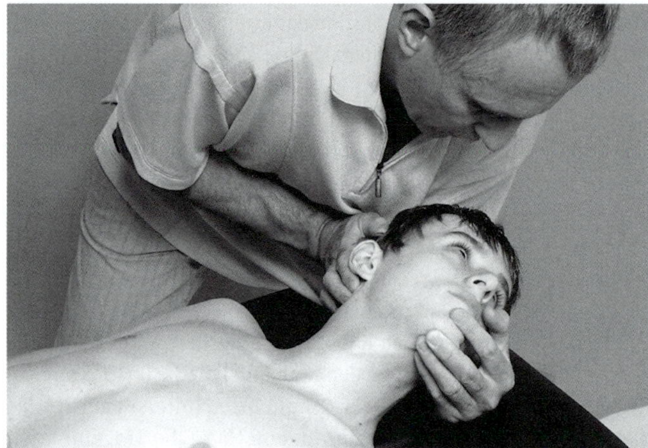

Abb. 10.29 Segmental gezielte Mobilisation O/C1 in Retroflexion aus spannungsfrei rotierter Ausgangsstellung. Der Patient hebt den Blick über die Augenebene an und atmet mehrmals langsam und ruhig ein und aus. [K325]

Retroflexionsmobilisation O/C1 in Rückenlage

Indikation

Funktionsstörung der Beweglichkeit in der sagittalen Ebene:

- mit vorwiegender Verspannung der tiefen Halsbeuger und der hyoidalen Muskulatur oder
- durch schmerzhafte verspannte tiefe Nackenstrecker.

Behandlungsablauf

➤ Abb. 10.29: Der Patient liegt entspannt auf dem Rücken, der Behandler sitzt oder steht seitlich rechts am Kopfende. Bei einer Retroflexionsstörung O/C1 rechts rollt der Patient seinen Kopf nach links, der Behandler übernimmt den Kopf und schiebt ihn vom Okziput her wie bei der Untersuchung an die Endespannung der Retroflexion (Kap. 10.4.1, ➤ Abb. 10.25).

Der Patient blickt zur Decke, z. B. auf einen gedachten „Regenbogen", und atmet langsam und lange ein. Der Blick bleibt zur Decke gerichtet, wenn ohne Nachdruck und geräuschlos der Atem abströmt und mehrere ruhige Atemphasen folgen. Meistens reichen drei Atemzüge, bis der Behandler in der Hand unter dem Okziput die Entspannung tasten kann. Dann blickt der Patient bei der nächstfolgenden Einatmung auf dem gedachten Regenbogen weiter nach hinten. Die kleine Folgebewegung von Kopf und Hals bringt das Segment an die neue Barriere. Manchmal ist auch Führung des Kopfs durch die Behandlerhände nötig.

BEWEGUNGSAUFTRAG

- Spannungsphase: „zur Decke schauen – einatmen", beim Ausatmen und über mehrere weitere (drei bis fünf) Atemphasen „Blick an der Decke lassen".
- Das Festhalten der Blickrichtung muss besonders dringlich vermittelt werden.
- Mobilisationsphase: „Bei der nächsten Einatmung den Blick an der Decke weiter nach oben hinten führen und den Kopf mitnehmen". Es kann sein, dass der Behandler die mobilisierende Retroflexion O/C1 passiv führen muss.

Hat der Patient Schwierigkeiten, den Blick-Atmungs-Wechsel zu erlernen, ist es einfacher, eine PIR-Technik einzusetzen

Ablauf der reinen PIR-Technik
Der Patient drückt das Kinn in die haltende Behandlerhand. Der Behandler führt die Kraft und verhindert eine Kopfbewegung (isometrische Anspannungsphase). Den Lösungsauftrag gibt er am besten am Ende einer Ausatmung. Er wartet die Relaxationszeit ab und führt danach den Kopf während einer Einatmung an die neue Barriere (ohne den Auftrag dazu zu geben!).

Behandlung C3–Th2 durch Dorsalverschiebung im Sitzen

Indikation
Funktionsstörungen der HWS und des zervikothorakalen Übergangs:
- HWS-Gelenkfunktionsstörungen aller, insbesondere der sagittalen Bewegungsrichtungen
- HWS-Funktionsstörungen mit großem myofaszialen Störungsanteil

Im zervikothorakalen Übergang ist die Störung der Retroflexion der typische funktionspathologische Befund. Die Behandlung ist im Sitzen und Liegen möglich. Die für den jeweiligen Patienten am besten geeignete Technik wird beim Therapieansatz schnell erkennbar.

Behandlungsablauf
Die Ausgangsstellung entspricht der aus der Untersuchung (➤ Abb. 10.26, ➤ Kap. 10.4.1). Der Patient sitzt aufrecht. Der Behandler steht seitlich vor ihm, stützt mit dem Körper die Patientenschulter und lehnt dessen Kopf an die eigene, vorn liegende Schulter. In den zervikalen Segmenten (etwa von C4 an abwärts) umfasst er von hinten den Bogen des unteren Partnerwirbels mit der Fingergabel der tastenden Hand. Die andere Hand nimmt wie zur Untersuchung mit der ulnaren Handwurzel von vorn Kontakt am Querfortsatz des oberen Partnerwirbels.

Der Behandler blickt nach oben und richtet sich dadurch auf, das reicht als geringe Traktionskomponente. Es folgt die Verschiebung des oberen Partnerwirbels nach dorsal bis zur tastbaren segmentalen Spannung. Ellbogen und gestreckte Finger der Schubhand zeigen die dorsomediale Schubrichtung an. Die Spannung wird mehrmals repetitiv aufgegeben und wieder eingestellt, bis die Beweglichkeit frei ist.

Behandlung zervikothorakal durch Dorsalverschiebung in Seitlage

Indikation
Zervikothorakale Funktionsstörungen in der sagittalen Bewegungsebene bei Patienten, die nicht sitzen oder im Sitzen nicht entspannen können.

Behandlungsablauf
Die Ausgangsstellung für die Behandlung ist mit der Untersuchungssituation identisch (➤ Abb. 10.27, Kap. 10.4.1). Die Behandlerin steht vor dem Patienten, nimmt mit der ulnaren Handkante der kranialen Hand Kontakt am Querfortsatz des oberen Partnerwirbels. Der Kopf wird von der weit geöffneten Hand und der vorderen Schulter dieses Arms getragen und im Gleichgewicht gehalten. Die Fingerspitzen oder der quer gelegte Zeigefinger der kaudalen Hand halten den unteren Partnerwirbeldorn und tasten am oberhalb liegenden Interspinalraum.

Die tragende Hand verschiebt den oberen Partnerwirbel so weit nach dorsal, bis die entstehende Spannung interspinal getastet wird. Dann wird mehrmals repetitiv diese Spannung aufgegeben und wieder eingestellt, bis die Beweglichkeit frei ist.

Praktischer Hinweis
- Die bewegende Hand arbeitet am besten mit der Vorstellung einer „Tortenschaufel".
- Die Dorsalverschiebung darf nicht vom Unterarm auf den Kopf übertragen werden; die resultierende Lordosierung könnte eine Funktionsstörung vortäuschen.
- Die schiebende Hand ist entspannter, wenn die Behandlerin den tragenden Unterarm abstützt (eigener Rumpf, Oberschenkel des aufgestützten Beines wie bei der Untersuchung, ➤ Kap. 10.4.1).

10.5 Segmentale Untersuchung und Behandlung der Seitneige

Die Prüfung der Seitneige auf Symmetrie von Spannung und Ausmaß der Bewegung ist eine sehr schonende Untersuchungsform. Sie ist deshalb an der fragilen Halswirbelsäule auch dann noch geeignet, wenn Schmerz- und Angstspannung hinderlich wirken. Im Wissen um die Synkinese zwischen Rotation und Seitneige, die an der HWS immer gleichsinnig verlaufen (➤ Kap. 10.1.1), kann im Fall einer gefundenen Störung aus vielen Therapietechniken die am besten geeignete gewählt werden. Wird die Behandlung mit PIR eingeleitet, wird meist an der Barriere eingestellt. Mobilisierende Verschiebetechniken können repetitiv entweder auf die Barriere gerichtet oder nach Aufbau der Endespannung federnd nachgelassen werden. Auch eine Einstellung zur Rotationstechnik kann bei gefundener Seitneigestörung als Technik der Wahl in Frage kommen.

10.5.1 Untersuchung der Seitneige – Kopfgelenke

Der Befund einer Seitneigestörung kann auf unterschiedliche Weise erhoben werden:
- Federungsuntersuchung am Bewegungsende von Funktionsbewegungen
- Federungsuntersuchung am Ende von Verschiebebewegungen
- Untersuchung des Spannungsverlaufs bei Atmung in Seitneigeeinstellung (➤ Kap. 10.7.6)

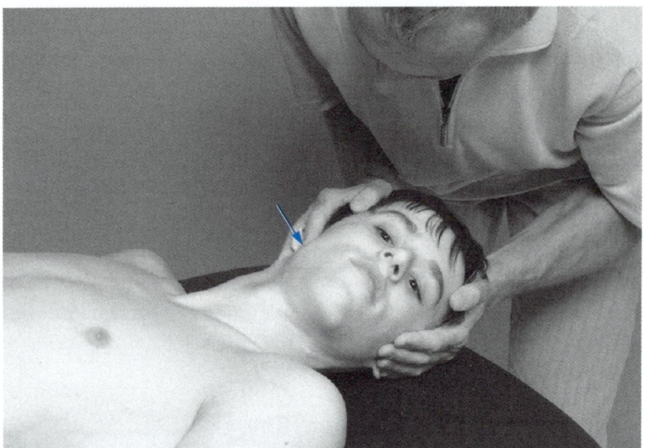

Abb. 10.30 Prüfung der Seitneigefederung O/C1 nach rechts in spannungsfreier Linksrotationseinstellung. [K325]

Seitneige O/C1 in Rückenlage

➤ Abb. 10.30: Der Patient liegt entspannt auf dem Rücken mit einem flachen Polster unter dem Kopf. Der Untersucher sitzt oder steht am Kopfende. Er trägt den Kopf mit beiden Händen. Der Patient lässt den Kopf entspannt nach links rollen. Der Untersucher sichert die spannungsfreie Linksrotationsstellung (Kap. 10.4.1) für die Neigungsuntersuchung nach rechts. Die Rotation ist erforderlich, um C1/2 und darunter folgende Segmente zu sperren.

Die Einstellung der Endespannung wird als Lateralverschiebung zur unten liegenden Seite – im beschriebenen Fall als Verschiebung nach links – durchgeführt. Dazu greift die rechte Hand jetzt näher an das Segment. Der Daumenballen liegt seitlich oberhalb des Ohrs, die tastenden Finger hinter dem Mastoid (➤ Abb. 10.30). Sie fokussieren durch Lateralschub die Neigebewegung auf das Segment O/C1. Die untere linke Hand führt die geringe, durch die Translation entstehende Neigung des Kopfes nach rechts bis zur Endespannung. Von dieser Hand geht auch die diagnostische Neigungsfederung aus. Die Finger der rechten Hand tasten hinter dem Mastoid, ob der Federungsimpuls dort Resonanz findet.

Klinischer Hinweis

Erwartet wird weiches Nachgeben und federndes Schwingen im Segment als Reaktion auf den abschließenden Federungsimpuls. Fehlende Federung spricht für Funktionsstörung, dokumentiert als Blockierung der Seitneige zur oben liegenden Seite.

Praktischer Hinweis

- Wird der fokussierende Lateraldruck aufgegeben, läuft die Seitneige in die HWS weiter. Die resultierende Bewegung kann nicht mehr auf das Segment O/C1 bezogen werden.
- Zu starker Lateraldruck ruft Gegenspannung hervor und verhindert die Untersuchung.
- Funktionsstörungen des Segments O/C1 sollen den Untersucher zur sorgfältigen Überprüfung auch des Segments C2/3 veranlassen, da zwischen beiden Segmenten enge Beziehungen zu bestehen scheinen.

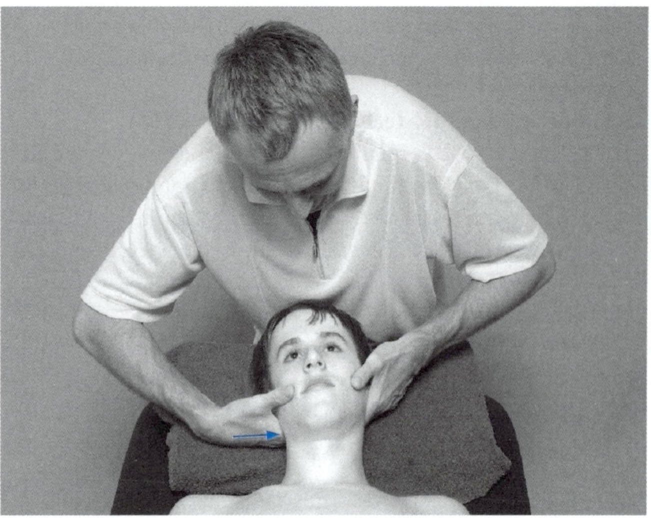

Abb. 10.31 Untersuchung Seitnicken C1/2. Durch geringen Verschiebedruck der rechten Hand nach links gegen C1 (siehe Pfeil) entsteht eine segmentale Rechtsneigungsbewegung und die übrige HWS bleibt gestreckt. [K325]

Seitneige C1/2 in Rückenlage (Seitnicken)

➤ Abb. 10.31: Der Patient liegt entspannt auf dem Rücken, falls nötig mit flachem Polster unter dem Kopf. Der Untersucher sitzt oder steht am Kopfende. Er legt die Finger beider Hände weich und schalenförmig unter den Kopf, die Ellbogen sind abgespreizt. Die Daumen liegen am Unterkiefer und halten den Kopf in Mittelstellung und geringer Anteflexion. Die Zeigefinger umschließen von beiden Seiten den Atlasbogen. Die Rechtsseitneige wird durch einen translatorischen Druck der rechten Hand gegen C1 nach links geleitet. Dieser Druck schient gleichzeitig die darunterliegenden HWS-Segmente in Streckung. Die linke Hand nimmt am Kopf den Bewegungsimpuls in die Seitneige nach rechts auf.

Die Bewegung läuft um eine Achse, die durch die Nase und die Kopfgelenke geht. Die Stirn bewegt sich nach rechts, das Kinn nach links (➤ Abb. 10.31).

Wahrscheinlich wird mit dieser Untersuchung die Fähigkeit des Segments C1/2 geprüft, bei Seitneige in die Rotationssynkinese auszuweichen. Dieser Tatbestand ist derzeit die einzige röntgenologisch dokumentierbare, artikuläre hypomobile Funktionsstörung eines Wirbelsäulensegments.

Klinischer Hinweis

Asymmetrie von Neigungswinkel und Endespannung sprechen für Funktionsstörung C1/2, dokumentiert als Blockierung zur Seite der geringeren Neigung.

Praktischer Hinweis

Wird der Kopf in die Neigung gezogen, läuft die Bewegung in die tieferen Segmente weiter. Das Ergebnis kann nicht auf C1/2 bezogen werden.

10.5.2 Untersuchung C2/3–C6/7 durch Lateralverschiebung im Sitzen

Die Lateralverschiebung in einem Zervikalsegment erfasst Widerstand und Ausmaß beider zugehöriger Wirbelgelenke. Die Facettenbewegung bei der lateralen Translation entspricht der bei Seitneigungs- und Rotationsbewegungen.

➤ Abb. 10.32: Der Patient sitzt aufrecht. Zur Verschiebung nach rechts steht der Untersucher rechts seitlich und stützt den Patienten mit dem Körper ab. Mit der linken Fingergabel umgreift er den Bogen des unteren Partnerwirbels. Der Daumen hat Kontakt rechts über Gelenk- und Dornfortsatz. Der gebeugte rechte Arm kommt von vorn und die Ulnarkante der Hand liegt auf dem linken Zeigefinger. Sie wird über die Zeigefingerschiene (auf den haltenden Daumen zu) bis zum merkbaren Kontakt am oberen Partnerwirbelbogen verschoben. Die Langfinger bleiben gestreckt, legen sich stützend an die HWS und verhindern die Linksseitneige.

Der Untersucher blickt nach oben und richtet sich dadurch auf. Dabei hält er den unteren Partnerwirbel nach unten. So entsteht, als Vorbedingungen für die Verschiebebewegung, eine weiche Traktion im Segment und die HWS richtet sich auf. Mit der ulnaren Handkante wird der obere Partnerwirbel gegen den unteren nach rechts verschoben. Die schiebende Hand bleibt gestreckt, die Bewegungsrichtung entspricht einem Streichen auf den gegenseitigen Daumen zu. Die Bewegung ist klein, aber weich und kraftlos möglich. Der tastend haltende Daumen am unteren Partnerwirbel spürt, wie die Bewegung bis an die Endespannung geführt wird.

Klinischer Hinweis

Fehlende Bewegung und harter Anschlag am Daumen sprechen für eine Funktionsstörung des Segments.

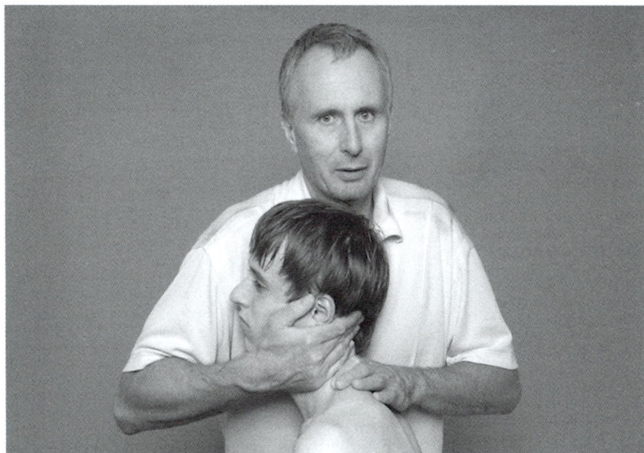

Abb. 10.32 Segmentale Untersuchung der HWS im Sitzen durch Lateralverschiebung. Der untere Partnerwirbel wird gabelförmig umgriffen und vom Daumen rechts gehalten. Nach Kontaktaufnahme der oberen Hand von links dorsolateral am oberen Partnerwirbel Verschiebung auf den Daumenhalt zu. [K325]

Praktischer Hinweis

- Falsche Handanlage täuscht eine Funktionsstörung vor: Am häufigsten liegt dann der Daumen der haltenden Hand zu schräg aufwärts und sperrt das Segment.
- Halte- und Verschiebedruck zu dorsal angesetzt (übertragen auf den Dornfortsatz) rufen eine Rotation zur Seite der schiebenden Hand hervor. Es resultiert eine weniger vorteilhafte anguläre Bewegung.

10.5.3 Untersuchung zervikothorakal durch Lateralverschiebung im Sitzen

➤ Abb. 10.33: Der Patient sitzt aufrecht, der Untersucher steht hinter ihm und stützt ihn mit dem Körper ab (➤ Abb. 10.33a). Die rechte, dorsal extendierte Hand legt er laterodorsal an die Halsweichteile: die Handwurzel in Höhe des oberen Partnerwirbels, die weit gespreizten

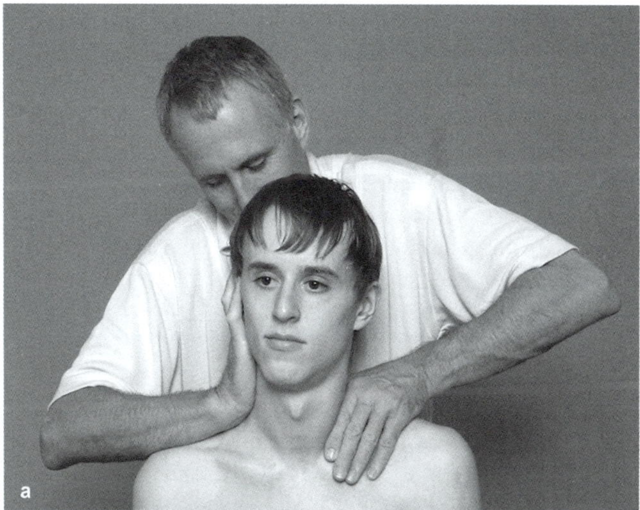

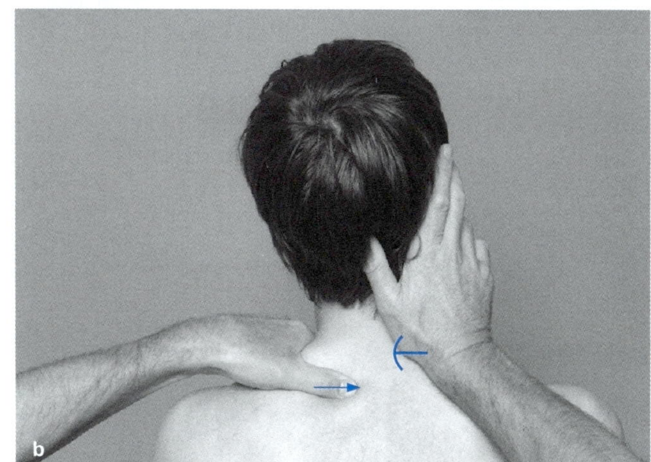

Abb. 10.33 Untersuchung zervikothorakal durch Lateralverschiebung bei angelehnt sitzendem Patienten.
a) Ausgangsstellung. Der obere Partnerwirbel wird mitsamt HWS und Kopf von der linken Hand geschient, der untere wird bewegt.
b) Detail: Haltefunktion der linken Hand am oberen Partnerwirbel, schiebende Federung der rechten Hand gegen den unteren Partnerwirbel. [K325]

Finger seitlich hinten am Kopf. Der Daumenballen verschiebt das Weichteilpolster bis zum Kontakt am Dorn. Die Schwimmhaut der linken Hand legt sich seitlich hinten um den Bogen des unteren Wirbels, der Daumen weist unter Verschiebung eines Weichteilpolsters auf den unteren Dornfortsatz hin (➤ Abb. 10.33b). Daumen und Schwimmhaut drücken den unteren Partnerwirbel nach seitlich rechts und prüfen die Federungsfähigkeit

Zur Untersuchung des nächsttieferen Segments gleiten beide Hände auf den Schultern etwas nach außen und suchen in gleicher Weise den Wirbelkontakt.

Klinischer Hinweis

Erwartet werden weiches Nachgeben und freie Endfederung. Fehlende Federung und harter Widerstand (Anschlag) sprechen für Funktionsstörung.

Praktischer Hinweis

- Bei dieser Technik wird der obere Segmentpartner gehalten und der untere bewegt!
- Der Schub muss vorrangig von der Schwimmhaut ausgehen, um die Muskelansätze am Dorn nicht zu reizen.
- Beim Kontaktaufbau des Daumenballens der haltenden Hand tragen die Finger bei mobilen Patienten den Kopf automatisch mit in die Rotation (und Extension). Weil das eine stabilisierende Wirkung für die oberen Segmente hat, darf diese Mitbewegung zugelassen werden.

Klinischer Hinweis

- Wenn z. B. der Verschiebeimpuls an Th1 nach rechts eine Störung zeigt, entspricht das im Segment einer Lateralverschiebungsstörung von C7 nach links (im Sinne der Seitneige und synkinetischen Rotation nach rechts).
- Dokumentiert wird die Störungsrichtung. Im o. g. Beispiel bedeutet die Lateralverschiebungsstörung nach rechts eine Seitneige- und Rotationsstörung C7/Th1 rechts.

10.5.4 Untersuchung der Lateralverschiebung C2/3–Th2 in Seitlage

➤ Abb. 10.34: Der Patient liegt zur Verschiebungsuntersuchung nach links auf seiner rechten Seite am vorderen Bankrand. Die Untersucherin steht vor ihm. Mit der rechten Hand hebt sie den Kopf an, richtet die Halswirbelsäule auf und legt die linke Hand von unten her mit der Ulnarkante und dem Kleinfingergrundgelenk laterodorsal an den Bogen des oberen Partnerwirbels. Die Finger bleiben gestreckt und tragen gemeinsam mit dem Unterarm Hals und Kopf, der Oberarm liegt vor der Stirn. Sobald diese Tragefunktion der linken Hand sicher ist, umgreift die Fingergabel der rechten Hand von hinten den Bogen des unteren Partnerwirbels zum tastenden Halten der Halswirbel. Bei C7 bis Th2 wird der Dorn mit dem Daumenendglied weich von der oben liegenden Seite gehalten (➤ Abb. 10.34). Der rechte Unterarm stützt den Thorax von hinten.

Die linke Hand hat Führungsfunktion. Zuerst gleicht sie die zervikale Lordose aus, dann vermittelt die ulnare Handkante die Verschiebebewegung zur oben liegenden Seite. Der Kopf wird mitgetragen,

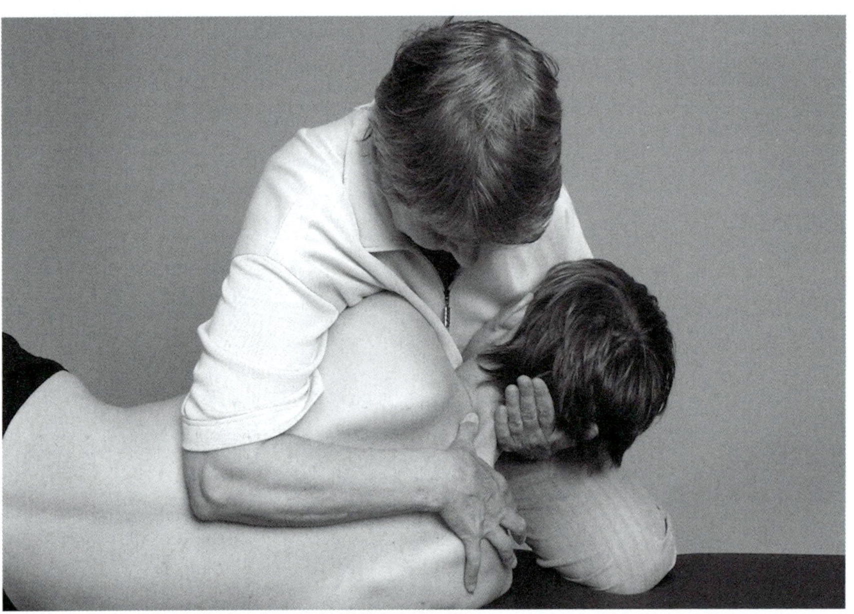

Abb. 10.34 Untersuchung der HWS durch segmentale Lateralverschiebung und zervikothorakal (im Bild) in Seitlage. Der linke Daumen ist weich haltend am Dorn des unteren Partnerwirbels eingehängt. Die Ulnarkante der anderen Hand bewegt den oberen Partnerwirbel dagegen deckenwärts. [K325]

weshalb es günstig ist, die Bankhöhe sehr hoch einzustellen oder bei niedriger Bank das kopfseitige gebeugte Bein abstützend auf die Bank zu legen und den bewegenden Arm daran abzustützen.

Klinischer Hinweis

- Fehlende Lateralverschieblichkeit und vorzeitiger harter Anschlag sprechen für artikuläre Funktionsstörung.
- Freie Segmentverschieblichkeit bei deutlich eingeschränkter Seitneige in der orientierenden Untersuchung sprechen für muskuläre Verspannung.

Praktischer Hinweis

Die Lateralverschiebung geschieht am Segment. Anheben des Kopfs führt zu hemmender Seitneige.

10.5.5 Behandlung der Seitneigestörungen

Indikation

Bei Seitneigestörungen der HWS ist die Behandlung im Sitzen die Methode der Wahl, weil die Schwerkraft als mobilisierende Kraft genutzt werden kann; der Behandler muss den Patienten aber gut abstützen.

Neigt der Patient zur Hochatmung, sollte die Behandlung im Liegen immer bevorzugt werden.

Praktischer Hinweis

- Aus allen beschriebenen Untersuchungstechniken können Behandlungstechniken hervorgehen.
- Die Ausgangsstellungen für Untersuchung und Behandlung sind identisch.
- Im Liegen muss der Behandler den Entspannungsgewinn passiv in die Seitneige weiterführen. Damit sind mehr Fehlermöglichkeiten gegeben.

Seitneigungsmobilisation O/C1 in Rückenlage

Behandlungsablauf

➤ Abb. 10.35: Der Patient liegt entspannt auf dem Rücken. Der Behandler sitzt oder steht am Kopfende. Der Patient lässt seinen Kopf zur Seite rollen, der Behandler tariert mit beiden Händen am Kopf die spannungsfreie Rotationsstellung ein (Kap. 10.5.1). Die Einstellung der Endespannung wird als Lateralverschiebung zur Unterlage durchgeführt Die tastenden Finger an der oben liegenden Seite fokussieren die Neigebewegung auf das Segment O/C1. Sie palpieren hinter dem Mastoid den Spannungsverlauf.

Der Patient blickt nach oben zur Stirn und atmet langsam und lange ein (➤ Abb. 10.35a). Dann blickt er fußwärts und atmet ohne Nachdruck geräuschlos aus (➤ Abb. 10.35b). Entspannung wird meistens erst nach zwei bis drei Atemzügen tastbar. Dann führen die Hände einfühlsam den Kopf an die neue Barrierespannung. Die HWS sinkt weiter ab.

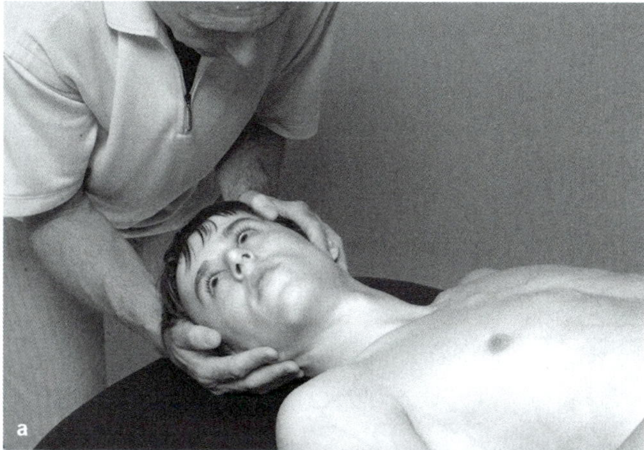

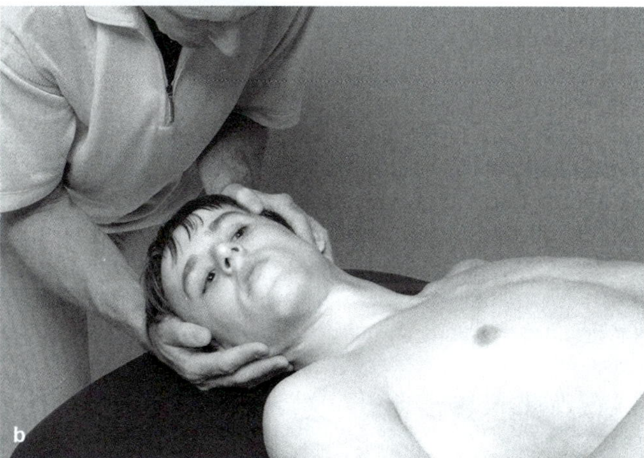

Abb. 10.35 Segmental gezielte Mobilisation O/C1 in Seitneige.
a) Anspannungsphase mit deckenwärts/aufwärts gerichtetem Blick und langer Einatmung.
b) Mobilisationsphase mit Blickwendung fußwärts/abwärts während der Ausatmung; die HWS sinkt nach unten ab. [K325]

BEWEGUNGSAUFTRAG

- Spannungsphase: „zur Decke schauen – einatmen".
- Mobilisationsphase: „in Richtung Füße schauen – ausatmen".
- Der Behandler stellt bei merkbarer Entspannung die Segmentspannung nach.

Praktischer Hinweis

- Der Patient darf beim Abwärtsblicken den Kopf nicht heben.
- Forcierte Ausatmung verhindert die Entspannung.

Seitneigemobilisation C1/2 in Rückenlage nach PIR

Indikation

Die *Behandlungstechnik der Wahl* für alle Funktionsstörungen im Segment C1/2 ist die Technik im Sitzen mit der Einstellung in Rotation (Kap. 10.3.2). Liegt der Patient auf dem Rücken und ein Stellungswechsel wäre störend, wird die entsprechende Seitneigemobilisation C1/2 in Rückenlage ausgeführt.

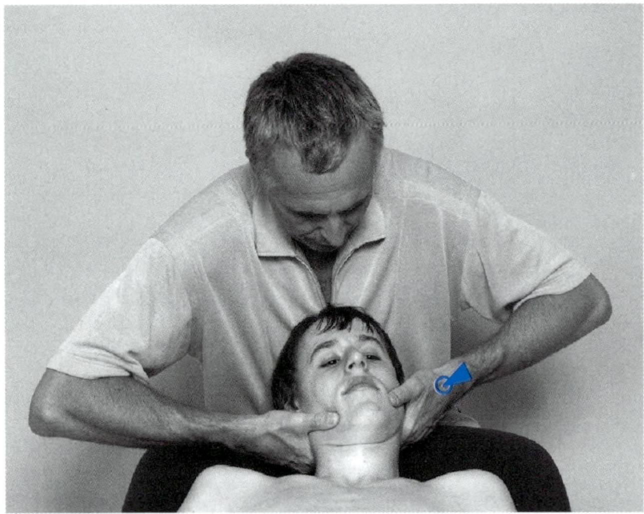

Abb. 10.36 Seitneigemobilisation C1/2 nach rechts in Rückenlage. Vorbereitung durch Anspannung mit Linksseitneigecharakter. [K325]

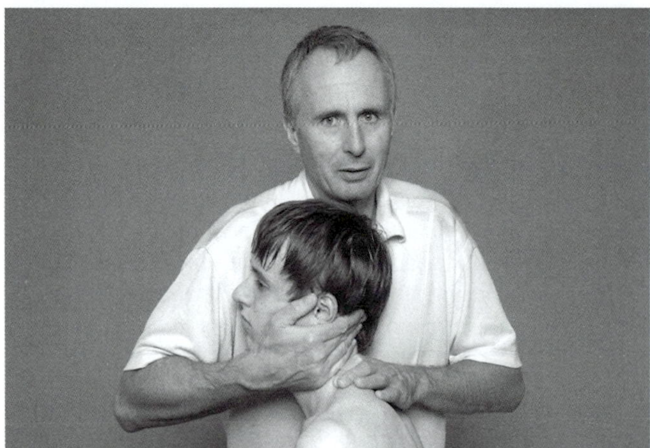

Abb. 10.37 Segmental gezielte Mobilisation in der HWS durch Lateralverschiebung nach rechts im Sitzen. Gegen den am unteren Partner haltenden Daumen der linken Hand verschiebt die rechte Hand mit ihrer Ulnarkante unter leichter Traktion den oberen Partner nach rechts. [K325]

Behandlungsablauf

➤ Abb. 10.36: Der Patient liegt entspannt auf dem Rücken. Der Behandler sitzt oder steht am Kopfende. Die Hände tragen den Kopf, die Ellbogen sind abgespreizt, die Zeigefinger umschließen von beiden Seiten den Atlasbogen. Durch translatorischen Schub am Atlas auf der Neigungsseite und Führung der resultierenden Seitneige auf der Gegenseite wird die Barrierespannung eingestellt. Das entspricht dem Vorgehen bei der Untersuchung (Kap. 10.5.1)

Der Patient „schmiegt" seinen obersten Halswirbel an den haltenden Zeigefinger rechts am Querfortsatz. Daraus resultiert eine sehr feine Seitneige seines Kopfs nach links. Nach fünf bis sieben Sekunden Anspannungszeit entspannt er. Dieser Vorgang wird drei-, max. fünfmal wiederholt. Danach führt der Therapeut den Kopf bis zur neuen Spannung am Segment.

Praktischer Hinweis

- Bei der Einstellung der Segmentspannung darf die Sagittalachse, die durch Nase und Kopfgelenke geht, nicht verlassen werden. Deshalb wird die Translationskomponente betont.
- Unter der Vorstellung des „Anschmiegens" an den rechten Zeigefinger gelingt fast allen Patienten die segmentgenaue Anspannung zur Seitneige nach links.
- Alternativ kann die minimale, auf das Segment gerichtete Anspannung auch dadurch erreicht werden, dass der Patient eine Seitneige des Kopfs nach links „denkt".
- Bei direktem Auftrag zur Linksseitneige entsteht meist zu viel Spannung für eine segmentgenaue Einstellung.

Lateralverschiebung an der Halswirbelsäule, repetitiv im Sitzen

Indikation

- Seitneige-Rotations-Störungen der HWS-Segmente mit Behinderung der Funktionsbewegung durch starke Muskelverspannung.
- Reflektorische Muskelverspannungen bei chronischen Schmerzsyndromen.

Behandlungsablauf

➤ Abb. 10.37: Der Patient sitzt aufrecht, der Behandler steht zur Lateralverschiebung nach rechts auf der rechten Seite und stützt die Patientenschulter ab. Seine linke Hand hält den Bogen des unteren Partnerwirbels mit der Zeigefinger-Daumen-Gabel von rechts. Die Ulnarkante der rechten Hand liegt über dem linken Zeigefinger.

Die Bewegung beginnt mit einer weichen Traktion. Zur Einstellung der Endespannung wird der obere Partnerwirbel mit der Ulnarkante der rechten Hand nach rechts, auf den Oberrand des linken Daumens zu, „streichend" verschoben (➤ Abb. 10.37). Ausgangsstellung und Bewegungsablauf entsprechen dem Ablauf bei der Untersuchung (➤ Kap. 10.5.2). Bei segmental erhöhtem Widerstand oder verkleinerter Verschiebestrecke wird die Bewegung ohne Krafteinsatz mehrmals von der Ausgangsstellung in die tastbare Spannung geführt. Wiederholtes Aufnehmen der Spannung und betontes Weggehen von ihr wirken oft besser mobilisierend als das repetitive Drücken gegen die Spannung.

Praktischer Hinweis

- Tritt unter der Verschiebebewegung Schmerz auf, muss die Lage der schiebenden Hand geprüft werden (Druckschmerzpunkte?).
- In etwas gewandelter Technik ist diese Methode besonders geeignet zur Behandlung bei Wurzelreizsyndromen, bei latentem und akutem Schiefhals oder nach Distorsionstraumen (Kap. 10.7). Dabei wird keine Endespannung eingestellt, die Bewegung bleibt im spannungsfreien Raum um die Neutralstellung.

Klinischer Hinweis

Provoziert die Verschiebung Schmerz im Arm, verbietet das die weitere Mobilisierung des Segments vor eindeutiger diagnostischer Klärung (Wurzelbedrängung?).

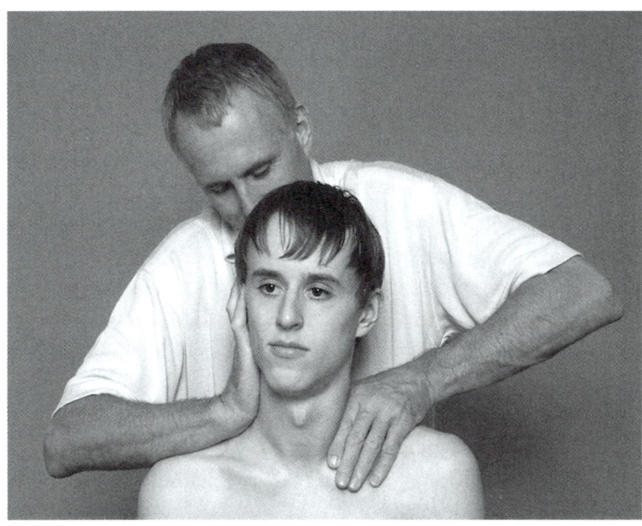

Abb. 10.38 Segmental gezielte Mobilisation im zervikothorakalen Übergang durch Lateralverschiebung im Sitzen. Die rechte Hand am unteren Partner schiebt gegen den Halt der linken Hand am oberen (Detail der Handhaltung ➤ Abb. 10.33b). [K325]

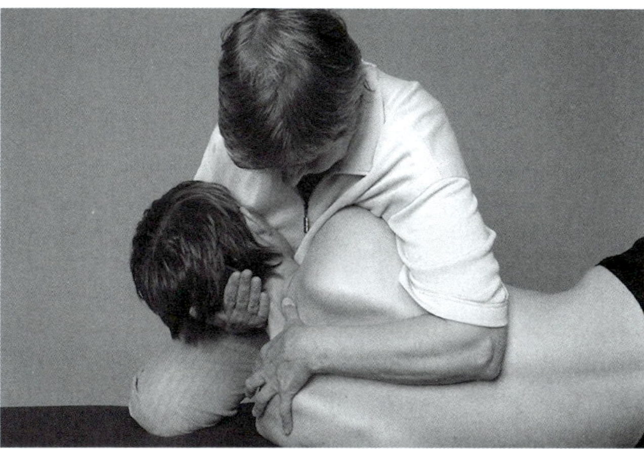

Abb. 10.39 Segmental gezielte Mobilisation, hier etwa C7/Th1, durch repetitive Lateralverschiebung nach rechts in Seitlage. Der linke Daumen hält an der oben liegenden Seite den Dorn des unteren Partnerwirbels (Th1). Die rechte Hand trägt Kopf und Hals, hält an der unteren Seite Kontakt am lateralen Bogen des oberen Partnerwirbels (C7) und verschiebt ihn zur oben liegenden Seite. [K325]

Lateralverschiebung zervikothorakal, repetitiv im Sitzen

Behandlungsablauf

➤ Abb. 10.38: Der Patient sitzt, aufrecht an den hinter ihm stehenden Behandler gelehnt. Zur Behandlung einer zervikothorakalen Rechtsrotationsstörung wird der obere Partnerwirbeldorn von rechts gehalten und der untere von links nach rechts lateral verschoben (Rechtsverschiebung mit Linksrotationskomponente). Der obere Kontakt erfolgt mit dem Daumenballen, der untere mit dem Daumen (➤ Abb. 10.33b) Durch Zurücklehnen des Patienten mit Anlehnen des Kopfes wird der zervikothorakale Übergang aufgerichtet (➤ Abb. 10.38). Die Ausgangsstellung entspricht damit der Untersuchungsstellung (➤ Kap. 10.5.3).

Durch den großflächigen Daumen-Schwimmhaut-Kontakt wird die Verschiebekraft sehr weich auf den Wirbel übertragen. Die erreichte Endespannung wird rückfedernd wieder aufgegeben und dieser Wechsel mehrmals wiederholt, bis freie Beweglichkeit erreicht wird.

Praktischer Hinweis

Die Dokumentation ist immer auf den oberen Partnerwirbel zu beziehen:

- Die Lateralverschiebung des unteren Partnerwirbels nach links (Rechtsrotation)) erfolgt bei Linksrotationsstörung im Segment.
- Die Lateralverschiebung des unteren Partnerwirbels nach rechts (Linksrotation) erfolgt bei Rechtsrotationsstörung im Segment.

Lateralverschiebung zervikothorakal in Seitlage

Indikation

Zervikothorakale *hypomobile* Rotations-Seitneige-Störungen.

Durch die Kontakte an den kurzen Hebeln und die völlige Entspannung des Patienten im Liegen wirkt diese Behandlung am besten isoliert auf ein Segment und ist deshalb auch *bei schmerzhaft hypermobilen Nachbarsegmenten* zuverlässig anwendbar.

Behandlungsablauf

➤ Abb. 10.39: Zur Behandlung einer nach rechts gestörten Lateralverschiebung liegt der Patient auf der linken Seite am vorderen Bankrand. Der Behandler steht vor ihm in Höhe des Kopfs. Die rechte Hand trägt den Kopf und stützt von unten her mit dem Kleinfingergrundgelenk laterodorsal den oberen Partnerwirbel. Die Finger bleiben gestreckt. Der Daumen der linken Hand wird an die oben liegende Seite des Dorns vom unteren Partnerwirbel gelegt (➤ Abb. 10.39). Die Ausgangsstellung entspricht der bei der Untersuchung (➤ Kap. 10.5.3).

Die rechte ulnare Handkante schiebt den oberen Partnerwirbel zur oben liegenden Seite nach rechts. Durch den Gegenhalt des Daumens am unteren Partnerdorn kann die Bewegung segmental genau bis an die Spannung geführt werden und wird wieder aufgegeben. Drei bis fünf Phasen der Spannungswechsel reichen zur Mobilisation.

Klinisches Fallbeispiel

Zervikale segmentale, triggerpunktassoziierte Dysfunktion

Eine 68-jährige Patientin stellt sich vor wegen rechtsseitigem Kiefergelenk-Ohr-Schmerz nach einer langdauernden Zahnarztsitzung. Aus früheren Konsultationen liegen bereits Rö-Aufnahmen und MRT der HWS vor. Sie hat einen angeborenen Blockwirbel C2/3 und altersentsprechende Osteochondrosen und Spondylochondrosen der unteren HWS-Segmente, keine bedeutsame Forameneinengung, keine Spinalkanalstenose. Ausgedehnte abdominale Narben aus Sekundärheilung einer Operation wegen perforierter Sigmoiditis.

Befund

- *Regionale orientierende Untersuchung:* gedrehte Seitneige links, schräge Vorneige rechts positiv, schräge Rückneige (➤ Kap. 11.6.1) bds. schmerzhaft.
- *Segmentale Untersuchung:* C1/2 Seitneigerotation rechts, C3/4 Seitneigerotation rechts, C7/Th1 Extension, CTG 1+3 rechts.
- *Myofaszial:* aktive Triggerpunkte mit Übertragungsschmerz in die rechte Ohrregion und den rechten Hinterkopf.

1. Arbeits-/Funktionsdiagnose: segmentale Dysfunktion der Kopfgelenk- und Zervikalregion, triggerpunktassoziierter Kopfschmerz (M. sternocleidomastoideus).

Therapie: PIR des M. sternocleidomastoideus rechts in Annäherungsstellung im Liegen; im Sitzen Mobilisation C1/2 mit Blickwendung vertikal, C3/4 mit Blickwendung horizontal (➤ Kap. 10.2.3), ZTÜ durch Dorsalverschiebung, Manipulation CTG 1+3.

Wirkungskontrolle: kraniozervikales und zervikothorakales Spannungszeichen nun symmetrisch; schräge Rückneige jetzt untersuchbar und rechts stark positiv, gezielte Untersuchung zeigt Verspannung der prätrachealen Faszie in allen drei Anteilen einschließlich M. subclavius rechts, verkettet mit Zwerchfellspannung rechts.

2. Arbeits-/Funktionsdiagnose: viszerovertebrales abdominothorakales Verkettungssyndrom.

Therapie: Zwerchfellrelaxation, Relaxation der mittleren Halsfaszie, Relaxation M. subclavius.

Wertung: aktuelle Beschwerden ausgelöst durch die funktionelle Fehlbelastung bei Zahnbehandlung aus dem kraniomandibulären System, verstärkt durch Verkettungsreaktionen aus der abdominalen Strukturpathologie und der angeborenen HWS-Minusvariante. Mit Rezidiven ist zu rechnen.

10.6 Untersuchungs- und Behandlungstechniken mit Einstellung in mehreren Bewegungsebenen

Der Anteil der Ante- oder Retroflexion an der segmentalen Funktionsstörung kann über den Seitenvergleich der Seitneigespannung am gebeugten oder gestreckten Segment bestimmt werden. Eine solche Technik eignet sich für Kopfgelenke und gesamte HWS.

10.6.1 Untersuchung der HWS auf Ante- und Retroflexionsstörung in Seitneige

Inwieweit eine Anteflexions- oder Retroflexionskomponente an segmentalen Störungen der HWS beteiligt ist, lässt sich als Einzelkomponente nur im Segment O/C1 untersuchen (➤ Kap. 10.4.1). Von C1/2 abwärts wird das Störungsmuster eines Segments durch Vergleich bestimmt. Verglichen werden die Seitneigespannungen in Neutralhaltung, Anteflexions- und Retroflexionseinstellung des Segments.

Vorgehen bei der Untersuchung in drei Schritten

1. Untersuchung der Seitneige (SN) von Segment zu Segment in Neutralhaltung zum Auffinden des gestörten Segments.
2. Seitenvergleichende Seitneigeuntersuchung dieses Segments in Anteflexion (AF).
3. Seitenvergleichende Seitneigeuntersuchung dieses Segments in Retroflexion (RF).

Zu allen Untersuchungen liegt der Patient entspannt auf dem Rücken.

Der Behandler sitzt oder steht am Kopfende. Er legt die Finger beider Hände weich und schalenförmig unter den Kopf. Die Daumen liegen am Unterkiefer und halten den Kopf in Mittelstellung und geringer Anteflexion. Die Zeigefinger umschließen von beiden Seiten den jeweiligen Wirbelbogen des oberen Partnerwirbels.

Auffinden des gestörten Segments – Untersuchung der Seitneige in Neutralhaltung

Die Seitneige nach rechts wird vom Zeigefinger der rechten Hand durch einen translatorischen Druck gegen den oberen Partnerwirbel nach links ausgeführt. Dieser Druck schient gleichzeitig die darunterliegenden HWS-Segmente in Streckung. Die linke Hand nimmt den Bewegungsimpuls in die Seitneige nach rechts auf. Der Ablauf gleicht dem für die Seitneigeuntersuchung C1/2 (Kap. 10.5.1). Zur Untersuchung des jeweils nächsten Segments wandern die Hände von Wirbel zu Wirbel nach kaudal.

Mögliche Befunde (➤ Kap. 8.2, ➤ Tab. 8.1):

- *Divergenzstörung der Facette auf der Gegenseite oder*
- *Konvergenzstörung der Facette auf der gleichen Seite (Seite der gestörten Neige).*

Dokumentiert wird die Richtung der gestörten Seitneige.

Beispiele:

- *C4/5 SN rechts*
- *C2/3 SN links*

Zur Differenzierung, ob die Seitneigestörung mehr aus einer Divergenz- oder Konvergenzstörung resultiert, erfolgt der Vergleich der Seitneigespannung in Neutralhaltung mit der in Ante- und Retroflexion.

10

Untersuchung der Seitneige des gestörten Segments in Anteflexion

➤ Abb. 10.40: Vor Einleitung der Seitneigeeinstellung im untersuchten Segment führt der Behandler vom Kopf her die Anteflexion an das Segment heran, d. h., die Zeigefinger am Bogen tasten die ankommende Flexionsspannung.

Nach dieser Einstellung schiebt die linke Hand am Bogen nach rechts lateral, wodurch im Segment eine Linksseitneige entsteht (➤ Abb. 10.40). Die rechte Hand nimmt den Bewegungsimpuls in die Seitneige nach links auf. Synchron führen beide Hände das Segment an die Endespannung. Zum Seitenvergleich wechseln schiebende und führende Hand.

Befund: Die Seitneigestörung wird in Flexion deutlicher → Divergenzstörung auf der Gegenseite.

Für die o. g. Beispiele bedeutet das:

- C4/5 SN rechts ist kombiniert mit Divergenzstörung links.
- C2/3 SN links ist kombiniert mit Divergenzstörung rechts.

Untersuchung der Seitneige des gestörten Segments in Retroflexion

➤ Abb. 10.41: Vor Einleitung der Seitneigeeinstellung im untersuchten Segment führt der Behandler vom Kopf her die Retroflexion an das Segment heran. Die Zeigefinger am Bogen erkennen die Extensionsspannung. Dann schiebt z. B. die linke Hand am Bogen nach rechts lateral, wodurch im Segment eine Linksseitneige entsteht (➤ Abb. 10.41). Die rechte Hand nimmt den Bewegungsimpuls in die Seitneige nach links auf. Synchron führen beide Hände das Segment an die Endespannung. Zum Seitenvergleich wechseln schiebende und führende Hand.

Befund: Die Seitneigestörung wird in Extension deutlicher → Konvergenzstörung auf der gleichen Seite.

Für die o. g. Beispiele bedeutet das:

- C4/5 SN rechts ist kombiniert mit Konvergenzstörung rechts.
- C2/3 SN links ist kombiniert mit Konvergenzstörung links.

Praktischer Hinweis

- Im Segment mit gestörter Seitneige werden nacheinander der Seitenvergleich in Anteflexion und der Seitenvergleich in Retroflexion durchgeführt.
- Erleichternd für die Spannungseinstellung ist oft eine entlastende Annäherung der HWS-Segmente. Dazu stabilisiert der Behandler den Patientenkopf an seinem Brustbein (Sitz) oder an seinem Bauch (Stand).
- Bei erkannter Funktionsstörung wird aus dieser Stellung heraus behandelt.

Klinischer Hinweis

Zur Dokumentation der gestörten Seitneigerichtung werden Art und Seite der Facettenstörung angegeben.

Die Behandlungseinstellung erfolgt immer an der Seitneigebarriere, meist in Kombination mit der erkannten Flexions- oder Extensionsbarriere.

- C4/5 SN rechts in AF, Divergenz links; Behandlungseinstellung an der Seitneige- und Flexionsbarriere
- C2/3 SN links in RF, Konvergenz links; Behandlungseinstellung an der Seitneige- und Retroflexionsbarriere

Nach den Gesichtspunkten der Functional-Techniken kann an dieser Barriere die mehrdimensionale Einstellung der Gewebelage mit der geringsten Spannung gesucht werden. Dieses Vorgehen eignet sich besonders, wenn die Mobilisation mit Impuls erfolgen soll.

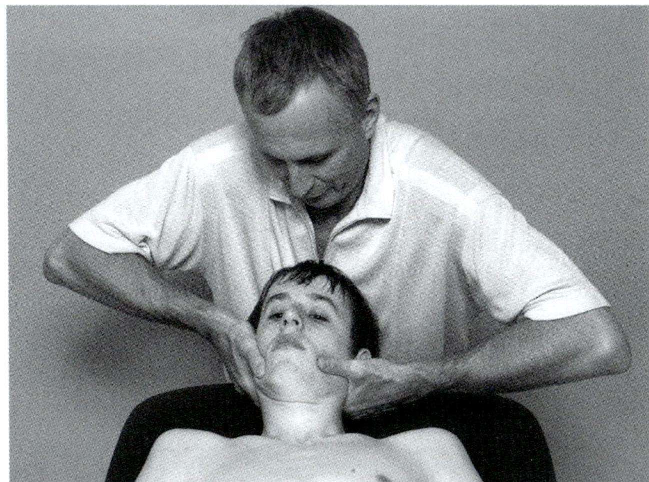

Abb. 10.40 Segmentale Seitneigeuntersuchung in Flexionsvorspannung. Im Vergleich mit der Spannung bei Retroflexionsvorspannung (➤ Abb. 10.41) ist Festlegung der gestörten Facettenseite mit Differenzierung zwischen Öffnungs- und Schließungsstörung möglich. [K325]

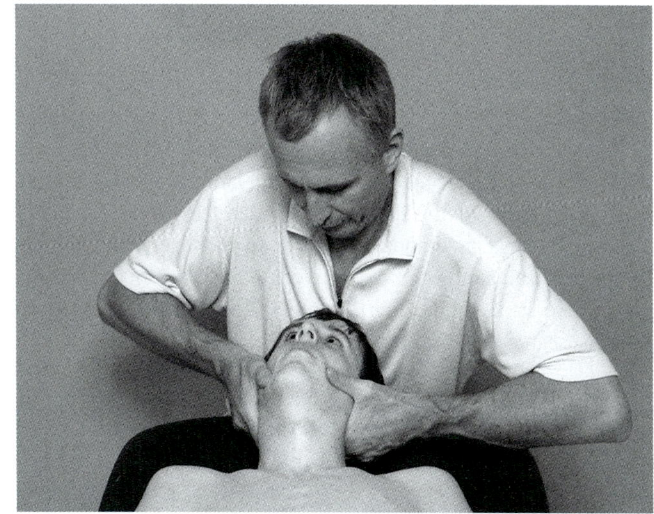

Abb. 10.41 Segmentale Seitneigeuntersuchung in Retroflexionsvorspannung. Der Vergleich zur Untersuchung in Anteflexion zeigt in diesem Falle die größere Beweglichkeit in Retroflexion. [K325]

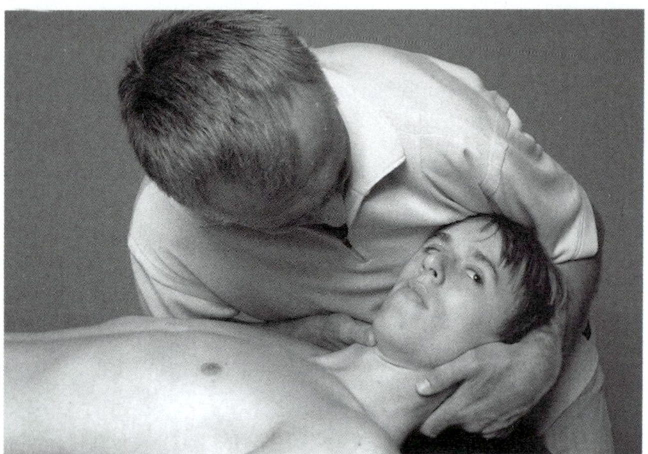

Abb. 10.42 Mobilisation einer Anteflexions-Seitneige-Störung nach rechts mit Vorbereitung durch postisometrische Relaxation. Anspannungsphase mit Blick nach links. [K325]

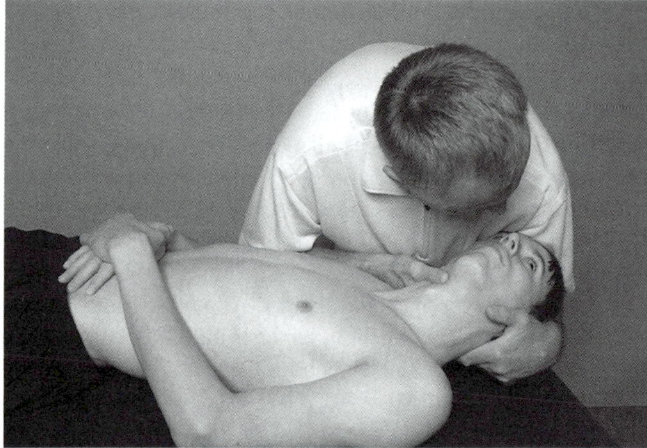

Abb. 10.43 Mobilisation einer Retroflexions-Seitneige-Störung nach rechts nach postisometrischer Relaxation. Anspannungsphase durch Blick nach links. [K325]

10.6.2 Mobilisation einer Anteflexions-Seitneige-Störung nach postisometrischer Relaxation

Indikation

Im beschriebenen Fall eine Flexions-Rechtsseitneige-Störung (Divergenzstörung links).

Behandlungsablauf

➤ Abb. 10.42: Der Patient liegt entspannt auf dem Rücken. Der Behandler sitzt oder steht am Kopfende. Er legt die Finger beider Hände weich und schalenförmig unter den Kopf. Die Zeigefinger umschließen jeweilig von beiden Seiten den Wirbelbogen des oberen Partnerwirbels. Der Behandler stellt vom Kopf her die *Anteflexion im Segment* ein. Danach führen beide Hände das Segment an die *Endespannung der Seitneige:* Die rechte Hand schiebt mit dem Zeigefingergrundgelenk am Bogen nach links lateral, die linke Hand nimmt den Bewegungsimpuls in die Seitneige nach rechts auf. Zwischen dezentem Zug und Druck wird die Gewebelage mit der geringsten Spannung gesucht.

Unter der Vorstellung, den Halswirbel nach rechts an den haltenden Behandlerfinger „anzuschmiegen" und dabei nach links zu schauen, entsteht eine minimale Linksseitneige- und Linksrotationsspannung im Segment. Sie wird fünf bis sieben Sekunden gehalten und an ihrem Ende durch eine Einatemphase verstärkt. In der folgenden Ausatemphase wird entspannt und dieser Wechsel drei- bis max. fünfmal wiederholt. Danach führt der Behandler die Seitneigebewegung an die neue segmentale Grenze.

Praktischer Hinweis

- Die Translationskomponente des schiebenden Zeigefingers wird während des gesamten Behandlungsablaufs aufrechterhalten. Das bewirkt Bewegungsgewinn ohne Irritation durch passive Bewegung.
- Es ist es günstig, zur Behandlung den Scheitel des Patientenkopfes am Körper des Behandlers abzustützen (Sternum, Oberarm), der resultierende Minidruck („entlastende Annäherung") entspannt die Weichteile.
- Zur Einstellung der optimalen Gewebebalance an der Barriere kann auch eine Rotationskomponente gehören.

Klinischer Hinweis

Nehmen bekannte Zeichen der Wurzelkompression sowohl bei Kompression als auch bei Traktion zu oder treten gar erst auf, besteht für diese Mobilisationsform und noch mehr für die Manipulation absolute Kontraindikation und Bedarf zu weiterer Diagnostik. Dies gilt auch für die nachfolgend beschriebene Technik.

10.6.3 Mobilisation einer Retroflexions-Seitneige-Störung nach postisometrischer Relaxation

Indikation

Im beschriebenen Fall eine Extensions-Rechtsseitneige-Störung (Konvergenzstörung rechts).

Behandlungsablauf

➤ Abb. 10.43: Der Patient liegt entspannt auf dem Rücken. Der Behandler sitzt oder steht am Kopfende. Die Kontaktnahme erfolgt wie bei einer Anteflexions-Seitneige-Störung (Kap. 10.6.2), nur wird das *Segment in die Retroflexion* geführt, bevor die Seitneigebarriere eingestellt und die optimale Gewebebalance zwischen dezentem Zug und Druck an dieser Barriere gesucht wird.

Der Patient schmiegt seinen Halswirbel an den rechts haltenden Behandlerfinger und schaut nach links. Das bewirkt eine minimale Linksseitneige-Linksrotations-Spannung im Segment, die fünf bis sieben Sekunden gehalten und an ihrem Ende durch Einatmung verstärkt wird. In der Ausatmungsphase wird entspannt. Dieser Wechsel wird drei- bis max. fünfmal wiederholt. Danach führt der Behandler die Seitneigebe-

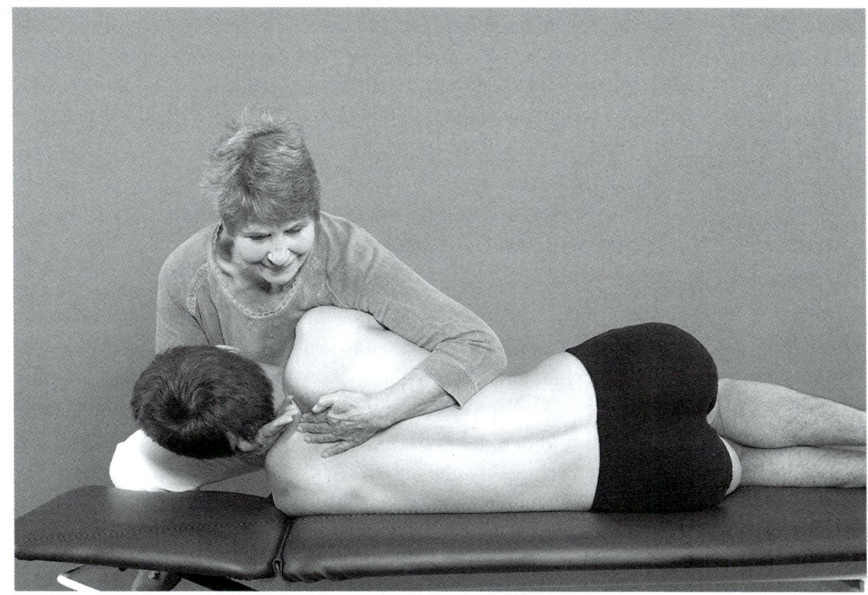

Abb. 10.44 Segmental gezielte Mobilisation durch Dorsalverschiebung und Seitneige nach PIR im zervikothorakalen Übergang in Seitlage. Die Finger der rechten Hand zeigen in Mobilisationsrichtung (Endstellung). Der Patient hat vorher den Kopf zur Unterlage hin gedrückt und den Druck wieder gelöst. [K325]

wegung an die neue segmentale Endespannung. Diese passive Führung wird überflüssig, wenn der translatorisch gehaltene Wirbelbogen unter Ausatmung weich in die neue Bewegungsfreiheit gleitet.

Es gelten die gleichen praktischen und klinischen Hinweise wie in ➤ Kap. 10.6.2.

10.6.4 Zervikothorakale Dorsalverschiebung mit Seitneige in Seitlage

Indikation

Bestimmen zervikothorakale Seitneige und Dorsalverschiebung die Funktionsstörung, ist die Technik der Wahl eine, die beide Richtungskomponenten mit Rotation kombiniert.

Behandlungsablauf

➤ Abb. 10.44: Bei einer Retroflexionsstörung mit Seitneigestörung nach rechts legt sich der Patient auf die linke Seite an den vorderen Bankrand. Die Behandlerin steht vor ihm in Kopfhöhe. Mit der linken Hand hebt sie den Kopf ein wenig an und legt von unten her die Ulnarkante der rechten Hand ventrolateral an den oberen Partnerwirbel. Die Finger bleiben gestreckt. Der Ellbogen sollte abgestützt werden (➤ Kap. 10.5.4). Die Finger der linken Hand legen sich nun auf Dorn oder Bogen des unteren Partnerwirbels; der Unterarm stützt den Thorax von hinten. Die rechte Hand schiebt Kopf und Hals nach dorsal bis zur beginnenden Spannung im Segment. Bis hierher entspricht die Einstellung der Untersuchung der Dorsalverschiebung in Seitlage (➤ Abb. 10.27).

Der Patient drückt den Kopf etwas zur Unterlage (in die Behandlerhand). Sobald im eingestellten Segment leichte Muskelanspannung tastbar wird, ist die geforderte Minimalkraft erreicht. Nach fünf bis sieben Sekunden Haltezeit soll die Anspannung gelöst werden. Die Behandlerin führt den oberen Partnerwirbel schaufelförmig weiter nach dorsal bis zu erneuter Segmentspannung. Der Ellbogen bleibt abgestützt. Im darüber liegenden HWS-Abschnitt entsteht so eine Rotation nach links und im Segment eine Seitneige zur oberen, rechten Seite (➤ Abb. 10.44). Der Ablauf wird drei- bis fünfmal wiederholt.

Praktischer Hinweis

Bei der Verschiebebewegung ist darauf zu achten, dass die Bewegung aus der Schulter geführt wird und der Ellbogen immer der tiefste Punkt des Bewegungshebels ist. HWS-Retroflexion durch Druck des Oberarms gegen die Stirn muss vermieden werden.

10.7 Akute Schmerzsyndrome aus Funktionsstörungen – Untersuchungs- und Behandlungstechniken

Akute Schmerzsyndrome sind meist durch die myofasziale Schmerzkomponente bestimmt. Gleichzeitig gehören auch artikuläre, viszerofasziale und neurofasziale Schmerzübertragungen in die Syndromcharakteristik. An Schmerzausprägung und Chronifizierung sind sie unterschiedlich stark beteiligt. Definition und Beschreibung solcher manualmedizinischen Syndrome für alle Körperregionen und ihre Differenzialdiagnostik hat eine Arbeitsgruppe um J. Buchmann erarbeitet und erstmals 2007 veröffentlicht. In diesem Kapitel zu den akuten Schmerzsyndromen der HWS werden einige beispielhaft genannt, z. B. Syndrome der oberen Thoraxapertur (SOT) oder ventrales thorakales Syndrom (VTS).

Folgende Störungen aller Ebenen der motorischen Koordination können die myofasziale Schmerzkomponente ausmachen:

- *Segmentale Irritationen* der Muskeln, die von den Rami dorsales der Spinalnerven versorgt werden. Dies sind die Muskeln, die seitlich an den Dornen und über den Facettengelenken palpiert werden (medialer Anteil des M. erector spinae). Die tiefen

10

Nackenstrecker (Linea nuchae inferior, Querfortsatz C1 und Dorn C2) können als Messfühler für die Kopfgelenke angesehen werden. Sie sind nicht nur reflektorisch irritierbar, sondern können in ihrer Funktion als Tiefenstabilisatoren dysfunktional werden.

- *Statische Fehlbelastungen durch Muskeldysbalancen in der globalen Stabilisierung* führen zu Spannungserhöhungen in Muskeln, die Kopf und Hals gegenüber dem Thorax bewegen: M. sternocleidomastoideus, Mm. scaleni, M. levator scapulae, Mm. splenii und M. trapezius. Klinische Bilder: akuter steifer Hals, akuter Schiefhals, oberes SOT (Engesyndrom der Skalenuslücke)
- Die *dekompensierte Statikstörung* (Dysfunktion der motorischen Steuerung und Regelung) bezieht orofaziale Muskeln, Halsfaszien, M. serratus posterior superior, M. subclavius und M. pectoralis minor in das Spannungsbild ein. Klinische Bilder: mittleres SOT (kostoklavikuläre Enge, M. subclavius), unteres SOT (korakopektorale Enge, M. pectoralis minor), ventrales thorakales Syndrom (VTS).
- Ein verspanntes Nackenband findet man immer bei den Kompensations-Dekompensations-Bildern konstitutionell hypermobiler Patienten.

10.7.1 Palpation von Schmerzpunkten

Die Untersuchung auf schmerzhafte Sehnenansätze der genannten Muskeln gibt einen ersten Überblick über das Ausmaß und das Verteilungsmuster der Verspannungen. Die Reihenfolge bei der Palpation ist beliebig (➤ Tab. 10.4). Es empfiehlt sich aber, einen eigenen Algorithmus des Vorgehens einzuüben. Wir empfehlen, mit den Palpationsfingern beider Hände synchron und seitenvergleichend die Spannung zu palpieren.

Im Zusammenhang mit den Befunden aus der orientierenden und gezielten Untersuchung kann anhand der Schmerzpunkte die Entscheidung zur gewählten Therapiemethode getroffen werden:

- Reine Gelenktechniken bei Abwesenheit von Schmerzpunktbefunden
- Mobilisation, kombiniert mit relaxierenden Muskeltechniken bei Blockierung mit schmerzhaften myofaszialen Verspannungen
- Löschung übererregbarer Muskelspannungen vor der Mobilisation bei klinischen Schmerzsyndromen mit aktiven Triggerpunkten

10.7.2 Schmerz aus aktiven myofaszialen Triggerpunkten

Myofasziale Triggerpunkte (TrP) entwickeln sich durch statische Dauerfehlbelastungen und gestörte Bewegungsmuster. Sie sind druckschmerzhaft und haben einen charakteristischen Übertragungsschmerz. Der Schmerz aus aktiven myofaszialen TrP kann Dauercharakter haben, bei Verlängerung oder Kontraktion des Muskels heftig einschießen oder sich in der entspannten Ruhehaltung (Verlängerung) langsam entwickeln. Die Aktivierung von TrP durch die verlängernde Entspannung im Schlaf ist oft die Ursache nächtlicher Muskelkrämpfe.

Praktischer Hinweis

- *Der aktive TrP verhindert die Einstellung des Segments* zur Untersuchung oder Mobilisationsbehandlung → Behandlung des TrP vor Mobilisation.
- *Latente TrP bedürfen selten einer gezielten Behandlung.* Sie lösen sich mit der Funktionsverbesserung des Gesamtsystems im Rahmen des manualmedizinischen Behandlungsablaufs.

Klinischer Hinweis

- Triggerpunkte in Muskeln, die Kopf und HWS halten und bewegen, übertragen Kopf-, Nacken- und Halsschmerzen, Schmerzen am oberen Brustkorb und im Schulter-Arm-Bereich.
- Die größte Variabilität der Beschwerden geht vom M. sternocleidomastoideus und von den Mm. scaleni aus (➤ Tab. 10.5).

Tab. 10.4 Palpationssequenz der Schmerzpunkte der HWS am liegenden oder sitzenden Patienten

Palpationsort	Dysfunktionsspannungen als Schmerzursache
Protuberantia occipitalis externa/Linea nuchae von medial nach lateral	M. trapezius, M. splenius capitis
Mastoidfortsätze	M. sternocleidomastoideus
Atlasquerfortsätze	M. obliquus capitis superior, Atlasbündel des M. levator scapulae
Subokzipital von lateral nach medial	Kurze tiefe Nackenstrecker
Von C2 abwärts bis Th4 beidseits von lateral am jeweiligen Dorn weich auf die Dornwurzel zu	M. erector spinae, M. serratus posterior superior
Von Th4 bis C2 aufwärts über den Facettengelenken	Facettengelenkstrukturen
Nach vorn medial zum lateralen Hyoidanteil	Hyoidale Muskeln
Weiter nach kaudolateral zu den Querfortsätzen der Halswirbel	Mm. scaleni (➤ Abb. 10.45)
Über die Rippe I nach ventral zum Sternokostalgelenk 1	M. subclavius, M. sternocleidomastoideus
Die Klavikula nach lateral verfolgend zum Korakoidfortsatz	M. pectoralis minor
Über die Spina scapulae zum Angulus cranialis/Margo medialis scapulae	M. levator scapulae

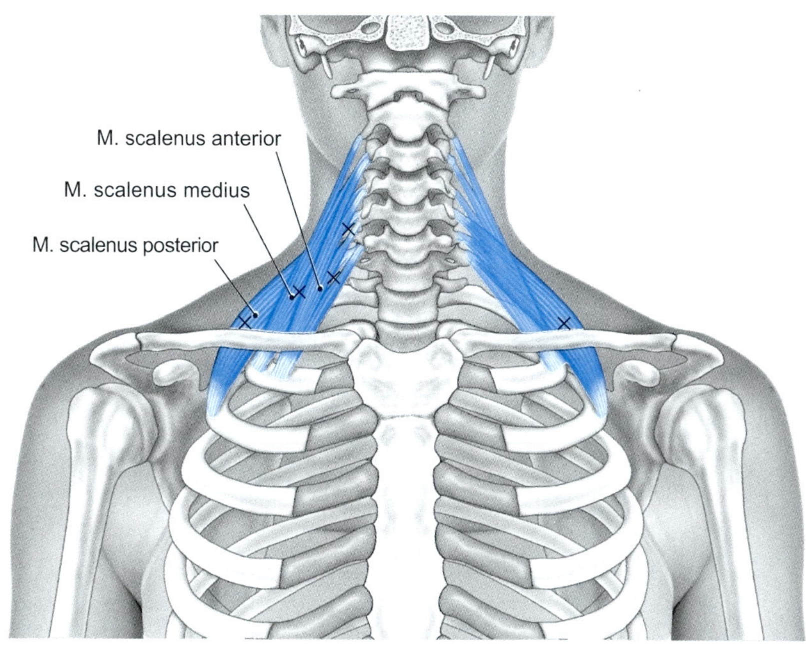

Abb. 10.45 Mm. scaleni zwischen HWS und Thoraxeingang. Topografie der Triggerpunkte. [L273]

Tab. 10.5 Schmerz aus myofaszialen TrP zervikaler Muskeln

Schmerzregion	Muskel-Triggerpunkte
Hinterkopf	• Tiefe kurze Nackenstrecker • M. trapezius • M. splenius cervicis • M. semispinalis
Schläfe, Scheitel	• M. trapezius • M. semispinalis
• Schläfe, Scheitel • Stirn • Ohr/Kiefergelenk • Wangen/Kiefer • Augen/Augenbrauen • Vordere Halsregion, Kehle	M. sternocleidomastoideus
• Vordere Thoraxregion • Interskapularregion • Zervikobrachial (scheinbar C6)	• Mm. scaleni (➤ Abb. 10.46) • M. subclavius
Zervikothorakale Region	• M. levator scapulae • M. serratus posterior superior • M. trapezius

Behandlung

Sind TrP Ursache der akuten Schmerzerkrankung, ist die Triggerpunktbehandlung die Methode der Wahl. Wir favorisieren eine *Kombination* von *Positionierung der betroffenen myofaszialen Kette* in der größtmöglichen Entspannung mit *Relaxation nach Aktivierung mit Minimalkraft*, bezeichnet als *PIR in Annäherung*.

10.7.3 Weichteiltechniken – Untersuchung und Behandlung der oberflächlichen Halsfaszie (Platysma)

Das Platysma ist im Halsbereich fest mit der Unterhaut verbunden. Es zieht als dünne Muskelplatte auf der Lamina superficialis der Halsfaszie von der unteren Gesichtsregion bis in die Brustregion. Seine Faserbündel haben Verbindung mit den Muskeln des Mundes und mit der Mandibula und laufen über das Schlüsselbein zum Thorax etwa bis zur Höhe des zweiten Interkostalraums.

Indikation zur Untersuchung

- Chronische Schmerzsyndrome der Kopf-, Gesichts-, Halsregion
- Chronische Schmerzsyndrome des Thoraxeingangs und des Thorax

Bei chronischen myofaszialen Dysbalancen sind Faszienverspannungen Teil des Kompensationsmusters. Deshalb schließt die Reintegrationsbehandlung dieser Syndrome die Faszientherapie ein. Das gilt auch für funktionelle Engesyndrome der Hals- und oberen Thoraxregion.

Untersuchungs- und Behandlungsablauf

➤ Abb. 10.47: Der Patient liegt auf dem Rücken, der Kopf ist zur Untersuchungsgegenseite rotiert. Der Behandler sitzt auf der Untersuchungsseite in Schulterhöhe. Er kreuzt seine Unterarme; der fußseitige Unterarm liegt oben. Die ulnare Handkante der kopfseitigen Hand modelliert er unterhalb der Klavikula über den oberen Rippen an, die fußseitige von Kinnspitze bis Kieferwinkel von vorn am Unterkiefer.

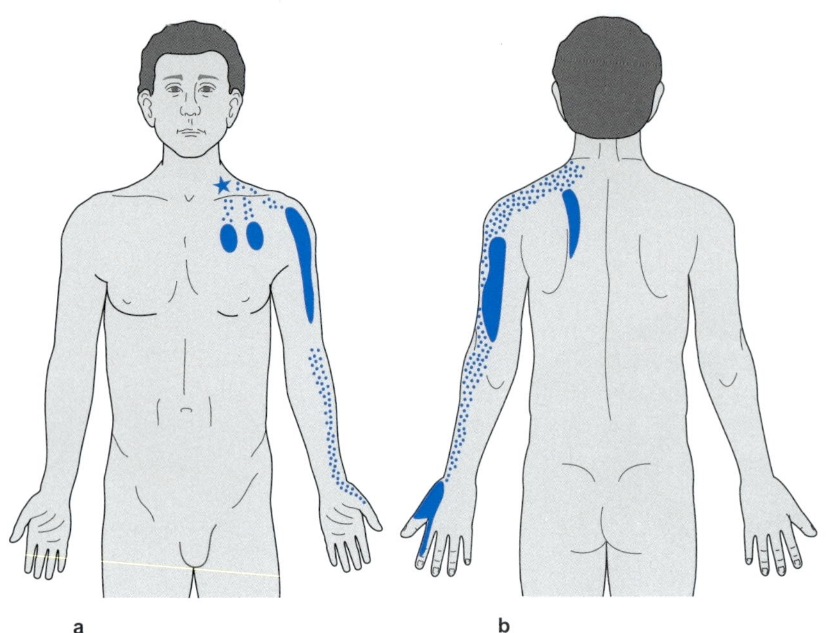

Abb. 10.46 Mm. scaleni. Zonen der Schmerzausbreitung: a) ventrale Schmerzausbreitung, b) dorsale Schmerzausbreitung. [L106]

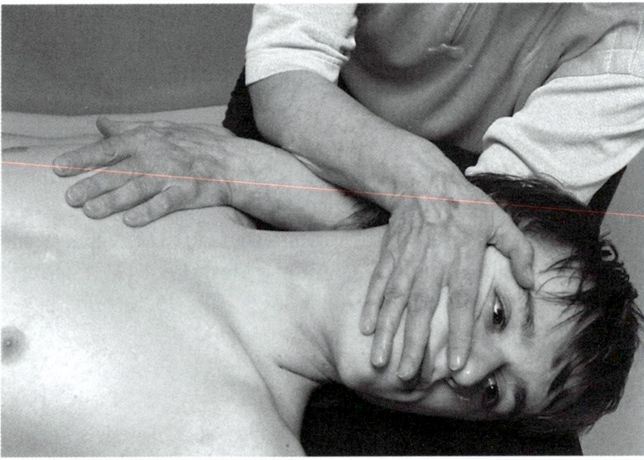

Abb. 10.47 Handanlage zur Untersuchung und Behandlung des Platysma. [K325]

Zur *Untersuchung* verlängert Kaudalschub der Hand am Thorax die Distanz zwischen beiden Händen bis zur tastbaren Endespannung. Zur Beurteilung der Spannungssymmetrie muss die andere Seite spiegelbildlich untersucht werden. Erwartet werden weiche Endespannung und Symmetrie.

Die Behandlung eines Verspannungsbefunds erfolgt mit gleicher Handfassung. Beide Behandlerhände halten die eingestellte Spannung am Platysma über mehrere Atemzüge. Die Hände folgen dem Gewebe; der Entspannungsgewinn wird als geringe Distanzvergrößerung zwischen ihnen palpierbar. Abschließend können zu Beginn einer Inhalationsphase die Hände den Kontakt plötzlich lösen. Die plötzliche Verstärkung der Atembewegung wirkt als Lösungsimpuls auf die Faszien. Dieses Rückschnellen kann drei- bis fünfmal wiederholt werden.

Praktischer Hinweis

- Aktive Triggerpunkte in der Halsregion erschweren die Kopfrotation. Sie müssen vorher behandelt werden.
- Schonendes Vorgehen bei Weichteiltechniken bedeutet, oberflächliche vor tieferliegenden Spannungen lösen, d.h., Platysmaverspannung immer vor prätrachealer Faszie (➤ Kap. 11.6).
- Wärme- oder Eisbehandlungen oder klassische Massage im Schulter-Nacken-Hals-Bereich sind bei Schmerz zur Vorbereitung manualtherapeutischer Maßnahmen günstig.

10.7.4 Relaxation schmerzhafter Muskelverspannungen

Die nachfolgend beschriebenen Techniken sind auf die Relaxation des ganzen Muskels gerichtet. Wenn in dem verspannten Einzelmuskel latente Triggerpunkte vermutet werden, ist eine Ausgangsstellung in Annäherung indiziert. In angenäherter Stellung scheint der Anteil der Bindegewebsentspannung größer zu werden, ablesbar am abschließend größeren Weggewinn.

Ist die Einstellung des Muskels an der Spannungsbarriere möglich, kann die verbesserte Verlängerungsfähigkeit nach postisometrischer Anspannung sofort in passive Bewegung umgesetzt werden.

Relaxation der tiefen Nackenstrecker im Liegen

Lagerung in Annäherung

Indikation

- Spontane Schmerzschonhaltung in Kopfretroflexion
- Haubenkopfschmerz akut und chronisch – passive Einstellung in Anteflexion zur Relaxationsbehandlung wird nicht zugelassen.

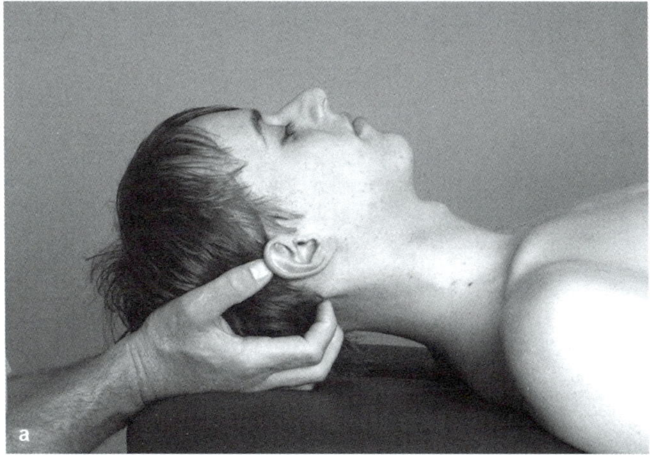

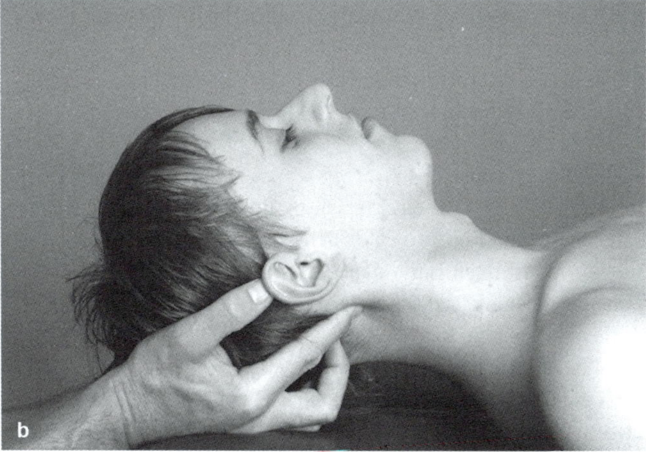

Abb. 10.48 Relaxation der tiefen Nackenstrecker im Liegen.
a) Handanlage mit Stabilisierung der HWS gegen Rotation und Relaxationsvoreinstellung in geringer Kompression durch die Daumen.
b) Einführung einer Traktionskomponente durch die Zeigefinger nach erfolgter Relaxation. [K325]

Behandlungsablauf

➤ Abb. 10.48: Der Behandler sitzt am Kopfende und legt beide Unterarme supiniert auf die Behandlungsliege. Der Patient liegt entspannt, legt seinen Kopf in die Schale beider Behandlerhände. Deren Fingerspitzen umschließen Okziput von unten und schaufeln den Hinterkopf in die schmerzfrei erreichbare Retroflexion. Die Endglieder der Langfinger werden aufgestellt, ohne zu bohren. Die Daumen stabilisieren den Kopf gegen Rotation (➤ Abb. 10.48a). Der Patient atmet ruhig ein und aus und konzentriert sich auf die Wahrnehmung seines Hinterkopfs. Mit zunehmender Entspannung gleitet der Hinterkopf über die Fingerspitzen in die Händeschale. Das entspricht einem Gleiten der Okziputkondylen im Sinne der Anteflexion O/C1.

Bei guter myofaszialer Entspannung kann eine Traktionskomponente am Atlas eingeführt werden: Der Behandler streckt seine Zeigefinger und bekommt über die Weichteile Kontakt zum Atlasbogen (➤ Abb. 10.48b). Die aufgebaute Spannung wird über einige weitere ruhige Atemzüge gehalten und dann langsam nachgelassen. Zum Abschluss schaut der Patient zum Kinn und legt seinen Kopf in die ihm angenehme Neutralstellung zurück.

BEWEGUNGSAUFTRAG

- Entspannung: „Bei ruhiger Ein- und Ausatmung den Hinterkopf sinken lassen."
- Auftrag nach erfolgter Entspannung: „Ruhig weiteratmen, zum Kinn schauen."
- Abschlussaktivierung: „Kopf in die Mitte zurücklegen."

Lagerung in Verlängerung (schmerzfrei einstellbare Anteflexion)

Indikation

Haubenkopfschmerz akut und chronisch – passive Einstellung in Anteflexion zur Relaxationsbehandlung wird zugelassen.

Behandlungsablauf

Der Patient liegt mit unterlagertem Hinterkopf entspannt auf dem Rücken, der Behandler steht oder sitzt am Kopfende. Er legt eine Hand unter den Hinterkopf. Die Handwurzel der anderen Hand legt sich weich von oben an die Stirnhöcker und führt den Kopf in die Vornickung. Die Einstellung ähnelt der bei Untersuchung und Behandlung des Segments O/C1 in Anteflexion (➤ Abb. 10.24, Kap. 10.4.1), der Atlas wird aber nicht gehalten.

Der Patient schaut aufwärts (stirnwärts) und atmet langsam und lange ein (➤ Abb. 10.28a). Dann schaut er abwärts – „unter das Kinn" oder „zum Kehlkopf" – und atmet entspannt, ohne Nachdruck oder Geräusch aus (➤ Abb. 10.28b). Bei richtiger Ausführung folgt der Kopf der Blickbewegung in zunehmende Anteflexion. Der Behandler steuert diese Bewegung. Bei der nachfolgenden erneuten Einatmung wird der Kopf in der erreichten Anteflexionsstellung gehalten.

Zum Abschluss soll der Patient geradeaus schauen und den Kopf in angenehme Neutralstellung zurücknehmen.

BEWEGUNGSAUFTRAG

- Spannungsphase: „Zur Decke (stirnwärts) schauen – einatmen."
- Entspannungsphase: „Unter das Kinn schauen – ausatmen".
- Behandler führt den Kopf bei merkbarer Entspannung in weitere Anteflexion.
- Abschlussaktivierung: „Geradeaus schauen, Kopf entspannt legen."

Relaxation der Mm. scaleni

Indikation

- Zervikobrachialsyndrome als Ausdruck des funktionellen zervikokostalen Engesyndroms (oberes SOT) mit der für die Skaleni typischen Schmerzverteilung am Rücken, am Brustkorb, der „Schulter" und am Arm (➤ Kap. 10.7.2, ➤ Abb. 10.46).
- Dysästhesien und morgendliche Steifigkeit und Schwellung der Hand durch Behinderung der V. subclavia und des Lymphrückstroms durch M. scalenus anterior (oberes SOT).

- Latenter „myogener Schiefhals", „steifer Hals" – vorwiegende Behinderung der Seitneige.
- Schmerzhaftes zervikothorakales Funktionsstörungsmuster mit Blockierung der ersten Rippe.

Behandlungsablauf

➤ Abb. 10.49: Der Patient liegt entspannt auf dem Rücken. Der Behandler sitzt am Kopfende. Zur Behandlung der rechten Seite trägt er mit seiner linken Hand den Hinterkopf und umgreift mit dem Zeigefinger den Atlasbogen. Zeige- und Mittelfinger der rechten Hand palpieren medial in der Supraklavikulargrube (➤ Abb. 10.49), die Hand liegt seitlich am Patientenhals. Mit der linken Hand neigt er nun den Kopf nach rechts zur Annäherung oder nach links zur Verlängerung der Muskeln. Wohin er bewegt, hängt davon ab, wo die tastenden Finger über den Skaleni die bestmögliche Spannungsbalance palpieren. Der Patient drückt den gestreckten Hals ohne Kopfdrehung mit geringer Kraft gegen die Behandlerhand nach rechts. Er hält diese Spannung über drei ruhige Atemzüge und lässt sie dann wieder nach. Meist spüren die Tastfinger schon nach der ersten Übungsphase die Entspannung. Der Entspannungsgewinn wird dennoch besser erst nach zwei bis drei Übungsphasen durch passive Kopfbewegung nach links ausgeschöpft.

Abschließend bewegt der Patient den Kopf selbstständig in die ihm angenehm erscheinende Kopflagerung zurück. Damit zeigt er die erreichte aktuelle Neutralstellung an.

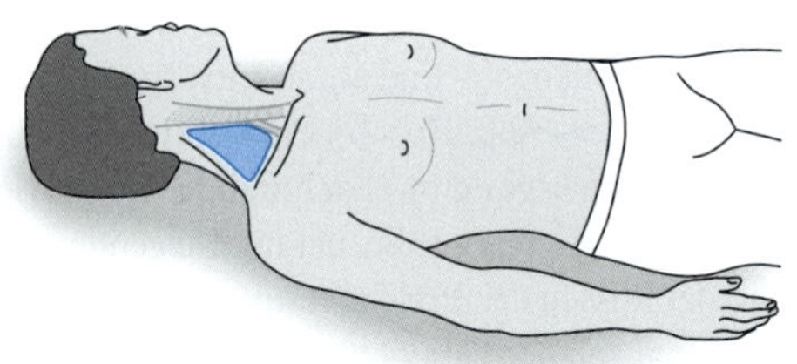

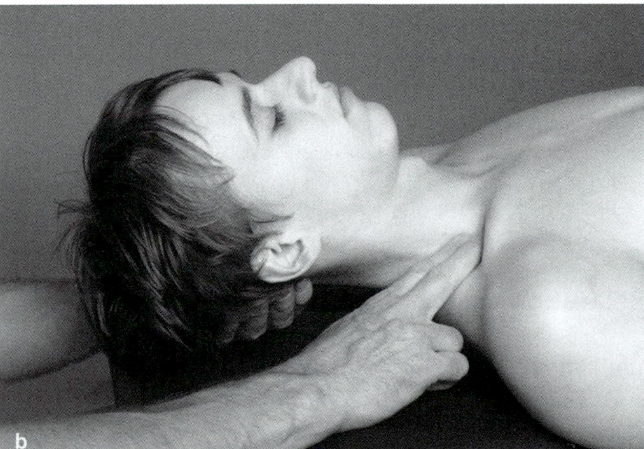

Abb. 10.49 Aufsuchen der Mm. scaleni.
a) Im Dreieck zwischen Hinterrand des Sternokleidomastoideus und Vorderrand des Trapezius findet man die Skaleni.
b) Die Fingerspitzen schieben sich am Hinterrand des Sternokleidomastoideus auf die erste Rippe zu. Das Bild zeigt die Ausgangsstellung in Mittelstellung. [L106, K325]

BEWEGUNGSAUFTRAG

Lagerung in Annäherung
- Spannungsphase bei *Lagerung in Annäherung:* „Hals gegen die Behandlerhand lehnen, Spannung über drei Atemzüge halten."
- Spannungsphase bei *Lagerung in Verlängerung:* „Hals und Kopf gegen die Behandlerhand drücken, über drei Atemzüge halten."
- Entspannungsphase: „Nicht mehr drücken und ruhig weiteratmen."
- Bei merkbarer Entspannung führt der Behandler passiv an die neue Barriere.

Abschlussaktivierung: „Kopf selbst zur Mitte zurücklegen."

Praktischer Hinweis

Die Relaxation der schmerzhaft verspannten Skaleni einer Seite kann auch durch Anspannung der Gegenseite erreicht werden (➤ Kap. 9.6.2).

Relaxation des M. sternocleidomastoideus

Indikation

Verspannter M. sternocleidomastoideus als Verursacher von:
- Zervikokranialsyndrom, „Spannungskopfschmerz"
- latentem Schwindel beim Stehen und Gehen (unangenehmes Gefühl im Kopf)
- Ohr- und Gesichtsschmerz beim Stehen und Gehen, z. B. beim Laufen gegen den Wind.

Behandlungsablauf

➤ Abb. 10.50: Der Patient liegt entspannt auf dem Rücken. Der Behandler sitzt am Kopfende. Zur gleichzeitigen Behandlung beider Seiten legt er seine supinierten Hände schalenförmig unter den Hinterkopf. Die Fingerspitzen umschließen das Okziput von unten und schaufeln den Hinterkopf in die Retroflexion, ähnlich dem Vorgehen in Kap. 10.4.2. Die Anspannung erfolgt unter der Vorstellung, den Kopf deckenwärts („ganzes Gesicht gleichzeitig der Raumdecke nähern") zu schieben. Diese Spannung hält er über drei ruhige Atemzüge

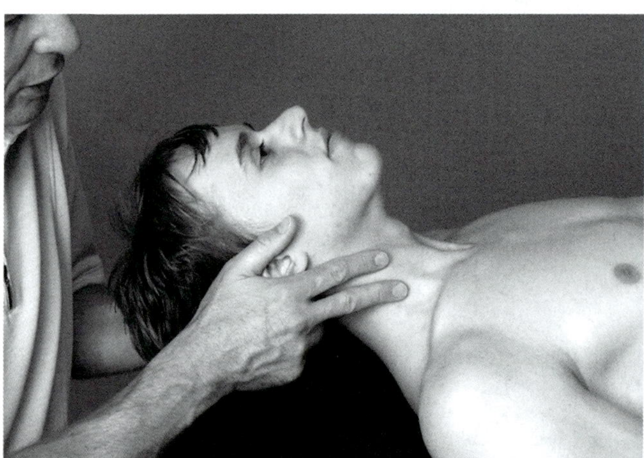

Abb. 10.50 Relaxationsbehandlung des M. sternocleidomastoideus. Zur Lagerung in Annäherung wird der Hinterkopf in Retroflexion gehalten. Der Zeigefinger liegt auf dem oberflächlichen, der Mittelfinger auf dem tiefen Anteil des Muskels. [K325]

und lässt sie dann wieder nach. Meist spüren die Tastfinger schon nach der ersten Übungsphase die Entspannung. Aber erst nach zwei bis drei Übungsphasen gibt der Behandler die Verlängerung frei, indem er den Kopf in etwas mehr Vornickung sinken lässt. Abschließend bewegt der Patient den Kopf selbstständig in die ihm angenehm erscheinende Kopflagerung zurück und zeigt damit für den Behandler die erreichte aktuelle Neutralstellung an.

Klinischer Hinweis

Die angenäherte Einstellung über O/C1 ist eine optimale Ausgangsstellung für die Relaxation ein- und beidseitiger Sternokleidoverspannungen.

BEWEGUNGSAUFTRAG

Lagerung in Annäherung
- Spannungsphase: über drei Atemzüge: „Das Gesicht zur Raumdecke heben."
- Entspannungsphase: „Entspannen und ruhig weiteratmen, Kopf absinken lassen."
- Abschlussaktivierung: „Kopf selbst zur Mitte zurücklegen."

Praktischer Hinweis

Zur einseitigen Behandlung wird der Kopf zur Gegenseite gedreht und zur gleichen Seite geneigt. Dann stellt sich der Patient vor, die obenliegende Gesichtsseite mit dem Ohr zur Raumdecke anzuheben. Diese Ausgangsstellung ist für die TrP-Behandlung günstiger, weil die TrP besser palpiert werden können.

Relaxation des M. levator scapulae

Zur Relaxation des M. levator scapulae werden zwei Techniken beschrieben. Abhängig von der Schmerz- und Spannungsausprägung wird die Indikation zu der einen oder anderen gestellt.

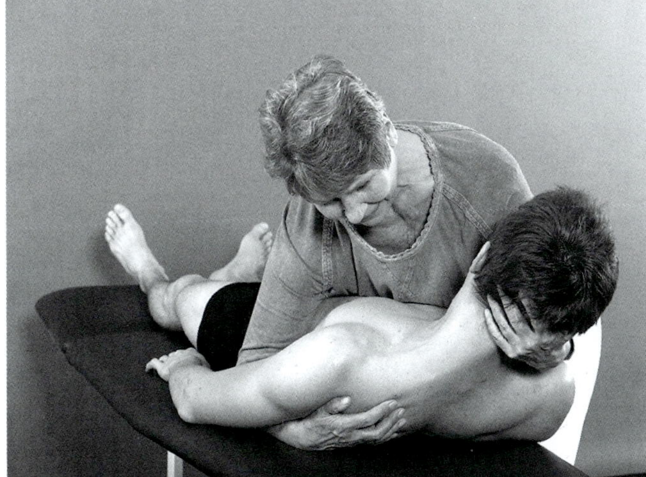

Abb. 10.51 Relaxationsbehandlung des M. levator scapulae links nach Sachse. Die Hand unter dem Thorax palpiert am oberen medialen Schulterblattwinkel den Spannungsverlauf des M. levator scapulae während der Behandlungsphasen. [K325]

Indikation
- Verspannter M. levator scapulae verursacht Schulterschmerz ohne Nackensteife (Technik 1).
- Verspannter M. levator scapulae verursacht akute Nackensteife oder akuten Schiefhals – andere Ursachen wurden ausgeschlossen! (Technik 2)

Behandlungsablauf

Technik 1 nach Sachse (➤ Abb. 10.51): Der Patient liegt entspannt auf dem Rücken. Der Behandler steht bei linksseitigem Schmerz auf der rechten Bankseite. Seine linke Hand hebt zunächst die linke Patientenschulter von der Bank. Mit seinem rechten Arm greift er zwischen linkem Patientenarm und Thorax um die Schulter und hält das Schulterblatt nach kaudal, die tastenden Finger am Levatoransatz an der Margo medialis/Angulus superior. Die Schulter wird abgelegt. Die linke Hand übernimmt tragend Kopf und Halswirbelsäule bis C4, führt nacheinander in Anteflexion, Rechtsseitneige und Rechtsrotation an die Spannung. Der Patient blickt nach links oben und atmet ein, bei der Ausatmung entspannt er den Blick; diesen Vorgang wiederholt er zwei- bis dreimal. Der Behandler führt den Kopf entsprechend dem Entspannungsgewinn verlängernd an die neue Spannung. Der Gesamtablauf kann dreimal, in seltenen Fällen bis zu fünfmal wiederholt werden. Dann legt der Patient den Kopf, den der Behandler noch immer trägt, aktiv auf der Unterlage ab und nimmt damit die aktuelle Neutralsituation des behandelten Muskels im Gesamtgefüge Kopf-Hals-Schultergürtel auf.

Technik 2 (➤ Abb. 10.52): Hierbei sitzt oder steht der Behandler am Kopfende und trägt bei rechtsseitiger Verspannung mit seiner linken Hand den Kopf in Flexion und Seitneige nach links. Die rechte Hand liegt an der rechten Schulter. Am medialen Schulterblattwinkel palpieren bei supinierter Handlage die Langfinger, bei pronierter Handlage palpiert der Daumen die ankommende Verlängerungsspannung. Sie fazilitieren auch die Richtungsvorstellung, wenn der Patient sein Schulterblatt Richtung Hinterkopf spannen soll. Die Wechsel von Spannungs- und Entspannungsphase laufen dann in üblicher Weise ab. Der entspannte Muskel wird abschließend durch Kaudalschub am Schulterblatt verlängert.

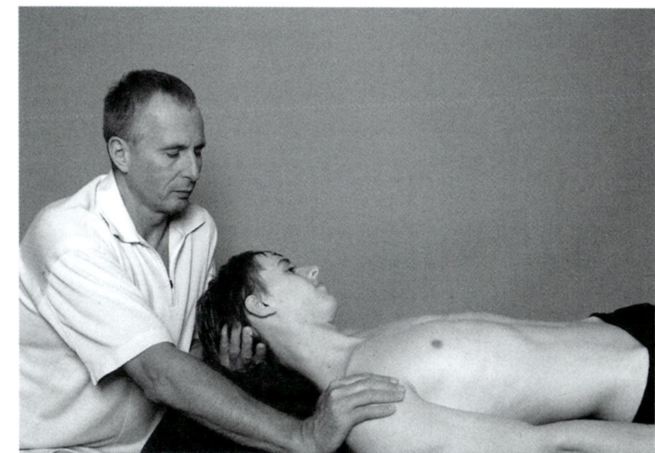

Abb. 10.52 Relaxationsbehandlung des M. levator scapulae rechts. Dargestellt ist die Behandlung in Ausgangsstellung unter Muskelverlängerung. [K325]

Bei akutem Schiefhals wird die Schonhaltung akzeptiert. Sie ist in der Regel eine Annäherungshaltung. Durch leichte Bewegungen des Hinterkopfs sucht der Therapeut die Stellung mit der besten aktuellen Gewebebalance. Der Behandlungsablauf unterscheidet sich zunächst nicht vom vorher beschriebenen. Nach drei bis fünf Übungsphasen wird der Muskel dann aber nicht vom Kopf her, sondern durch Kaudalzug am Schulterblatt verlängert.

Abschließend versucht der Patient, seinen Kopf in der erreichten Stellung selbst zu halten. Der Behandler sichert sie bis zur Aufrichtung des Patienten in den Sitz.

BEWEGUNGSAUFTRAG

Kopflagerung in Flexion, Seitneige und Rotation zur Gegenseite:
- Spannungsphase: „Nach oben schauen – einatmen."
- Entspannungsphase: „Blick entspannen – ausatmen."
- Bei merkbarer Entspannung führt der Behandler in mehr Flexion, Seitneige, Rotation.

Kopflagerung in aktueller Schonhaltung:
- Spannungsphase: „Schulterblatt zum Hinterkopf ziehen."
- „Entspannen."
- Nach drei bis fünf Übungsphasen weicher Schub am Schulterblatt nach kaudal.
- Aktuelle Neutrallage stellt sich ein, wenn der Patient seinen Kopf selbst übernimmt.

Praktischer Hinweis

Wenn der Patient mit der akuten Nackensteife sich nicht hinlegen kann oder möchte, versucht man, mit der nachfolgend beschriebenen Traktion im Sitzen Linderung zu erreichen.

10.7.5 Traktionstechniken

Indikation

Bei allen Syndromen mit ausgeprägter muskulärer Verspannung (z. B. akuter Schiefhals mit Zwangshaltung, Radikulärsyndrom) sind Traktionen und Muskelentspannungstechniken angezeigt. Als Ausgangsstellung wird die Schonhaltung des Patienten angenommen. Immer, wenn durch die Traktion Schmerz ausgelöst wird, der nicht durch Muskeltriggerpunkte erklärbar ist, müssen weitere diagnostische Maßnahmen in Richtung Strukturpathologie bedacht bzw. eingeleitet werden.

Traktion im Sitzen

Behandlungsablauf

➤ Abb. 10.53: Der Patient sitzt aufrecht und entspannt an den Behandler angelehnt, der hinter ihm steht. Die Hände des Behandlers stützen mit Handwurzeln und Daumen den Kopf des Patienten unterhalb des Okziput und der Mastoidfortsätze. Die Finger liegen weich an den Kopfseiten, die Metakarpalenköpfchen unterhalb der Jochbögen. Die Ellbogen geben Widerhalt von vorn an den Schultern. Druck der Ellbogen nach hinten und unten bringt die Hände nach vorne aufwärts. Das erzeugt Zug an der HWS (➤ Abb. 10.53a). Nach der Traktionsphase wird der Kopf ganz langsam in die Ausgangsstellung zurückgeführt.

Bei Schonhaltung wird zuvor ausgetestet, ob die Traktion Erleichterung bringt. Es wird in Richtung der Schonhaltung gezogen, danach werden Anteflexion, Seitneige und Rotation jeweils für einige Sekunden verstärkt und die Stellung gesucht, in welcher der Patient die deutlichste Erleichterung hat. Diese Richtung wird dann zur Therapie genutzt (➤ Abb. 10.53b).

Die Traktion kann durch eine PIR vorbereitet werden: Der Patient zieht seinen Kopf „wie eine Teleskopantenne" mit geringer Spannung ein. Nach fünf bis sieben Sekunden Haltezeit wird die Spannung gelöst. Der Traktionszug wird gleichmäßig beibehalten.

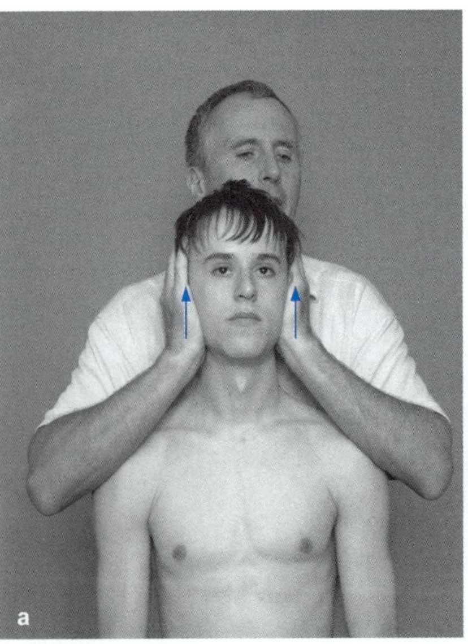

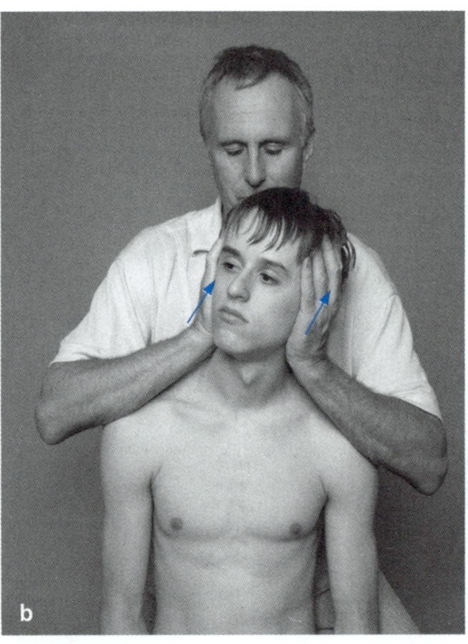

Abb. 10.53 Traktionsbehandlung der HWS im Sitzen. a) Unspezifische Traktionsbehandlung, b) bei Schonhaltung wird die Kopfeinstellung angepasst. [K325]

Klinischer Hinweis

- Diese durch PIR vorbereitete Traktion wirkt gut auf das Segment C2/3, dessen Funktionsstörungen am häufigsten einen steifen Hals begleiten.
- Provoziert die isometrische Anspannung Schmerz, war entweder die Anspannung zu stark oder die bisherige klinische Diagnostik hat eine Wurzelbedrängung nicht aufgedeckt.

Praktischer Hinweis

- Bei Kindern mit akutem „steifem" oder „schiefem Hals" ist die Traktion die Methode der Wahl. Voraussetzung ist auch hier, dass durch sie weder Abwehrspannung noch Schmerz provoziert werden.
- Günstig ist die Kombination dieser Technik mit der Lateralverschiebung im Sitzen (➤ Kap. 10.5.5) an der schmerzfreien muskulären Barriere.
- Eine Zwangshaltung wird bei beiden Techniken als Ausgangsstellung immer akzeptiert.
- Schmerz und Abwehrspannung sind unbedingt zu vermeiden. Gelingt das nicht, ist selbst diese schonende Technik nicht indiziert und weitergehende Diagnostik angezeigt.

Traktion unter entlastender Annäherung in Rückenlage

Behandlungsablauf

➤ Abb. 10.54: Der Patient liegt entspannt auf dem Rücken, sein Kopf am oberen Bankrand. Der Behandler sitzt am Kopfende, der Scheitel des Patientenkopfs wird von seinem Sternum abgestützt (entlastende Annäherung). Der Behandler legt eine Hand unter den Kopf des Patienten; Daumen und Zeigefinger schmiegen sich in die Grube kaudal vom Okziput. Sie führen die Traktion aus. Die andere Hand umfasst mit den Langfingern das Kinn und stabilisiert den Kopf – in O/C1 anteflektiert – in die ziehende Hand, zieht selbst aber nicht. *Eine Lordose muss immer vermieden werden!* Bestehende Zwangshaltungen werden respektiert. Die Zugkraft am Hinterkopf entsteht, indem der Behandler sein Gewicht durch Rumpfflexion nach hinten verlagert. Die muskelentspannende Annäherung vom Scheitel her bleibt dadurch unverändert (➤ Abb. 10.54). Die Traktion wird auf der Höhe der Spannung einige Sekunden gehalten und dann sehr langsam und gleichmäßig nachgelassen.

Praktischer Hinweis

Eine vorhandene Zwangshaltung darf auch bei dieser Technik nicht „korrigiert" werden. Das könnte die reflektorische Abwehrspannung verstärken und die Traktionswirkung am Segment wird verhindert.

Traktion mit Relaxation der tiefen Nackenstrecker im Sitzen

Indikation

Abschluss einer manualmedizinischen/manualtherapeutischen Behandlung bei Zervikokranialsyndrom oder als Einleitung für die Selbstübung.

Behandlungsablauf

➤ Abb. 10.55: Der Patient sitzt entspannt, an den Behandler angelehnt. Dieser legt die Daumenballen beidseits von unten her an das Okziput. Die Finger liegen auf den Gesichtsseiten, die Mittelfinger auf den Jochbögen; sie ziehen das Kinn heran und führen so den Kopf, an den Behandler angelehnt, in die Vornickung.

Der Patient blickt in der Weite nach oben (in seltenen Fällen auch zur Stirn) und atmet langsam und lange ein (➤ Abb. 10.55a). Die gekoppelte Kopfextension verhindert der Behandler. Anschließend blickt der Patient zum Boden und atmet aus (➤ Abb. 10.55b). Die Entspannung zeigt sich im Zuwachs der Vornickung des Kopfes. Der

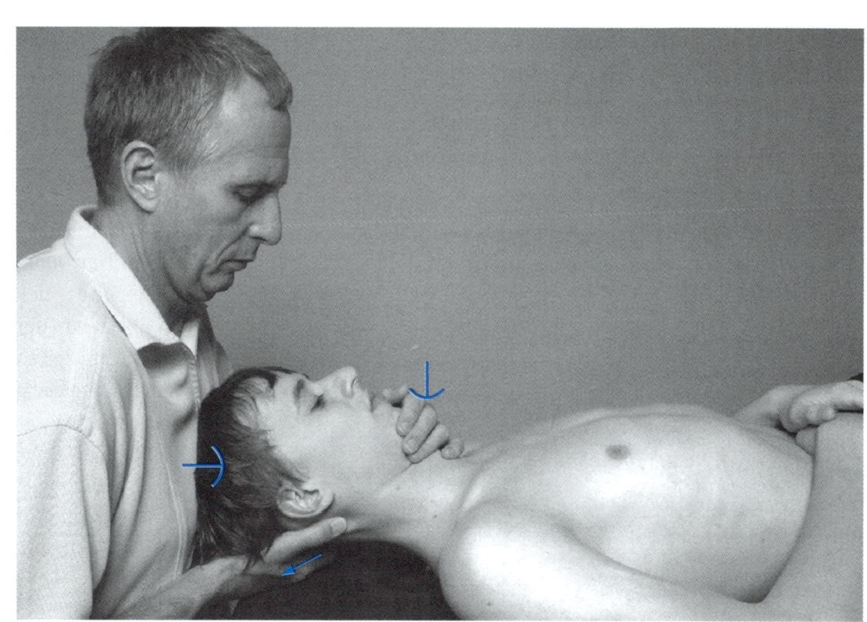

Abb. 10.54 Ungezielte Traktionsbehandlung der HWS in Rückenlage. Eine Hand führt die Traktion am Okziput aus, die andere hält das Kinn von vorn, sie zieht nicht mit. Weicher, muskelentspannender Annäherungsdruck geht vom Brustbein des Behandlers aus. [K325]

Behandler unterstützt die zunehmende Vornickung, indem er sich zusammen mit dem angelehnten Patienten ein wenig nach hinten verlagert, während der Kopf unverändert angelehnt bleibt.

BEWEGUNGSAUFTRAG

- Spannungsphase: „Kinn heranziehen – in der Weite und nach oben schauen – einatmen."
- Entspannungsphase: „Abwärts schauen – ausatmen, dabei Kinn weiter zurückziehen."

Praktischer Hinweis

- Der Kopf muss in Vornickung gehalten werden. Wenn der Behandler sich während der Ausatmung zu weit zurücklehnt oder über den Patienten beugt, läuft die Bewegung in die untere HWS; die subokzipitale Muskulatur wird nicht mehr optimal erreicht.
- Der Aufwärtsblick in der Weite verhindert die krampfhafte Muskelanspannung, die der Blick zur Stirn oft hervorruft.

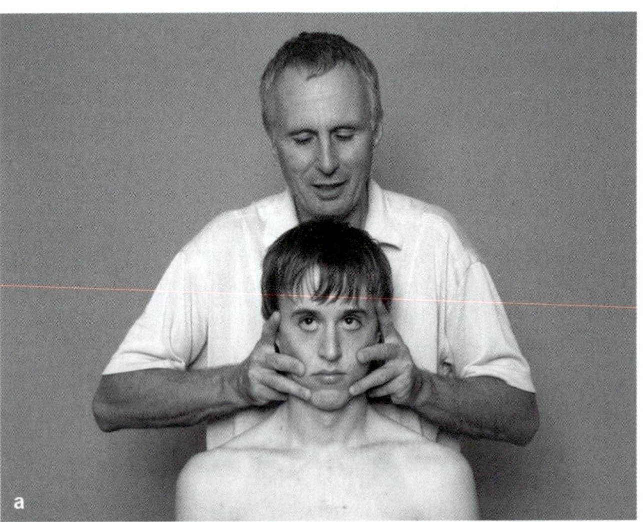

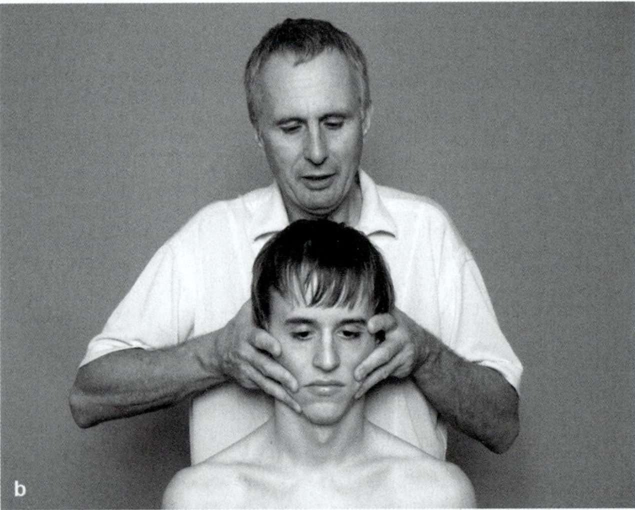

Abb. 10.55 Relaxation der tiefen subokzipitalen Nackenstrecker im Sitzen.
a) Anspannungsphase mit Blick aufwärts und verlängerter Einatmung.
b) Entspannungsphase mit weiterem Heranziehen des Kinns (Vornicken) durch Blickwendung nach unten während der Ausatmung. [K325]

10.7.6 Entspannung und Mobilisation über Seitneigetechniken mit Atmung

Bei heftigen Schmerzen im Kopf-Nacken-Schulter-Bereich kann der Patient oft nicht liegen. Dann ist die Behandlung im Sitzen vorzuziehen. Trotz der Schmerzhemmung lässt sich die segmentale Seitneige fast immer untersuchen. Die Kenntnis über segmentale Spannungswechsel bei Ein- und Ausatmung ermöglicht einen schonenden Einstieg in die segmentale Behandlung. Wenn der Behandler den Patienten gut abstützt, wirkt die posturale Spannung weniger störend, die Schwerkraft kann als mobilisierende Kraft vorteilhaft genutzt werden.

Das segmentale Spannungsverhalten der tiefen, kurzen Muskeln bei Atmung ist nicht identisch mit dem Verhalten der oberflächlichen, langen Muskelschichten, die bei Einatmung zu- und bei Ausatmung abnimmt. Gaymans beschrieb das Phänomen der alternierenden Fixation und Lockerung benachbarter Wirbelsäulensegmente als einen Wechsel zwischen Spannungszunahme bei Einatmung und Spannungszunahme bei Ausatmung. Bei C5/6 findet man meistens die Spannungszunahme bei Ausatmung besonders ausgeprägt.

Praktischer Hinweis

- *Der Wechsel der Atemcharakteristik von Segment zu Segment darf nicht als feststehend vorausgesetzt werden.* Es begegnen individuelle Spannungsmuster mit unregelmäßigem Wechsel. Das muss durch Untersuchung erkannt werden (➤ Kap. 6.3)
- Um das segmentspezifische Spannungsverhalten vom Spannungsverhalten der oberflächlichen, langen Muskelschichten zu unterscheiden, ist ein Phänomen im Sitzen hilfreich: Während der segmentalen Spannungszunahme richtet sich die oberhalb des eingestellten Segments liegende Halswirbelsäule mit dem Kopf ein wenig auf, während der Spannungsminderung sinkt sie ab.
- Bei mehrsegmentalen Störmustern überwiegt häufig langstreckig das „Aus-Ein-Verhalten".

Segmentale Spannungspalpation bei Seitneige im Sitzen

Der Patient sitzt aufrecht, beide Fußsohlen müssen Bodenkontakt haben. Der Behandler steht stützend hinter ihm. Für die Rechtsseitneigung schient der rechte Zeigefinger den unteren Partnerwirbel am Bogen von dorsolateral rechts. Die linke Hand umfasst von links großflächig den Kopf vom Okziput bis zur Stirn. Sie schiebt den Kopf in die Seitneige nach rechts.

Die Neigungseinstellung wird von Segment zu Segment geführt. Rechter Zeigefinger und Hand schieben sich von Wirbel zu Wirbel weiter nach kaudal. Die linke Hand schient mit Handwurzel und Daumenballen die jeweils darüber liegenden Segmente an ihren Wirbelbögen von laterodorsal und schiebt sie mit dem Kopf weich nach rechts. Im Segment entsteht die Seitneige nach rechts.

Der Patient atmet langsam und lange, ruhig und nicht forciert ein und aus. Während der Ventilationsphasen lässt sich über dem rechten Zeigefinger jedes Mal ein Spannungswechsel der segmentalen Muskulatur spüren (➤ Kap. 4.4.3).

Bewertung

Der Verlauf der Spannungswechsel führt zum Befund „Ein-Aus-Segment" oder „Aus-Ein-Segment". In Segmenten mit einer Funktionsstörung ist das segmentale Spannungsverhalten meist deutlicher zu palpieren. Die Charakteristik des Spannungswechsels im gestörten Segment wird registriert und therapeutisch genutzt.

Seitneigemobilisation zervikaler „Ein-Aus-Segmente" (Einatmungsspannung) im Sitzen

Behandlungsablauf

➤ Abb. 10.56: Der Patient sitzt aufrecht, mit Kopf und Körper bequem an den Behandler angelehnt, der hinter ihm steht. Bei Störung der Rechtsseitneige hält die rechte Zeigefingerkante den unteren Partnerwirbel am Bogen von rechts dorsolateral. Die linke Hand schiebt die HWS nach rechts über die tastend haltende Hand, die Fingerspitzen folgen dem nach rechts absinkenden Kopf. Im gehaltenen Segment entsteht die Seitneigespannung mit inspiratorischer Spannungsverstärkung, der Charakteristik eines „Ein-Aus-Segments".

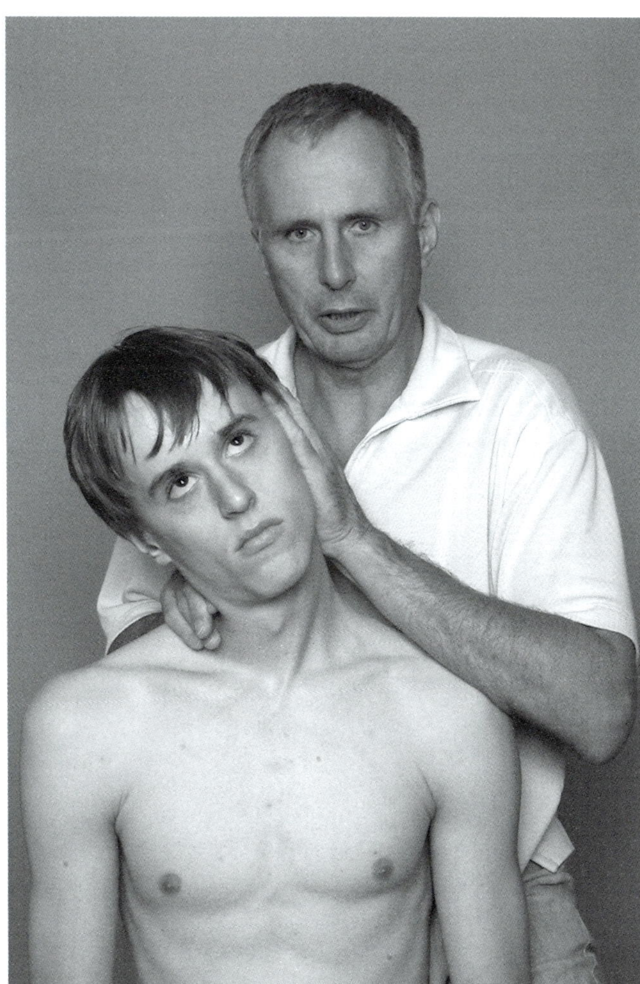

Abb. 10.56 Seitneigemobilisation unter Ausnutzung des segmentalen Atemverhaltens (E/A-Segment). Spannungsphase Einatmung mit Blick nach oben. [K325]

Der Patient schaut in der Weite nach oben und atmet langsam und lange ein (➤ Abb. 10.56). Danach schaut er im weiten Bogen nach unten und atmet ruhig aus. Bei Entspannung stellt die Schwerkraft die Seitneige jeweils neu ein und mobilisiert dadurch. Die Zunahme zeigt sich im Absinken der HWS über der tastend haltenden Hand.

BEWEGUNGSAUFTRAG

Zervikale E/A-Segmente

- Spannungsphase: „In die Weite und dort nach oben schauen – einatmen."
- Entspannungsphase: „Im weiten Bogen nach unten schauen – ausatmen."
- Absinken des Kopfes zulassen.

Die *zervikothorakalen Segmente* verhalten sich in der Regel als „Ein-Aus-Segmente". Der untere Partnerwirbel wird durch den Daumen von laterodorsal am Dornfortsatz geschient. Weil in dieser Region die Retroflexionsblockierungen überwiegen, unterbleibt während der Ausatmung der Blick nach unten, der bevorzugt die Flexionsrichtung mobilisiert.

BEWEGUNGSAUFTRAG

Zervikothorakale E/A-Segmente

- Spannungsphase: „In die Weite und dort nach oben schauen – einatmen."
- Entspannungsphase: „Blick oben lassen – ausatmen."
- Absinken des Kopfes nach hinten und zur Seite zulassen.

Seitneigemobilisation zervikaler „Aus-Ein-Segmente" (Ausatmungsspannung) im Sitzen

Behandlungsablauf

Die Ausgangsstellung und die Segmenteinstellung entsprechen jenen bei der Behandlung der „Ein-Aus-Segmente". Bei der Spannungspalpation wurden die Störung und die exspiratorische Spannungszunahme des Segments erkannt (siehe oben). Die Untersuchung geht unmittelbar in die Behandlung über.

Der Patient erhält *keinen Blickauftrag*. Nach ruhiger Einatmung atmet er langsam und lange aus, als wolle er „eine Kerze zum Flackern bringen", und wieder ein. Durch die verlängerte Ausatmung ist die nachfolgende Einatmung automatisch vertieft und erleichtert die Entspannung des Segments. Die Schwerkraft stellt mobilisierend die Seitneige jeweils neu ein. Die HWS sinkt über der tastend haltenden Hand bei jedem Atemzug weiter ab.

BEWEGUNGSAUFTRAG

A/E-Segmente

- Spannungsphase: „Verlängert ausatmen – ausatmen – ausatmen" (Betonung durch Wiederholung).
- Entspannungsphase: „Einatmen" (Auftrag bewusst unbetont geben, das begünstigt das mobilisierende Absinken des Segments in die Seitneige).
- Absinken des Kopfes zulassen

10.7.7 Vorgehen bei bekanntem Bandscheibenvorfall

Alle in ➤ Kapitel 10.7 beschriebenen manualmedizinischen Untersuchungs- und Behandlungstechniken sind geeignet, schon in der akuten Schmerzphase der Radikulärsyndrome in das Therapieprogramm integriert zu werden.

KLINISCHE HINWEISE

- Hat die klinische Untersuchung die Diagnose gesichert und der konservative Therapieweg soll beschritten werden, sind alle Behandlungsmethoden auf die Schmerzlösung und die Entlastung der Prolapsregion gerichtet. Entlastung der kranken Struktur durch Muskelentspannungstechniken und Harmonisierung der Bewegungsketten erfüllen diese Kriterien als Bausteine in einem integrierten Behandlungsprogramm.
- Die ausgewählten Techniken setzen nur *minimale Reize zur Selbstregulation* der Muskelspannung und arbeiten mit automatisierten Spannungs-Entspannungs-Rhythmen, die an Atmung und Blickbewegungen gekoppelt sind. Nur wenn auf diesem Weg Entspannung eintritt, wird auch am Gelenk der Bewegungsgewinn eingestellt oder stellt sich durch die Schwerkraftwirkung selbst ein. Die Verträglichkeit kann deshalb sicher vorausgesetzt werden.
- Wenn bei sachgerechter Ausführung *Schmerz ausgelöst wird,* ist das für den Behandler eine *Warnung* und zwingt zu nochmaligem Überdenken der Diagnose und ggf. zu *erneuter oder weiterer Diagnostik.* Das ist als Vorteil der im ➤ Kapitel 7.7 beschriebenen Techniken anzusehen.
- Beim Behandlungsverlauf wird man beobachten, dass sich über die gewählte Behandlung auch Befunde auflösen, auf die diese Methode nicht direkt gerichtet war. So gehen z. B. aktive *Triggerpunkte in die Latenz.* Die weitere Entspannung kann dann in kombinierten Muskel-Gelenk-Techniken erreicht werden. Die gezielte Triggerpunktbehandlung ist aber immer dann unbedingt indiziert, wenn ihr Schmerz die saubere technische Durchführung anderer Techniken verhindert.
- Nach der Gelenkmobilisation überdauernde Muskelverspannungen müssen mit *adäquaten Techniken* behandelt werden.
- Die erreichten Entspannungs- und Mobilisationsergebnisse sollten am Ende jeder Behandlungssitzung in Komplexbewegungen und -haltungen übernommen werden (➤ Kap. 10.8.7). Das dient der Reintegration der schmerzhaft gestörten Region in Alltagsbewegungen. Die *Langzeitarbeit* bei diesen Krankheitsbildern besteht in der *Reintegration* ökonomischer Bewegungsmuster.
- Wie viel in einer Einzelsitzung erreicht werden kann, bestimmen nicht nur *Erfahrung und Geschick des Behandlers,* sondern vor allem die *Schwere der akuten Strukturkrankheit.* Das Vorgehen ist bei allen akuten Schmerzbildern ähnlich, auch wenn sie vorwiegend durch dekompensierte reversible Funktionsstörungen verursacht sind. In diesem Fall lassen sich die reflektorischen Schmerzphänomene in der Regel schneller auflösen.
- *Rezidive* der Funktionsstörungen als reflektorische Reaktion auf die lokale Nozizeption aus der kranken Struktur und als Kompensationsreaktion auf die durch den Schmerz veränderten Bewegungsmuster *sind zu erwarten.* Im Langzeitverlauf kann die *Manipulation* zur Behandlung der Gelenkfunktionsstörungen der benachbarten Schlüsselregionen bei dem bekannten Bandscheibenvorfall durchaus zum Behandlungskonzept gehören. Voraussetzung dafür ist, dass die reflektorisch algetischen Krankheitszeichen gering ausgeprägt und das aufklärende Patientengespräch und eine saubere klinische Diagnostik erfolgt sind (➤ Kap. 10.2).
- Sonderfall: *Akute „Nackensteife" und akuter „myogener Schiefhals"* sind durch hohe Aktivität der RAK gekennzeichnet. Ruhigstellung und medikamentöse Schmerztherapie sind in den ersten drei Tagen angezeigt. Haben die sorgfältige Anamnese und die klinische Untersuchung keine Kontraindikation für die manualtherapeutischen schmerz- und spannungsreduzierenden Techniken ergeben (➤ Kap. 5.5), wird bei diesen Syndromen in der oben beschriebenen Weise vorgegangen.
In der Regel ist der beschwerdefreie, funktionsoptimierte Zustand in wenigen Sitzungen zu erreichen.

KLINISCHES FALLBEISPIEL

Manualmedizinischer Behandlungsalgorithmus bei konservativer Therapie eines zervikalen Bandscheibenvorfalls (Beispiel)

- Die Entscheidung zum konservativen Vorgehen wird nach Wertung aller Befunde im Konsilium der diagnostizierenden und behandelnden Ärzte und entsprechend der Entscheidung des Patienten nach ausführlichem aufklärendem und beratendem Gespräch gefällt.
- Die Führung des Prozesses liegt in der Verantwortung des behandelnden Arztes (meist Neurologe, Neurochirurg, Orthopäde/Traumatologe, PRM-Facharzt oder auch Hausarzt mit manualmedizinischer Weiterbildungsqualifikation). Kurze Wiedervorstellungsintervalle.

1. Erstes Ziel der Therapie ist die Schmerzbekämpfung → ärztliche manualmedizinische Probebehandlung	Durch Kombination von: • medikamentöser Therapie (Infusion, Injektion, oral), • schmerzarmer/-freier Lagerung, • wenig Bewegung in aufrechter Haltung, um die Automatisierung schmerzbedingter Ersatzmuster zu vermeiden, • analgetisch wirksamen Physiotherapiemethoden und manualtherapeutischen Maßnahmen.
2. Entlastung der Region mit dem Bandscheibenvorfall	Entlastung der Vorfallregion, z. B. C5/6, durch optimale Bewegungsfreiheit • der kraniozervikalen Nachbarregion • der zervikothorakalen Nachbarregion • insbesondere der Rotationsfunktion des Atlas.
3. Besonders geeignete Mobilisationsverfahren	Fazilitationstechniken mit Muskelentspannung: • Vorrangig Atem-Blick-Techniken • Positionierungstechniken
4. Voraussetzung für mobilisierende Verfahren → ärztliche Wirkungskontrolle nach Probebehandlung	Segment bzw. Region, die mobilisiert werden sollen, können schmerzfrei eingestellt werden
5. Sonderfall Triggerpunktbehandlung Relaxation als Schmerzbehandlung (siehe unter 1.)	Triggerpunktbehandlung nötig, wenn • die muskelfazilitierenden manualtherapeutischen Maßnahmen durch den Schmerz aus aktiven Triggerpunkten nicht angewendet werden können oder • die aktiven Triggerpunkte bei deren Anwendung nicht in die Latenz gehen.
6. Aktivierung von Alltagsmustern	• In jeder Behandlungssitzung, soweit sie schmerzarm möglich sind • Wahrnehmungsschulung für Ersatzmuster und aktive Korrektur

- Wie viel in einer manualmedizinischen Einzelsitzung erreicht werden kann, hängt von der Schwere der Strukturkrankheit ab.
- Als reflektorische Reaktion auf die lokale Nozizeption aus dem erkrankten WS-Segment mit Bandscheibenprolaps sind Rezidive zu erwarten.
- Daraus ergeben sich für das Therapieprogramm: Mitbehandlung durch Physiotherapeuten, ärztliche Führung des Rehabilitationsprozesses: WV mindesten einmal innerhalb von vier Wochen

10.8 Behandlungstechniken bei rezidivierenden Funktionsstörungen

Viele Arbeitsplätze sind mit sitzender Tätigkeit an Bildschirmen und Computern verbunden. Darum gilt für die HWS die Aussage ganz besonders, dass Fehlbelastungen des Bewegungssystems im Arbeits- und Lebensalltag die häufigste Ursache rezidivierender Funktionsstörungen sind, auch bei bestem Trainingszustand des stabilisierenden Muskelsystems. Umso wichtiger ist es, den Patienten mit der Vermittlung von effizienten Selbstübungen Hilfe zur Selbsthilfe zu geben. Die Selbstübungen sind Adaptationen der Behandlungstechniken an häusliche Machbarkeit. Immer sollte auch eine einfache Übung zur Bahnung des Korrekturstereotyps und zur Erhaltung der Bahnung unter den Bedingungen der Schwerkraft zu den täglichen Selbstübungen gehören.

Für den besseren Erinnerungswert versuchen wir, den Selbstübungen bildhafte Namen zu geben, z. B. die Vorstellung einer „Hängematte" oder eines „Sonnenschirms". Je nach Ausprägung und Rezidivneigung der Störung sind Selbstübungen häufiger (täglich) oder seltener (ein- bis zweimal wöchentlich) indiziert.

10.8.1 Selbstübung der Anteflexion O/C1 mit Relaxation der tiefen Nackenstrecker

Übungsablauf

➤ Abb. 10.57 *„HWS in der Hängematte"*: Der Patient liegt auf dem Rücken. Der Hinterkopf ist so unterlagert, dass der Kopf in Vornickung sinkt – „Kinn an die Binde". Dazu eignet sich z. B. ein festes Kissen, ein etwas stärkeres Buch oder ein Tennisball. Die HWS als „Hängematte" ist aufgehängt zwischen Okziput und Schultergürtel.

Blick nach oben und langsam und lange einatmen. Anschließend Blick „zum Kinn" und entspannt und geräuschlos ausatmen (➤ Abb. 10.57). Das Kinn zieht den Kopf mit zunehmender Muskelentspannung in weitere Vornickung. Es ist vorteilhaft, die Ausatmung zu verlängern mit einer kleinen Pause vor der nächstfolgenden Einatmung. Drei bis fünf Atemzüge genügen.

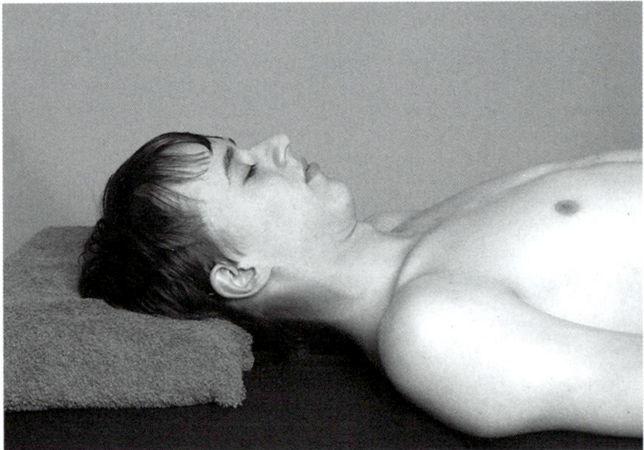

Abb. 10.57 Selbstübung zur Relaxation der tiefen subokzipitalen Nackenstrecker im Liegen. Entspannungsphase mit Blickwendung abwärts und Ausatmung. [K325]

Wenn der Patient gelernt hat, den Spannungsablauf im oberen Nackenbereich gut zu erfühlen, kann er die Übung auch im Sitzen anwenden. Dabei müssen Rücken und Okziput während der ganzen Übung angelehnt sein (z. B. Zimmerwand). Beim Blick nach unten mit Ausatmung entsteht das Gefühl, der Hinterkopf wandere an der Wand aufwärts. Die Übung im Sitzen hat den Vorteil, dass sie in Arbeitspausen in fast jedem Raum durchführbar ist.

10.8.2 Selbstübung der Seitneige im Sitzen

Übungsablauf

➤ Abb. 10.58 *„Die Luft ist raus"*: Der Patient sitzt aufrecht, der Rumpf kann angelehnt werden. Bei einer Störung der Rechtsseitneige greift er zum stützenden Halt mit Zeigefinger und Mittelfingerspitze der linken Hand über den Dorn des unteren Partnerwirbels zu seiner rechten Seite. Er neigt Kopf und Halswirbelsäule darüber nach rechts (➤ Abb. 10.58a). Dieser Griff lässt sich im Alltag als Spontanreaktion zur Entspannung beobachten.

Der Patient atmet mehrmals sehr ruhig ein und aus, unabhängig vom segmentalen Spannungsverlauf bei Atmung. Merkt er, dass bei Einatmung die Spannung unter seinen haltenden Fingern steigt, schaut er bei der Einatmung zur Stirn (➤ Abb. 10.58b) und senkt den Blick bei Ausatmung wieder. Bei guter Entspannung sinkt der Kopf bei drei- bis fünfmaligem Wechsel in der jeweiligen Atemphase weiter nach rechts.

Praktischer Hinweis

- Selbst wenn der Patient den Segmentkontakt nicht exakt gefunden hat, führt der Atemwechsel in gehaltener Seitneigeeinstellung die Entspannung zum Segment.
- Alternative Ausgangsstellung: Der untere Partnerwirbel wird auf der Neigungsseite dorsolateral am Bogen mit der Ulnarkante der Hand abgestützt, während sich die Finger über die Dorne der unteren HWS legen und den Arm entspannt tragen. Der Patient legt dann den Kopf über die Handkante und atmet ruhig ein und aus.

10.8.3 Selbstübung der zervikothorakalen Dorsalverschiebung in Rückenlage

Übungsablauf

➤ Abb. 10.59: Der Patient liegt entspannt auf dem Rücken auf einer festen Unterlage (Bank, Teppich). Ein festes, flaches Polster liegt mit dem oberen Rand unter dem Dornfortsatz des unteren Partnerwirbels. Ein zweites, etwas höheres Polster liegt unter dem Hinterkopf.

Der Patient zieht das Kinn „an die Binde". Die HWS sinkt zur Unterlage hin durch. Dadurch richtet sich der zervikothorakale Übergang auf und im Segment entsteht eine Dorsalbewegung. Das Heranziehen des Kinns wird mehrmals (sieben- bis zehnmal) weich und rhythmisch wiederholt.

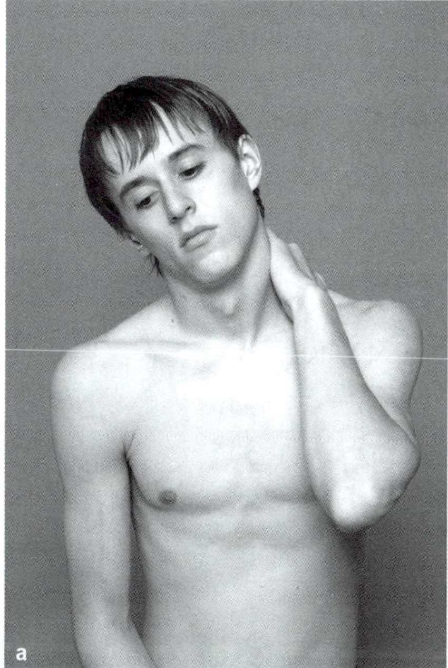

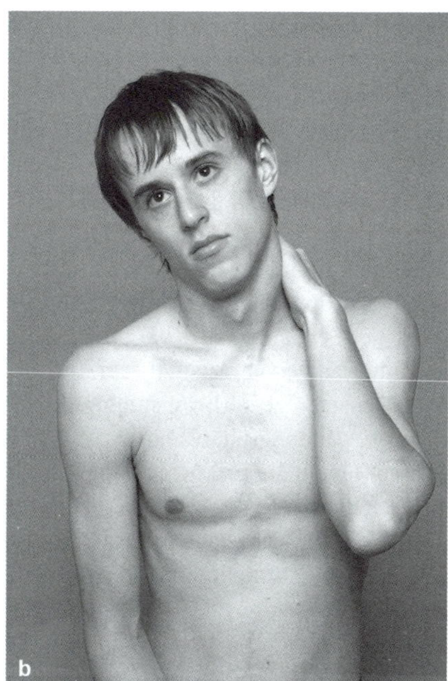

Abb. 10.58 Selbstübung der Seitneige in der HWS im Sitzen.
a) Der Patient umgreift mit Zeige- und Mittelfinger der linken Hand den Dorn des unteren Partnerwirbels, hält ihn von rechts und lehnt den Kopf sanft darüber.
b) Wenn der Patient beim Einatmen eine Spannung im Segment bemerkt, kann er zusätzlich in dieser Phase nach oben blicken. [K325]

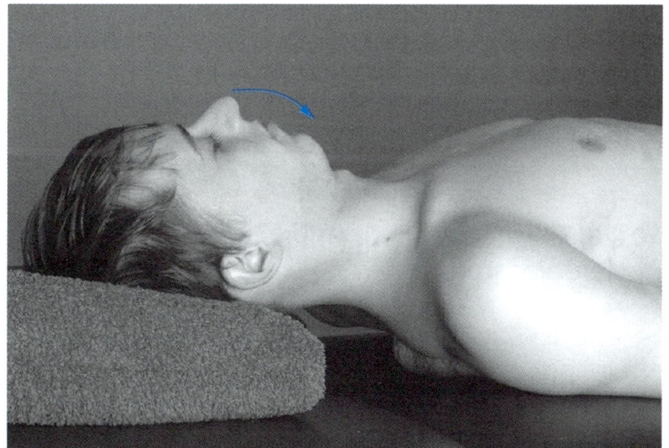

Abb. 10.59 Selbstübung bei rezidivierenden Extensionsstörungen im zervikothorakalen Übergang in Rückenlage. Das flache Polster stützt mit seiner oberen Kante den unteren Partnerwirbeldorn ab. Der Kopf ist mit einem etwas höheren Polster unterlagert. Der Patient drückt den Kopf rhythmisch, geführt vom Kinn, gegen die Unterlage. [K325]

Für Patienten mit starker BWS-Kyphose ist die Übung ungeeignet.

10.8.4 Selbstübung zur Muskelzugmobilisation der Rippe I

➤ Abb. 10.60: Der Patient legt seine Hand seitlich an Kopf und obere HWS. Sie stabilisiert Kopf und HWS (Punctum fixum). Durch rhythmischen Druck des Kopfs gegen die haltende Hand (Wechsel zwischen Anspannung und Entspannung der Skaleni) werden die oberen Rippen mobilisiert (Punctum mobile). Die Übung gelingt besser, wenn die andere Hand das Becken stützt und damit den Rumpf stabilisiert. Diese Technik wird meist beidseits ausgeführt (Ausnutzung der Antagonistenhemmung).

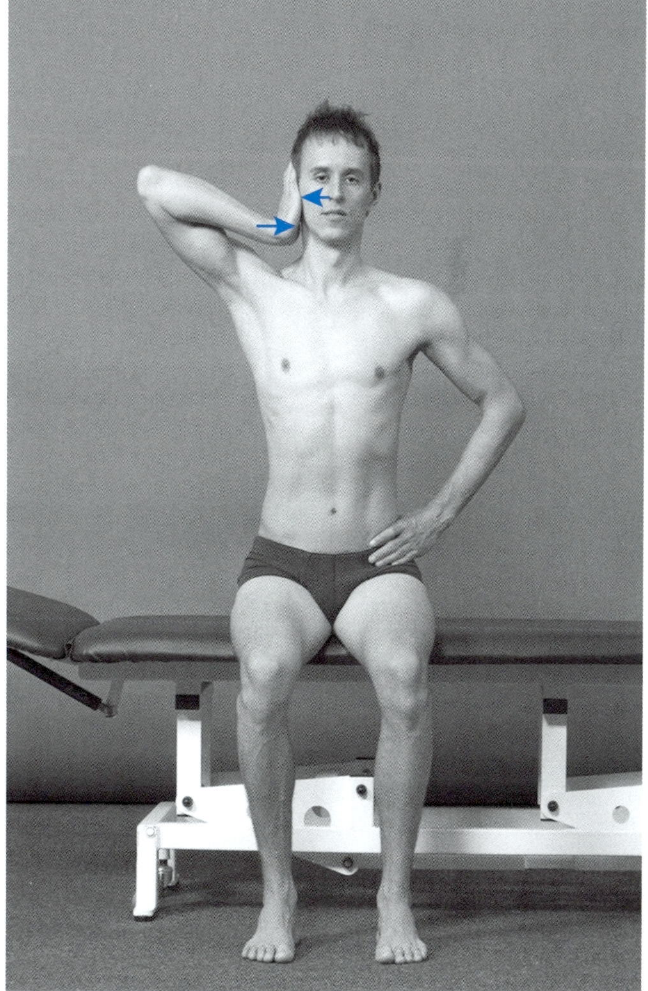

Abb. 10.60 Selbstübung bei rezidivierenden Blockierungen der Rippe I rechts. Den Widerstand zur repetitiven isometrischen Anspannung gibt die Hand an der Halsseite. Die Hand an der linken Hüfte stabilisiert den Rumpf. [K325]

10.8.5 Selbstübung zur Relaxation der Skaleni in Ausgangsstellung mit Muskelverlängerung

➤ Abb. 10.61, ➤ Abb. 10.62, ➤ Abb. 10.63 *„Sonnenschirm"*: Der Patient liegt auf dem Rücken. Zur Entspannungsübung für die rechten Skaleni stemmt er den rechten Ellbogen auf der Bank nach dorsokaudal. Das fixiert den Schultergürtel. Die linke Hand greift über den Kopf. Die Fingerspitzen werden rechts seitlich am Kopf abgelegt. Handteller und Langfinger bilden den „Sonnenschirm". Mit einer gedachten Seitbewegung des Kopfs auf die Fingerspitzen zu wird die Spannung aufgenommen und über fünf bis sieben Sekunden gehalten. Die nachfolgende Entspannungsphase sollte etwa die doppelte Zeit der Spannungsphase andauern (zehn bis 14 Sekunden). Beide Phasen werden dreimal wiederholt. Danach kann der Kopf vorsichtig nach links gezogen werden. Zur Behandlung der anderen Seite wird spiegelbildlich geübt. Besteht Schonhaltung bei sehr schmerzhafter Verspannung, bleibt der Kopf anfänglich in entspannter Neige.

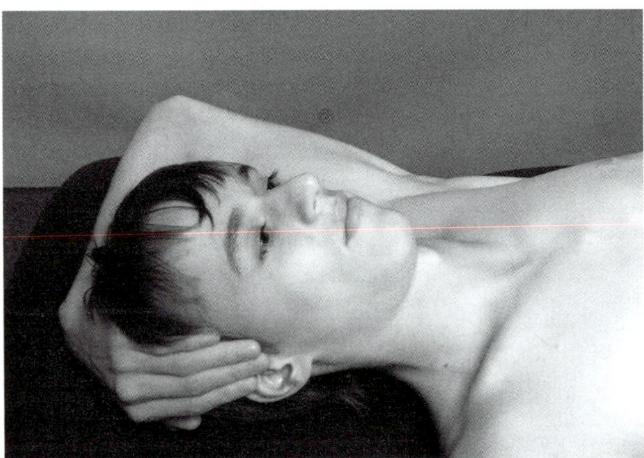

Abb. 10.61 Selbstübung zur Relaxation der mittleren Skaleni. Die widerstandgebenden Finger liegen seitlich am Kopf. [K325]

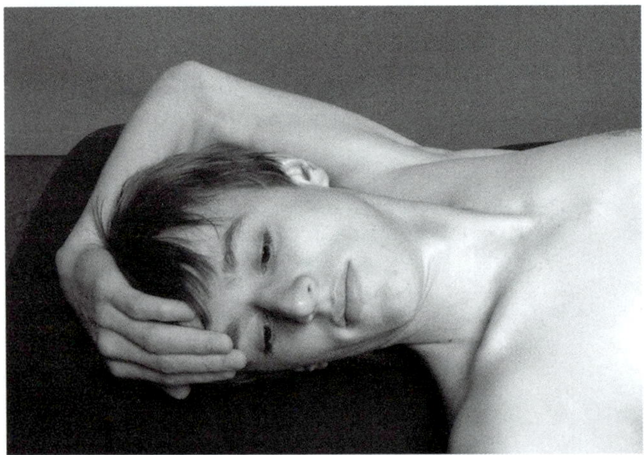

Abb. 10.62 Selbstübung zur Relaxation der vorderen Skaleni bei verlängerter Ausgangslage. Die widerstandgebenden Finger liegen an der Stirn. (Die hinteren Muskelanteile werden dabei in Annäherung gebracht und so mitbehandelt.) [K325]

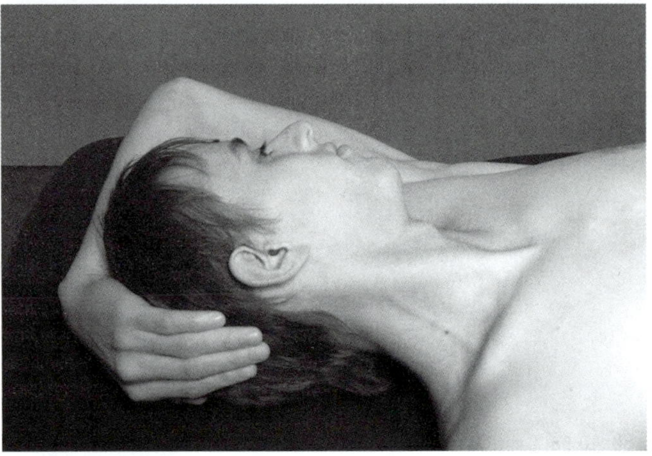

Abb. 10.63 Selbstübung zur Relaxation der hinteren Skaleni bei verlängerter Ausgangslage. Die widerstandgebenden Finger liegen am Hinterkopf. (Die vorderen Muskelanteile werden dabei in Annäherung gebracht und so mitbehandelt.) [K325]

Sollen mehr die vorderen Anteile der Skaleni gespannt werden, löst der Patient die Hand etwas vom Kopf und dreht den Kopf unter der Hand nach rechts, zum „Sonnen" der linken Gesichtsseite. Die Fingerspitzen werden wieder am Kopf abgelegt, diesmal links seitlich an der Stirn. Anspannung und Entspannung wechseln in beschriebener Weise.

Für die hinteren Anteile der Skaleni dreht er den Kopf nach links und „sonnt nun seine rechte Gesichtsseite".

10.8.6 Selbstübung zur Relaxation der Mm. sternocleidomastoidei

➤ Abb. 10.64 *„Aus der Geierhaltung in die Demutshaltung"*: Der Patient liegt auf dem Rücken mit einem Nackenkissen. Für die Anspannung der Sternokleidomastoidei hebt er gedanklich – ohne wirklich abzuheben – mit vorgeschobenem Kinn („Geierhaltung") Kopf und Hals von der Unterlage (➤ Abb. 10.64a). Nach fünf bis sieben Sekunden Haltespannung liegen Kopf und Hals wieder schwer auf der Unterlage. Beide Phasen werden dreimal wiederholt. Bei starker Verspannung bleibt der Kopf in O/C1 retroflektiert. Bei guter Entspannung fällt das Kinn nach vorn in die „Demutshaltung" – O/C1 anteflektiert (➤ Abb. 10.64b).

10.8.7 Übungen zur Integration der Funktionsverbesserung in Alltagsmuster

Für die Selbstübungen ist es günstig, wenn zu Beginn die Rumpfspannung durch Einstemmen der Füße unter Betonung des gleichmäßigen Stemmdrucks von Ferse und Vorfuß (➤ Kap. 7.10.5) optimiert wird.

Sachse-Manöver

Koordinationsübung für die Stabilisierung des Schultergürtels und des Rumpfs durch Optimierung der Atembewegung.

➤ Abb. 10.65: Der Patient sitzt oder liegt mit angestellten Beinen; die Füße haben Kontakt zur Unterlage. Er beugt beide Arme, die

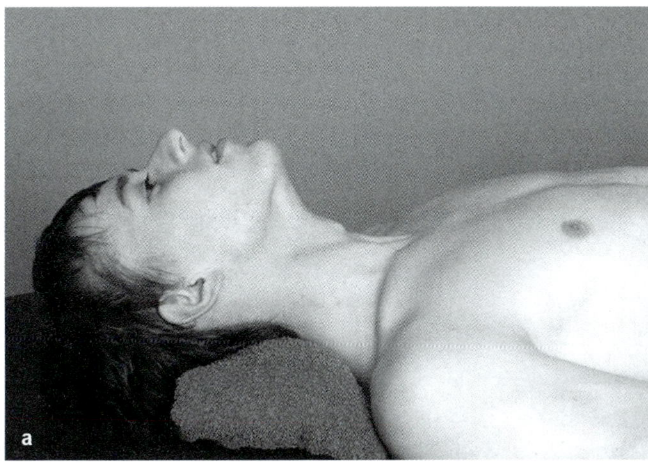

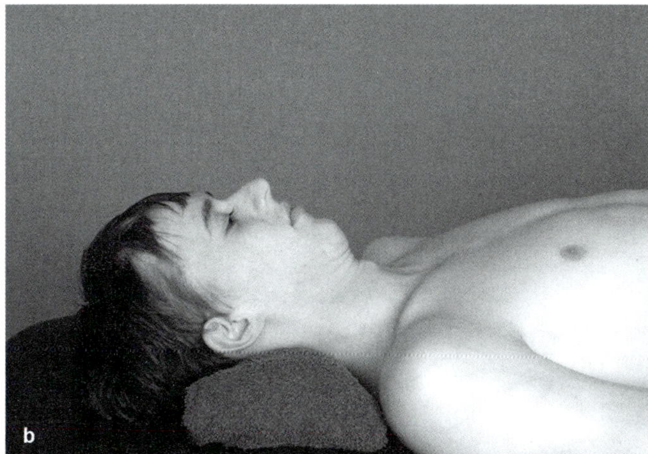

Abb. 10.64 Selbstübung zur Relaxation des M. sternocleidomastoideus.
a) Annäherung durch Retroflexionslagerung des Kopfs.
b) Wenn die Entspannung erfolgt ist, wird das Kinn langsam bis zur merkbaren Spannung zum Hals gesenkt. [K325]

Finger liegen entspannt über den oberen Rippen bzw. der lateralen Klavikula. Die Ellbogen liegen auf der Unterlage und sollen minimal nach kaudal geschoben werden (gedacht).

Zuerst fazilitiert die Behandlerin die Richtung durch geringen Kontakt ihrer Hände an den Ellbogen des Patienten (➤ Abb. 10.65). Der Patient lernt die minimale Anspannung, um sie dann als Eigenübung fehlerfrei wiederholen zu können. Gleichzeitig lernt er wahrzunehmen, dass die gedachte Bewegung nach kaudal durch eine Anspannung der unteren Schulterblattfixatoren geschieht, dabei automatisch die oberen Schulterblattfixatoren entspannen und die Vollatmung fazilitiert wird.

Aktive Bewegungen

Nach den gezielten Selbstübungen sollten aktive Bewegungen der HWS-Seitneige und -Rotation in aufrechter Kopfhaltung und in voller HWS-Flexion durchgeführt werden. Die Bewegung verläuft ruhig und fließend bis zur schmerzfreien Endstellung von Seitneige oder Rotation. Am Bewegungsende wird jeweils etwa drei Sekunden verharrt, ehe in die Gegenrichtung bewegt wird. Immer wird der volle Bewegungsraum von einer Seite zur anderen durchschritten.

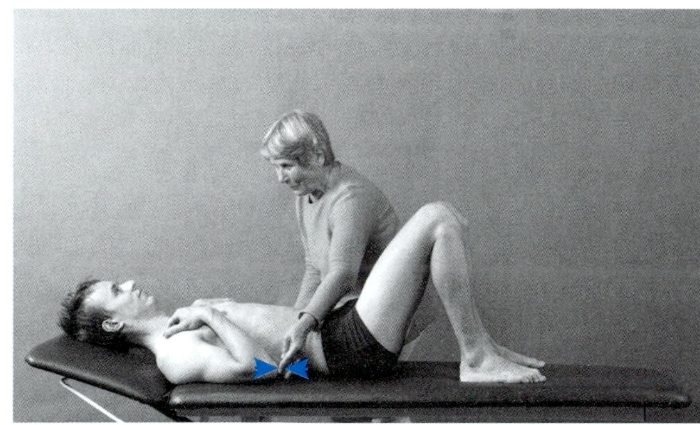

Abb. 10.65 Sachse-Manöver – Aktivierung der unteren Schulterblattfixatoren. Die Fazilitation der Anspannung erfolgt an den Ellbogen der gebeugten Arme, zunächst durch die Behandlerin, später durch Eigenvorstellung des Patienten. [K325]

Zur Übung der Anteflexion O/C1 wird bei Rotation mit aufgerichteter HWS auf dem Weg nach jeweils etwa 15° Wegstrecke das Kinn an die Binde gezogen, bevor die Bewegung fortgesetzt wird.

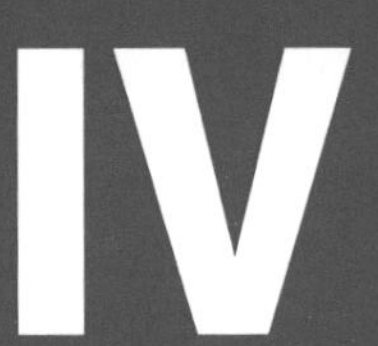

Das kraniomandibuläre System – Funktionszusammenhänge mit dem Bewegungssystem

Die Muskulatur des Kiefergelenks verbindet ihre Funktion so weitgehend mit der der Halswirbelsäule, dass die Überschneidung der funktionellen Pathologie nicht verwundern kann. Die Nackenmuskulatur hat ihre Gegenspieler in den tiefen Halsbeugern (M. longus colli und M. longus capitis) und in der hyoidalen Muskulatur, die in die suprahyoidale und infrahyoidale Muskelgruppe unterteilt wird. In Antagonismus zur Kaumuskulatur bewirken die hyoidalen Muskeln die Depression des Unterkiefers. Wenn sie als Halsbeuger ein Gegengewicht gegen (verspannte) Nackenmuskeln aufbauen müssen, brauchen sie die neutralisierende Fixationsspannung der Kaumuskulatur.

Störungen im Kiefergelenk und in der Bissfunktion beeinflussen ihrerseits die Kopfgelenkregion und über sie das gesamte Bewegungssystem.

KAPITEL

11 Untersuchung und Behandlung des Kiefergelenks und seiner Muskeln

11.1 Vorbemerkungen zur funktionellen Anatomie

Essen und Sprechen sind die wichtigsten Funktionen, an denen die Kiefergelenke beteiligt sind. Dazu kommen viele andere Bewegungen (z. B. Mimik, Mundpflege, Rasieren, Spielen von Blasinstrumenten). Beim Essen sind Beißen und Mahlbewegungen (Kauen) grundverschiedene motorische Abläufe. Aber wie im Bewegungssegment der Wirbelsäule sind auch bei jeder Kieferbewegung rechtes und linkes Gelenk beteiligt und sie bewegen sich nur bei sagittalen Bewegungen in gleicher Richtung.

Die Bewegungen des Unterkiefers setzen sich aus den sagittalen Richtungspaaren Adduktion-Depression und Protrusion-Retrusion (➤ Abb. 11.1) und aus den seitlichen Bewegungen, die bei den Mahlbewegungen vorherrschen, zusammen.

11.1.1 Das Kiefergelenk

Die anatomische Form des Gelenks und ein Discus articularis ermöglichen eine große Verschiebestrecke des Kieferköpfchens in sagittaler Richtung. Die Gelenkfläche des Os temporale bildet einen Abhang, an dem das Kieferköpfchen in der Nähe der hinteren Endstellung in Ruhe hängt. Der Diskus teilt die Gelenkhöhle in zwei isolierte Kammern. Er ist dorsal durch Bindegewebszüge am Os temporale angeheftet und kann von vorn durch den oberen Anteil des M. pterygoideus lateralis vor dem Zurückgleiten bewahrt werden.

Bei Kieferöffnung gleitet das Kieferköpfchen gegenüber dem Diskus nach vorn, senkt sich – vor dem Tragus gut tastbar – nach unten und dreht sich dabei nach vorn. Wenn eine Seite stärker nach vorn gleitet als die andere, weicht das Kinn bei Mundöffnung oder Protrusion zur Gegenseite ab. Manchmal ist dieses Abweichen nur in einer kurzen Phase der Mundöffnung erkennbar. Das fordert immer die Untersuchung des Gelenks und der Muskulatur.

Bei erhöhtem Auflagedruck gegen den Diskus wird das Gleiten des Köpfchens erschwert und der Diskus dadurch nach vorn gedrängt. Die dorsale Verankerung wird dadurch gelockert. Wenn bei der Mundöffnung der Diskus vom Kieferköpfchen nach vorn mitgenommen wird, bildet er vor ihm einen Wulst, den das Kieferköpfchen mit hörbarem Geräusch überwindet. Das zeigt eine strukturelle Dysfunktion des Gelenks an, ist aber nicht irreversibel.

Die dauerhafte Funktionsfähigkeit des Gelenks ist am besten gesichert, wenn die Okklusion der Zähne keine Störungen, vor allem keine vorzeitigen Okklusionskontakte aufweist und die Muskulatur symmetrisch und koordiniert den Unterkiefer bewegt. Beim Mundöffnen soll die Inzisivusmitte in der Medianebene bleiben. In Ruhe schwebt der Unterkiefer ohne Okklusionskontakt. Dann werden die Zähne nicht zusammengebissen und „knirschen" in der Nacht nicht.

11.1.2 Die Muskulatur des kraniomandibulären Systems

In der Literatur wird die enge Verflechtung der Muskel- und Gelenkfunktion betont. In älteren Untersuchungen stand das Gelenk im Vordergrund der pathogenetischen Überlegungen. Nun setzt sich immer mehr die Vorstellung durch, dass die Dysfunktion der orofazialen Muskulatur und die Störung ihrer Steuerung den artikulären Dysfunktionen vorausgeht und die Beschwerden direkt verantwortet. Experimentelle Schmerzauslösung im M. masseter führte zu Zahn-, Kiefergelenk- und Gehörgangschmerz.

Die Störeinflüsse auf das orofaziale System sind vielseitig. Sie reichen von einfachen mechanischen Okklusionsstörungen über motorische und reflektorische Beeinflussungen (Kopfgelenkstörungen, Ventilationsdysfunktion, Dysbalance der zervikalen Statik) bis zu allgemeinen Spannungserhöhungen der Kaumuskulatur unter psychischen Belastungen. Mit zunehmend präziser Muskelfunktionsdiagnostik zeigte sich, dass die Muskulatur häufiger den Schmerz auslöst als das Kiefergelenk.

Die wichtigsten Muskeln für die sagittalen Unterkieferbewegungen werden in ➤ Abb. 11.1 genannt. Die adduzierenden Kaumuskeln (➤ Abb. 11.2a) stehen den Depressoren (Mundöffnern), d. h. der suprahyoidalen Gruppe gegenüber (➤ Abb. 11.2b). Protrusion und Retrusion werden selten doppelseitig durchgeführt, sie sind einseitig Teil der Mahlbewegung, an der sich der M. pterygoideus lateralis Pars inferior (einseitige Protrusion mit Schub zur Gegenseite), die hinteren Teile des M. temporalis und die suprahyoidalen Muskeln beteiligen (einseitige Retrusion bzw. Fixation des gleichseitigen Kieferköpfchens nach dorsal). Die Palpationsuntersuchung dieser Muskulatur gehört in den Untersuchungsgang bei Kopf- und Gesichtsschmerz (➤ Kap. 11.5.2). Wegen der engen Beziehung von Muskelfunktion und Kiefergelenk ist die mobilisierende Gelenkbehandlung nie isoliert anzuwenden, sondern immer mit Muskelrelaxationen zu verbinden.

Wichtigste Funktionsprüfungen sind *aktive Testbewegungen des Unterkiefers*. Die Kaumuskulatur soll die Mundöffnung so weit erlauben, dass der Untersuchte die Mittelgelenke des gebeugten Zeige- und Mittelfinger der dominanten Hand ohne Anstrengung und Druck

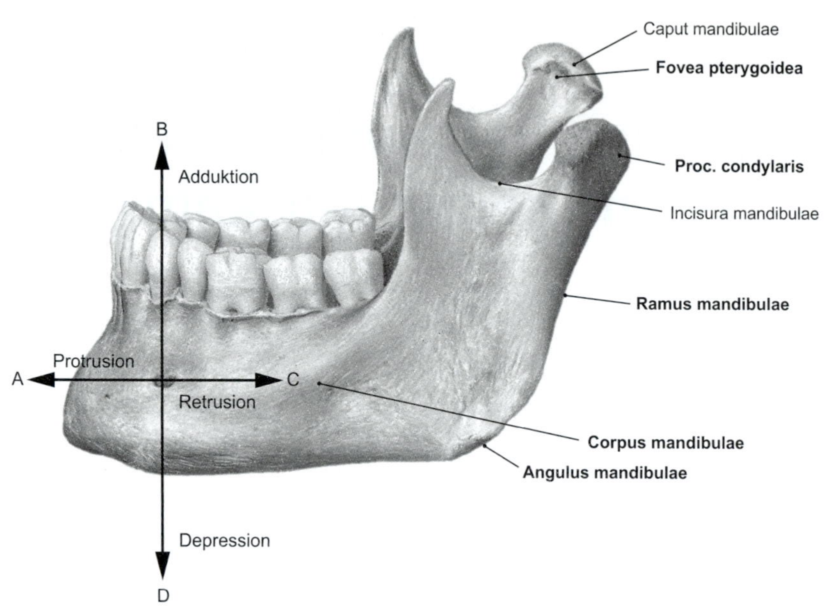

Abb. 11.1 Bewegungsrichtungen des Unterkiefers und ihre dynamischen Muskelkräfte. Bei einigen Bewegungen werden auch die balancierenden Muskeln genannt, wenn ihnen besondere klinische Bedeutung zukommt: *A Protrusion:* M. pterygoideus lateralis Pars inferior, M. masseter *B Adduktion:* M. masseter, M. pterygoideus medialis, M. temporalis, M. pterygoideus lateralis Pars superior (balancierend) *C Retrusion:* M. temporalis (hintere Anteile), M. pterygoideus lateralis Pars superior (balancierend) *D Depression:* M. pterygoideus lateralis Pars inferior, Platysma, M. mylohyoideus, M. geniohyoideus, M. digastricus venter anterior *Balancierend:* M. stylohyoideus, M. digastricus venter posterior, infrahyoidale Muskeln. [S000]

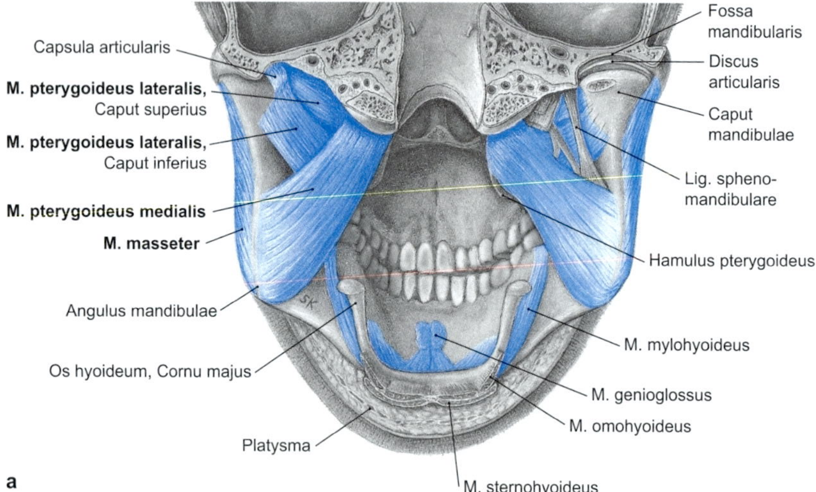

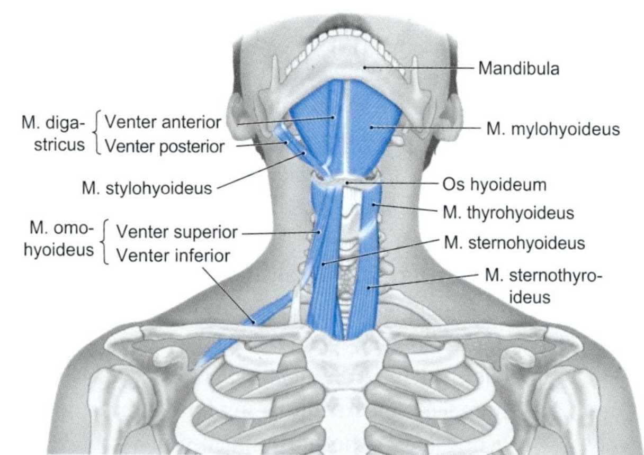

Abb. 11.2 Einige Muskeln des orofazialen Systems.
a) Kaumuskeln von der Innenseite gesehen: M. masseter, Mm. pterygoidei
b) Mundöffner, balancierende Muskeln: supra- und infrahyoidale Muskulatur. [S000, L273]

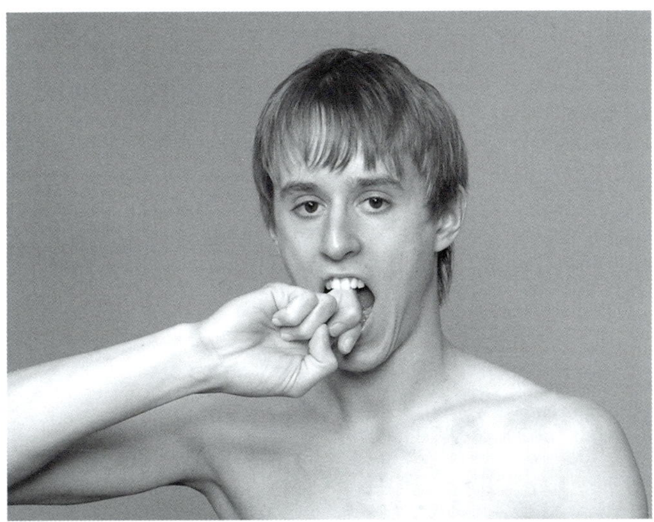

Abb. 11.3 Mittelgelenke von gebeugtem Zeige- und Mittelfinger der dominanten Hand sind das Maß für die maximale Mundöffnung (➤ Abb. 11.5). Sie dürfen nicht mit Gewalt hineingesteckt werden. [K325]

zwischen die Schneidezähne legen kann (➤ Abb. 11.3). Bei Verspannung in der Kaumuskulatur ist das nicht möglich, noch weniger bei schmerzhafter Verspannung.

Die Spannungsbeziehungen der Unterkiefermuskulatur sind in manchen Fällen sogar sichtbar. Die Kaumuskulatur hat ein „Aus-Ein-Verhalten" (➤ Kap. 4.4.3). Wenn sich der Mund während der Einatmung öffnet, zeigt das die Spannungsminderung der Kaumuskulatur an. Während der Ausatmung wird dagegen der Mund geschlossen. Bei Ventilationsstörungen wandern Kehlkopf und Zungenbein während der Einatmung kaudalwärts und zeigen die inspiratorische Spannungszunahme der infrahyoidalen Muskulatur an. Entsteht bei Ausatmung eine gespannte Okklusion, gilt das als Zeichen der Spannungsvermehrung. Damit verbunden werden oft auch die Zunge und der Mundboden aufwärts gegen den Gaumen verschoben (dorsale suprahyoidale Muskeln).

11.1.3 Klinische Erscheinungen aus Dysfunktionen des orofazialen Systems

Anfangs stand das *Kiefergelenk* als Verursacher klinischer Störungen des orofazialen Systems im Vordergrund. Isolierte hypomobile artikuläre Funktionsstörungen des Kiefergelenks (Blockierungen) sind bei dem Gelenkbau mit einem Discus articularis und den großen Exkursionen des Kieferköpfchens jedoch eher selten. Bei strukturellen Gelenkerkrankungen muss die kieferorthopädische Beurteilung und Behandlung veranlasst werden.

Kausale Beziehungen zur *Zahnmedizin* sind eng und häufig. Okklusionsstörungen durch Gebissdefekte oder erkrankte Weisheitszähne, auch durch nicht sachgerechte zahnärztliche Versorgung bewirken Kiefergelenkdysfunktionen.

Die klinischen Erscheinungen sind nicht immer eindeutig auf das Gelenk projiziert. Der Schmerz wird oft im äußeren Gehörgang empfunden und deshalb zuerst dem Hals-Nasen-*Ohrenarzt* vorgetragen. Bei entzündlicher Komponente kann der Gehörgang sogar zuschwellen. Wenn der Schmerz eine Trigeminusneuralgie des dritten Astes imitiert (Costen-Syndrom), führt das zum *Neurologen*. Costen bezog seine Beobachtungen auf die Dysfunktion des Kiefergelenks

Für die Vielschichtigkeit der wechselnden Beschwerden im kraniomandibulären System können heute *neurophysiologische Erklärungen* gegeben werden. Die Verschaltung von Afferenzen aus den oberen Zervikalsegmenten mit Trigeminusafferenzen (zervikotrigeminale Konvergenz) wird als Erklärung für die bunten Symptombilder herangezogen. Ebenso sind Verschaltungen mit den Vestibulariskernen (zervikovestibuläre Konvergenz) und mit den Kochleariskernen nachgewiesen. Sie lassen den Zusammenhang von Störungen in den Kopfgelenken und im kraniomandibulären System mit Gleichgewichtsstörungen (ungerichteter Schwindel) und Ohrgeräuschen vermuten. Nicht zuletzt kann die resultierende zentrale Sensibilisierung im Hirnstamm begleitende autonome Reaktionen wie Übelkeit, Blutdruckschwankungen u. a. verursachen.

Die orofaziale Muskulatur liegt im Netzwerk dieser Konvergenz und der motorischen Verkettungen unseres Körpers am kranialen Ende. Sie kann als adduzierender Zügel am Unterkiefer aufgefasst werden, der mit den depressorischen Kräften, den suprahyoidalen und infrahyoidalen Muskeln, eine myotatische Einheit bildet. Zusammen mit den tiefen Halsbeugern kompensieren die infrahyoidalen Muskeln als oberflächliche Halsbeugemuskeln außerdem die Wirkung verspannter Nackenstreckmuskeln bei der Balancierung der Kopfstatik. Über diese Beziehung erklärt sich vielleicht die Erfahrung, dass Nackenschmerz manchmal so lange rezidiviert, bis der Faktor einer orofazialen Dysfunktion erkannt und ausgeschaltet wurde. Andererseits bietet die Kaumuskulatur einen Gegenhalt bei Aktivitätsvermehrung der suprahyoidalen Muskeln, die als Kompensation schwacher tiefer Halsbeuger auftritt. Sie greift damit in die gestörte Kopfstatik ein.

Das Gleichgewicht zwischen ventralen und dorsalen stabilisierenden Muskeln ist an der oberen HWS meistens zugunsten der Extensoren verschoben. Die aufrechte Kopfhaltung bedarf der gezügelten Stabilisierung der HWS durch Aktivierung der Muskelgruppen, um den Kopfschwerpunkt über dem Wirbelkörper C7 als Basis zu halten. Die tiefen Halsbeuger (Mm. longus colli et capitis, Mm. recti capitis medialis et lateralis) neigen zur Aktivitätsminderung. Die supra- und infrahyoidalen Muskeln können kompensatorisch als Halsbeuger arbeiten, wenn der Unterkiefer am Oberkiefer festgehalten wird. Damit übernimmt die Kaumuskulatur statische Funktionen (➤ Abb. 11.4). Sekundäre Verspannungen und Triggerpunkte in der Kaumuskulatur lösen dann möglicherweise Schmerzen im Gesicht und um das Kiefergelenk herum aus (➤ Kapitel 11.5.2). Verspannt sich auch die prätracheale Faszie, führt das zur myofaszialen Enge im oberen Thoraxeingang mit vorwiegenden Störungen des lymphatischen und venösen Rückstroms, gekoppelt mit Übertragungsschmerz in Hals, Thorax und Armen.

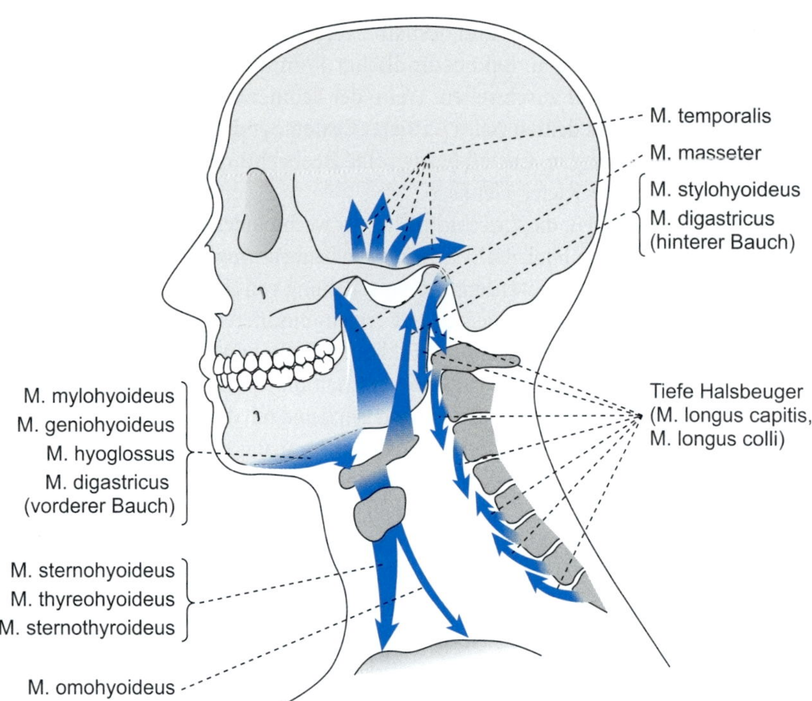

Abb. 11.4 Bei Leistungsminderung der tiefen Halsbeuger kompensieren Kaumuskulatur und oberflächliche Halsbeuger im muskulären Gleichgewicht der HWS-Statik. [L106]

11.2 Regionale orientierende Untersuchung des kraniomandibulären Systems

Hinweise aus der Anamnese und aus der umfassenden orientierenden Untersuchung auf die kraniomandibuläre Region (➤ Kap. 7.5.3, ➤ Kap. 7.5.4, ➤ Kap. 7.7) und Auffälligkeiten der Kopfhaltung im Stehen und Sitzen führen zu regionalen orientierenden Untersuchungen des kraniomandibulären Systems. Aktive Bewegungen als orientierende Untersuchungen weisen bei Abweichungen von der Norm sowohl auf Störungen des Kiefergelenks als auch auf Funktionsabweichungen der bewegenden Muskeln hin.

11.2.1 Inspektion der Ruhehaltung

Im Sitzen und Liegen wird das Gesicht des Patienten betrachtet: ob die Gesichtsmuskeln entspannt sind, ob der Unterkiefer locker in kleinem Abstand der Zahnreihen hängt oder diese fest aufeinanderliegen (Okklusion). Das kann durch leichtes Anheben des Unterkiefers oder durch Befragen des Patienten ermittelt werden. Der Patient gibt außerdem darüber Auskunft, ob die Zunge an den Gaumen gepresst ist.

Der Behandler palpiert den Mundboden auf seinen Spannungszustand.

Bewertung

Vermehrte Mundbodenspannung, verstärkte Mundgrübchen, Einbisse und Impressionen an Lippen, Wangeninnerem und Zunge sprechen für muskuläre Störung. Abrasionen der Zähne, Zahnhalsdefekte und Bericht des Patienten über Bruch von Zahnrekonstruktionen sprechen eher für dentogene Ursachen der Störungen, die primär behandelt werden müssen, damit die nachfolgende oder begleitende Manuelle Therapie zur Linderung der Beschwerden des Patienten führen kann. Das gilt noch mehr für dentookklusogene Ursachen (Probleme der Verzahnung und des Schneidezahnarrangements), die nicht Gegenstand dieser Einführung sein sollen.

Klinischer Hinweis

Für *primär muskuläre* Störung sprechen:
- Einbisse
- Impressionen
- Grübchen
- Mundbodenverspannung.

Für *primär dentogene* Störung sprechen:
- Abrasionen
- Zahnhalsdefekte
- Zahnbewegung mit Bruch von Rekonstruktionen.

Praktischer Hinweis

Selbstbeobachtung

Der Patient wird auf die Zeichen von Verspannung hingewiesen und angeregt, sie möglichst oft am Tage selbst zu überprüfen und ggf. zu korrigieren. Selbstbeobachtung und Korrektur sind vor allem in psychisch belastenden Situationen wertvoll.
- Die Zahnreihen sollen in aufrechter wie in liegender Position einige Millimeter voneinander schwebend entfernt gehalten werden.
- Die Zunge soll entspannt auf ihrem Grund liegen, vom harten Gaumen entfernt. Die Zungenspitze kann etwas aufgebogen hinter den oberen Schneidzähnen anliegen.
- Die Kaumuskeln sind entspannt

11.2.2 Inspektion der aktiven habituellen Mundöffnung

Der Patient sitzt angelehnt und entspannt, der Untersucher steht vor ihm und beobachtet, wie der Patient den Mund – betont langsam – öffnet. Der Untersucher beurteilt die Qualität des Öffnungswegs.

Erwartet wird:

- die Kinnspitze oder besser die Schneidezahnmitte verlässt nicht die Medianebene
- die Bewegung läuft gleichmäßig langsam ab ohne ruckartig schnellere Phasen, Geräusche im Gelenk sind nicht hörbar

Klinischer Hinweis (➤ Abb. 11.5)

Deflexion, d. h. das Abweichen am Ende nach einer Seite, weist hin auf:

- eine Öffnungshemmung des Kiefergelenks dieser Seite,
- Verspannung der retrudierenden Muskeln dieser Seite.

Dyskoordination, d. h. wechselnde Mittellinienabweichung während der Öffnung, weist hin auf Spannungsasymmetrien der Kaumuskulatur und der Mundöffner.

Deviation, d. h. Seitabweichung während der Öffnung, am Ende wird die Mittellinie wieder erreicht, weist hin auf Diskusstörung mit vorwiegend muskulärer Komponente.

Schnellende Unterkieferbewegungen, schnappende oder knackende Geräusche während der Mundöffnung weisen hin auf Strukturläsion im Kiefergelenk mit Störung der Diskusfixation im Gelenk.

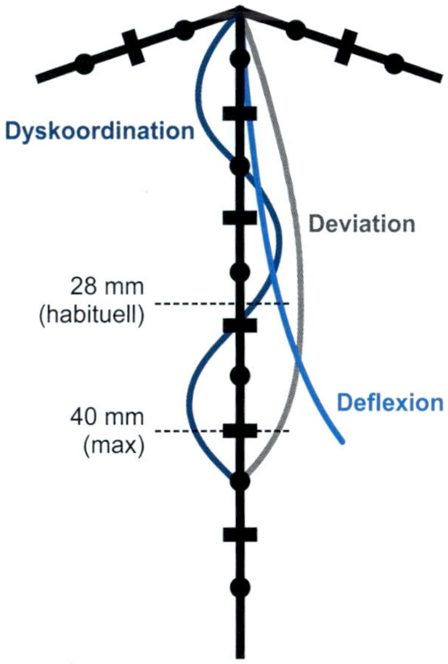

Abb. 11.5 Schema zur Dokumentation des Befunds bei aktiver Mundöffnung. Erwartung für Normalbefund: keine Auslenkung in Deviation, Deflexion und ohne dyskoordinierte Bewegung [L106]

11.2.3 Inspektion der maximalen Mundöffnung

Der Patient sitzt aufrecht und angelehnt. Der Patient öffnet den Mund, so weit er kann. Der Behandler steht vor ihm und schätzt die Interzisaldistanz in der Schneidezahnmitte. Der Abstand soll mindestens 3,5 cm betragen.

Klinischer Hinweis

Deutliche Verkleinerung des Schneidezahnabstands (weniger als 3,5 cm) weist hin auf:

- Funktionseinschränkung des Kiefergelenks,
- allgemeine oder umschriebene Verspannung der (adduzierenden) Kaumuskeln.

11.2.4 Inspektion der aktiven Protrusion des Unterkiefers

Der Patient sitzt angelehnt und entspannt, der Untersucher steht vor ihm. Der Patient schiebt betont langsam den Unterkiefer nach vorn. Der Untersucher beobachtet den Ablauf der Bewegung anhand von Schneidezahnmitte und Kinn. Erwartung: Die Medianebene wird eingehalten und die Unterkieferschneidezähne werden deutlich vor die Oberkieferschneidezähne gebracht. Das Ergebnis ähnelt dem bei Mundöffnung, manchmal verdeutlicht sich eine erkannte Abweichung.

Klinischer Hinweis

Kinnabweichung nach rechts weist hin auf:

- rechtsseitige Störung der Gelenkbeweglichkeit,
- asymmetrische Muskelspannung mit rechts höherer Spannung der retrudierenden Muskeln.

Für die linke Seite gelten die umgekehrten Befunde.

11.2.5 Palpation

Die *Hyoidpalpation* gehört in die umfassende orientierende Untersuchung und wird meist in aufrechter Haltung durchgeführt (➤ Abb. 7.19). Bei der regionalen orientierenden Untersuchung oder bei Nachuntersuchungen wird oft auch im Liegen untersucht. Dann sitzt oder steht der Untersucher am Kopfende, legt seine Zeigefingerkuppen beidseits ans Hyoid (➤ Abb. 11.14) oder umgreift das Hyoid mit der Zeigefinger-Daumen-Gabel einer Hand. Er palpiert die Verschieblichkeitsspannung des Hyoids

Klinischer Hinweis

Einseitiger Widerstand bei lateralem Verschiebungsimpuls am Hyoid spricht für gestörtes Gleichgewicht im orofazialen System.

Widerstand bei Kaudalschub einer Seite spricht für:

- Spannungserhöhung suprahyoidal auf der gleichen Seite oder
- infrahyoidal auf der Gegenseite.

Widerstand bei Kranialschub einer Seite spricht für:

- Spannungserhöhung infrahyoidal auf der gleichen Seite oder
- suprahyoidal auf der Gegenseite.

11

Die *Region des Kiefergelenks* wird im *Seitenvergleich* palpiert:

- von lateral über dem Tragus direkt vor und hinter dem Köpfchen oder
- von dorsal mit dem kleinen Finger vom Gehörgang her.

Palpation in Ruhelage des Gelenks erfasst die Ruhespannung und fahndet nach Druckschmerzhaftigkeit.

Durch Palpation beim Öffnen und Schließen des Mundes wird der Weg des Kieferköpfchens beurteilt und die Reihenfolge des Ablaufs verglichen.

Palpationsablauf

Der Patient sitzt, der Untersucher steht hinter ihm und stützt ihn mit dem Körper. Auf den Tragus beider Seiten legt er je einen Finger. Während der Patient den Mund langsam öffnet, palpiert er die Verschiebebewegung des Kieferköpfchens (nach vorn). Besonders gut zu erkennen sind Asymmetrien im Bewegungsbeginn.

Manchmal ist bei Gelenkentzündungen der Gehörgang zugeschwollen. Oft scheinen palpierbare Veränderungen allein auf Muskeln zurückzugehen, die am Köpfchen verlaufen.

11.2.6 Isometrische Schmerzprüfung

➤ Abb. 11.6: Der Patient sitzt angelehnt an die Untersucherin. Sie steht hinter ihm und umgreift mit der Zeigefinger-Daumen-Gabel das Kinn des Patienten. Der gebeugte Mittelfinger liegt am Mundboden und sichert die Position des Unterkiefers in Ruhestellung, d. h., die Zahnreihen sind einige Millimeter schwebend voneinander entfernt. Der Patient neutralisiert minimale Bewegungsimpulse des Untersuchers am Kinn, sodass keine passive Bewegung zustande kommt (isometrische Anspannung). Geprüft werden Öffnen und Schließen, Vor- und Zurückschieben des Unterkiefers und die Lateralbewegung (➤ Tab. 11.1). Auftretender Schmerz kann Hinweis auf Muskelverspannungen sein. Die Differenzierung ist vielschichtig, weil die Koordination von Arbeits- und Balanceseite fast alle Muskeln betrifft, auch wenn nur in eine Richtung gespannt wird. Auftretender Schmerz hilft, die Seite zu lokalisieren, auf der die gezielte Palpation der Einzelmuskeln Verspannungen oder Triggerpunkten aufdeckt.

11.2.7 Test auf kraniomandibuläre Beteiligung an rezidivierenden Beckenverwringungen

Im Kapitel Spannungsphänomene von LWS und Becken (➤ Kap. 8.4.3) ist das Spannungsphänomen „variable Beinlängendifferenz“ beschrieben (➤ Abb. 8.10). Dieser Test kann in modifizierter Form Hinweis auf Verkettungen von kraniomandibulärem System und Becken geben. Voraussetzung ist die vorherige Behandlung aller LWS- und Beckenfunktionsstörungen.

Der Patient liegt auf der Bank, der Untersucher legt seine Hände über die Sprunggelenke, die Daumen liegen auf den medialen Malleoli, und erwartet Parallellage. Vor der Aufrichtung soll der Patient bei offenem Biss schlucken. Dann richtet er sich mit geöffneten Augen und offenem Biss schnell auf. Symmetrie oder Asymmetrie der „Beinlänge“ registriert der Behandler anhand der Lage seiner Hände.

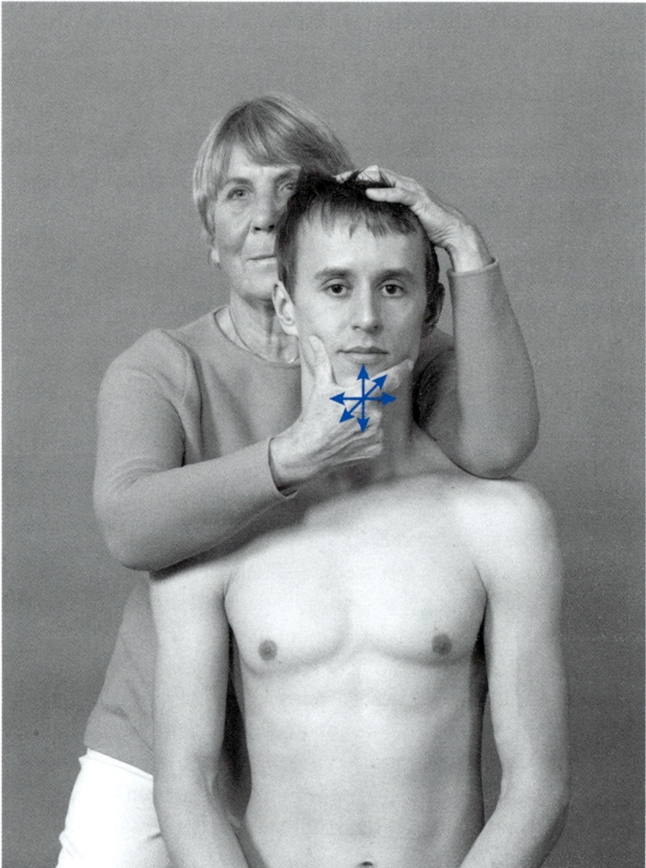

Abb. 11.6 Isometrische Schmerzprüfung der Muskeln, die das Kiefergelenk bewegen. Die Pfeile verdeutlichen die Spannungsrichtungen Öffnen/Schließen, Pro- und Retrusion, Laterotrusion. [K325]

Tab. 11.1 Schmerzprüfung im kraniomandibulären System durch isometrische Anspannung/Widerstandstests

Spannungsrichtung	Hauptmuskeln der Bewegungsrichtung
Depression (Mundöffnung)	• M. pterygoideus lateralis Pars inferior • M. mylohyoideus • M. geniohyoideus • M. digastricus • Platysma
Adduktion (Mundschließung)	• M. masseter • M. pterygoideus medialis • M. temporalis • M. pterygoideus lateralis pars superior (Fixation des Diskus)
Protrusion	• M. pterygoideus lateralis pars inferior • M. masseter
Retrusion	• M. temporalis (hinterer Anteil) • M. pterygoideus lateralis pars superior (Fixation des Diskus)
Äquilibrierung	• M. stylohyoideus • M. digastricus venter posterior, infrahyoidale Muskulatur

Der Patient legt sich wieder hin und schluckt mit geschlossenem Biss. Danach richtet er sich schnell wieder zum Langsitz auf, diesmal mit geschlossenem Biss und geschlossenen Augen. Registriert werden wieder Symmetrie oder Asymmetrie der „Beinlänge". Bei auftretender „scheinbarer Beinlängendifferenz" wird die „kürzere" Seite dokumentiert. Die gezielte Untersuchung ist dann Aufgabe des Zahnarztes.

Je nachdem, welches Erklärungsmodell herangezogen wird, kann dieser Befund als Verkettungsreaktion oder als Konvergenzreaktion im Hirnstamm aufgefasst werden.

Weitere regionale orientierende Untersuchungen des kraniomandibulären Systems fasst ➤ Tab. 11.2 zusammen.

11.3 Gezielte Untersuchung des Kiefergelenks

Die Region des Kiefergelenks ist der Palpationsuntersuchung zugänglich. Wenn der Kopf gut fixiert ist, kann am lateral verschobenen Unterkiefer eine passive Beweglichkeitsprüfung mit Endfedern vorgenommen werden. Bei voller Mundöffnung und in Protrusion ist die Endfederungsprüfung nicht möglich.

11.3.1 Beweglichkeitsprüfung

➤ Abb. 11.7: Der Patient sitzt, der Untersucher steht stützend hinter ihm. Zur Untersuchung des rechten Kiefergelenks wird der Kopf deutlich nach rechts gedreht, am Körper des Untersuchers angelehnt und von der linken Hand um die Stirn herum gehalten. Die Fingerspitzen der linken Hand zeigen zur rechten Schläfe. Die rechte Hand legt sich auf der linken Seite tragend an den Unterrand des Unterkiefers. Der Patient öffnet den Mund etwas und entspannt. Der Untersucher zieht den Unterkiefer nach rechts. Mitbewegungen des Kopfs werden von der linken Hand verhindert. Der Widerstand am Ende, die Endespannung, wird getastet.

Erwartet wird am Bewegungsende eine weiche Bremsung.

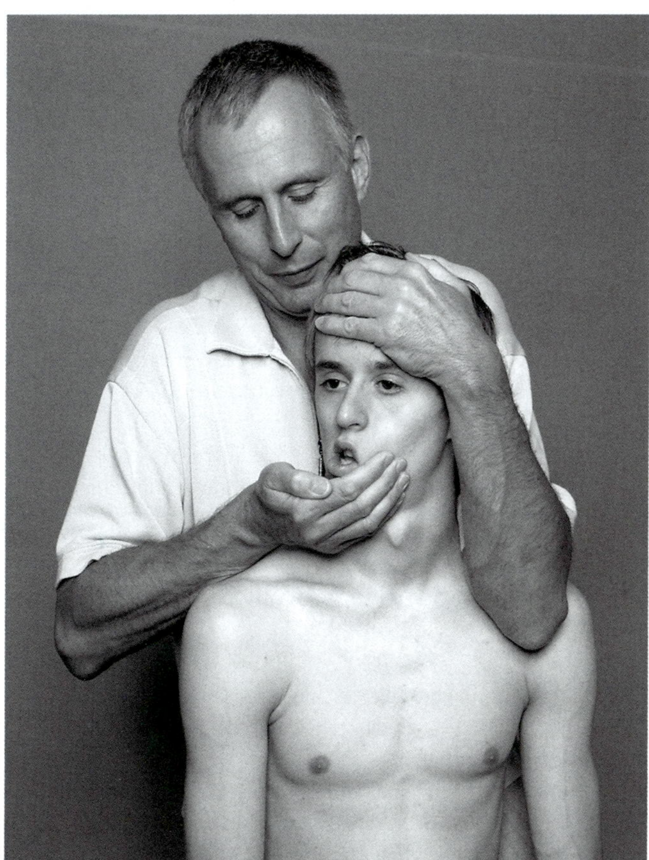

Abb. 11.7 Passive Beweglichkeitsuntersuchung des rechten Kiefergelenks. Der entspannte Unterkiefer wird nach rechts hinten verschoben. [K325]

Klinischer Hinweis

Harte Endspannung ist ein Zeichen für:

- Gelenkfunktionsstörung und
- Verspannung des M. pterygoideus lateralis dieser Seite.

11.3.2 Gelenkspielprüfung

➤ Abb. 11.8: Der Patient liegt. Zur Untersuchung des linken Kiefergelenks dreht er seinen Kopf nach rechts und öffnet ein wenig den Mund. Die Untersucherin sitzt/steht in Schulterhöhe rechts neben dem Patienten. Die linke Hand liegt weich auf dem Scheitel und

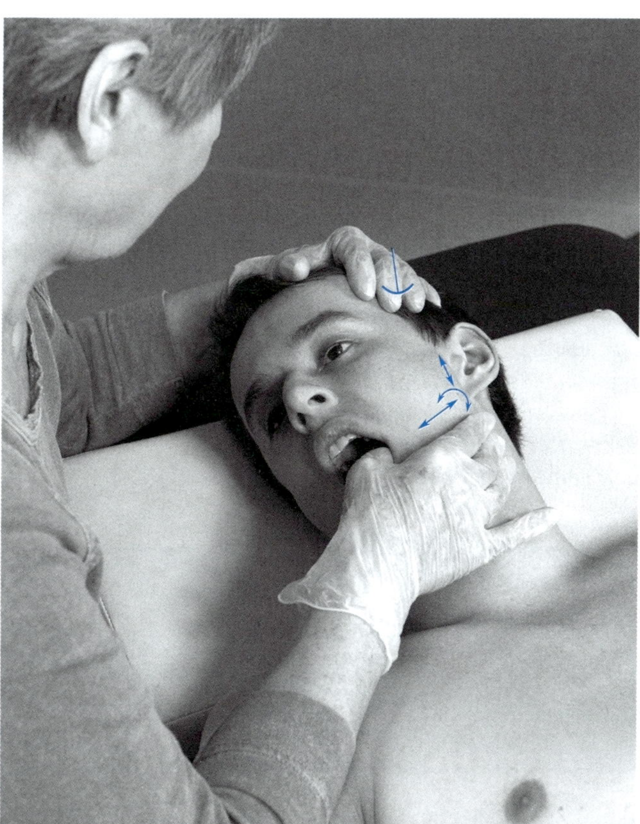

Abb. 11.8 Gelenkspieluntersuchung des linken Kiefergelenks. Der Kopf des Patienten liegt in spannungsfreier Rechtsrotation. Die Untersucherin stabilisiert mit ihrer linken Hand die Kopflage und das Os temporale. Daumen und Zeigefinger der rechten Hand umgreifen den Unterkiefer und führen die Untersuchungsbewegungen aus. Der Daumen liegt intraoral auf den Molaren. Die Pfeile deuten die Untersuchungs- und Positionierungsrichtungen an. [K325]

Tab. 11.2 Regionale orientierende Untersuchung des kraniomandibulären Systems

Regionale orientierende Untersuchung kraniomandibulär	Mögliche Lokalisation der Funktionsstörung
Gedrehte Seitneige*	• Kopfgelenkregion • Kiefergelenk • Suprahyoidale Muskeln
Schräge Vorneige*	Zervikothorakale Region
Schräge Rückneige	• Zervikothorakale Region • Oberflächliche Halsfaszie (Platysma) • Prätracheale Faszie (infrahyoidale Muskeln) • Viszerofasziale Verkettungen
Inspektion	
Parafunktionen	• Myofasziale Dysbalance • Dentogen
Inspektion der Quantität und Qualität der Bewegung	
Habituelle Mundöffnung	• Kiefergelenk • Diskus • Myofasziale Dysbalance
Maximale aktive Mundöffnung	Vorwiegend Kiefergelenk
Vorschieben des Unterkiefers	• Kiefergelenk • Dysbalance im Kaumuskelsystem
Palpation	
Hyoid*	Orofaziales System
Kiefergelenk	Gelenk, gelenknahe Muskeln
Schmerzpunktpalpation	• Tragus • Kieferwinkel, Mundboden • Schläfen

Mit * gekennzeichnete Untersuchungen sind Teil der umfassenden orientierenden Untersuchung.

stabilisiert den Kopf und das Os temporale. Der Zeigefinger dieser Hand palpiert über dem Tragus das Kiefergelenk. Der Daumen der behandschuhten rechten Hand wird intraoral auf die rechte Unterkieferzahnreihe gelegt, der Zeigefinger umfasst von außen die rechte Mandibula. Die Mandibula wird unter Führung des Daumens nacheinander in Traktion nach kaudal, nach ventral und nach medial und lateral bis an die Endspannung bewegt.

Erwartet werden ein weicher Weg bis ans Bewegungsende und freie Endfederung.

Klinischer Hinweis

- Harte Endespannung und fehlende Elastizität bei Federung in einer oder mehreren Richtungen werden als Störung des Gelenkspiels registriert.
- Bei solchem Befund ist es günstig einen Spannungsvergleich zwischen Traktion und entlastender Annäherung in Kompressionsrichtung vorzunehmen (➤ Kap. 11.4.4).

11.4 Behandlung des Kiefergelenks

Die *Indikation* zur Behandlung ergibt sich aus gestörter Mundöffnung und Gelenkspielprüfung.

Praktischer Hinweis

- Die repetitive Mobilisation (➤ Kap. 11.4.1) ist vorwiegend auf das Gelenk gerichtet.
- Bei hoher muskulärer Verspannungskomponente sind die Techniken unter Einbeziehung der Muskelrelaxation (➤ Kap. 11.4.2, ➤ Kap. 11.4.3) indiziert.
- Verminderung der Spannung in Kompression ergibt die Indikation zur Behandlung durch myofasziales Release unter Kompression (➤ Kap. 11.5.1).
- Nach der Behandlung wird der Erfolg über den Vergleich von Quantität und Qualität der Mundöffnung kontrolliert.

11.4.1 Passiv repetitive Mobilisation im Sitzen

Indikation

Harte Endespannung bei Seitverschiebung (➤ Kap. 11.3.1).

Behandlungsablauf

Der Patient sitzt an den Behandler angelehnt. Bei rechtsseitiger Störung ist sein Kopf nach rechts gedreht. Der Behandler hält mit der linken Hand den Kopf an der Stirn. Mit der rechten Hand trägt er den entspannten Unterkiefer (geringe Mundöffnung). Die Fin-

11

ger dieser Hand bewegen den Unterkiefer mit weichem Druck zur rechten Seite und nach hinten, bis palpierbare Endespannung auftritt (➤ Abb. 11.7). Dies ist die Ausgangsstellung für mehrmalige repetitive Spannungsverstärkung nach dorsal. Dabei soll das Bewegungsende tastbar weicher werden.

11.4.2 Mobilisation nach postisometrischer Relaxation im Sitzen

Indikation

Harte Endespannung bei der Beweglichkeitsprüfung, insbesondere wenn die Mm. pterygoidei verspannt sind.

Behandlungsablauf

➤ Abb. 11.9: Der Patient sitzt an den Behandler angelehnt. Sein Kopf ist nach rechts gedreht; diese Stellung stabilisiert der Behandler. Wie bei der Untersuchung öffnet der Patient etwas den Mund, den entspannten Unterkiefer trägt die rechte Hand des Behandlers. Der Behandler zieht die linke Unterkieferseite mit weichem Druck nach rechts hinten. Das entspricht der Untersuchungsstellung.

Der Patient drückt das Kinn zart gegen die Behandlerhand und blickt nach links und hält den Druck fünf bis sieben Sekunden. Eine Bewegung wird vermieden. Am Ende der Spannungszeit wird in der Ausatmungsphase die aktive Spannung gelöst. In der folgenden Einatmungsphase ist Zeit für weitere Entspannung und Blick nach rechts. Ein geringfügiger Weg bis zur neuen Endespannung wird frei. Die Spannungswechsel werden drei- bis fünfmal wiederholt.

BEWEGUNGSAUFTRAG

- Dorsalverschiebung passiv einstellen.
- Spannungsphase: „Kinn aktiv in die Behandlerhand zur Gegenseite drücken, in die Druckrichtung schauen – ausatmen."
- Entspannungsphase: „Nicht mehr drücken – einatmen – zur anderen Seite schauen."
- Passiv wird weiter nach dorsal an die Spannung geführt.

11.4.3 Mobilisation durch beidseitige Traktion

Indikation

- Schmerzhafte Funktionsstörungen der Kiefergelenke.
- Deviation und Dyskoordination in der orientierenden Untersuchung weisen auf *Gelenkstörung in Kombination mit Muskeldysbalance* hin.
- Die gezielte Gelenkuntersuchung ergibt erhöhte Endespannung und fehlende Endfederung.

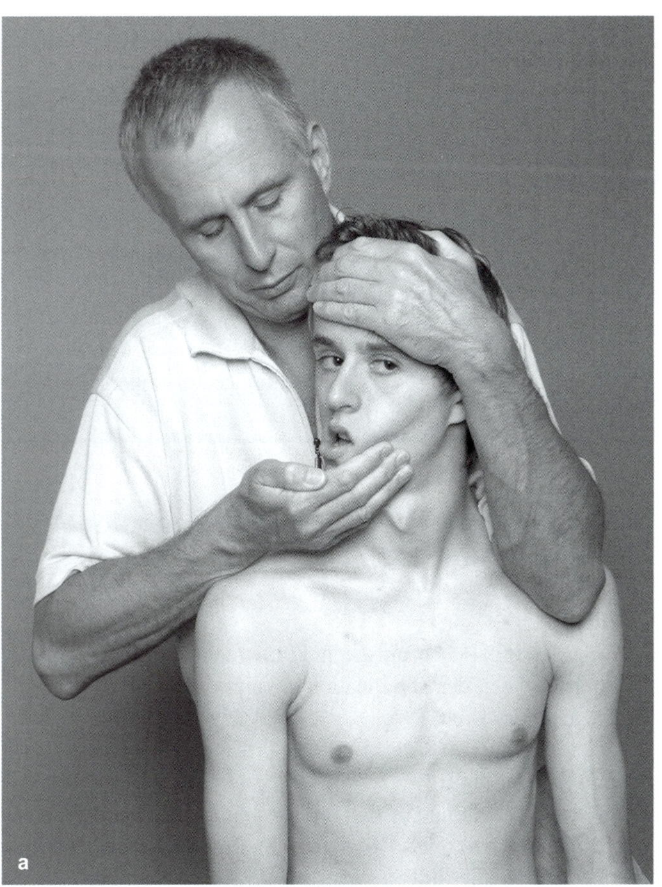

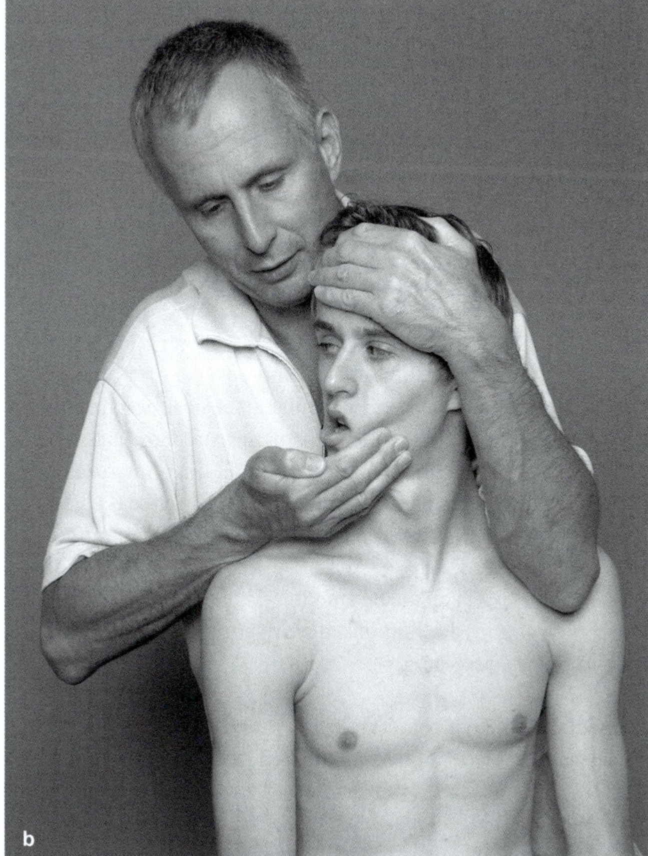

Abb. 11.9 Mobilisation des rechten Kiefergelenks. a) Anspannungsphase: Unterkiefer nach links schieben und nach links blicken. b) Mobilisationsphase: Nach erfolgter Entspannung blickt der Patient nach rechts, der Therapeut zieht die Mandibula vorsichtig nach rechts. [K325]

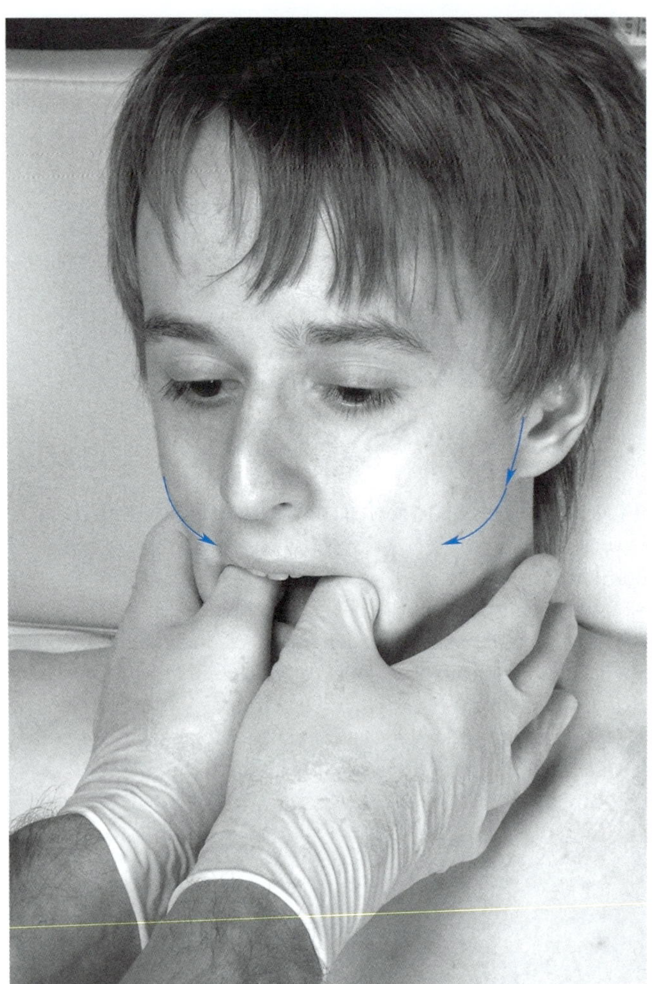

Abb. 11.10 Mobilisation der Kiefergelenke durch Zug an der Mandibula mit intraoralem Kontakt. Ausgangsstellung. Die Pfeile deuten die Traktionsrichtung an. [K325]

- Traktion reduziert den Schmerz.

Ausgangsstellung für die Behandlung

Die Ausgangsstellung ist für die folgenden drei beschriebenen Formen gleich: Der Patient liegt entspannt auf dem Rücken. Der Behandler steht in Schulterhöhe neben ihm. Er trägt Untersuchungshandschuhe. Der Patient öffnet seinen Mund so weit, dass die Daumen des Behandlers sich beidseits auf die Molaren (Mahlzähne) des Patienten legen können (➤ Abb. 11.10). Der Patient atmet ruhig weiter. Wenn er sich an die Behandlungssituation gewöhnt hat und eine Entspannung der Kaumuskulatur spürbar wird, beginnt die Mobilisationsphase.

Mobilisation durch reine Traktion

Der Behandler zieht mit beiden Daumen den Unterkiefer während einer Einatmungsphase nach kaudal und vorn bis an die Endespannung. Die Traktionsrichtung nach kaudoventral entspricht der Gleitbewegung der Kieferköpfchen in der Gelenkpfanne bei Mundöffnung. An der Barriere wird kontinuierlich über mehr als 20 Sekunden gehalten und die Hände tragen den Unterkiefer unmerkbar weiter nach kaudal und vorn, wenn die Kiefergelenkstrukturen durch Entspannung nachgeben.

Rhythmisch repetitives Traktionsfedern

Die Endespannung wird wie zuvor beschrieben eingestellt. Dann wird rhythmisch repetitiv die Spannung an der Barriere erhöht und federnd nachgelassen.

Traktionsmobilisation nach postisometrischer Relaxation

Postisometrische Relaxation der Kaumuskeln bereitet die Mobilisation vor. Die Minimalkraft entsteht durch die Vorstellung, die Behandlerdaumen seien sehr fragile und kleine Vogeleier und müssen zwischen den Molaren (Mahlzähnen) festgehalten werden, ohne sie zu zerdrücken. Nach fünf bis sieben Sekunden Haltezeit löst der Patient die Haltespannung in einer Einatmungsphase. Nach zehn bis 15 Sekunden Entspannung kann in gleicher Weise angespannt und beide Phasen dreimal wiederholt werden. Wenn die letzte Entspannungsphase ruhig abgelaufen ist, zieht der Behandler den Unterkiefer passiv an die neue Endespannung nach kaudoventral.

BEWEGUNGSAUFTRAG

- Kaudoventrale Traktion der Mandibula wird passiv eingestellt.
- Spannungsphase: „Zaunkönig-Ei zwischen den Zähnen fünf Sekunden festhalten – verlängert ausatmen".
- Entspannungsphase: „Zaunkönig-Ei loslassen – einatmen".
- Behandler führt den Unterkiefer passiv weiter nach kaudoventral.

Praktischer Hinweis

- Die Qualität der Haltespannung (Asymmetrie, Unruhe) gibt auch Aufschluss über die Koordinationsfähigkeit der Kaumuskeln (➤ Kap. 11.2.1, ➤ Kap. 11.2.2).
- Drückt der Patient trotz Korrektur weiter zu stark oder asymmetrisch, wird zunächst die Anspannungsphase mehrfach wiederholt.
- Hat der Patient die Wahrnehmung für die symmetrische Minimalspannung erlernt, kann er die Übung als *Selbstübung* übernehmen. Er legt dazu die eigenen Finger (Dig. V) zwischen die Molaren.

11.4.4 Positionierung über mehrdimensionale Gelenkspielführung

Indikation

Einstiegstechnik bei chronischem kraniomandibulärem Schmerzsyndrom als Folge der Kombination von muskulärer, diskogener und arthrogener Faktoren.

Behandlungsablauf

Die Ausgangsstellung zur Behandlung gleicht der bei der Untersuchung des Gelenkspiels (➤ Abb. 11.8). Der liegende Patient dreht zur Behandlung des linken Kiefergelenks seinen Kopf nach rechts. Der Behandler sitzt rechts neben dem Patienten. Seine linke Hand stabilisiert den Kopf am Scheitel. Daumen (intraoral) und Zeigefinger (extraoral) der behandschuhten rechten Hand umfassen die Mandibula und führen die Gelenkspielbewegung.

Zwischen kaudoventraler (Traktion) und kraniodorsaler (Annäherung) Verschiebung wird die Stellung mit der geringsten Gewebespannung gesucht. Über mediale und laterale Verschiebung der Maxilla und vorsichtige Rotationskomponenten wird die Entspannung weiter optimiert. An dem so erreichten aktuellen Neutralpunkt des Kiefergelenks wird dem einsetzenden Release sieben bis zehn Sekunden Zeit gegeben, bis die Gewebe durch Ruhe ihren neuen Entspannungszustand anzeigen.

Vor der abschließenden Gelenkspielkontrolle muss der Patient zur Reaktivierung der entspannten Muskulatur mit den „Zähnen klappern".

11.5 Muskelverspannungen und Maximalpunkte – Untersuchung und Behandlung

Die Kaumuskulatur ist häufige Ursache bei Schmerzen, die mit Kiefergelenksfunktionsstörungen einhergehen. Sie kann allgemein verstärkt gespannt sein (Mineralhaushaltstörungen, psychische Verspannung, Trismus) oder eine umschriebene Spannungserhöhung besteht nur in einem oder in mehreren Muskeln.

11.5.1 Allgemeine Verspannung

Bei allgemeiner Spannungserhöhung der Kaumuskulatur ist das Öffnen des Munds behindert, der Schneidezahnabstand bei offenem Mund im Vergleich zur Norm kleiner (➤ Kap. 11.2.3) und manchmal schmerzhaft.

Relaxation der Kaumuskeln

Indikation
Allgemeine Spannungserhöhungen der Kaumuskeln.

Behandlungsablauf
➤ Abb. 11.11: Die Übung eignet sich besonders als häusliche Selbstübung. Zur Vorbereitung empfiehlt sich feuchte Wärme durch Auflegen heißer Tücher oder Schwämme beidseits auf Schläfe und Gesicht (M. temporalis und M. masseter). Nach guter Durchwärmung folgt die Relaxation.

Der Patient öffnet seinen Mund so weit, dass er die Fingerspitzen von Zeige- und Mittelfinger auf die hintere untere Zahnreihe jeder Seite legen kann (➤ Abb. 11.11). Dann wird der Schultergürtel bewusst entspannt, die Arme hängen nun an den Fingern auf der Mandibula. Der Kopf darf leicht rekliniert sein. Der Patient atmet ruhig mehrmals ein und aus. In der Ausatmungsphase, in der die Spannung der Kaumuskeln steigt (➤ Kap. 11.1.2), wirkt die Armlast als Widerstand im Sinne der isometrischen Anspannung, in der Einatmungsphase wirkt sie verlängernd (Antigravitationsrelaxation, AGR).

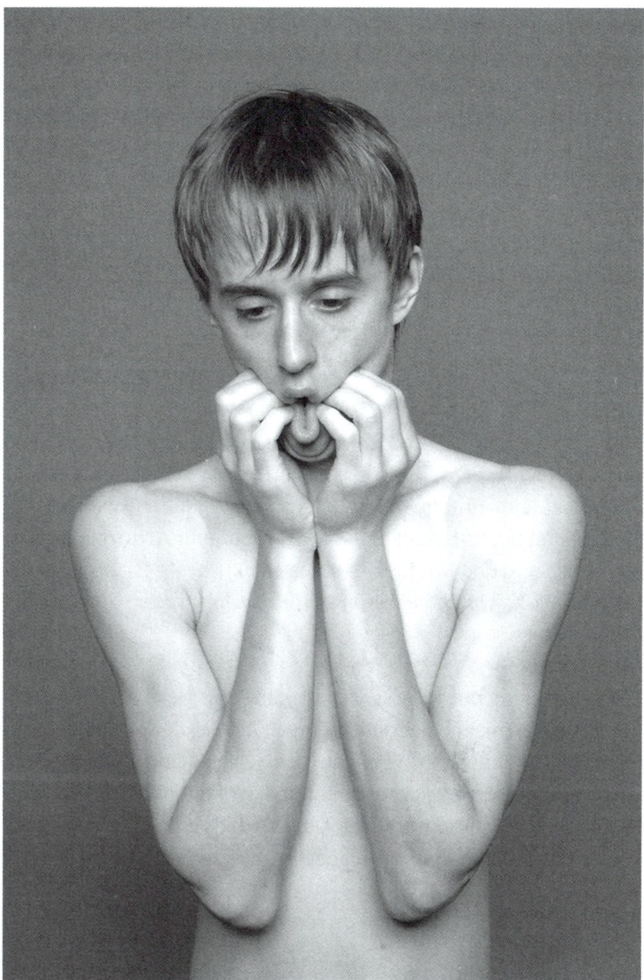

Abb. 11.11 Selbstübung zur Relaxation der Kaumuskulatur. [K325]

Nach einigen Atemzügen wird der Patient bemerken, dass der Unterkiefer während der Einatmung zunehmend absinkt. Dann kann er zusätzlich die Ellbogen gering nach vorn heben. So kommt zur kaudalen noch die ventrale Zugkomponente. Spürt der Patient das Absinken des Unterkiefers während der Einatmung nicht gut, kann er aktiv den Mund in dieser Atemphase wenig öffnen und so das Absinken unterstützen.

BEWEGUNGSAUFTRAG
- Finger auf die Molaren legen – Arme hängen schwer daran.
- Spannungsphase – Entspannungsphase: „Unterkiefer hängen lassen".
- Verstärkung Entspannungsphase: Bei Einatmung Mund aktiv gering öffnen oder die Ellbogen gering nach vorn heben – Zeigefinger hebeln auf den hintersten Molaren.

Relaxation der suprahyoidalen Muskeln

Indikation
Die Zunge liegt nicht in Ruhelage, sondern der Patient drückt sie ständig an den Gaumen (➤ Kap. 11.2.1). Assoziiert ist eine Hyperaktivität der suprahyoidalen Muskeln, die oft ein Zeichen für Inkoordination der HWS-Statik darstellt.

Behandlungsablauf
Der Patient liegt, der Behandler tastet mit zwei Fingern seitlich am Hyoid. Der Patient drückt die Zunge vorsichtig über fünf bis sieben Sekunden an den Gaumen. Dabei soll die Spannung gerade am Hyoid zu tasten sein. Nach der Entspannung schluckt er. Die tastenden Finger spüren die Hyoidsenkung. Solange diese Senkung nicht stattfindet oder unsymmetrisch abläuft, wird der Vorgang von Spannung, Entspannung und Schlucken wiederholt. Auch bei dieser Übung sind selten mehr als fünf Wechselphasen nötig.

11.5.2 Umschriebene Verspannungen und Triggerpunkte

➤ Abb. 11.12, ➤ Abb. 11.13: Umschriebene Verspannungen der Kaumuskulatur mit Schmerzmaximalpunkten oder myofaszialen Triggerpunkten unterhalten die Dysfunktion im Arthron der Kiefergelenke und den Schmerz in unterschiedlichen Gesichtsregionen (➤ Tab. 11.3). Durch Palpation werden sie lokalisiert.

Behandlung
Die Behandlung muskulärer Verspannungen in der Kaumuskulatur kann mit Wärmeanwendungen eingeleitet werden. Dazu werden Schwämme mit heißem Wasser auf den Schläfen und Gesichtsseiten ausgedrückt. Die wirksamste Hemmung wird mit postisometrischer Relaxation der Muskeln erreicht. Oberflächlich erreichbare Muskeln können auch durch Massage und Selbstmassage behandelt werden.

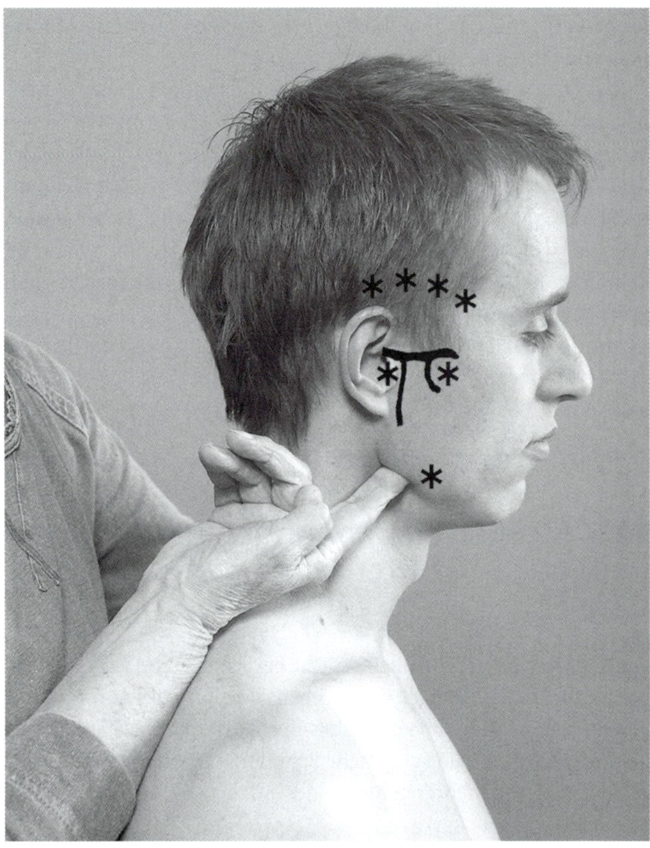

Abb. 11.13 Häufige Schmerzmaximalpunkte in den Triggerzonen (*) der Kaumuskulatur im Zusammenhang mit gestörter Unterkiefermotorik. An der Schläfe die Triggerzone des M. temporalis, am Unterkiefer die des M. masseter (oberflächliche Schicht), vor dem Kieferköpfchen die in der tiefen Schicht des M. masseter und im M. pterygoideus lateralis. Der Punkt am Tragus ist meistens der Kiefergelenkkapsel zugeordnet. Eine Triggerzone des M. pterygoideus medialis liegt auf der Innenseite des Unterkiefers und ist vom Kieferwinkel her erreichbar (Palpationsfinger). [K325]

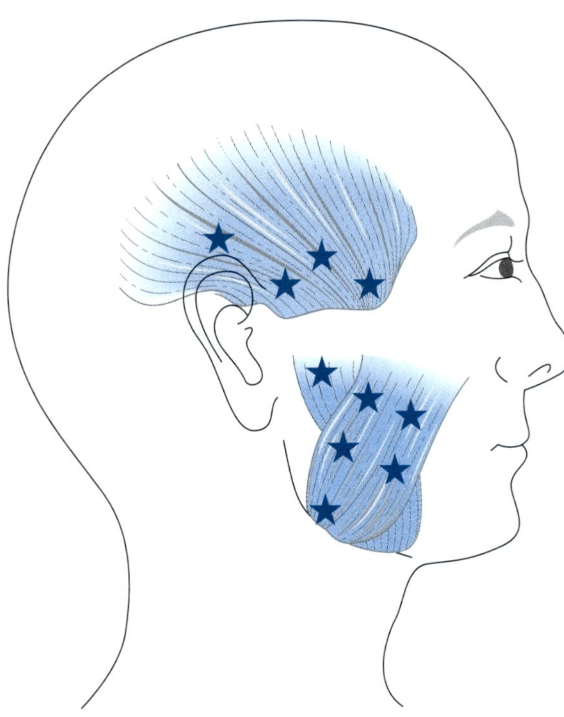

Abb. 11.12 M. temporalis und M. masseter mit oberflächlichem und tiefem Anteil. Die * zeigen häufige Lokalisationen schmerzhafter Verspannungen. [L106]

Tab. 11.3 Kiefer- und Gesichtsschmerz aus myofaszialen Triggerpunkten

Schmerzregion	Muskel	Lokalisation der Triggerpunkte
Schläfen- und Oberkiefer + einzelne Zähne +	M. temporalis	Fingerbreit oberhalb des Jochbogens
Ohrgegend	M. masseter	Oberflächliche + tiefe Schicht
Kieferköpfchen, äußerer Gehörgang	M. masseter	Tiefe Schicht intraoral
	Mm. pterygoidei	Vor und hinter dem Kieferköpfchen, extraoral hinter dem Unterkieferast (➤ Abb. 11.13), intraoral
	(M. sternocleidomastoideus)	
Unterkiefer	M. masseter	Oberflächliche Schicht am UK-Vorderrand und unter Jochbein und Jochbogen
Mundboden, vordere Schneidezähne, im Hals (mit Schluckstörungen)	Suprahyoidale Muskeln, vorrangig M. digastricus	Vom Hyoid zum Mastoid, vom Hyoid zur inneren Kinnspitze

Stärkere und länger anhaltende Störungen der Kaumuskulatur und des Kiefergelenks und schwerwiegende Statikstörungen der Halswirbelsäule und des Schultergürtels führen über die allgemeine Verspannung hinaus schließlich auch zur Entwicklung von Triggerpunkten in der hyoidalen Muskulatur. Referenzpunkt für die palpierenden Finger in Untersuchung und Behandlung ist nicht mehr das Hyoid, sondern der Triggerpunkt. Die isometrische Anspannung erfolgt über Druck der Zunge gegen den harten Gaumen. Die Längeneinstellung wird vor allem über die Kopfeinstellung variiert: Extension O/C1 zur Anspannung in Annäherung, Flexion zur Anspannung an der Barriere mit geplanter Verlängerung.

Bei Befundkomplexen mit Triggerpunkten muss die Behandlung nach anfänglicher Schmerzlöschung immer in ein komplexes Ordnungsprogramm im Bewegungssystem münden. Dazu gehört die Einbeziehung des Patienten durch Selbstübungen.

Selbstübungen

Wenn es gelungen ist, die schmerzhaften Triggerpunkte zu relaxieren, braucht der Patient meistens Maßnahmen zur Rezidivprophylaxe. Dazu gehört die Suche nach Störfaktoren sowohl in der Steuerung des orofazialen Systems wie auch außerhalb, d. h. im übrigen Bewegungssystem, vor allem im zervikokranialen Bereich und in der Ventilation.

Zur Koordination der Depressoren und Adduktoren des Unterkiefers übt der Patient vor einem Spiegel das langsame Öffnen und Schließen des Mundes. Auf dem Spiegel ist ein senkrechter Strich angebracht, auf den der Patient die Gesichtsmitte einstellt, um dann die Kinnmitte darauf entlangzuführen. Die Übung wird täglich einige Minuten mit entspanntem Gesicht in entspannter Situation durchgeführt. Diese Übungen schließen sich am besten an die beschriebenen lokalen Behandlungen der Muskeln an.

Ruheatmung und Ruhehaltung des Unterkiefers und der Zunge werden geprüft und krankengymnastisch korrigiert. Dabei ist die Mitwirkung des Patienten unter Alltagsbedingungen entscheidend – häufige Selbstkontrolle der Zungenlage und des Zahnkontakts (➤ Kap. 11.4.3 „Zaunkönig-Ei“).

Im orofazialen System ist die *mimische Muskulatur* fest integriert; sie wirkt auch bei Störungen potenzierend mit. Die allgemeine mimische Entspannung („Hängenlassen“ des Gesichts) im Wechsel mit mimischer Aktivität (Grimassieren, Lächeln) bewirkt Spannungsabbau in der Muskulatur wie in der Psyche.

Auf diesem Gebiet liegt umfangreiches klinisches Wissen vor, wir wollen nur anregen, sich damit zu beschäftigen.

11.6 Funktionsstörungen der prätrachealen Faszie

Über das Hyoid als Waagebalken äquilibrieren die hyoidalen Muskeln die Aktivität der Schluck- und Kaumuskeln. Hyoid, M. sternohyoideus und M. omohyoideus bieten Halt für die nach beiden Seiten ausgebreitete prätracheale Halsfaszie, die sog. „mittlere“ Halsfaszie. Sie zieht zum Sternum, zur dorsalen Fläche der medialen Klavikula, zur ersten Rippe und zur Skapula. So entsteht ein Funktionsbereich, der Bewegungs- und Haltefunktion gewährleistet und Schutz bietet für die Strukturen, die vom Thorax zum Kopf, zum Schultergürtel und in die Arme ziehen. Wechselnde Druckverhältnisse im Zusammenhang mit der Atmung ermöglichen ungestörten venösen und lymphatischen Rückstrom aus diesen Körperregionen. Dieser Funktionsbereich kann bei Dysbalancen seiner Funktionselemente empfindlich gestört sein.

11.6.1 Orientierende Untersuchung

Aus der orientierenden Untersuchung von Kopf, Hals und Elementen des orofazialen Systems erhalten wir Befunde, die miteinander verglichen werden können. Sie lassen erkennen, ob die einzelnen Funktionselemente für sich ökonomisch und in gutem Gleichgewicht miteinander arbeiten. Die orientierenden Untersuchungen „schräge, gedrehte Seitneige“, „schräge Vorneige“ (➤ Chapter 7G) und die orientierende Spannungsprüfung am Hyoid (➤ Kap. 7.5.4) geben erste Hinweise darauf, ob und in welcher Form kompensatorische Funktionsketten bestehen oder welche der Strukturen und Regionen (Kopfgelenke, Kiefergelenk, oberer Thoraxeingang, Schultergürtel) an der Dekompensation am stärksten beteiligt sind. Die orientierende aktive Retroflexion der HWS (➤ Kap. 10.2.4) wird in der Regel mit geschlossenem Mund ausgeführt. Nimmt das Bewegungsausmaß durch Mundöffnung überdeutlich zu, kann das ein Hinweis auf verspannte hyoidale Muskulatur sein.

In der gezielten Untersuchung des Segments O/C1 weisen Spannungsunterschiede zwischen Flexion und Extension auf den Anteil der tiefen Nackenstrecker bzw. der hyoidalen Muskulatur hin. Spannungsverminderung bei Flexionsfederung O/C1 über die Mandibula (Kinnspitze) im Vergleich zur Federung über das Jochbein lässt auf den Grad der Beteiligung der Kaumuskulatur an der Endespannung schließen.

Oberflächliche, mittlere und tiefe Faszie des Halses stehen miteinander in enger Wechselbeziehung. Die Verspannung der einen kann die anderen zunehmend in das Verspannungsmuster einbeziehen, was vor allem bei Restriktionen nach Beschleunigungstraumen berücksichtigt werden muss. Wenn die Beschwerden nach einem solchen Ereignis persistieren, ist die Behandlung der Faszien und des orofazialen Systems bei relevanten Befunden immer einzubeziehen.

Klinischer Hinweis

Schnittstellen der Befunde aus der gezielten Untersuchung der Kopfgelenke (➤ Kap. 10.4.1) zu Kiefergelenk und orofazialer Muskulatur:

- Vergleich der Barrierespannung O/C1 in Flexion und Extension zur Bestimmung der stärkeren muskulären Komponente:
  - In Flexion: tiefe Nackenstrecker
  - In Extension: hyoidale Muskulatur
- Vergleich der Barrierespannung Flexion O/C1:
  - O/C1-Federung über die Maxilla zeigt Störung an: Spannung aus tiefen Nackenstreckern und Kaumuskeln ist möglich.

- Bleibt bei Federung über die Mandibula die Spannung erhöht, spricht das für starke Beteiligung der tiefen Nackenstrecker.
- Wird bei Federung über die Mandibula die Endespannung normalisiert, kommt das Problem vorrangig aus den Kaumuskeln.

Orientierende Untersuchung am Hyoid

Das Hyoid gibt bei harmonischer Spannung der hyoidalen Muskeln einem weichen Verschiebeimpuls nach lateral oder nach kaudal und kranial fließend nach. Einseitiger Spannungswiderstand gegen den Verschiebeimpuls spricht für Verspannung im hyoidalen System und fordert die gezielte Untersuchung. Die orientierende Untersuchung am Hyoid gehört mit in jede orientierende Erstuntersuchung eines Patienten. Sie wurde deshalb in ➤ Kap. 7.5.4 beschrieben.

➤ Abb. 11.14: Zur Untersuchung *im Liegen* sitzt oder steht der Behandler am Kopfende, legt seine Zeigefingerkuppen von oben kommend seitlich an das Hyoid und führt dort den weichen Verschiebeimpuls aus.

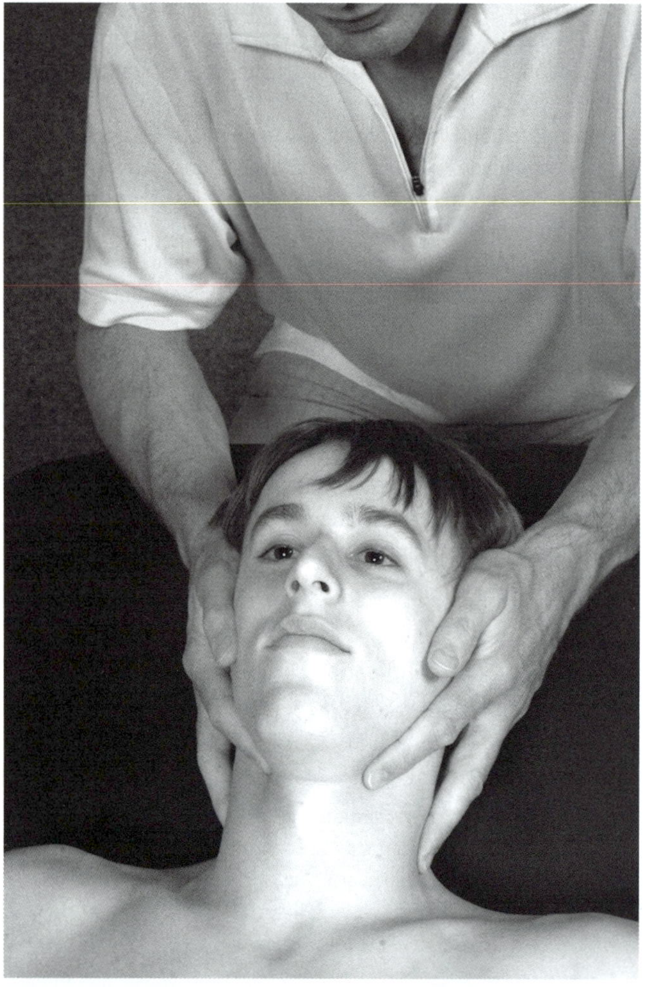

Abb. 11.14 Orientierende Hyoidpalpation im Liegen zur Beurteilung der Spannungsverteilung in der hyoidalen Muskulatur. [K325]

Bewertung

Klinischer Hinweis

Einseitiger Widerstand bei lateralem Verschiebungsimpuls am Hyoid spricht für gestörtes Gleichgewicht im orofazialen System.

Widerstand bei Kaudalschub einer Seite spricht für:
- Spannungserhöhung suprahyoidal auf der gleichen Seite oder
- infrahyoidal auf der Gegenseite.

Widerstand bei Kranialschub einer Seite spricht für:
- Spannungserhöhung infrahyoidal auf der gleichen Seite oder
- suprahyoidal auf der Gegenseite.

„Schräge Rückneige" – orientierende Untersuchung der Halsfaszien

➤ Abb. 11.15: Der Patient sitzt, angelehnt an den Untersucher, auf der Behandlungsliege. Zur Untersuchung der rechten Seite legt er seinen rechten Arm in etwa 30° Abduktion auf das aufgestellte Bein des Untersuchers. Die Finger der rechten Untersucherhand halten die oberen Rippen mit Tiefenkontakt an der Halsfaszie, der Daumen hält die Klavikula. Der linke Arm umgreift den Kopf; die ulnare Handkante liegt an der Mandibula

Zur *Untersuchung* wird der Kopf links rotiert, links geneigt und weich nach dorsal geführt – „schräge Rückneige" –, bis die rechte Hand am Thorax die ankommende Flächenspannung spürt (➤ Abb. 11.15). Eine Federung der linken Hand prüft die Elastizität der Endespannung.

Weiche Endespannung und Elastizität werden erwartet. Erhöhte Barrierespannung und verminderte Verlängerungsfähigkeit bei Federung führen zur gezielten Untersuchung.

Klinischer Hinweis

Harte Endespannung und fehlendes Nachgeben bei Verlängerungsfedern sprechen für Elastizitätsverlust in der oberflächlichen Halsfaszie.

11.6.2 Gezielte Untersuchung der prätrachealen Faszie im Liegen

Vor der Untersuchung und Behandlung der tieferen faszialen Strukturen sollten die oberflächlichen Strukturen – oberflächliche Halsfaszien und Platysma – untersucht und behandelt sein (➤ Kap. 10.7.3).

➤ Abb. 11.16, ➤ Abb. 11.17, ➤ Abb. 11.18: Der Patient liegt auf dem Rücken, der Untersucher sitzt oder steht am Kopfende. Zeige- und Mittelfinger der linken Hand legen sich weit gespreizt von kaudal an das Hyoid. Sie sind der Monitor für die Endespannung.

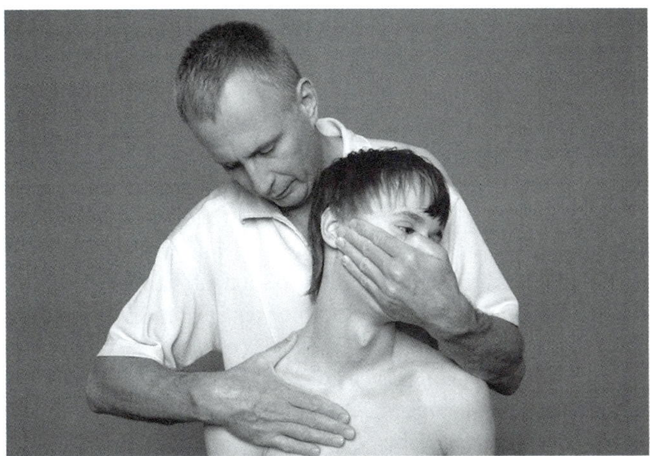

Abb. 11.15 Orientierende Untersuchung zur Spannung der Halsfaszien – „schräge Rückneige". [K325]

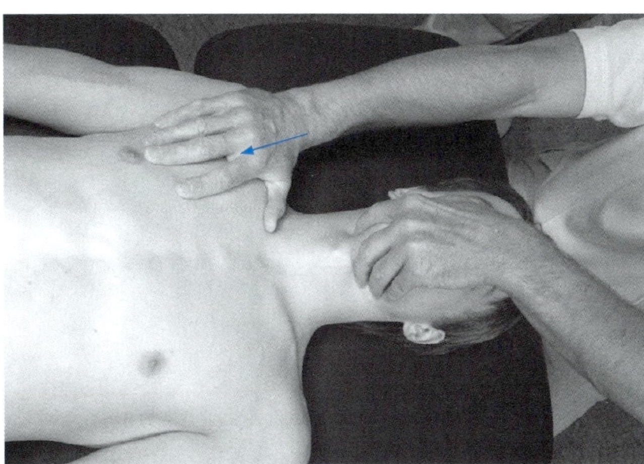

Abb. 11.17 Untersuchung der Pars clavicularis der Fascia praetrachealis. [K325]

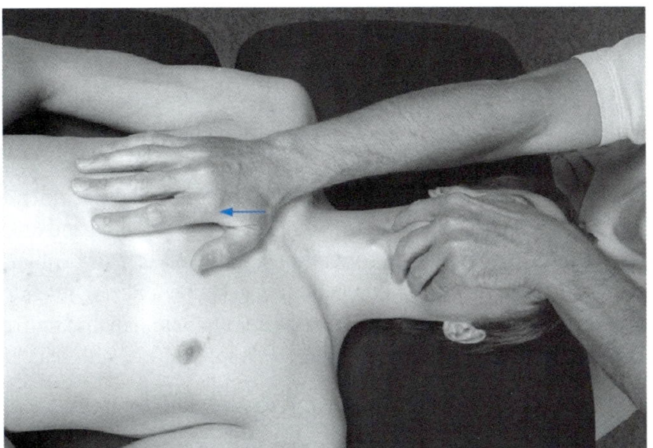

Abb. 11.16 Untersuchung der Pars sternalis der Fascia praetrachealis. [K325]

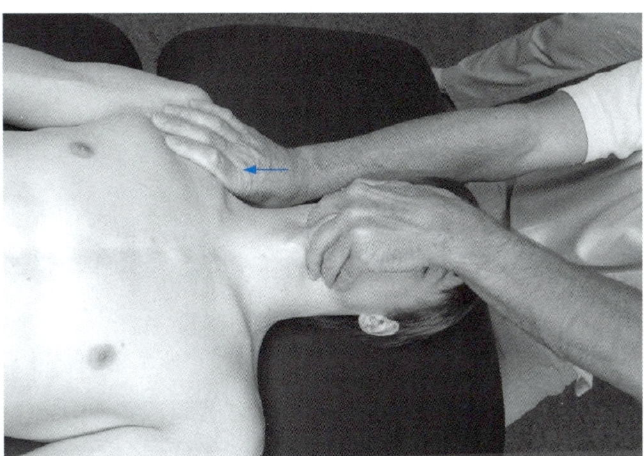

Abb. 11.18 Untersuchung der Pars scapularis der Fascia praetrachealis. [K325]

Zur Untersuchung der rechten Seite nimmt die rechte Hand nacheinander Kontakt:

- für den *sternalen Anteil* mit der radialen Handwurzel am Oberrand des Brustbeins (➤ Abb. 11.16,
- für den *klavikularen Anteil* mit Daumen und Daumenballen an der Klavikula (➤ Abb. 11.17),
- für den *skapulären Anteil* umfasst die Zeigefinger-Daumen-Gabel die Schulterhöhe (➤ Abb. 11.18).

Die Hand nimmt „Faszienkontakt" auf und schiebt distanzverlängernd nach kaudal an die Barriere. Weiche Endespannung und elastisches Endfedern werden erwartet.

Klinischer Hinweis

Erhöhte Endspannung und verminderte oder fehlende Verlängerungsfähigkeit (fehlendes Nachgeben bei Endfederung)

- zwischen Hyoid und Sternum → Störung der Pars sternalis
- zwischen Hyoid und Klavikula → Störung der Pars clavicularis
- zwischen Hyoid und Skapula → Störung der Pars scapularis

11.6.3 Behandlung der prätrachealen Faszie im Liegen

Indikation

Elastizitätsverlust und Verkürzung der prätrachealen Faszien bei:

- Inkoordination der HWS-Statik,
- Funktionsstörungen im orofazialen System,
- Inkoordination der Schultergürtel-Arm-Dynamik,
- funktionellen Engesyndromen im Thoracic Throughlet,
- Störungen der Atmungsfunktion,
- Faszienspannung und Narben nach Operation und Trauma.

Behandlungsablauf

➤ Abb. 11.19, ➤ Abb. 11.20, ➤ Abb. 11.21: Der Patient liegt auf dem Rücken und hat zur Behandlung gestörter rechtsseitiger Anteile den Kopf etwas nach links gedreht. Der Behandler sitzt oder steht am Kopfende. Er hält mit Zeige- oder Mittelfinger der linken Hand das Hyoid nach links, mit der anderen Hand nimmt er Kontakt am Sternum (Pars sternalis ➤ Abb. 11.19), an der Klavikula (Pars clavicularis ➤ Abb. 11.20) oder an der Schulterhöhe (Pars scapularis ➤ Abb. 11.21).

11

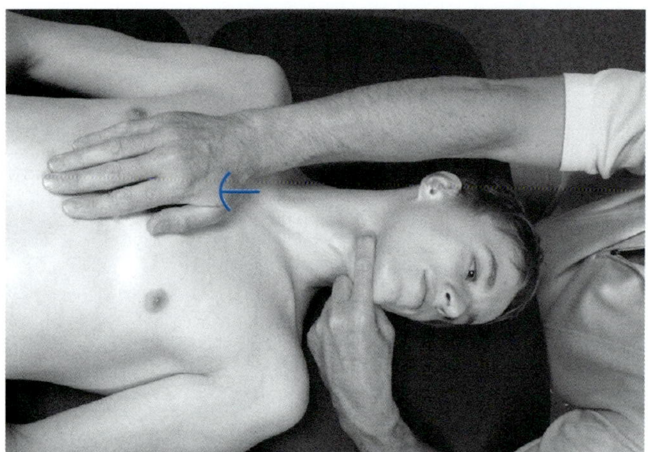

Abb. 11.19 Entspannungsbehandlung des sternalen Anteils der Fascia praetrachealis aus verlängerter Ausgangsstellung. [K325]

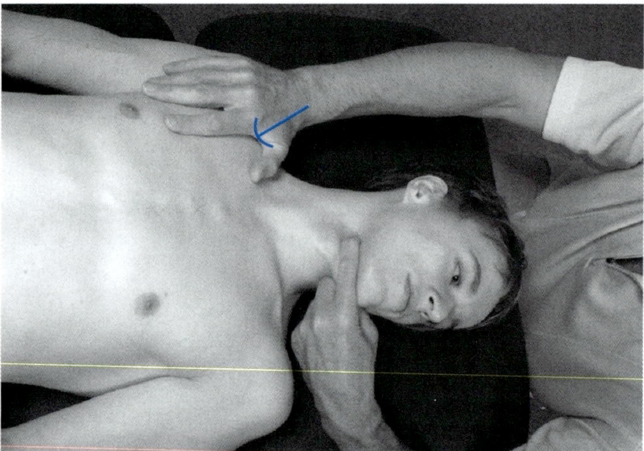

Abb. 11.20 Entspannungsbehandlung des klavikulären Anteils der Fascia praetrachealis aus verlängerter Ausgangsstellung. [K325]

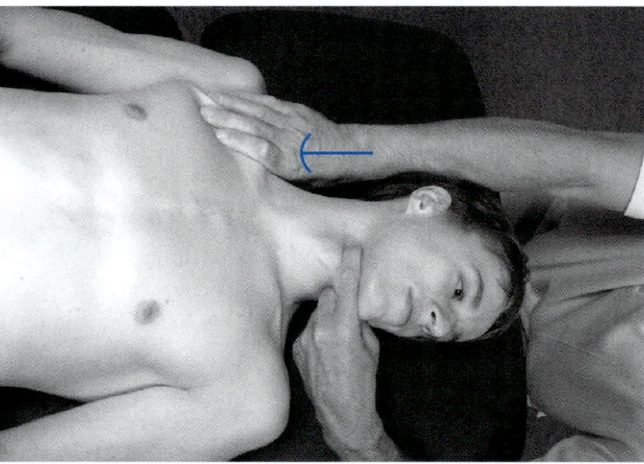

Abb. 11.21 Entspannungsbehandlung des skapulären Anteils der Fascia praetrachealis aus verlängerter Ausgangsstellung. [K325]

Der Patient atmet ruhig und etwas vertieft. Die Behandlerhand an Sternum, Klavikula oder Schulter folgt dem absinkenden Thorax während der Ausatmung, sie drückt selbst nicht. Der Hebung des Thorax bei Einatmung setzt sie minimalen Widerstand entgegen, oft ist die Last der liegenden Hand schon ausreichend. Nach mehreren Atemzügen lässt der Behandler die Spannung langsam nach. Auch Rückfedern zu Beginn einer nächsten Einatmung ist möglich. *Abschließend* greift der Behandler beidseits unter den Nacken und führt den Kopf unter geringer axialer Kompression mit kleinen wiegenden Bewegungen in den Bewegungsbeginn von Flexion/Extension, Seitneige und Rotation beidseits, um die *Bewegungsmuster* unter den neuen Spannungsbedingungen zu *erinnern.* Noch günstiger ist die Aktivierung über komplexe Bewegungsketten von Zunge, Augen, Unterkiefer, Kopf und Hals.

11.7 Orofaziale Störungen als Teil globaler Störungen im Bewegungssystem

Die enge Verflechtung im Bewegungssystem zwischen all seinen Teilen sowohl über das Nervensystem als auch über die Kontinuität der Bindegewebe führt zwangsläufig dazu, dass scheinbar weit voneinander entfernte medizinische Fachrichtungen zunehmend mehr zusammenarbeiten. Kieferorthopädische Versorgung und Entscheidung zur Kiefergelenksoperation werden oft eng an manualtherapeutische Vor- und Mitbehandlung gekoppelt. Rezidivierende Funktionsstörungen im Bewegungssystem haben manchmal ihre Ursache in gestörten Bissstrukturen (➤ Kap. 11.2.1). Dann schickt der Manualtherapeut den Patienten zum Zahnarzt.

Zu den Symptomen, die einer interdisziplinären Diagnostik bedürfen, gehören Kopfschmerz (zervikotrigeminale Konvergenz), Schwindel (zervikovestibuläre Konvergenz), Ohrgeräusche, Heiserkeit, Globusgefühl, Schluckbeschwerden, funktionelle Herzbeschwerden u. a. Alle aufgezählten Beschwerden können ihre Ursache in Funktionsstörungsketten haben, die z. B. an Kopf- und Kiefergelenken beginnen und kompensatorisch zunehmend mehr Funktionen einbeziehen. Das Kiefergelenk und seine Muskeln können aber auch Endpunkt einer langen, von kaudal her aufgebauten Kompensationskette sein. Je nachdem, an welcher Stelle das System dekompensiert, sind die klinischen Beschwerdebilder unterschiedlich. In ihrer Komplexität und Dynamik wird die aktuelle Funktionsdiagnose auch von der psychischen Situation des Patienten und vom Anteil aus bekannter chronischer oder akuter innerer Erkrankung mitbestimmt.

Strukturdiagnostik vorausgesetzt, könnte die Funktionsbehandlung eines chronischen Beschwerdebildes so ablaufen, wie im folgenden klinischen Beispiel dargestellt.

KLINISCHES FALLBEISPIEL

Manualmedizinisches Vorgehen bei einem chronischen Beschwerdebild (Strukturdiagnostik ohne wesentliche strukturpathologische Befunde)

Erstvorstellung

Anamnese

38-jährige Patientin mit wechselnden Beschwerden an verschiedenen Körperregionen. Rezidive begannen immer kraniozervikal und waren dort am heftigsten. Oft verbunden mit Schmerz über dem Kiefergelenk, Ohr- und Gesichtsschmerz, manchmal nachfolgend auch Kreuzschmerz. Zwei Partus, keine Traumata; vorwiegende PC-Schreibtischarbeit; in Kindheit und Jugend Turn- und Schwimmsport, jetzt dafür keine Zeit mehr.

Überweisung zum Manualmediziner erfolgte vom HNO-Facharzt. Neurologische, orthopädische, internistische und urologische Konsultationen waren vorausgegangen. Keine wesentlichen strukturpathologischen Befunde. Termin zur Vorstellung beim psychotherapeutischen Arzt steht noch aus.

Umfassende orientierende Untersuchung, Verteilungsmuster der Befunde:

- Asymmetrische Spannungsphänomene in allen Schlüsselregionen der Wirbelsäule
- Dekompensationszeichen im myofaszialen Zehnertest kraniozervikal und lumbosakral
- Gestörter Atemstereotyp (Koordination Rumpfstabilität)
- Hyperlordose der HWS ohne stat. Dekompensation

Arbeitshypothese: zervikokraniale, kraniomandibuläre Dysbalance mit kraniokaudalen Verkettungen, geleitet von den Angaben in der Anamnese und den Befunden der umfassenden orientierenden Untersuchung.

Regional orientierende Untersuchung Kopfgelenke/HWS/kraniomandibuläres-orofaziales System mit Asymmetrie in folgenden Tests:

- Gedrehte Seitneige
- Seitneige mittlere HWS-Etage
- Schräge Vorneige
- Schräge Rückneige
- Hyoidpalpation
- Dyskoordination bei aktiver Mundöffnung

→ 1. Arbeitsdiagnose (Funktionsdiagnose) – aktuelle Pathogenitätsdiagnose:

- Funktionsstörungen HWS, Kopfgelenke, ZTÜ, obere Rippen
- Myofasziale Dysbalance mit Inkoordination der HWS-Statik und Kompensation im orofazialen System (Halsfaszien)

Gezielte Untersuchung und Behandlung → Kopfgelenke, ZTÜ, obere Rippen

Wirkungskontrolle → alle Spannungsphänomene unverändert, d. h. Bestätigung der 1. Arbeitsdiagnose: Gelenkfunktionsstörungen sekundär, Bestandteil der Inkoordination der HWS-Statik

Weitere gezielte Untersuchung

Befunde an Platysma, Halsfaszien, verspannte Halsmuskeln ohne TrP.

Dysbalance im Test:

- HWS (Koordination im Stereotyp Kopfhebung aus Rückenlage)
- ZTÜ, obere BWS bei Armbewegungen (Koordination im Stereotyp Armabduktion)

Weitere Behandlung von oberflächlich zu tief:

- Entspannung Platysma und Halsfaszien
- Relaxation Skaleni, Sternokleidomastoideus

Wirkungskontrolle

- Alle regionalen Spannungsphänomene symmetrisiert,
- verblieben ist Dyskoordination bei Mundöffnung.

2. Arbeitshypothese: Funktionsdiagnose durch die Sofortwirkung der therapeutischen Maßnahmen im Wesentlichen bestätigt. HWS-Statik wird gesonderte Behandlung brauchen (kompensatorische Halsfaszienbefunde in reflektorische Entspannungsreaktion nicht eingeschlossen)

Wiedervorstellung nach etwa 14 Tagen, nicht früher, um auch die Fähigkeit des Systems zur Eigenregulation beurteilen zu können.

Zweitvorstellung

Verlaufsbericht: zwei Tage nach der Behandlung Kreuzschmerz, kein Kopf- oder Gesichtsschmerz, ab und zu noch Ziehen an den Schläfen.

Wiederbefunde

Aus Mindestprogramm der orientierenden Untersuchung:

- Spannungsphänomene LWS-Becken asymmetrisch,
- alle Zeichen der Beckenverwringung, Flexionsstörung mittlere BWS in der Atemwelle, Zwerchfellspannung asymmetrisch,
- HWS-Spannungsphänomene (3) asymmetrisch.

Aus gezielter Untersuchung: Rezidive der Gelenkstörungen Kopfgelenke und ZTÜ (ohne Rippen)

→ 2. Arbeitsdiagnose (Funktionsdiagnose) – aktuelle Pathogenitätsdiagnose:

- Rezidivierende Gelenk- und Muskelfunktionsstörungen einschließlich orofaziales System aufgrund von
- Dysintegration der Rumpf-Becken- und HWS-Statik bei muskulärer Dysbalance

Weitere gezielte Untersuchung erst nach Behandlung der Rezidive Kopfgelenke, ZTÜ: Befunde an mittlerer BWS, TH/L, lumbosakral, SIG

Behandlung

- Flexionsstörung Th6/7
- Rotationsstörung Th/L
- Zwerchfellrelease
- Beckenringrelease

Wirkungskontrolle Spannungsphänomene
- Vorlauf neg., Vorlaufphänomen neg.
- Patrick/Kubis und gebeugte Adduktion symmetrisch
- Zehnertest symmetrisch

3. Arbeitshypothese
- Reflektorische Spannungsphänomene sind löschbar. Rezidivneigung aus den Dysbalancen mit Statikstörungen.
- Krankengymnastik und Selbstübungen (SÜ) sind indiziert.

Aufklärung und Anleitung: SÜ gegen muskuläre Dysbalance HWS-Schultergürtel:
- Relaxation tiefe Nackenstrecker
- „Sachse-Manöver" zur Aktivierung der unteren und Hemmung der oberen Schulterblattfixatoren

Wiedervorstellung in vier bis sechs Wochen.

Drittvorstellung

Verlaufsbericht: keine akuten Beschwerden in den letzten vier Wochen, SÜ deshalb nicht regelmäßig durchgeführt.

Wiederbefunde

Aus umfassender orientierender Untersuchung: Spannungsphänomene mit Hinweis auf Rezidive in allen Schlüsselregionen.

Aus gezielter Untersuchung: Rezidive der Gelenkfunktionsstörungen, Schlüsselregionen der WS und der oberen Rippen, Verspannung der Halsfaszien.

4. Arbeitshypothese
- Pathogenese der rezidivierenden Funktionsstörungen segmental, myofaszial und in der Koordination stereotyper Bewegungsabläufe liegt in der Inkoordination der Rumpfstabilisierung – Dysintegration der Funktionskomponenten im System der posturalen Funktion der Atmung.
- Langfristig ist ein effizientes Übungs- und Trainingsprogramm vorrangig, begleitet durch ärztliche und physiotherapeutische Kontrolle und Führung.

Gezielte Untersuchung: Schlüsselregionen, Halsfaszien, Koordination der Rumpfstabilisierung (Stereotyp posturale Funktion der Atmung)

→ 3. Arbeitsdiagnose (Funktionsdiagnose) – aktuelle Pathogenitätsdiagnose:
- Dysintegration der Rumpf-Becken-Statik mit rezidivierenden myofaszialen und WS-Gelenkfunktionsstörungen bei Inkoordination der posturalen Funktion der Atmung
- Dysintegration der HWS-Statik mit Kompensationsreaktion im orofazialen System (Halsfaszien)

Behandlung
- Zwerchfell, Rezidivbefunde in den Schlüsselregion (BWS, Kopfgelenke, ZTÜ, obere Rippen)
- Aktivierung der Stabilisierungs- und Gurtungssysteme der Wirbelsäule
- Aufklärung und Anleitung zur Selbstübung: Aktivierung des Systems der Tiefenstabilisatoren (M. transversus abdominis und tiefe WS-Stabilisatoren in Koordination mit Zwerchfell und Beckenbodenmuskulatur).

Wirkungskontrolle: Koordinationstests der Stereotype Atmung, Kopf- und Rumpfhebung.

Wertung des Verlaufs: Die Anfangsdiagnose, die die zervikokraniale, kraniomandibuläre Pathogenese in den Vordergrund stellte, war eine richtige Einstiegsdiagnose (aktuelle Pathogenitätsdiagnose). Im Verlauf wurde immer deutlicher, dass die mangelhafte Rumpfstabilisierung als Hauptursache aller rezidivierenden Funktionsstörungen angesehen werden muss.

Verordnung: Krankengymnastik zur Stabilisierung der Rumpf- und HWS-Statik in Kombination mit Manueller Therapie zur Behandlung rezidivierender Einzelbefunde an Gelenken und Muskeln.

Langfristige Behandlungsplanung

In der Zusammenarbeit von Arzt und Physiotherapeut komplexe Behandlung mit Methoden zur sensomotorischen Reintegration zur Verbesserung der Bewegungskoordination (Stereotype).

Ärztliche Führung
- Verlaufsbeurteilung mit Wiedervorstellung etwa vierteljährlich
- Beurteilung anhand der Befunde aus der Wiederholung der umfassenden orientierenden Untersuchung
- Gezielte Untersuchung mit Behandlung relevanter Rezidivbefunde zur Optimierung des Aktivprogramms

Gemeinsame ärztliche und physiotherapeutische Führung
- Regelmäßig Auswertung der Wiederbefunde mit dem Patienten
- Dadurch zunehmende Aufklärung über die Pathogenese, den Behandlungsplan und die wichtige aktive eigene Rolle

Hauptbedingungen für den Erfolg
- Konsequente Compliance des Patienten
- Langzeitgeduld der Behandler

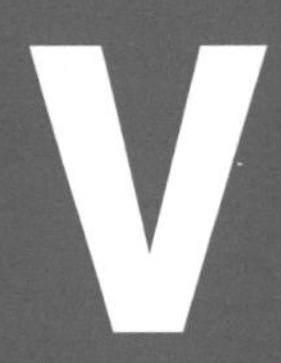

Klinische Zeichen der manualmedizinischen Untersuchung – objektive Kriterien für Diagnostik, Behandlungs-, Rehabilitations- und Präventionsplanung

In der Manuellen Medizin gehen in die Diagnosefindung vielfältige, mit der Hand erhobene Befunde ein. Diese Krankheitszeichen resultieren aus lokalisierten Veränderungen in den Funktionen des Nervensystems, sowohl im afferenten wie auch im efferent-motorischen und efferent-autonomen Schenkel und in den dazwischenliegenden Schwellen und Umschaltungen. Die nervösen Funktionsänderungen ihrerseits beruhen auf pathologischen Einwirkungen der lokalisierten Krankheit bzw. Funktionsstörung auf die Rezeptoren des Nervensystems. Viele der Zeichen lassen sich ohne Mitwirkung des Patienten und unterhalb der Schwelle der Schmerzprovokation untersuchen. Sie haben so die Bedeutung eines objektiven Kriteriums für das Bestehen eines nozizeptiven Reizes in dem Gebiet, das dem reflektorischen Krankheitszeichen via Nervensystem zugeordnet ist.

KAPITEL

12 Reflektorische Krankheitszeichen in Beziehung zu Funktionsstörungen der Wirbelsäule

Reflektorische Krankheitszeichen sind an der Körperdecke und im Bewegungssystem am besten zugänglich. Sie wurden an diesen Geweben zuerst beschrieben und durch gestörte Nerventätigkeit erklärt. Weil sie häufig schmerzhaft sind, wurden sie reflektorisch-*algetische* Krankheitszeichen (RAK) benannt. Eingehend wurden RAK bei inneren Krankheiten dargestellt.

Reflektorische Gewebsveränderungen finden sich auch bei Erkrankungen des Bewegungssystems selbst. Das erklärt sich einerseits aus der segmentalen Verbindung von gestörtem Bewegungssegment und Muskulatur, andererseits – besonders an Extremitätengelenken – durch den Funktionszusammenhang von Gelenk und Muskulatur im Arthron. Die Differenzierung von Primärerkrankung und reflektorischen Folgeerscheinungen kann manchmal schwierig werden. Das gilt vor allem, wenn artikuläre Funktionsstörungen eines Wirbelsäulenabschnitts in der Muskulatur dieses Abschnitts reflektorische Verspannungen hervorrufen, die ihrerseits wieder auf die Funktion der Wirbelsäule zurückwirken. Reflektorische Beeinflussungen von Wirbelsäulenfunktionsstörungen auf die Muskulatur wurden elektromyografisch nachgewiesen. Die weitere Wissenssammlung mit physiologischen, vor allem elektrophysiologischen Methoden ist von großem, unmittelbar klinischem Interesse.

Klinischer Hinweis

RAK geben Hinweise auf
- die Lokalisation einer bisher noch unbekannten Störung,
- die Reagibilität des Nervensystems,
- die Richtigkeit der eingeschlagenen Therapie (positive Heilreaktion) oder
- die mangelhafte Beeinflussung des Krankheitsgeschehens,
- progrediente Krankheitsprozesse und mögliche diagnostische Irrtümer.

12.1 Reflektorische Krankheitszeichen als klinische Befunde in der medizinischen Praxis

Für den Gebrauch in der Praxis sind *drei Gruppen reflektorisch-algetischer Krankheitszeichen* nutzbar, die nicht an instrumentelle Voraussetzungen, nur an das Können des Untersuchers gebunden sind:
- Durch spezielle Bewegungstests fassbare reflektorische Verspannungen (Spannungszeichen)
- Tastbare RAK (Verspannungen an Haut und Muskeln)
- Durch andere Methoden erhobene autonome Phänomene

12.1.1 Spannungsvermehrung einzelner Muskeln als reflektorische Krankheitszeichen

Besonders leicht lassen sich *umschriebene Spannungserhöhungen und Spannungszeichen* innerhalb eines Muskels erkennen. Sie schließen mehrere Phänomene ein, die diagnostisch oder therapeutisch genutzt werden können.
- Der häufigste Befund ist eine palpierbare *Spannungserhöhung* in einem kleinen Areal innerhalb des entspannten Muskels (Muskelhärte, Muskelschwiele, Myogelose, Myofibrose, Hartspann, Myalgic Spot, Trigger Point).
- Bei passiver Verlängerung des Muskels spannt sich das Muskelbündel, in dem das verspannte Areal liegt, früher an als der übrige Muskel. Es wird als Bündel tastbar (Taught Band).
- Diese Muskelbündel haben eine erhöhte Erregbarkeit, d. h. eine erniedrigte Aktivierungsschwelle. *Muskeleigenreflexe im gestörten Muskel (im gestörten Segment) sind deshalb meistens lebhafter.* Bei zarter Willküranspannung lassen sich bei guter Mitarbeit des Patienten die betroffenen Muskelbündel isoliert aktivieren und dadurch relaxieren (➤ Kap. 4.4.6, ➤ Tab. 4.1). Das ist therapeutisch vorteilhaft.
- Die umschriebene Verspannung kann so stark sein, dass die *Verlängerungsfähigkeit des Muskels* bei aktiven und passiven Bewegungen eingeschränkt ist, und so das dem Gelenk mögliche Bewegungsausmaß nicht erreicht wird (reflektorische oder funktionelle Verkürzung).

Die reflektorische Spannungserhöhung bei artikulären Funktionsstörungen der Wirbelsäule kann mehrere Muskeln betreffen. Das wird mit der reziproken Innervation der Antagonisten nach Sherrington erklärt. Eine spinale Dysbalance führt in antagonistischen Muskeln auf der einen Seite zur Hemmung und im Gegenspieler zur allgemeinen Spannungserhöhung. Die so verspannten Muskeln sind meistens in ihrer Verlängerungsfähigkeit begrenzt und schränken die Beweglichkeit der betroffenen Gelenke und Rumpfabschnitte ein. Zur Differenzierung zu den o. g. Spannungszeichen in Einzelmuskeln werden sie als „Spannungsphänomene" bezeichnet. Sie lassen sich im Bewegungstest am vorzeitigen harten Ende der passiven Bewegung erkennen. Zu solchen wertvollen orientierenden Tests für Funktionsstörungen des Bewegungssystems gehören Tests wie das Patrick/Kubis-Zeichen, die gebeugte Adduktion der Hüfte und die Lasègue-

Probe (➤ Kap. 7.8, ➤ Kap. 8.4.3). Die orientierende Kopfrotation in Anteflexion kann durch Muskelspannung eingeschränkt sein. Die Seitneigeprüfung der Mm. scaleni und der Test auf Verlängerungsfähigkeit des M. levator scapulae mit Palpation am Schulterblatt können bei pathologischem Ergebnis auf die untere HWS hinweisen (➤ Kap. 10.2.4, ➤ Tab.10.3).

Spannungsvermehrungen sind leichter fassbar und werden diagnostisch deshalb häufiger genutzt. *Reflektorisch entstandene Hypotonien* einzelner Muskeln – Spannungsminderungen – sind viel schlechter erkennbar. Erst wenn sich trophische Störungen dazugesellen und der Muskel an Masse verliert – atrophiert –, ist der Zustand leichter erkennbar. Das setzt allerdings ausgeprägte pathologische Vorgänge voraus. Bekannte Beispiele sind die Atrophie des M. vastus medialis bei Kniegelenksschädigungen und die Atrophie des M. deltoideus bei Schultergelenkserkrankungen.

Man muss davon ausgehen, dass reflektorische Hypotonien von Einzelmuskeln oder Faserbündeln in Muskeln häufiger vorkommen, als wir bisher wissen. Vielleicht sind die *Abschwächungen von Fremdreflexen* (z. B. Bauchhautreflex) im gestörten Segment so erklärbar.

12.1.2 Tastbare reflektorische Krankheitszeichen

In den Schichten der Körperdecke und der Muskulatur werden die Widerstände gegen Druck, Zug und Verschiebung, die Abhebbarkeit der Haut und die Gewebsdicke palpiert. Durch Vergleich mit der Gegenseite und mit den benachbarten Regionen der gleichen Gewebsschicht erhalten die Tastbefunde mit höherer Spannung Bedeutung. Sie werden unter dem Oberbegriff *Gewebsspannung* gewertet. Die Dokumentation sollte die betroffenen anatomischen Strukturen und die Körperregion benennen. Die verbreitete Zuordnung solcher Befunde zu Krankheitsbezeichnungen („Migränezone") oder zu erkrankten Organen („Blasenzone") ist einem sachlichen Umgang mit diesen Phänomenen nicht dienlich, auch wenn sie in der Massageliteratur noch anzutreffen ist.

Die Differenzierung der tastbaren Spannung mit Termini wie *Tonus, Turgor* oder *Quellung* wird erschwert durch sehr unterschiedliche Interpretationen dieser Bezeichnungen. Sie tragen daher nicht zur Verständigung bei und sind entbehrlich. Wir bevorzugen die neutrale Bezeichnung *Spannung* und *Spannungsvermehrung bzw. -erhöhung.* Der Untersucher fühlt und bewertet dabei den Widerstand des Gewebes gegen den palpierenden Finger. Für umschriebene Spannungsvermehrungen innerhalb eines Muskels verwenden wir den üblichen Begriff *Verspannung.* Palpierbare pathologische Spannungserhöhungen sind als „Gewebsbefunde" die Grundlage der befundgerechten Massageverfahren und der direkten therapeutischen Beeinflussung durch mechanische Einwirkungen zugänglich (➤ Kap. 12.4).

12.1.3 Durch andere diagnostische Verfahren in der Arztsprechstunde erfassbare Krankheitszeichen

Alle nozizeptiven Reize erregen auch sympathische Fasern, d. h., das autonome System spielt bei der Ausprägung reflektorischer Zeichen eine wichtige Rolle (➤ Tab. 12.1). Segmentale Änderung der autonomen Efferenz führt zu lokalisierten autonomen Phänomenen, die wie die palpierbaren Veränderungen der motorischen Efferenz zur Lokalisation (Segmentzuordnung) der ursächlichen Krankheit beitragen.

Piloarrektorenreflexe können auf Kaltreiz (Ausziehen) oder durch mechanischen Reiz und Nadelprüfung verstärkt auslösbar sein. Sie treten lokal, im Halbsegment und auf der Halbseite auf. Patienten haben dabei möglicherweise ein kurzes subjektives Kältegefühl.

Segmental verstärkter *roter Dermographismus* auf Bestreichen lässt sich vor allem am Rücken im Vergleich mit den darunter- und

Tab. 12.1 Funktionsstörungen der Wirbelsäule im Verhältnis zu reflektorisch-algetischen Krankheitszeichen mit diagnostischen Konsequenzen an einigen Beispielen.

Befunde		Geben Hinweise auf:		
Blockierung	**Reflektorische Zeichen**	**Auslösende Störung**	**Reagibilität des Nervensystems**	**Prognose für die mobilisierende Lokalbehandlung**
Monosegmental, schwer (hart)	Lokalisiert, gering bis mäßig	Eher Bewegungssystem	Stabil bis gering (gedämpft)	Gut
Monosegmental, leicht	Lokalisiert, mäßig bis heftig	Eher Bewegungssystem	Lebhaft	Öfter erfolglos, Indikation für (physiotherapeutische) Allgemeinbehandlung
Monosegmental	Mehrsegmental ausgedehnt bis halbseitig, heftig bis überschießend	Strukturkrankheit Bewegungssystem oder inneres Organ	Überdurchschnittlich lebhaft	Schlecht, zuerst diagnostische Klärung erforderlich
Mehrfach monosegmental, leicht	Halbseitig generalisiert, heftig	Unsicher	Überdurchschnittlich lebhaft, autonome Systemstörung	Nicht indiziert, Diagnostik der autonomen Regulation
(Fehlend bis) mehrsegmental, leicht bis schwer	Mehrsegmental ausgedehnt, ausgeprägt bis heftig	Eher inneres Organ	Keine Schlussfolgerungen möglich	Nicht indiziert, zuerst diagnostische Klärung
Mehrsegmental	Mehrsegmental gering	Eher Bewegungssystem nach einer chronischen inneren Krankheit	Stabil bis gering	Gut

darüberliegenden Anteilen des Dermographismusstreifens erkennen. Der Strich wird im gestörten Bereich breiter und unscharf gegen die Nachbarschaft abgegrenzt.

Auch an normaler Haut können *petechiale Blutungen* ausgelöst werden, wenn man einen bestimmten Unterdruck einwirken lässt (Saugglocke). In stark gestörten Hautarealen entstehen Petechien manchmal schon auf einfachen mechanischen Reiz, z. B. ungewollt bei Massage. Geringere Unterdruckwerte als im ungestörten Hautbereich können Petechien hervorrufen, sogar konfluierende subkutane Blutungen. Beim *Trockenschröpfen* wird das therapeutisch genutzt.

Hauttemperaturveränderungen lassen sich mit der Fingerrückseite am besten erkennen. Im schmerzhaften Areal der Haut sind es meistens erniedrigte Hauttemperaturen, die die Patienten selbst empfinden (das Ischiasbein ist kälter als das andere).

Vermehrte Hautfeuchte lässt sich ebenfalls mit dem Fingerrücken oder mit der Fingerbeere beim Darüberstreichen erkennen. Das Hautareal haftet stärker als die benachbarten Regionen.

Die reflektorischen Störungen verändern in den betroffenen Dermatomen die *Wahrnehmung von Hautreizen.* Bei der Sensibilitätsprüfung wird die Empfindung des Patienten *quantitativ verstärkt* (nicht vermindert, wie bei Sensibilitätsstörungen) und *qualitativ ins Belästigende verändert.* Ein örtlicher Kaltreiz wird als „unangenehm", das Bestreichen der Haut mit der Fingerbeere oder dem dicken Kopf der Neurologennadel als kratzend oder schneidend empfunden. Gegenüber dem Massierenden wird ungerecht der Vorwurf erhoben, mit den Fingernägeln zu kratzen. Zarte spitze Reize (Zackenrädchen) werden als unangenehm prickelnd verstärkt empfunden und mit einer zuckenden Ausweichbewegung beantwortet. Solch örtliche Hautempfindlichkeit kann das Tragen enger Kleidungsstücke unmöglich machen. Für die diagnostische Wertung ist wieder der Vergleich mit der Gegenseite und der benachbarten Haut wesentlich.

12.2 Diagnostische Bedeutung und Wertung der reflektorisch-algetischen Krankheitszeichen

Reflektorisch-algetische Krankheitszeichen weisen auf das Bestehen eines nozizeptiven Reizes in dem Gebiet hin, das dem reflektorischen Krankheitszeichen via Nervensystem zugeordnet ist.

Solange eine Organerkrankung noch aktiv ist und von den Rezeptoren als Schädigungsreiz wahrgenommen wird, werden RAK unterhalten und nach erfolgreicher therapeutischer Beeinflussung rezidivieren.

Die Intensität der RAK spiegelt die Floridität der zugrundeliegenden Krankheit.

Bei Funktionsstörungen der Wirbelsäule können äußere Faktoren wie die Haltungs- und Bewegungsgewohnheiten des Betroffenen genauso wie die innere Bewegungssteuerung zu Rezidiven der Funktionsstörung und den RAK beitragen. Dann ist eine längerfristige Besserung nur durch Analyse des Ursachengefüges und dessen gezielte Behandlung zu erwarten.

12.3 Reflektorisch-algetische Krankheitszeichen als Bindeglied zwischen Wirbelsäule und inneren Organen

Die Beziehungen zwischen inneren Organerkrankungen und Störungen des Bewegungssystems werden seit Langem untersucht und an Einzelorganen und in Übersichten dargestellt.

Das *Bindeglied* zwischen Bewegungssystem und inneren Organsystemen ist das Nervensystem, das beide innerviert. Durch die Bündelung in Spinalwurzeln werden die von je einer Wurzel innervierten Gewebe und Strukturen zu jeweils einem *Segment* zusammengefasst, das auch in den spinalen Verschaltungen die einlaufende Afferenz mit der austretenden Efferenz verbindet. Bei nozizeptiven Zuflüssen entstehen die reflektorischen Zeichen der Muskelverspannung und der autonomen Phänomene im selben Segment, aus dem der Reiz kam. An deren Lokalisation ist damit nur der Segmentbezug ablesbar, aber nicht zu unterscheiden, ob das Bewegungssystem oder ein inneres Organ erkrankt ist.

Das Gleiche gilt für die Schmerzempfindung, die den Patienten zum Arzt bringt. Die Frage, ob ein Schmerz einem inneren Organ (viszeraler Schmerz) oder/und der Wirbelsäule (somatischer Schmerz) zugeordnet werden muss, kann nur durch gezielte und adäquate *Anamnese* und Untersuchung beider Organsysteme geklärt werden. Wenn die RAK mehrsegmental auftreten, sehr lebhaft sind und wenn sog. Halbseitenzeichen nachweisbar sind (➤ Tab. 12.1), können sie Hinweise in Richtung innerer Krankheit geben. Darüber hinaus ist die Kombination reflektorischer Zeichen (und Schmerzen) auf einer Rumpfseite und im Bereich der gleichseitigen Schulter immer ein Hinweis auf eine innere Organerkrankung und verlangt entsprechende Diagnostik.

Weil die reflektorischen Veränderungen im Bewegungssystem gut untersuchbar sind, ist die *gegenseitige Beeinflussung vom inneren Organ zum Bewegungssystem hin* von vornherein gegeben und seit Langem experimentell nachgewiesen. Auffälligkeiten in der Haltung und Bewegung wurden von erfahrenen Klinikern als Hinweise auf innere Organerkrankungen beachtet, z. B. Asymmetrien der Atemexkursionen des Thorax, gekrümmte Lage im Bett, Oberkörperneigung zu einer Seite, „Skoliose um das erkrankte Organ herum", Bauchmuskelverspannung und Schmerzpunkte im Bewegungssystem.

Wenn bei einer chronischen inneren Krankheit die reflektorische Muskelverspannung lange genug bestanden hat, können die dadurch bewegungsbehinderten Segmente der Wirbelsäule artikuläre Bewegungsfunktionsstörungen (Blockierungen) entwickeln. Sie können für das erkrankte Organ typische Muster bilden – für einige Organe wurde das an größeren Patientengruppen untersucht. Solche Blockierungen als Teil der RAK werden bei der segmentalen Untersuchung der Wirbelsäule als Regelbefunde aufgedeckt. Nach Abklingen der inneren Krankheit bleiben sie bestehen. Meistens sind sie latent vorhanden und werden nur zufällig bei der Untersuchung als „anamnestische Blockierungen" aufgedeckt. Klagt der Patient weiter über Beschwerden in gleicher Lokalisation und ähnlicher Form, liegt die Ursache nun in der persistierenden Wirbelsäulenstörung. Dann verschwinden die Beschwerden, wenn die Beweglichkeit der Wirbelsäule wiederhergestellt wurde.

Der entgegengesetzte Beeinflussungsweg vom Bewegungssystem zum inneren Organ ist in negativer wie positiver Hinsicht keineswegs gesichert. Es gibt aber Hinweise, dass die günstige Beeinflussung des nozizeptiven Zuflusses zum Segment, z. B. durch die Behandlung funktionsgestörter Wirbelsäulensegmente, die nerval gesteuerten Funktionsstörungen der inneren Organe (Herzfrequenz als Tachykardie, glatte Motorik als Spasmen, Durchblutung als Gefäßengstellung) beeinflussen können. Ob und inwieweit Krankheiten dadurch provoziert oder gebessert werden können und welchen Regeln diese Beeinflussung folgt, bedarf noch umfangreicher und kritischer Untersuchungen.

12.4 Bedeutung der reflektorisch-algetischen Krankheitszeichen für die Behandlung und Prognose

Die reflektorisch-algetischen Krankheitszeichen sind die Mittler zwischen krankhafter Störung und subjektivem Schmerzempfinden. Das gilt für die Funktionsstörungen der Wirbelsäule und bis zu einem gewissen Grade auch für innere Krankheiten.

Aus diesem Grunde ist es für die Beschwerden des Patienten sehr wirksam, wenn sich die Behandlung symptomatisch allein den reflektorisch-algetischen Krankheitszeichen zuwendet. Viele örtlich ansetzende Behandlungsmethoden wirken auf diesem Wege und bei sachgerechter Indikationsstellung schnell und zuverlässig: z. B. feuchte Wärme, Massagen, Trockenschröpfen (Saugglocke), antalgische Reizströme, therapeutische Lokalanästhesie und Trockennadelung. Die reflektorischen Phänomene werden durch diese Behandlung zusammen mit dem Schmerz in die klinische Latenz zurückgedrängt.

Besteht eine innere Organkrankheit über einige Zeit, führen die RAK über die Ruhigstellung des zugeordneten Wirbelsäulenabschnitts zu artikulären Funktionsstörungen, die dann Teil der RAK und nicht selbst Krankheitsursache sind. Solange die Grundkrankheit noch floride ist, wird auch die Funktionsstörung der Wirbelsäule genauso rezidivieren wie die RAK nach symptomatischer Behandlung.

Klinischer Hinweis

Das schnelle Rezidivieren der RAK und der zugeordneten Blockierungen der Wirbelsäule nach ihrer (symptomatischen) Behandlung ist ein Hinweis auf das Weiterbestehen der/einer Grundkrankheit.

Die diagnostische Klärung, nicht die Weiterführung der Behandlung ist dann angezeigt.

Praktischer Hinweis

Stellt man bei einem Patienten die *RAK den aktuellen Blockierungsbefunden in Lokalisation und Ausprägung gegenüber,* so ergeben sich daraus Hinweise:

- für weitere diagnostische Notwendigkeiten, vor allem zur Differenzialdiagnose von Wirbelsäule und innerem Organ,
- für das therapeutische Vorgehen sowie
- für die Erwartungen, die wir an unsere Behandlungsmaßnahmen knüpfen können.

In der schematischen Übersicht der ➤ Tab. 12.1 wurden einige Beispiele klinischer Befundkombinationen zusammengestellt mit Hinweisen auf ihre medizinischen Konsequenzen. Muskuläre Fixationen einer Wirbelsäulenregion mit oder ohne Zwangshaltungen bedürfen immer genauer Klärung und wurden in dieses Schema nicht einbezogen.

Für die Behandlung von Funktionsstörungen im Bewegungssystem gilt gewöhnlich die Reihenfolge: zuerst Gelenkstörung korrigieren, dann Muskelstörungen behandeln. Schmerzhafte Muskulatur mit ihren Triggerpunkten wird in der Regel interessant, wenn dieser Befund nach Wiederherstellung der Gelenkfunktion weiterbesteht oder wenn von vornherein keine artikuläre Bewegungsstörung bestand. *Es ist ein Vorteil der relaxierenden Muskelbehandlungstechniken, dass sie ihre Wirkung auf Gelenk und schmerzhafte Muskulatur entfalten.* Viele der mobilisierenden Verfahren, die physiologische Hemmungs- und Fazilitationsmethoden anwenden, relaxieren die Muskelverspannung vor der eigentlichen Mobilisation des Gelenks oder Bewegungssegments.

12.5 Reflektorisch-algetische Krankheitszeichen in Beziehung zu Schmerz und Schmerzausbreitung

Dem peripheren Befund reflektorischer Krankheitszeichen muss nicht unbedingt ein *Spontanschmerz* des Patienten entsprechen. Das potenziell schmerzauslösende Reizmuster ist modulierbar. Die Nozizeption hat mehrere „Schwellen" zu überwinden, und erst nach Durchlaufen dieser Filter dringt ein kleiner Teil des nozizeptiven Reizmusters aus dem Körper bis zum Bewusstsein vor und wird dort als Unbehagen oder auch als Schmerz interpretiert. So können nozizeptive Reizzuflüsse aus einem Rezeptorenfeld des Bewegungssystems oder eines inneren Organs zwar die Reaktionsschwelle des Rückenmarks überwinden und RAK auslösen, die zentrale Schmerzschwelle aber möglicherweise nicht überschreiten. Der Patient weiß dann nichts von diesen Störungen; sie sind latent, lassen sich jedoch diagnostisch bereits erfassen.

Es besteht eine gewisse *Parallelität* zwischen der Ausprägung der reflektorisch-algetischen Zeichen und der Schmerzhaftigkeit einer Funktionsstörung an der Wirbelsäule. Diese Beziehung ist enger als die zwischen der Ausprägung der auslösenden artikulären Funktionsstörung und der subjektiven Schmerzempfindung. Daraus erklärt sich die für den Schmerz des Patienten zuverlässige Wirksamkeit der symptomatischen Behandlungsmethoden, die direkt an den RAK angreifen. *In diesem Sinne kann,* unter den in

➤ Kap. 12.4 beschriebenen Umständen, *die mobilisierende Behandlung artikulärer Funktionsstörungen eine symptomatische Behandlung, „Schmerztherapie", sein.* Sie erzielt in solchen Fällen nur die Schmerzlinderung, nicht die dauerhafte Funktionswiederherstellung des Bewegungssystems.

Ein subjektiv empfundener, streng lokalisierter Rückenschmerz bei Strukturkrankheit oder Funktionsstörung der Wirbelsäule kann sich lokal kontinuierlich ausbreiten, „ausstrahlen". Er kann aber auch bis in die weit entfernten Extremitätenenden übertragen werden. Am Schmerzort lassen sich sekundäre RAK nachweisen.

Der Patient zeigt einen eng lokalisierten Schmerz mit einem Finger, den großräumig in eine Extremität übertragenen Schmerz öfter unbestimmt mit der herumfassenden Hand. Der primär vom inneren Organ ausgehende Schmerz ist nie hell und oberflächlich wie der Schmerz des Bewegungssystems. Er wird als dumpf in der Tiefe lokalisiert und empfunden und eher mit beiden, den Rumpf umgreifenden Händen oder mit der Faust gestisch angedeutet.

Innerhalb des Bewegungssystems kann der Schmerz kraniokaudal übertragen werden, z. B. von den Kopfgelenken in den Schultergürtel. Er kann sich auch kaudokranial ausbreiten, z. B. vom Sakrum in die untere BWS, von der BWS in den Nacken. Am häufigsten wird die „horizontale" Schmerzausbreitung beobachtet. Sie hält sich meistens an Segmentgrenzen und verläuft um den Rumpf herum, z. B. „interkostal" oder von der unteren HWS in den Arm, von der Lumbosakralregion ins Bein. Den Bereich des intensivsten Schmerzes kann der Patient meistens mit einem Finger verfolgen.

Wenn sich bei segmentaler Schmerzausbreitung neurologische Ausfallszeichen dieses Segments nachweisen lassen – Sensibilitätsminderungen, Reflexabschwächungen, Abschwächung segmentzugeordneter Muskeln –, dann ist die Diagnose einer Spinalwurzelschädigung genügend sicher. Sie wird auch als *Radikulärsyndrom* bezeichnet. Meistens sind Radikulärsyndrome schwere Krankheitsbilder mit mehrmonatigem Verlauf und ausgeprägten reflektorischen Krankheitszeichen. Es handelt sich zervikal wie lumbosakral um eine *Krankheit mit pathomorphologischer Ursache.* Die Manifestation und Ausprägung der Krankheitserscheinungen hängt dann aber von der spinalen Schwelle, den RAK und Funktionsstörungen der Wirbelsäule und denen der Extremitäten ab. So gibt es Radikulärsyndrome mit neurologischen Ausfällen, aber ohne wesentlichen subjektiven Schmerz. Dann sind auch die RAK sehr dezent. Die Betroffenen suchen kaum je den Arzt auf und diese Erkrankungen werden dann eher zufällig entdeckt.

Praktischer Hinweis

In der konservativen *Therapie der Radikulärsyndrome* und in der Rehabilitation steht die funktionswiederherstellende Therapie des Bewegungssystems im Vordergrund. Sie ist oft entscheidend für den Verlauf und die spätere Leistungsfähigkeit.

Die Behandlungsreize sollten minimale Reizstärke haben und die strukturell erkrankten Segmente der Wirbelsäule schonen.

Der Schmerz beim Radikulärsyndrom entsteht aus einem Schädigungsreiz (Kompression) an den Rezeptoren der Wurzelhüllen, vorwiegend der Durascheide, und wird in den segmentalen Hautbezirk (Dermatom) übertragen. Es ist die gleiche Übertragung (nur bei Durareiz besonders intensiv) wie bei nozizeptiven Reizen aus anderen tiefen somatischen Strukturen oder inneren Krankheiten. Deren segmentale reflektorische Phänomene wurden bereits beschrieben. Hier sind neurologische Ausfälle natürlich nicht möglich. Damit fehlt das auf die Wurzel hinweisende Zeichen.

Für Zustände von segmentalem Schmerz und segmentalen reflektorischen Krankheitszeichen (segmentaler Nozireaktion) ohne neurologische Ausfälle empfahl Brügger den Begriff *„Pseudoradikulärsyndrom"*. Der Begriff ist zwar sprachlich unschön, aber praktikabel. Zumindest vermittelt er keine diagnostische Scheinsicherheit.

Die *reflektorische Schmerzübertragung aus viszeralen und tiefen somatischen Strukturen* über segmentale Verbindungswege und in Projektionsfelder innerhalb der zugeordneten Dermatome wurde wiederholt beschrieben, ebenso die Löschung experimenteller Übertragungsschmerzen durch lokale Anästhesie des Reizortes wie auch der Übertragungsschmerzareale. Die Ähnlichkeit viszeral entstandener und experimentell von tiefsomatischen Strukturen (Interspinalband, Muskeln) ausgelöster Schmerzen wurde beschrieben.

Während der Übertragungsschmerz von Muskeln nach Injektion von hypertoner NaCl-Lösung als segmental vermittelt angesehen wurde, halten Travell und Simons bei spontan entstandenen Triggerpunkten die Schmerzübertragung für nicht segmentgebunden.

Die *zentralen Störungen der Muskelkoordination* (motorische Steuerung) haben ursächliche Bedeutung für die Entstehung der artikulären Funktionsstörungen der Wirbelsäule und der Extremitätengelenke. Sie können aber auch direkt belastungsabhängigen Schmerz auslösen, wenn die Dysbalance der Muskulatur mit einem wenig belastbaren Bewegungssystem ohne artikuläre Funktionsstörungen zusammentrifft. Dann ist von vornherein die krankengymnastische Behandlung die primäre Behandlungsindikation.

KAPITEL

13 Manuelle Therapie der Wirbelsäule – Teil einer komplexen Funktionstherapie

Leitsymptom für die Funktionsstörungen des Bewegungssystems ist der Schmerz. Er entsteht durch Gewebespannung mit Rezeptorenreiz. (➤ Kap. 2.5.2). *Der Schmerz ist in der Regel Ausdruck der Dekompensation einzelner oder verketteter Kompensationsstrukturen.*

In der Diagnostik der Schmerzsyndrome wird im Wesentlichen unterschieden zwischen segmental reflektorischen Zeichen, myofaszialen Spannungsphänomenen mit übersegmentaler Schmerzausbreitung (➤ Kap. 7.3, ➤ Kap. 7.4, ➤ Kap. 7.5, ➤ Kap. 7.7, ➤ Kap. 7.8), Störungen der Muskelkoordination (➤ Kap.7.2, ➤ Kap. 7.10, ➤ Kap. 9.2.6) und Veränderungen im Ablauf von Bewegungsmustern (Bewegungsstereotype).

Die Stärke der Ausprägung reflektorischer Phänomene und die Schnelligkeit ihrer Entstehung sind abhängig von der vegetativen und der psychischen Ausgangslage der Patienten (➤ Kap. 12.5). Alle genannten Faktoren haben entscheidende Bedeutung für das Vorgehen bei der weiteren Untersuchung und bei der Behandlungsplanung (➤ Kap. 5).

Es gilt zu erkennen, ob Funktionen durch Nicht- oder Fehlgebrauch verkümmert sind (Funktionskrankheiten) und ob bei bekannten Strukturkrankheiten Training von Funktionsreserven die Lebensqualität verbessern kann. So können Medikamente eingespart, das Ergebnis von Operationen durch MM/MT oder Physiotherapie gesichert oder der Eingriff selbst sogar vermieden werden.

13.1 Kompensationsformen und Dekompensation

Vereinfacht können *kompensatorische, den ganzen Körper einbeziehende Reaktionen auf Funktionsstörungen* einzelner Teile so beschrieben werden: Propriozeptive Afferenzen aus funktionsgestörten Strukturen bedingen reflektorische Reaktionen in den nerval zugeordneten Strukturen. Reflektorische Reaktionen z. B. auf Gelenkblockierungen erfassen alle Gewebe des Metamers. Unter ihnen sind die *Spannungsänderungen der Muskulatur am leichtesten zu diagnostizieren.* Verkettungsreaktionen zur Adaptation und Kompensation sind die Folge. Das Wesen der Verkettungen ist sehr komplex, z. B. ruft eine Gelenkstörung Spannungsänderungen an mehreren Muskeln hervor, was die Aktivierungsketten verändert. Das zentrale Regel- und Steuerungssystem lenkt diese Prozesse mit dem Ergebnis vielfältiger Reaktionsmuster.

In den Regelprozess gehen Afferenzen aus allen metameren Strukturen ein. Sie beeinflussen ihrerseits die gesamte Entwicklung. Es gibt Wechselwirkungen mit weiteren Funktions(teil)systemen und deren Regulation wie autonome Funktionen von Temperaturregulation, Herz-Kreislauf-System und Atmungssystem bis hin zu psychischen Funktionen wie Vigilanz, Schlaf-Wach-Rhythmus und Verhaltensregulation. Teilweise entfalten diese Regelkreise auf unterschiedlichen Integrationsstufen entgegengesetzte Reaktionen mit asynchroner Periodik. Befundmuster müssen deshalb wiederholt im Verlauf eingeschätzt werden, um Kompensation, Adaptation und Dekompensation zu unterscheiden und Übergänge zu erkennen.

Klinischer Hinweis

Befundmuster (Reaktionsmuster):
- *Verkettung von Muskeln*, verbunden über Veränderung der muskulären Aktivierungsketten.
- *Verkettung von Gelenken* – Funktionsstörungen weiterer Gelenke einer Bewegungskette, an der Wirbelsäule stehen dafür die sog. „Schlüsselregionen“ Kopfgelenke/Kiefergelenk, ZTÜ, TLÜ, LSÜ und SIG.
- Zunehmend Anpassung in zentraler Regelung mit *Änderung der Koordination in Bewegungsmustern.*
- Einbeziehung vieler Gewebsreaktionen zur Realisierung der Kompensationen bedingen die *Verkettung myofaszialer, neurofaszialer und viszerofaszialer Strukturen.*
- Dekompensation → *Schmerz*

13.2 Primärziel: Verbesserung der Propriozeption

Mit welchen Techniken der Einstieg in die manuelle Therapie erfolgt, wird danach entschieden, welche Strukturen den aktuellen Schmerz verantworten. Abhängig davon werden zuerst myofasziale oder Gelenkbefunde, viszerofasziale oder auch neurofasziale (kraniosakrale) Befunde behandelt.

Der hohe Besatz der Gelenke mit Propriozeptoren, die enge reflektorische Koppelung zur Muskulatur und die gute Diagnostizierbarkeit der Muskelbefunde ist der Grund, warum der *Therapiebeginn an den Gelenken* empfohlen wird. An der Besserung der myofaszialen Funktion durch die Behandlung lässt sich ablesen, ob die propriozeptive Afferenz aus den Gelenken verbessert werden konnte und ob das Primat dieses Vorgehens indiziert war. Im Idealfall symmetrisieren sich dann die Spannungsphänomene und die Koordination der Bewegungen verbessert sich (➤ Kap. 3.7, ➤ Abb. 3.3). Zur Rezidivprophylaxe werden den Patienten die Übungen empfohlen, die auf wesentliche Einzelbefunde gerichtet sind. Sie sind in den regionalen Kapiteln vorgestellt (LWS ➤ Kap. 8.12, BWS ➤ Kap. 9.8, HWS ➤ Kap. 10.8, orofazial ➤ Kap. 11.5.1.

Praktischer Hinweis zum Vorgehen in der manuellen Therapie der Wirbelsäule

Ein Grundalgorithmus des Vorgehens ist:
- Gelenk vor
- Muskel und Faszie vor
- Reorganisation durch Bewegungen.

Die Reihenfolge des Vorgehens – Gelenk vor Muskel und Faszie – muss verlassen werden, wenn die Optimierung der Afferenzen nicht zur Löschung von Muskelspannungen und unökonomischen, inkoordinierten Bewegungsabläufen führt. Das Vorgehen wird dann erweitert, wobei wir im Wesentlichen der Lehre von Janda folgen.*

Häufig ist die *neurophysiologische Ansteuerungsstörung* eigenständiges, pathophysiologisches Agens manualmedizinischer Symptomatiken. Bei Patienten mit dieser Konstitution (z. B. konstitutionelle Hypermobilität) besteht eine *große Rezidivneigung* von Lokalbefunden. Die Schmerzsyndrome aus Koordinationsstörungen entwickeln sich, wenn überlastete Einzelstrukturen oder Musterketten dekompensieren.

Die Rezidivneigung gilt auch für Patienten mit *chronischen Erkrankungen.* Die wiederholte Behandlung der Rezidive verbessert die Lebenssituation der Kranken und bewirkt meist, dass die Medikamentenmenge reduziert werden kann. Im Gesamtbehandlungsplan wird die Reorganisation von optimalen Bewegungsmustern angestrebt. Das Optimum ist für strukturgesunde Menschen anders zu definieren als für Menschen mit chronischen Erkrankungen. Optimal bedeutet, an die bestehenden Strukturen angepasst. Die Therapie beginnt meist mit muskulären und myofaszialen Techniken. Auch sie induzieren neurophysiologische Mechanismen zur gezielten Reorganisation des Organismus und tragen dazu bei, dass sich die Zahl der lokalen Rezidive vermindert.

13.3 Funktionskreise des Alltags

Die Ermüdung von Muskeln ist ein bedeutsamer Prädispositionsfaktor für Muskelfunktionsstörungen. Ursachen sind zu geringe Belastbarkeit (Kraft) oder Überlastung (Ausdauer), vor allem durch langandauernde statische Belastung. Muskelfunktionstest zeigen das Kraftdefizit auf, Fehlbelastungen werden meist durch die Anamnese oder die Arbeitsplatz- und Trainingsanalyse aufgedeckt. Dann müssen Programme für das Alltagsverhalten, das Training von Muskeln der Körperstatik und der Bewegungen sowie für die Muskelentspannung entwickelt werden.

Unverzichtbarer Bestandteil optimaler Beratungs- und Behandlungsprogramme für das Alltagsverhalten ist die Führung der Patienten bei der Ordnung der Funktionskreise Ernährung, Verdauung, Atmung, Kreislauf, Wärmehaushalt, Haut- und Schleimhautfunktion sowie Schlaf.

13.4 Afferenzgesteuerte Verbesserung der Koordination

Zur Vermeidung von Rezidiven der Wirbelsäulen und myofaszialen Funktionsstörungen wird sehr früh im Behandlungsablauf(-plan) auf die Bewegungskoordination eingegangen. Die Patienten werden für fehlerhafte Bewegungsabläufe sensibilisiert und die Wahrnehmung für propriozeptive Reize wird geschult. Dieser Prozess beginnt bei der orientierenden Untersuchung zur Stabilisierung von Kopf, Rumpf und Extremitäten (➤ Kap. 7.10). Eine effektive Form der Stabilisierung von Rumpf und Extremitäten ist die Verstärkung der propriozeptiven Afferenzen, beginnend an den Füßen. Übungen zur sensomotorischen Reintegration sollten parallel zur Behandlung rezidivierender Gelenk- und Muskelfunktionsstörungen beginnen.

Wir empfehlen und lehren dazu die Methode der *propriozeptiven sensomotorischen Fazilitation (PSF)* nach Janda. Sie kann in jeder Lebenssituation erinnert werden, im Liegen (➤ Kap. 8.12.1) im Sitzen (➤ Kap. 7.10.5) und im Stehen (➤ Kap. 7.10.7) und ist damit prädestiniert für die Automatisierung optimaler Haltungs- und Bewegungsmuster. Außerdem wirkt sie der Entwicklung unökonomischer Muster entgegen.

PROPRIOZEPTIVE SENSOMOTORISCHE FAZILITATION NACH JANDA (PSF)

- 1. Schritt: Verbesserung der propriozeptiven Afferenz durch vorbereitende Gelenk- und Weichteiltechniken (Füße immer; andere Körperregionen, die in der Diagnostik als gehemmt funktionsgestört erkannt wurden).
- 2. Schritt: Wahrnehmungsschulung für das tiefe stabilisierende System (beginnend an den Füßen nach kranial fortschreitend).
- 3. Schritt: Aktivierung der stabilisierenden posturalen Mechanismen unter Betonung der Afferenzverstärkung von den Füßen her.
- 4. Schritt: Automatisierung der stabilisierenden posturalen Mechanismen durch regelmäßige Wiederholung der Übungen unter Alltagsbedingungen (bei sitzendem Arbeitsplatz in 20-minütigen Abständen).

Die PSF hat der Patient immer „dabei" und kann sie überall anwenden, ob am Arbeitsplatz, in der Bahn, im Flugzeug (besonders auf Langstreckenflügen), im Kino, Theater und bei Familienfesten. Wie so häufig gilt auch hier: Das Einfache ist oft schwer zu machen. Der Mensch, der *Leistung* mit dem Stemmen von großen Lasten verbindet, muss für diese äußerlich leicht erscheinende Übung motiviert werden, zumal die Herausforderung in der Ausdauer der Konzentration liegt. Mit der PSF werden die besten Voraussetzungen für Kraft- und Ausdauertraining geschaffen.

* Die neueste Ausgabe „Janda, Manuelle Muskelfunktionsdiagnostik", komplett überarbeitet von einem Autorenteam der ÄMM unter U. C. Smolenski, begleitet, wie dieses Wirbelsäulenbuch, die Lehre in den Weiterbildungskursen der ÄMM.

13.5 Prävention und Training

Im Idealfall sind in Alltagsbewegungen Gelenkbewegungen, Anspannung und Entspannung von Muskeln und koordinative Abläufe unter wechselnden Gleichgewichtsbedingungen vereint. Ein Abbild solcher Bewegungen im *möglichst täglichen Selbstübungsprogramm* könnte helfen, Rezidive zu vermeiden. Diesem Ziel dient das von einem ÄMM-Lehrerteam erarbeitetes Präventionsprogramm**.

Training von Kraft und Ausdauer eines koordinierten stabilisierenden und dynamischen Bewegungssystems ist nicht zuerst Aufgabe der medizinischen Betreuung. Es gehört vor allem in die Verantwortung jedes einzelnen Menschen. Manuelle Medizin bzw. Manuelle Therapie schaffen in der Reihenfolge der Funktionsbehandlung von Gelenken, Muskeln und sensomotorisch geführter Koordination die optimale Basis für ein schädigungsfreies Training von Kraft und Ausdauer. Wird die psychische Komponente als wichtiger Wirkfaktor einbezogen, ist für den Einzelnen am wirksamsten ein *Sport, der ihm Spaß macht*.

Die Eingrenzung der Manuellen Medizin bzw. Therapie auf das Bewegungssystems, noch spezieller auf die Wirbelsäule, ist nur aus didaktischen Gründen und als Lernschritt zu rechtfertigen. Die komplexen Zusammenhänge bleiben davon unberührt und für Untersucher und Behandler immer im Fokus ihrer Tätigkeit. Weiterbildungskurse in MM/MT sind auf die physiologischen, psychologischen und sozialen Aspekte von Krankheit und Gesundheit ausgerichtet.

** „Prävention. Aktiv von Kopf bis Fuß", Präventionsprogamm der ÄMM zur Ausgabe an Patienten, zu bestellen bei: Ärzteseminar Berlin (ÄMM) e.V. www.dgmm-aemm.de oder info@dgmm-aemm.de

VI Anhang

Glossar

A

Abwehrspannung

1. erhöhte Muskelspannung im Sinne einer Schutzspannung, die eine schmerzarme Haltung erzwingt
2. erhöhte Spannung um ein Gelenk, die das Bewegungsausmaß einschränkt; deutliche Zunahme bei passiver Bewegung kann auf Strukturpathologie hinweisen
3. défense musculaire, Schutzspannung der Muskulatur bei Schädigungsreizen aus Erkrankungen innerer Organe

Achsenorgan Synonym für Wirbelsäule

Afferenz sensible Information, die aus der Peripherie zum Zentralnervensystem fließt und in diesem aufsteigt

- interozeptive: aus Rezeptoren der inneren Organe über Spinalganglienzellen
- nozizeptive: aus Nozizeptoren und allen Rezeptoren des Körpers bei Schädigungsreizen
- propriozeptive: somatosensible Informationen aus dem Körperinneren, vor allem über den aktuellen Zustand des Bewegungssystems

Anamnese Vorgeschichte des Patienten bezüglich Krankheiten und des sozialen Umfelds

- manualmedizinische: Erweiterung der Krankheitsvorgeschichte durch Fragen zur Funktionsabhängigkeit der Beschwerden und Betonung der Traumaanamnese

Anfangsspannung tastbare Spannungszunahme am Beginn von physiologisch kleinen, passiven Bewegungen

Annäherung, entlastende geringer vertikaler Druck auf Wirbelsäule oder Gelenk zur Entspannung der posturalen Muskeln, eindimensional im Gegensatz zur mehrdimensionalen Einstellung bei Positionierungstechniken

Anspannungsphase

- erste Phase bei der Behandlung von Muskelverspannungen und Triggerpunkten mit PIR
- zur Mobilisationsvorbereitung, Anspannung in die freie Bewegungsrichtung

Anteflexion Bewegung eines Gelenks, Bewegungssegments oder des Rumpfs um die quere Achse nach vorn; Synonyme: Flexion, Vorbeuge, Vorneige

Antigravitationsrelaxation Entspannung von Muskeln nach isometrischer Anspannung gegen den Widerstand der Schwerkraft

Arthron Funktionseinheit eines Gelenks, die alle aktiv bewegenden und passiv bewegten Strukturen und ihre neuronalen Steuerung umfasst, d.h. einschließlich sensibler, motorischer und autonomer efferenter Nervenfasern und ihrer Verschaltung im Nervensystem

Atemverhalten der oberflächlichen Muskeln Spannungssteigerung bei Einatmung, Spannungsverminderung bei Ausatmung

Atemverhalten der Segmente segmental tastbare Spannungsveränderung zwischen Ein- und Ausatmung

- Spannungssteigerung bei Einatmung, Spannungsverminderung bei Ausatmung: „Ein-Aus"-Segment (EA)
- Spannungssteigerung bei Ausatmung, Spannungsverminderung bei Einatmung: „Aus-Ein"-Segment (AE)

autochthone Rückenmuskeln Gruppe der Rückenmuskeln, die von den dorsalen Nervenwurzeln – Rami dorsales – versorgt werden

B

Barriere

Spannung, die das Ende der aktiven und passiven Bewegung anzeigt; der erste tastbare Widerstand bei passiver Bewegung

Basislot Lot, das auf die Mitte zwischen den Ossa navicularia gefällt wird

Beckenverwringung klinisches Bild im Beckenbereich mit Diskrepanz der Beckenpunkte und variablem dynamischem Spannungsverhalten (Vorlaufphänomen, variable Beinlängendifferenz)

Befunderhebung Suche nach normalen oder von der Norm abweichenden Krankheitszeichen in der ärztlichen oder physiotherapeutischen Untersuchung

Befundwertung wertende Beurteilung eines oder aller erhobenen Befunde eines Patienten; für den Arzt Grundlage der Diagnostik; Physiotherapeuten bauen darauf ihren Behandlungsplan auf

Beweglichkeitsgrade Einteilung von Stoddard zur Qualität der Beweglichkeit eines Gelenks/Wirbelsäulensegments: Grad 4 (freie Beweglichkeit) bis Grad 0 (Ankylose); Blockierungen fallen in die Grade 2 (schwere) und 1 (leichte Blockierung)

Bewegung, automatisierte vom ZNS anhand einlaufender Afferenzen koordiniertes Programm für Haltung und Bewegung

Bewegungsführung in der manuellen Medizin: passiv durchgeführte Bewegung, bei der achtsam auf reizfreien Führungskontakt und auf gleichmäßige Winkelveränderung und Winkelgeschwindigkeit geachtet wird, zur Vermeidung zusätzlicher propriozeptiver Reize

Bewegungsmuster Summe von Bewegungen, die eine komplexe Handlung ergibt; automatisierte Muster, die gewohnheitsgemäß ablaufen, werden als Stereotype bezeichnet

Bewegungssegment nach Junghanns alle verbindenden Strukturen zwischen zwei Nachbarwirbeln: Discus intervertebralis, Gelenke, Foramen intervertebrale

Blickfolgebewegung Kopf und Körper folgen den Augen reflektorisch in die Blickrichtung

Blickführung reflektorische Blickfolgebewegung, die vom Behandler durch Führung des Blicks mit Richtungs- und Zielvorgabe (verbal oder durch den Zeigefinger) bis an das zu mobilisierende Segment geführt wird

Blickwendung Blickrichtungswechsel, in der mobilisierenden Therapie nach Auftrag des Behandlers

Blockierung eines Gelenks reversibel hypomobile, artikuläre Dysfunktion mit eingeschränktem oder fehlendem Gelenkspiel in einer oder mehreren Richtungen; Bewegungseinschränkung ist therapeutisch beeinflussbar; Befund wird klinisch durch passive Bewegung im schmerzfreien Raum erhoben; Stoddard empfiehlt die Unterteilung in zwei Schweregrade nach der Härte des Anschlags

Blockierungsbefund bezeichnet das gestörte Gelenk, die gestörte Bewegungsrichtung und die Stärke der Nozireaktion (Ende-
(Dokumentation) spannung und begleitende reflektorische Krankheitszeichen)

Blockierungskriterien Endespannung, Endfederung, Bewegungsumfang (siehe dort)

C

Chirotherapie offizielle Bezeichnung in Deutschland für die Manuelle Therapie von Ärzten mit anerkannter Zusatzbezeichnung; jetzige Bezeichnung: Manuelle Medizin/Chirotherapie

D

Diagnose Symptome und Befunde lassen sich zwanglos in ein bekanntes Krankheitsbild einfügen, das als Kürzel für diese Krankheit mit bekannter Ursache definiert ist

Diagnostik gedankliche Arbeit des Arztes, die den weiteren Weg der Untersuchung plant, die erhobenen Befunde und Symptome differenzialdiagnostisch wertet und in das medizinische Diagnoseraster einordnet; Ziel: Zuordnung einer Krankheitsbezeichnung

Dokumentation Aufzeichnung von Befunden, Entscheidungen zur Diagnose, differenzialdiagnostischen Erwägungen, Therapieentscheidungen, Patientenaufklärung und jeweiligem Verlauf der Erkrankung

dysfunction, somatic in Osteopathieschulen Bezeichnung für reversible artikuläre und/oder muskuläre Funktionsstörungen ohne Differenzierung beider Qualitäten

E

„Ein-Aus"-Segment (EA-Segment) siehe unter Atemverhalten der Segmente

Endespannung Spannung, die am aktiven oder passiven Bewegungsende palpierbar oder messbar ist

Endfederung Untersuchungsmethode am Ende einer passiven Bewegung und primär an Gelenken mit geringem Bewegungsspiel; gut tonisierte Gewebe reagieren mit elastischem, mehr oder weniger weichem Nachgeben; Fehlen dieser Eigenschaften spricht für Blockierung

Endgefühl palpatorische Wahrnehmung der Spannung am Ende der passiven Bewegung

entlastende Annäherung geringer vertikaler Druck auf Wirbelsäule oder Gelenk zur Entspannung der posturalen Muskeln, eindimensional im Gegensatz zur mehrdimensionalen Einstellung bei Positionierungstechniken

Entspannungsphase 2. Phase bei der Behandlung von Muskelverspannungen und Triggerpunkten mit PIR

F

Fazilitation Erleichterung

Fazilitationstechniken

1. zur Mobilisationsvorbereitung auf die vorherige Muskelentspannung gerichtet; Muskelhemmung durch Blickwendung und Atmung, Bindegewebsrelease durch Blickfixation und Positionierung
2. zur Aktivierung gehemmter Motoneurone nach Beseitigung des verursachenden Schädigungsreizes, Afferenzverstärkung, z.B. PNF, SMF

Federung elastisches, normalerweise mehr oder weniger weiches Nachgeben am Ende einer passiven Bewegung; mache Gelenke und Segmente haben als passiv prüfbaren Bewegungsraum lediglich eine Federung (Bewegung unter 5°)

Fixierung

1. diagnostischer Begriff für eine Bewegungseinschränkung mit schmerzhafter Zwangshaltung
2. Methode zur Untersuchung und Mobilisationsbehandlung, bei der ein Gelenkpartner unter Palpationskontrolle unbewegt gehalten wird, während der andere relativ dazu bewegt wird

Funktionsbewegung anguläre Bewegung, aktiv und passiv

Funktionskrankheit des Bewegungssystems Pathogenese und aktuelle Symptomatik der Erkrankung können überwiegend Funktionsstörungen zugeordnet werden

Funktionsstörung Regelabweichung in der Funktion eines Organs, eines Organsystems oder in einem Teil des Bewegungssystems, die mit nachweisbaren pathologischen Phänomenen einhergeht; ohne fassbare Strukturveränderung möglich, kann ohne Beschwerden einhergehen oder diese auslösen

G

Gegennutation Bewegung des Sakrums in Extensionsrichtung

Gelenkpartner die in einem Synovialgelenk zusammentreffenden Knochen

Gelenkspiel Bewegungen der artikulierenden Gelenkflächen gegeneinander während aktiver und passiver angulärer Bewegungen (Translation, Separation), passiv nachahmbar

Gewebebalance Organisation der Gewebespannung, tastbar als Situation der geringsten Spannung in mehrdimensionaler Einstellung eines Gelenks unter Einbeziehung seines Atemverhaltens

Gewebecompliance Fähigkeit zur optimalen Organisation der Gewebespannung

H

Harmonie der Bewegung subjektives Kriterium in der orientierenden Inspektionsuntersuchung zur Beurteilung von Bewegungsmustern

Hemmung

1. Vorgang, bei dem eine zu große Aktivität von Motoneuronen vermindert wird, z.B. durch die Aktivierung der Antagonisten (Antagonistenhemmung) oder durch postfazilitatorische Hemmung des Muskels
2. Zustand, in dem eine Gruppe von gesunden Motoneuronen kaum aktivierbar ist; Vorkommen z.B. bei schmerzhaft geschädigtem Gelenk (M. vastus medialis bei Knieschaden, tiefe kurze Rückenstrecker bei Rückenschmerz)

Hyperlordose Verstärkung der durchschnittlich erwarteten Lordosierung von HWS und LWS; konstitutionell veranlagt, Schmerzschonhaltung oder Ausdruck der Inkoordination stabilisierender Muskeln

Hypermobilität vergrößerte Beweglichkeit gegenüber der Norm

- kompensatorisch: vergrößerte Beweglichkeit eines Gelenks, häufiger eines Bewegungssegments der Wirbelsäule, die ein Bewegungsdefizit in der Nachbarschaft ausgleicht
- konstitutionell: vermehrte Beweglichkeit in nahezu allen Körperabschnitten im statistischen Normvergleich mit gesunden Gleichaltrigen desselben Geschlechts
- lokal: im Seitenvergleich oder im Reihenfolgevergleich erkennbare größere Beweglichkeit eines Gelenks in einer oder mehreren Richtungen; fast immer pathologisch

I

Indikation „Anzeige" für eine medizinische Maßnahme

- für die Untersuchung ergibt sie sich aus der Anamnese und den Symptomen des Patienten, dem Krankheitsverdacht und differenzialdiagnostischen Überlegungen
- für die Behandlung ergibt sie sich aus Diagnose, Beurteilung der aktuellen Belastbarkeit des Patienten und der Verträglichkeit des Therapieverfahrens nach ausgeschlossener Kontraindikation

Inkoordination unökonomische Aktivierung von Muskeln in Bewegungsabläufen, verbunden mit Fehlbelastung von Muskeln und Gelenken

Inspektion Untersuchung durch Betrachtung

Instabilität Minderung der Belastungs- und Bewegungsstabilität durch Strukturerkrankung tragender oder die Bewegung sichernder Strukturen

K

Kapselmuster für die Störung eines Gelenks typische Kombination eingeschränkter Bewegungsrichtungen

Kausaltherapie auf die Ursache der Krankheit gerichtete Therapie, nicht nur auf begleitende Symptome

Konvex-Konkav-Regel Gleitbewegung der Gelenkpartner ist gerichtet; distale konvexe Partner gleiten entgegen der Winkelbewegung, distale konkave Partner gleiten in Richtung der Winkelbewegung des Gelenks

Kopflot vom Schwerpunkt des Kopfs ausgehende Schwerelinie; wird von Hinterkopfmitte bzw. vom äußeren Gehörgang ausgehend gefällt

Konvergenz in der Neurophysiologie gut erforschte Zusammenhänge von anatomischer und funktioneller Konvergenz trigeminaler (meningealer) und zervikaler Afferenzen im spinalen Hinterhorn sowie die Sensibilisierung zentraler nozizeptiver Neurone; die zentrale Sensibilisierung kann zu einer Verstärkung des jeweiligen anderen konvergenten Eingangs führen

Krankheitszeichen, reflek- auch als Nozireaktion beschrieben; durch nozizeptive Reize hervorgerufene, reflektorische Phänomene

torisch algetische (RAK) in der Körperdecke und im Bewegungssystem; betreffen die motorische und die autonome Efferenz, korrelieren nicht mit subjektiv empfundener Schmerzintensität

L

Lagerung, mobilisierende

- bei entspanntem Übenden wird das Gelenk an der Barriere eingestellt und abgewartet; unter normalen Verhältnissen erweitert das den Bewegungsraum
- bei hypomobiler Gelenkfunktionsstörung wird zunächst die Muskulatur gezielt relaxiert und dann das Gelenk an die Barriere der gestörten Bewegungsrichtung eingestellt

Lateroflexion Bewegung des Rumpfs oder eines Bewegungssegments um die sagittale Achse nach rechts oder links; Synonyme: Seitbeuge, Seitneige, Seitneigung

Lockerung erworbene vergrößerte Beweglichkeit einer oder mehrerer Richtungen eines Gelenks; traumatisch oder destruktiv (entzündlich) oder durch langdauernde dehnende Beanspruchung der haltenden Strukturen entstanden

M

Manipulation Form der mobilisierenden Gelenkbehandlung, die den Widerstand der Muskulatur an der Barriere durch hohe Geschwindigkeit des kleinräumigen Behandlungsimpulses überwindet; löst ausgeprägte Reflexwirkungen aus; im englischen Sprachgebrauch ist „manipulation“ Oberbegriff für alle Behandlungsverfahren

Manuelle Medizin in Europa Oberbegriff für das Wissensgebiet aller spezifischen Methoden der Befunderhebung, Diagnostik, Therapie, Rehabilitation und Prophylaxe von Funktionsstörungen des Bewegungssystems, einschließlich der differenzierenden Diagnostik, Indikationsstellung, Forschung, Aus-, Weiter- und Fortbildung von Ärzten und Physiotherapeuten auf diesem Gebiet; inhaltlich verwandt, aber nicht streng synonym sind: Funktionspathologie des Bewe gungssystems, Myoskeletale (muskuloskeletale) Medizin, Funktionelle Neuroorthopädie, Parietale Osteopathie, Chiropraktik, Chirotherapie (ärztliche), Manuelle Therapie (Physiotherapeuten)

Manuelle Therapie in Deutschland unmittelbar therapiebezogene Befunderhebung und gezielte Behandlung von Funktionsstörungen des Bewegungssystems durch Physiotherapeuten; nach erfolgreicher manualmedizinischer Weiterbildung von den Krankenkassen als Zulassungserweiterung besonderer Maßnahmen der physikalischen Therapie anerkannt

Maximalschmerzpunkt beschreibender Begriff für einen Untersuchungsbefund (keine Diagnose) mit umschriebener Druckschmerzhaftigkeit in verspanntem Gewebe; kann spontan als schmerzhaft empfunden werden; in der Literatur werden synonym gebraucht: Myogelose, Myalgiepunkt, myofaszialer Triggerpunkt im Muskelgewebe, „tender point“, Triggerpunkt in anderen Geweben

Metamerie Segmentierung der Gewebe mesodermaler Herkunft im Körper; das Metameriemuster begründen die Somiten in einem sehr frühen Stadium der Embryonalentwicklung; die daraus resultierende segmentale Gliederung des Körpers spiegelt sich in der segmentalen Innervation (Neurotom) von Dermatom, Sklerotom und Myotom sowie des sich über Segmentgrenzen hinaus entwickelnden Viszerotoms; Zeichen reflektorischer Antworten auf nozizeptive oder therapeutische Reizen sind in allen segmental zugeordneten Geweben zu erwarten

Minimalkraft in der Behandlung von Muskelverspannungen die Kraft in der Anspannungsphase, die selektiv die verspannten Fasern erreicht

Mobilisation

- im weiteren Sinne jede Form der therapeutischen Verbesserung eingeschränkter Gelenkbeweglichkeit
- im engeren Sinne die Behandlung eines hypomobil gestörten Gelenks, die die Barriere respektiert; die Methoden sind technisch sehr variabel und anpassungsfähig: repetitiv aktiv und passiv, fazilitiert aktiv und passiv

Muskelspannung, posturale die bei aufrechter Körperhaltung höhere Spannung der Muskulatur im Vergleich zum bequemen Liegen

Muskelverspannung tastbare, umschriebene Spannungserhöhung von Faserbündeln in einem Muskel, meistens mit einem druckempfindlichen Bereich

myofaszialer Triggerpunkt Stelle höchster Empfindlichkeit in bestimmten Regionen des Muskels; zeigt umschriebene Verspannungsknoten innerhalb eines tastbar verspannten Muskelbündels; liegt in der Endplattenzone des Muskels; schnellende Palpation am Triggerpunkt ruft eine lokale Zuckungsreaktion hervor; konstante Beziehung zu Übertragungsschmerzarealen; nicht jede Muskelverspannung ist ein Triggerpunkt; Triggerpunkte werden auch in Muskelansätzen beschrieben

N

Neutralzone Winkelbereich der Gelenkstellung, in dem die Muskelspannung am geringsten ist

normale Beweglichkeit

- eines Gelenks: im Seitenvergleich oder Reihenfolgevergleich ermitteltes individuelles Normalverhalten zur Unterscheidung von hypomobilen und hypermobilen Funktionsstörungen
- allgemein: durch alters- und geschlechtsbezogene statistische Erhebungen ermittelter Bewegungsbereich der Gelenke und Wirbelsäulenabschnitte nach Ausschluss der Extremwerte (5 % oder 10 %) am oberen und unteren Ende der Werteskala

Nozireaktion alle durch eine Nozizeption ausgelösten Reaktionen, vor allem reflektorisch-algetische Krankheitszeichen

Nutation Bewegung des Sakrums in Flexionsrichtung

P

Palpationsmerkmal Art der Spannung oder des Spannungsverlaufs, auf die die Palpationswahrnehmung gerichtet ist: Anfangsspannung, Endespannung, Spannungsverlauf bei Bewegung, Spannungsablauf in Ruhe (Release), mehrdimensionale Spannungsführung (Gewebebalance), globale Organisation der Spannung im Gesamtsystem (zehn myofasziale Untersuchungsschritte)

Partnerwirbel die beiden benachbarten Wirbel eines Bewegungssegments

Pathogenitätsdiagnose, aktuelle manualmedizinischer Diagnosebegriff für die Festlegung einer Arbeitsdiagnose (Funktionsdiagnose); Wertung der Summe aller Symptome und Befunde aus der orientierenden und gezielten

Untersuchung ergibt Befundkombinationen (Syndrome) unterschiedlicher Wertigkeit; der Therapeut entscheidet, welche der Befunde an der Dekompensation des Systems bzw. an der Rezidivneigung am stärksten beteiligt sind; daraus definiert er die aktuelle Pathogenitätsdiagnose, entwickelt den Behandlungsplan und nimmt die prognostische Einschätzung vor

Positionierung mehrdimensionale Einstellung eines Gelenks oder Gewebes in der jeweils geringsten Gewebespannung zwischen zwei Barrieren einer Ebene unter Einschluss des Atemverhaltens

postisometrische Relaxation willkürliche Entspannung nach – meist minimaler – Anspannung gegen einen Widerstand, der keine Bewegung zulässt

R

Radikulärsyndrom Diagnose basiert auf Krankheitszeichen, die nur durch Schädigung einer spinalen Nervenwurzel (Radix) entstehen können; obligat: segmentale neurologische Ausfälle der Sensibilität (Hypalgesie), Motorik (Paresen), Reflexe (Abschwächungen)

Reflextherapie alle Behandlungsmethoden, die mit physiologischen Reizen Rezeptoren erreichen und dadurch Reaktionen mit therapeutischer Wirkung auslösen

Reintegration Abschluss einer segmentgezielten Mobilisationsbehandlung mit einer Bewegung der gesamten Wirbelsäule oder einer Alltagsbewegung des Körpers

Relaxation Entspannung; Methoden zur Entspannung eines Muskels, einer Muskelgruppe oder des ganzen Patienten

Retroflexion Bewegung eines Gelenks, Bewegungssegments oder des Rumpfs um die quere Achse nach hinten; Synonyme: Rückbeuge, Reklination, Extension

Rotation Bewegung eines Gelenks, Bewegungssegments oder des Rumpfs um die longitudinale Achse (Drehbewegung)

Ruhehaltung Gelenkstellung, die in Ruhe, bei nicht aktiven Muskeln zur Entspannung eingenommen wird

S

Sanduhrprinzip Bezeichnung für das Vorgehen bei Untersuchung und Behandlung im Verlauf: Die Befunde nach jeder Behandlung dienen nicht nur der aktuellen Wirkungskontrolle, sondern sind Grundlage für die nächste Behandlung; aus der Dynamik der Befunde resultiert oft eine neue Arbeitsdiagnose (Funktionsdiagnose), die ihrerseits Grundlage der weiteren Behandlungsplanung ist

Schlüsselregion Region der Wirbelsäule, die besonders häufig und intensiv Fernwirkungen, pathogenetische Verkettungen und therapeutische Wirkungen erkennen lässt; vor allem die Übergangsregionen der Wirbelsäulenabschnitte; wegen der hohen Wertigkeit seiner Afferenz kann man dem Fuß eine vergleichbare Bedeutung zuschreiben

Schmerz Leitsymptom bei allen Funktionsstörungen der Gelenke und Muskeln; beruht bei lokalisierbarem Schmerz auf Nozizeption „Rezeptorenschmerz"; Intensität abhängig von der spinalen Schwelle (Reagibilität) und der zentralen Schmerzschwelle; dabei erzeugter Leidensdruck abhängig von der Stimmungslage und von vorausgehenden Schmerzerfahrungen („Lernen")

Schütteltraktion Behandlungstechnik, die die Wirbelsäule unter Traktion mit schüttelnden Impulsen mobilisiert und Muskelrelaxation bewirkt

Segment alle Gewebe, die von einem Spinalnerv innerviert werden und damit die phylogenetisch gemeinsame Herkunft aus der Metamerie des Körpers erkennen lassen; funktionelle Bedeutung des Segments liegt in der Verarbeitung nozizeptiver Zuflüsse mit Entstehung reaktiver Aktivitätserhöhung der motorischen und autonomen Efferenz dieses Segments

Segmenteinstellung Technik zur Spannungseinstellung eines Bewegungssegments in einer bestimmten Bewegungsrichtung zum Zweck der Mobilisation

Seitneige Bewegung eines Gelenks, Bewegungssegments oder des Rumpfs um die sagittale Achse nach rechts oder links; Synonym: Lateroflexion

Selbstübung (Automobilisation) alle Formen häuslichen Übens des Patienten zu therapeutischen und prophylaktischen Zwecken

sensomotorische Dysintegration Zustand der Bewegungsregelung, in dem langanhaltende nozizeptive Afferenzen zur Automatisierung kompensatorischer Bewegungsmuster geführt haben; diese können nicht einfach durch die Löschung der nozizeptiven Afferenzen wieder in ökonomische Bewegungsmuster zurückgeführt werden, sondern es bedarf dazu spezifischer Trainingsmethoden mit Afferenzverstärkung

sensomotorische Fazilitation Behandlungsmethode, die die Automatisierung von krankengymnastischen Korrekturen der Motorik über die Afferenzverstärkung (siehe dort) aus den Akren der Extremitäten erleichtert

Sequenzuntersuchung Bewegungsuntersuchung einer definierten Bewegungsrichtung an der Wirbelsäule mit Vergleich von Bewegungsausschlag und Endespannung von Segment zu Segment; fehlender Bewegungszuwachs in einem Segment gegenüber den Nachbarsegmenten ergibt den Befund der hypomobilen Funktionsstörung

Spannung Oberbegriff für den Widerstand, den ein Gewebe dem palpierenden Finger oder dem Versuch der Verlängerung entgegensetzt

Spannungsänderung Palpationsbefund, der die Änderung der Spannung im palpierten Gewebe beschreibt; Anfangsspannung, Spannungsänderung bei Kontaktnahme, Endespannung, Spannung an der Bewegungsbarriere, Spannungsänderung in den Atemphasen

Spannungsphänomen definiertes Befundmuster in der orientierenden Untersuchung. Erkennbare Spannungserhöhung wird als Hinweis auf komplex verkettetes Störungsmuster gewertet

Spannungszeichen definierter Befund in der orientierenden passiven Bewegungsuntersuchung. Erkennbare Spannungserhöhung wird als Hinweis auf Gelenkstörungen gewertet

Strukturkrankheit strukturelle, pathomorphologische Veränderung oder Schädigung mit Krankheitswert; Gross Pathology durch traumatische Läsion, Entzündung, Fehlbildung o.Ä.

Strukturpathologie Veränderungen in den strukturellen Bestandteilen des Körpers mit Krankheitswert, z.B. Frakturen, Entzündungen, Neoplasmen

Synkinesen Begleitbewegungen, Mitbewegungen, Coupled Pattern; an der Wirbelsäule meist gekoppelte Bewegungen von Rotation und Seitneige

T

Traktion Technik, bei der durch äußeren Zug in geeigneter Richtung der Auflagedruck der Gelenkflächen eines Gelenks vermindert wird; bei therapeutischer Traktion können die Gelenkflächen separiert werden (Distraktion)

translatorische Bewegung passive Parallelverschiebung der Gelenkflächen, synonym: Gelenkspiel

Triggerpunkt eng umschriebene, knotenartige Stelle im Gewebe mit tastbar erhöhter Spannung im Vergleich mit ihrer Umgebung und Druckschmerzhaftigkeit; Druck auf den Knoten triggert typischen Übertragungsschmerz; Triggerpunkte finden sich in der Haut, im Bindegewebe, in Bändern und als myofasziale Triggerpunkte (siehe dort) in Verspannungsbündeln der Muskulatur, ihren Faszien und Ansätzen

U

Übergangsregionen Wirbelsegmente, in denen zwei verschiedene Funktionsmuster aneinandergrenzen; meistens auch anatomische Grenze zwischen beweglichen WS-Abschnitten oder anderen Enden

Übertragungsschmerz Referred Pain; Schmerzempfindung in einem Areal der Körperdecke, in das sie aus einer manchmal weit entfernt liegenden, ursächlichen Nozizeption übertragen wird; Übertragungsschmerz kann spontan oder nur bei Provokation entstehen; Head-Zonen sind Übertragungsareale aus den inneren Organen; bei Kontinuität zwischen Übertagungsschmerzareal und Ort der ursächlichen Nozizeption wird von Ausstrahlungsschmerz gesprochen; myofasziale Triggerpunkte haben feste Beziehungen zum Übertragungsschmerzareal

V

Verkettung Kombination von Störungen bestimmter Lokalisation im Bewegungssystem, die klinisch so häufig zu beobachten ist, dass bei Nachweis der einen Störung die andere erwartet werden kann und überprüft werden soll, damit von dorther provozierte Rezidive vermieden werden können; diese pathogenetischen Ketten können in beide Richtungen verlaufen; zwischen inneren Organen und Bewegungssystem sind reflektorische Verkettungen ebenfalls möglich

Verkettungssyndrom klinisches Bild, das auf der regelhaften Kombination der Symptome zweier Störungen beruht, z.B. innere Krankheit und zugeordnete Wirbelsäulenfunktionsstörung

Verkürzung eines Muskels durch Bewegungstests erhobener Befund verminderter Verlängerbarkeit; der Muskel gibt die ihm antagonistische Gelenkbewegung nicht völlig frei

- kontraktil oder reflektorisch, bedingt durch Verspannung; Therapie: Relaxation
- reversibel strukturelle Verkürzung, nur in bestimmten, dazu neigenden Muskeln: bedingt durch strukturelle Veränderung im Muskel; Therapie: passive Dehnung nach Vorbereitung
- irreversibel strukturell bedingt, in der Orthopädie als Kontraktur bezeichnet

Verspannung eines Muskels durch Palpation erhobener Befund, bei dem ein Muskel oder Teile eines Muskels in normaler Umgebung

einzelner Muskelfaserbündel erhöhte Spannung zeigen; Verspannung ganzer Muskelgruppen (Abwehr) wird als Hartspann bezeichnet; segmentale Verspannungsareale im Bindegewebe der Körperdecke werden ebenfalls durch Palpationsuntersuchung erfasst

Vertebron (Bewegungssegment) Funktionseinheit eines Wirbelsäulensegments mit den aktiv bewegenden und den passiv bewegten Strukturen und ihrer neuronalen Steuerung (siehe unter Arthron)

Vorspannung Gewebespannung an der Barriere des Gelenks, die vor der Mobilisation in der zu behandelnden Richtung aufgesucht wird

Vorlauf im Vergleich symmetrischer Körperpunkte bei Bewegung bewegt sich ein Punkt früher als der andere. Kann als Hinweiszeichen auf eine Gelenkstörung gewertet werden

Vorlaufphänomen der SIPS ein Vorlauf, der sich im Seitenvergleich bei Bewegung zeigt, wird innerhalb weniger Sekunden ausgeglichen. Hinweis auf komplex verkettetes Störungsmuster (siehe Spannungsphänomen)

W

Weggewinn durch eine relaxierende Maßnahme erreichte Spannungsminderung der Muskulatur – Entspannungsgewinn – lässt eine Vergrößerung des Bewegungsausmaßes zu; wird zur Mobilisation genutzt

Wirbelsäulenabschnitt anatomisch definierte Abschnitte der Wirbelsäule: HWS, BWS, LWS, Sakrum, Steißbein

Wirbelsäulenregion kleinere oder größere, funktionell zusammengehörige Anteile der Wirbelsäule, die nicht anatomisch definiert sind

Grundlagenliteratur

Baumgartner H, et al. (Hrsg. 1993) Grundbegriffe der Manuellen Medizin. Terminologie, Diagnostik, Therapie. Springer, Berlin Heidelberg New York London Paris Tokyo Hong Kong Barcelona Budapest.

Berger M, Gerstenbrand F, Lewit K (Hrsg. 1984) Schmerz und Bewegungssystem. Fischer, Stuttgart.

Betz K (2019) Nikolai A. Bernstein: vergessene Ursprünge der modernen Bewegungswissenschaften. Man Med 57: 272–279.

Beyer L, et al. (2017) Ärztliche Zusatzweiterbildung „Manuelle Medizin/Chirotherapie" unter besonderer Berücksichtigung des motorischen Lernens. Manuel Med.55: 34–39, Springer.

Bischoff H.P., Moll H (2018) Lehrbuch der Manuellen Medizin. 7 Aufl. Spitta, Balingen.

Böhni U, Lauper M, Locher H (2015) Manuelle Medizin 1. Fehlfunktion und Schmerz am Bewegungsorgan verstehen und behandeln. 2. Aufl. Thieme, Stuttgart Bourdillon JF, Day EA, Bookhout MR (1992) Spinal Manipulation, 5th Ed. Butterworth-Heinemann, Oxford.

Brügger A (1977) Die Erkrankungen des Bewegungsapparates und seines Nervensystems. Fischer, Stuttgart New York.

Costen JB (1934) A syndrome of ear and sinus symptom dependent upon disturbed function of the temporomandibular joint. Ann Otol Rhinol Laryngol 43: 1–15.

Cramer A, Doering J, Gutmann G (1990) Geschichte der manuellen Medizin. Springer, Heidelberg.

Cyriax J (1975) Textbook of Orthopaedic Medicine, Vol. I: Diagnosis of Soft Tissue Lesions, 6th Ed. Bailliere Tindall, London.

Dejung B (2009) Triggerpunkttherapie. 2. Aufl., Huber, Bern Göttingen Toronto Seattle.

Derbolowski U (1976) Medizinisch-orthopädische Propädeutik für manuelle Medizin und Chirotherapie. Fischer, Heidelberg.

Frisch H (2009) Programmierte Untersuchung des Bewegungsapparates. 9. Aufl. Springer, Heidelberg.

Fryette HH (1954) Principles of osteopathic technic. Acad. Appl. Osteopathy, Carmerl.

Gautschi R (2013) Manuelle Triggerpunkttherapie: Myofasziale Schmerzen und Funktionsstörungen erkennen, verstehen und behandeln. 2. Aufl. Thieme, Stuttgart.

Gaymans F (1973) Neue Mobilisations-Prinzipien und -Techniken an der WS. Man Med 11: 35–39.

Gaymans F (1980) Die Bedeutung der Atemtypen für die Mobilisation der Wirbelsäule. Man Med 21: 2–14.

Graf M, Harke G, Moll H, Beyer W, Beyer L (2010) Die reversible hypomobile artikuläre Dysfunktion. Man Med 48, Themenheft 6 Blockierung.

Graf-Baumann T, Ringelstein EB (2004) Qualitätssicherung, Aufklärung und Dokumentation in der Manuellen Medizin an der Wirbelsäule. Man Med 42: 141–148.

Greenman PH (2003) Principles of Manual Medicine. 3rd edition, Lippincott Williams & Wilkins, Philadelphia.

Gutmann G (1960) Die Wirbelblockierung und ihr röntgenologischer Nachweis. In: Junghanns H (Hrsg.) Die Wirbelsäule in Forschung und Praxis, Bd. XV. Hippokrates, Stuttgart, S. 15–23.

Gutmann G (1975) Die pathogenetische Aktualitäts-Diagnostik. Ein Versuch zur Analyse der diagnostischen Leitlinien in der Manuellen Medizin. In: Lewit K, Gutmann G (Hrsg.) Funktionelle Pathologie des Bewegungssystems. Rehabilitacia VIII Suppl. 10/11, Obzor, Bratislava, S. 15–24.

Gutzeit K (1956) Der vertebrale Faktor im Krankheitsgeschehen. In: Junghanns H (Hrsg.) Die Wirbelsäule in Forschung und Praxis, Bd. 1. Hippokrates, Stuttgart, S. 11–21. (Nachdruck in Man Med 19: 66–73).

Hansen K, Schliack H (1962) Segmentale Innervation – Ihre Bedeutung für Klinik und Praxis. Thieme, Stuttgart.

Harke G, Linz W, Rösel A, Sachse J (2020) Extremitätengelenke. Manuelle Untersuchung und Mobilisationsbehandlung für Ärzte und Physiotherapeuten. 9. Aufl. Elsevier Urban & Fischer, München.

Head H (1898) Die Sensibilitätsstörungen der Haut bei Visceralerkrankungen. Hirschwald, Berlin.

Janda V (2009) Manuelle Muskelfunktionsdiagnostik, 4. Aufl. Urban & Fischer, München.

Jirout J (1966) Neuroradiologie. Volk und Gesundheit, Berlin.

Jirout J (1969) Röntgenbewegungsdiagnostik der Halswirbelsäule und der Kopfgelenke. Man Med 7: 121–128.

Johnston L, Friedman HD (1994) Functional Methods. William L. Johnston, Indianapolis.

Kaltenborn FM (1992) Wirbelsäule. Manuelle Untersuchung und Mobilisation im Rahmen der orthopädischen Manuellen Therapie. Olaf Norlis Bokhandel, Oslo.

Kapandji IA (2009) Funktionelle Anatomie der Gelenke. 5. Aufl. Band 1–3, Thieme Stuttgart New York.

Keitel W (1989) Differentialdiagnostik der Gelenkerkrankungen. Fischer, Jena.

Kibler M (1958) Das Störungsfeld bei Gelenkerkrankungen und inneren Krankheiten. 3. Aufl. Hippokrates, Stuttgart.

Kimberly PE (1980) Bewegung, Bewegungseinschränkung und Anschlag. Man Med 18: 53–56.

Klein P (2007) Biomechanik der Wirbelsäule: Grundlagen, Erkenntnisse und Fragestellungen. Urban & Fischer, München.

Kos J, Wolf J (1972) Die „Menisci" der Zwischenwirbelgelenke und ihre mögliche Rolle bei Wirbelblockierung. Man Med 10: 105–114.

Kubis E (1969) Iliosakralverschiebung und Muskelfunktion im Beckenbereich als Diagnostikum. Man Med 7: 52–54.

Laube W (2020) Sensomotorik und Schmerz. Wechselwirkungen von Bewegungsreizen und Schmerzempfinden. Springer, Berlin.

Lewit K (1981) Muskelfazilitations- und Inhibitionstechniken in der Manuellen Medizin, Teil II und III. Postisometrische Muskelrelaxation. Man Med 19: 12–23, 40–43.

Lewit K (2007) Manuelle Medizin bei Funktionsstörungen des Bewegungsapparates. 8. Aufl., Urban & Fischer, München.

Lewit K, Gaymans F (1980) Muskelfazilitations- und Inhibitionstechniken in der Manuellen Medizin, Teil I: Mobilisation. Man Med 18: 102–110.

Liem T, Dobler TK (2017) Leitfaden Osteopathie, Parietale Techniken. 4. Aufl. Elsevier Urban & Fischer, München.

Mackenzie J (1917) Krankheitszeichen und ihre Auslegung. 3. Aufl. Kabitsch, Würzburg.

Maigne R (1970) Wirbelsäulenbedingte Schmerzen und ihre Behandlungen durch Manipulation. Hippokrates, Stuttgart.

Mennell J McM (1964) Joint pain. Little Brown, Boston.

Mense S (1999) Neurobiologische Grundlagen von Muskelschmerz. Schmerz 13: 3–17

Mense S (2005) Neurobiologie des unspezifischen Rückenschmerzes. In. Hildebrand J, Müller G, Pfingsten M Lendenwirbelsäule. Ursachen, Diagnose und Therapie von Rückenschmerzen. Kap.3.4, Elsevier, München.

Metz E-G (1986) Rücken- und Kreuzschmerzen – Bewegungssystem oder Nieren? Springer, Berlin Heidelberg New York London Paris Tokyo.

Mitchell F jr., Moran PS, Pruzzo NA (1979) An evaluation of osteopathic muscle energy procedures. Pruzzo, Valley Park.

Moll H, Bischoff P, Graf M, Beyer WF, Harke G, Beyer L (2010) Die reversible hypomobile artikuläre Dysfunktion – die Blockierung. Man Med 48: 426–434.

Morsier G de (1957) Les discopathies intervertebrales. Histoire, semiologie, pathogénie, medicine social. Psychiatr Neurol (Basel) 153 I: 178–195; II: 244–279.

Mumenthaler M, Schliack H (1998) Läsionen peripherer Nerven. Diagnostik und Therapie. 7. Aufl. Thieme, Stuttgart.

Neumann HD (2003) Manuelle Medizin, 6. Aufl. Springer, Heidelberg.

Niemier K, Seidel W (2009) Funktionelle Schmerztherapie des Bewegungssystems. Springer, Heidelberg.

Niemier K; Seidel.W; Psczolla M (2018) Schmerzerkrankungen des Bewegungssystems. Multimodale interdisziplinäre Komplexbehandlung. De Gruyter, Berlin.

Panjabi MM (1992) The stabilising system of the spine. Part I. Function, dysfunction, adaption and enhancement. J Spinal Disord 5 (4): 383–389.

Panjabi MM (1992) The stabilising system of the spine. Part II. Neutral zone and instability. J Spine Disord 5 (4): 390–396.

Peper W (1953) Technik der Chiropraktik. 1. Aufl. Haug, Ulm.

Putz R (1981) Funktionelle Anatomie der Wirbelgelenke. Normale und pathologische Anatomie, Bd. XLIII. Thieme, Stuttgart.

Ringelstein EB (1997) Dissektionen der A. vertebralis durch chirotherapeutische Behandlung Man Med 35: 240–245.

Ringelstein EB (2003) Epidemiologie und pathogenes von Dissektionen hirnversorgender Gefäße aus neurologischer Sicht. Vortrag Workshop zur Qualitätssicherung in der Manuellen Medizin, Frankfurt.

Sachse J (1969) Die Hypermobilität des Bewegungsapparates als potentieller Krankheitsfaktor. Man Med 7 (4): 77–84.

Sachse J (1998) Differentialdiagnostik der reversibel hypomobilen „artikulären Dysfunktion". Das muskulär gehemmte Bewegungssegment. Man Med 36: 176–181.

Sachse J, Berger M (1991) Zervikale Rotationsmobilisation durch Blickfolgebewegungen. Man Med 29: 47–50.

Sachse J, Harke G, Linz W (2012) Extremitätengelenke. Manuelle Untersuchung und Mobilisationsbehandlung für Ärzte und Physiotherapeuten. 8. Aufl. Elsevier Urban & Fischer, München.

Sandkühler J (2007) Endogenous analgesic mechanism: new concepts from functional neuroanatomy, neurophysiology, neurobiology and chaos research. Man Med 45: 227–231.

Schildt-Rudloff K (Hrsg. 1994) Thoraxschmerz. Innere Erkrankung oder Funktionsstörung des Bewegungssystems. Ullstein Mosby, Berlin.

Schleip R (2003) Fascial plasticity – A new neurobiological explanation – Part 2. Journal of Bodyworkout an Movement Therapies 7 (2): 104–16.

Schmorl G, Junghanns H (1953) Die gesunde und die kranke Wirbelsäule in Röntgenbild und Klinik, 3 Aufl. Thieme, Stuttgart.

Schumacher G-H (1995) Anatomie des Kiefer-Gesichts-Bereiches. 4. Aufl. Ullstein Mosby, Berlin.

Seifert I, Schnellbacher T, Buchmann J (2017) Praxis der Manuellen Medizin bei Säuglingen, Springer Berlin.

Smolenski UC, Bocker R, Best N (2011) Diagnostisches und therapeutisches Konzept bei CMD aus manualmedizinischer Sicht. Phys Med Rehab Kur Med 21: 93–98.

Smolenski UC, Buchmann J, Beyer L (2016) Janda Manuelle Muskelfunktionsdiagnostik; 5. Aufl. Elsevier Urban & Fischer, München.

Stoddard A (1961) Lehrbuch der osteopathischen Technik an Wirbelsäule und Becken. Hippokrates, Stuttgart.

Swinnen S, Schmidt RA et al. (1990) Information feedback for skill acquisitione. Instantaneous knowledge of results degrades. Journal of Experimental Psychology 16: 706–716.

Terrier JC (1958) Manipulativmassage im Rahmen der physikalischen Therapie. Hippokrates, Stuttgart.

Tilscher H, Eder M (2008) Manuelle Medizin – Konservative Orthopädie; 5. Aufl. Facultas Verlag, Wien.

Travell JG, Simons DG (1998) Handbuch der Triggerpunkte. Obere Extremität, Kopf, Thorax. Fischer, Stuttgart.

Travell JG, Simons DG (2000) Handbuch der Triggerpunkte. Untere Extremität. Urban & Fischer, München.

Von Heymann W, Smolenski UC (2011) Die kraniomandibuläre Dysfunktion (CMD) – Zertifizierte Fortbildung. Man Med 49: 347–360.

Witte W (2017) Unerhörte Leiden. Die Geschichte der Schmerztherapie in Deutschland im 20. Jahrhundert. Campus Verlag Frankfurt, New Yorck.

Wolf J (1970) Die Chondorsynovialmembran als einheitliche Auskleidungshaut der Gelenkhöhle mit Gleit- und Barrierefunktion. In: Wolff HD (Hrsg.) Manuelle Medizin und ihre wissenschaftlichen Grundlagen. Verlag für physikalische Medizin, Heidelberg; S. 16–36.

Wolf J (1975) The reversible deformation of the joint cartilage surface and its possible role in joint blockage. In: Lewit K, Gutmann G (Hrsg.) Funktionelle Pathologie des Bewegungssystems. Rehabilitacia VIII, Suppl. 10/11, Obzor, Bratislava, S. 30–35.

Wolff H-D (1988) Die Sonderstellung des Kopfgelenkbereichs: Grundlagen, Klinik, Begutachtung. Springer, Berlin Heidelberg New York London Paris Tokyo.

Wolff H-D (1996) Neurophysiologische Aspekte des Bewegungssystems. 3. Aufl., Springer, Berlin Heidelberg New York.

Wulf G, Raupach M, Pfeiffer F (2005) Self-controlled-observational poractice enhances learning. Res Q Exerc Sport 76: 107–111.

Zukschwerdt L, Biedermann F, Emminger E, Zettel H (1960) Wirbelgelenk und Bandscheibe, 2. Aufl. Hippokrates, Stuttgart.

Weiterführende Literatur

Berg M (1984) Neuroorthopädische Diagnostik und Therapieeffekte bei cervicalen Rotationsstörungen. In: Berger M, Gerstenbrand F, Lewit K (Hrsg.) Schmerz und Bewegungssystem. Fischer, Stuttgart New York. S. 163–172.

Bergmann F, Liefring V, Beyer L (2018) Präventionsprogramm „Aktiv von Kopf bis Fuß". Man.Med 56:126–132.

Beyer L, Niemier K (2018) Funktionsstörungen am Bewegungssystem– Beginn und Teil von Funktionskrankheiten? Teil 1: Die funktionelle Reagibilität als Grundlage eines optimalen Bewegungsresultats. Man Med. 56: 293-299: Teil 2: Das funktionelle System – ein Modell für die manuelle Medizin? Man Med. 56: 421–428.

Beyer L, Loudovici-Krug D (2019) Manuelle Medizin in multimodaler Therapie bei Rückenschmerz. Man Med.57: 194—198.

Best N, et al. (2018) Der Bregma-Test (BT)- Ein orientierender Test zur Abschätzung der Störungen der allgemeinen sensomotorischen Fähigkeiten im tiefen stabilisierenden System. Man Med 56: 170–173.

Böhni U, Lauper M, Locher H (2020) Manuelle Medizin 2. Diagnostische und therapeutische Techniken praktisch anwenden. 2. Aufl. Thieme, Stuttgart.

Buchmann J (1980) Motorische Entwicklung und Wirbelsäulenfunktionsstörungen. Man Med 18: 37–39.

Buchmann J, Arens U, Harke G, Smolenski U (2006) Manualmedizinische Differentialdiagnose der Kopf- und Gesichtsschmerzsyndrome. Phys Med Rehab Kur Med 17 (6): 334–337.

Buchmann J, Arens U, Harke G, Smolenski U, Kayser R (2009) Manualmedizinische Differentialdiagnose des Schwindels und des Tinnitus unter Einbeziehung osteopathischer Anschauungen. Man Med. 47: 23–32.

Buchmann J, Arens U, Harke G, Smolenski U, Kayser R (2012) Manualmedizinische Syndrome bei unteren Rückenschmerzen: Teil I. Differenzialdiagnostik und Therapie unter Einbeziehung osteopathischer Verfahren. Man Med 50: 374–386.

Buchmann J, Arens U, Harke G, Smolenski U, Kayser R (2012) Manualmedizinische Syndrome bei unteren Rückenschmerzen: Teil II. Differenzialdiagnostik und Therapie unter Einbeziehung osteopathischer Verfahren. Man Med 50: 475–484.

Buchmann J, Bülow B (1983) Funktionelle Kopfgelenkstörungen bei Neugeborenen im Zusammenhang mit Lagereaktionsverhalten und Tonusasymmetrie. Man Med 21: 59–62.

Buchmann J, Harke G, Kayser R, Smolenski U (2010) Differenzialdiagnostik manualmedizinischer Syndrome der oberen Extremität: Einbeziehung osteopathischer Verfahren. Man Med 48: 179–191.

Buchmann J, Wende K, Ihracky D, Kundt F, Hassler F (1998) Gezielte Manualmedizinische Untersuchung der Kopfgelenke vor, während und nach einer Intubationsnarkose mit vollständiger neuromuskulärer Blockade. Man Med 36: 32–36.

Butler DS (1995) Die Mobilisation des Nervensystems. Springer, Berlin Heidelberg New York London Paris Tokyo Hong Kong Barcelona Budapest.

Emmerich J (2020) Das lumbale Facettensyndrom als Prototyp einer Funktionskrankheit des Bewegungssystems. Man Med 58:291-297, Springer.

Engel K, et al. (2018) Myofasziale Dysfunktion in der S2K-Leitlinie Spezifischer Kreuzschmerz. Man Med 56: 215-221, Springer.

Fischer H (1971) Beckenschiefstand und Oberbauchbeschwerden. Z Physiother 23: 151–57.

Froriep R (1943) Die rheumatische Schwiele. Ein Beitrag zu Pathologie und Therapie des Rheumatismus. Verlag des Lands-Industrie-Comptoirs, Weimar.

Gläser O, Dalicho AW (1962) Segmentmassage reflektorischer Zonen. 3. Aufl. Thieme, Leipzig.

Greenman PE (1984) Schichtweise Palpation. Man Med 22: 46–48.

Gutmann G, Véle F (1978) Das aufrechte Stehen. Westdeutscher Verlag, Opladen.

Gutzeit K (1957) Die Wirbelsäule aus der Sicht des Internisten. Z ärztl Fortbild 51: 1.064–1.069.

Hamilton C (2002) Segmentale Stabilisation. Fisioactive 11: 17–26.

Heidrich M, Buchmann J (2020) Funktionsstörungen der Kopfgelenke – ein wenig bekanntes Untersuchungs- und Behandlungskonzept. Man Med. 58: 194–198.

Hinzmann JL (1989) Untersuchung der Beweglichkeit an jungen Erwachsenen von 18 bis 20 Jahren – Messungen von Gelenk- und Wirbelsäulenbewegungen mit Lot- bzw. Kompaßwinkelmesser. Diss. Med. Humboldt-Universität Berlin.

Hirthe L, Möller C (2012) Evidence für die Effekte von Feedbackmethoden beim Erlernen von manuellen Behandlungstechniken. Man Med 50: 180–196.

Hülse M, Hölzl M (2004) Effektivität der manuellen Medizin in der HNO. Springer-Verlag, Heft 3.

Janda V (1975) Muscle and joint correlations. In: Lewit K, Gutmann G (Hrsg.) Funktionelle Pathologie des Bewegungssystems. Rehabilitacia VIII Suppl. 10/11, Obzor, Bratislava, S. 154–158.

Janda V (1978) Muscles, Central Nervous Motor Regulation and Back Problems. In: Korr IM (1978) (Ed.) The Neurobiologic Mechanisms in Manipulative Therapy. Plenum Press, New York London, S. 27–41.

Janda V (1979) Der Prozeß des motorischen Lernens als Basis einer Behandlung unvollkommen ausgebildeter oder gestörter Bewegungsfertigkeiten. Z Physiother 32: 317–323.

Janda V (1988) Muscles and Cervicogenic Pain Syndromes. In: Grant R (Ed.): Physical Therapy of the Cervical and Thoracic Spine. Churchill Livingstone, New York Edinburgh London Melbourne, S. 154–166.

Janda V, Vávrová M (1996) Sensory Motor Stimulation. In: Liebenson C (Ed.) Rehabilitation of the Spine. Williams and Wilkins Baltimore, S. 319–328.

Jänig W, Fischer L, Peuker E (Hrsg. 2011) Lehrbuch der integrativen Schmerztherapie, Haug, Stuttgart.

Kayser R, Beyer L (2017) Repetitorium Manuelle Medizin/Chirotherapie. Springer Berlin, Heidelberg.

Kayser R, Heyde C-E (2007) Die konservative Therapie von akuten und chronischen posttraumatisch-funktionellen Erkrankungen im Thoraxbereich. In: Gahr R G (Hrsg.), Handbuch der Thorax-Traumatologie, Einhorn-Presse Verlag.

Kellgren JH (1938) Observations on Referred Pain Arising from Muscle. Clin Science 3: 175–90.

Kellgren JH (1939) On the Distribution of Pain Arising from Deep Somatic Structures with Charts of Segmental Pain Areas. Clin Science 4: 35–46.

Klawunde G, Zeller HU (1975) Elektromyografische Untersuchungen zum Hartspann des M. iliacus (sagittale Blockierungen im lumboiliosakralen Bereich). Beitr Orthop Traumatol 22: 420–24.

Klotz SGR et al. (2019) Physiotherapeutische Befunderhebung bei „chronic pelvic syndrome". Man Med. 57: 181–187.

Kopp S (2008) Kraniomandibuläre Dysfunktion. Man Med. 46: 389–392.

Krämer J, Nentwig CG (1999) Orthopädische Schmerztherapie. Thieme, Stuttgart.

Krauß H (1986) Periostbehandlung – Kolonbehandlung. Zwei reflextherapeutische Methoden (nach Vogler). 6. Aufl. Georg Thieme, Leipzig.

Krocker B (2021) Probemobilisation versus Probeimpuls – eine überfällige Korrektur. Man Med 59:44–45, Springer.

Kunert W (1975) Wirbelsäule und innere Medizin. 2. Aufl. Georg Thieme, Leipzig.

Lauche G, Börner H (1993) Manuelle Therapie in der Komplextherapie von Infarktpatienten. Man Med 31: 115–17.

Lewis T, Kellgren JH (1939) Observations relating to referred Pain, visceromotor reflexes and other associated phenomena. Clin Sci 4: 47–71.

Lewit K (1968) Beitrag zur reversiblen Gelenksblockierung. Z Orthop Grenzgeb 105 (2): S. 150–158.

Lewit K (1970) Blockierung von Atlas-Axis und Atlas-Okziput in Röntgenbild und Klinik. Z Orthop. 108: 43–50.
Lewit K (1971) Der „Repositionseffekt" – ein prognostisch ungünstiges Zeichen. Man Med 9: 2–8.
Lewit K (1972) Wirbelsäule und innere Organe. Man Med 10: 37–41.
Lewit K (1994) Changes in locomotor function, complementary medicine and the general practitioner. J Royal Soc Med 87: 36–39.
Lewit K, Abrahamovic M (1976) Kopfgelenkblockierungen und chronische Tonsillitis. Man Med 14: 106–09.
Lewit K, Berger M (1983) Zervikales Störungsmuster bei Schwindelpatienten. Man Med 21: 15–19.
Lewit K, Janda V (1964) Die Entwicklung von Gefügestörungen der Wirbelsäule im Kindesalter und die Grundlagen einer Prävention vertebragener Beschwerden. In: Müller D (Hrsg.) Neurologie der Wirbelsäule und des Rückenmarkes im Kindesalter. Gustav Fischer, Jena, S. 371–389.
Liefring V (2020) Funktionsmedizin: Bedeutung von „functioning" im ICF-Modell. Man Med. 58: 304–306, Springer.
Liem T (2013) Praxis der kraniosakralen Osteopathie: Ein Lehrbuch. 3. Aufl. Thieme, Stuttgart.
Locher H, Boehni U, Habring M, von Heymann W (2013) Rezeptive Felder und Neuroplastizität. Wie werden Indikation und Differenzialindikation für manuelle und andere Therapiemaßnahmen beeinflusst? Man Med 51: 194–202.
Locher H, Casser HR, Strohmeier M, Grifka J (2011) Spezielle Schmerztherapie der Halte- und Bewegungsorgane. Thieme, Stuttgart.
Mense S (1999) Neue Entwicklungen im Verständnis von Triggerpunkten. Man Med 37: 115–120.
Mense S (2004) Mechanismen der Chronifizierung von Muskelschmerz. Orthopäde 33: 525–32
Meßlinger K, Schüler M, Dux M, Neuhuber WL, De Col R (2016) Innervation extrakranialer Gewebe durch Kollateralen von Hirnhautafferenzen. Neue Einsichten in die Entstehung und Therapie von Kopfschmerzen. Man Med. 54: 307–314.
Mitchell FL, Galen PK (2005) Handbuch der MuskelEnergieTechniken. Bd. 3 Diagnostik und Therapie: Becken und Sakrum. Hippokrates Stuttgart.
Müller D (1964 Hrsg.) Neurologie der Wirbelsäule und des Rückenmarkes im Kindesalter. Gustav Fischer, Jena.
Müller S, Grunwald M (2013) Haptische Wahrnehmungsleistungen. Effekte bei erfahrenen und unerfahrenen Physiotherapeuten. Man Med 51: 473–478.
Naser J, Ohlendorf D, Kopp S (2013) Korrelation von Beinlängendifferenzen, Oberkörperstatik und Kondylenposition. Effekte bei Patienten mit kraniomandibulären Dysfunktionen. Man Med 51: 159–165.
Neuhuber W (2005) Funktionelle Neuroanatomie des kraniozervikalen Übergangs. In. Hülse M, Neuhuber W, Wolff HD (Hrsg.) Die obere Halswirbelsäule. Springer, Heidelberg, S. 55–71.
Niemier K, Ritz W, Seidel W (2007) The influence of somatic dysfunction on chronic muscular skaletal pain syndromes. Schmerz; 21 (2): 139–45.
Niemier K, Seidel W, Liefring V et al. (2018) Von der Funktionsstörung zur Funktionskrankheit. Man Med 56: 253–258.
Niemier K (2021) Funktionserkrankungen des Bewegungssystems. Versuch einer epidemiologischen Beschreibung. Man Med 59:12–18.
Ohlendorf D, Kopp S (2026), Funktionelle Interdependenzen zwischen Kieferlage und motorischer Kontrolle von Haltung und Bewegung. Aufsteigende Funktionsketten. Man Med. 54: 219–226.
Penning L, Töndury G (1963) Entstehung, Bau und Funktion der meniskoiden Strukturen in den Halswirbelgelenken. Z Orthop 98: 1–14.
Peterson Kendall F, Kendall McCreary E (1998) Muskeln, Funktionen und Test, 3. Aufl. G Fischer, Stuttgart New York.
Ruhm B (1993) Normbeweglichkeit und Hypermobilität bei 10jährigen Kindern. Phys Med Rehab Kur Med. 3: 100–104.
Sachse J (1983) Die konstitutionelle Hypermobilität des Bewegungsapparates als potentieller Krankheitsfaktor. Man Med 7 (4): 77–84.
Sachse J (2004) Die Formen der Hypermobilität und ihre klinische Einordnung. Man Med 42: 27–32.
Sange S (2013) Einfluss von Achtsamkeitsübungen und Meditation auf die haptische Wahrnehmung. Veränderung des haptischen Schwellenwertes bei Therapeuten. Man Med 51: 479–483.
Schildt K (1975) Untersuchungen zum Entwicklungsstand der Motorik bei Kindergartenkindern. In: Lewit K, Gutmann G (Hrsg.) Funktionelle Pathologie des Bewegungssystems. Rehabilitacia VIII, Suppl. 10/11, Obzor, Bratislava, S. 166–170.
Schildt K (1987) Funktionsstörungen der Muskulatur und der Wirbelsäule in Verlaufsuntersuchungen von Kindern im 1. und 2. Gestaltwandel. Man Med 25: 20–22.
Schilling F, Stofft E (2003) Das Hypermobilitätssyndrom. Osteologie 12: 205–232.
Schindler J, Türp J C (2011) Neue Entwicklungen in Diagnostik und Therapie. Myogene kraniomandibuläre Dysfunktionen. Der Freie Zahnarzt 55 (1): 48–57.
Schwarz E (1970) Internistische Indikationen der Manipulativen Therapie. Man Med 8: 25–30.
Schwarz E (1977) Innere Medizin und Wirbelsäule. Man Med 15: 90–97.
Schwarz E (1996) Der Thoraxschmerz aus der Sicht des Internisten. Man Med 34: 18–22.
Thalheimer C (2017) Probleme des klinischen Wiederbefundes. Man Med. 55: 29–33.
Tilscher H (2007) Die Wirbelsäule der Frau. 2. Aufl. Verlagshaus der Ärzte, Wien.
Tilscher H, Eder M (1993) Klinik der Wirbelsäule. Befunderhebung – Therapieplanung. Hippokrates, Stuttgart.
v. Heymann W (2018) Über die Diagnostik des Sakroiliakalgelenks. Man Med. 56: 13–19.
Voss DE, Ionta MK, Myers BI (1988) Propriozeptive Neuromuskuläre Fazilitation, 4. Aufl. G Fischer, Stuttgart New York.
Wicker A (2020) Manuelle Medizin und Rehabilitation beim alten Menschen. Man Med.58: 194–198.
Witte W (2017) Unerhörte Leiden. Die Geschichte der Schmerztherapie in Deutschland im 20. Jahrhundert. Campus Verlag Frankfurt, New York.
Wolf J (1975) The reversible deformation of the joint cartilage surface and its possible role in joint blockage. In: Lewit K, Gutmann G (Hrsg.) Funktionelle Pathologie des Bewegungssystems. Rehabilitacia VIII, Suppl. 10/11, Obzor, Bratislava, S. 30–35.
Wührer W (1999) Was ist Nozireaktion? Man Med 37: 200–206.
Zeller HJ, Klawunde G (1974) Zur Objektivierung der Manualtherapie als Reflextherapie und ihre Beziehungen zu vegetativen und zentralnervösen Regulationsvorgängen. Z Physiother 26: 333–339.
Zeller HJ, Klawunde G (1979) Beitrag zum Einfluß der Manuellen Therapie auf die neuromuskuläre Balance. (Eine neuroelektrophysiologische Studie). Z Physiother 31: 263–267.

Register